中医难
——现代中医学术史现状调查

路辉 著

中国出版集团
世界图书出版公司
西安 北京 广州 上海

图书在版编目(CIP)数据

中医难:现代中医学术史现状调查/路辉著.—西安:世界图书出版西安有限公司,(2024.9重印)
ISBN 978-7-5192-2975-7

Ⅰ.①中… Ⅱ.①路… Ⅲ.①中医学—医学史—研究—中国—近现代 Ⅳ.①R-092

中国版本图书馆 CIP 数据核字(2017)第 109843 号

书　　名	中医难——现代中医学术史现状调查 Zhongyi Nan Xiandai Zhongyi Xueshushi Xianzhuang Diaocha
著　　者	路　辉
责任编辑	冀彩霞　胡玉平
责任校对	王　娟
出版发行	世界图书出版西安有限公司
地　　址	西安市雁塔区曲江新区汇新路355号
邮　　编	710061
电　　话	029-87214941　87233647(市场营销部) 029-87234767(总编室)
网　　址	http://www.wpcxa.com
邮　　箱	xast@wpcxa.com
经　　销	新华书店
印　　刷	陕西龙山海天艺术印务有限公司
开　　本	787mm×1092mm　1/16
印　　张	31
字　　数	550 千字
版　　次	2017 年 5 月第 1 版　2024 年 9 月第 7 次印刷
国际书号	ISBN 978-7-5192-2975-7
定　　价	72.00 元

☆如有印装错误,请寄回本公司更换☆

序（一）

护佑我中华民族五千年的中医药，现在究竟怎么了？

有人说它退化了，有人说它不断取得成果、在进步。孰是孰非？

我无大眼界。

不知我从事中医药事业近五十年的经历、感受，对回答这个问题是否有所裨益。

我是本书中提到的1970—1975年西医离职，学习中医两年以上的164个人中的一位。

西医学中医时，正好是本书描述的"第六次医乱"时期。老师讲课时，阴阳一带而过，五行学说因是否糟粕未定，所以不讲。重点讲授的内容是"脏腑辨证""中药学"和"方剂"。结业后的好处是可用中药处方。虽然貌似多了一个中医手段，但是，别人治不好的病，我也治不了。

由于到西苑医院来看病的病人，都是西医治疗效果不佳的，这更增加了中医的治疗难度。没办法，只好重新学习中医。我曾经用了三四年的时间，把中医学院教材和中药药理学进展的资料都念遍了，然而，治病开药还是效果不佳。彷徨中，决定从根儿上入手，认真学习《黄帝内经》，寻寻中医的根。

问题来了，开始看《内经》时，根本看不懂。为了读懂内经就念了好多书，凡是有关中国文化的我都看，比如《论语》《大学》《中庸》《孟子》《韩非子》《山海经》《道德经》《庄子》《道原经》《易经》等。我甚至念了佛教的几本经典，如《金刚经》《楞严经》《心经》，念这本不懂再念那本。其间，学习了李杨波、倪海厦先生的相关著作。

念了十来年，思维改变了。我不是学到某一个特效方子、某一个秘藏技术，而是临床思维改变了，慢慢地，能用中医的思维来指导开方子了。我找到了中医的根——"阴阳五行是中医的根"（中医影响世界论坛（2012.6）北京专题会议发言题目）。

我通过以上学习认识到：中医学、西医学都是人类和疾病做斗争过程中产生出来的生命科学，但两种医学的哲学基础、思维方式不同。

"西医的机器人观则决定了西医人体只是一部机器，顶多算是一部超级精密、超级复杂的机器而已，还是机器。机器人没有情感和思维，机器人只有不同空间尺度的零件，哪个零件坏了，就修理，修理不好，换掉，查缺补漏、疏通管道，仅此而已。看看西医的治疗手法和治病逻辑，就是如此。西医认为，心理性疾病、精神性疾病，也只是蛋白质机器人零件发生故障的表现而已。西医蛋白质机器人观与中医天人观的生命观是完全相反的，中医天人观是从源到流，西医机器人观是从流到源。这一点与二者的宇宙观、世界观、价值观是完全吻合的。"（路辉语）。

中医学在"道"和"阴阳"的统率下，站得更高，已被证明能解决一部分西医尚不能解决的问题。生命，在时间上表现为生、长、壮、老、已的运动展开过程；在空间中，人体生命之"气"时时刻刻与天地之气进行着交流、沟通，实现着内外之气的动态平衡统一。人自身也是自然演化的产物，与天地自然之气息息相通。

人体是一个小宇宙。生命系统对其环境是开放和不断相互交流的，中医以"出入"和"升降"描述生命系统和环境的交流。"出入废则神机化灭，升降息则气立孤危。故非出入则无以生长壮老已；非升降则无以生长化收藏。是以升降出入，无器不有"（《素问·六微旨大论》）。

"中和"是天地自然和人体的正常状态，人体有巨大的自我修复和恢复的能力（自愈能力），中医主要依靠人体自身的"正气"战胜疾病。气之"和"乃是中医治疗的最高价值目标，也就是求得人体这个自组织的开放性复杂巨系统的"有序"，应重视恢复和重建人体自身抗病能力。

中医气化的形成机制是"升降出入"，自然界与人体的气化都"化不可代，时不可违"，应"无代化，无违时，必养必和，待其来复"。无论医病或养生，都要"各从气化也"（《素问·五常政大论》）。医生的作用仅仅是因势利导、调整阴阳偏胜，顺应这种修复、恢复能力而已。在养生、治病过程中，始终要把人摆在第一位，着重强调人体的"正气"，"正气存内，邪不可干"（《素问·刺法论》），"邪之所凑，其气必虚"（《素问·评热病论》）。

人应顺应自然、顺应四时。"上下相遘，寒暑相临，气相得则和，不相得则病；……从其气则和，违其气则病"（《素问·五运行大论》）。对待用药治病如同对待战争一般，是不得已而为之，如"兵者不祥之器，非君子之器，不得已而用之"（《道德经》），用药中病即止，余者"必养必和，待其来复"（《素问·五常政大论》）。

经过一段时间的中医经典的自学，自觉于真中医刚刚得窥门径，尚未登堂入室。正准备计划下一步要再花费十余年弄明白"阴阳五行是中医的根"之所以然，今年初，我发现了路辉先生的《无极之镜》，如获至宝，初读之下有醍醐灌顶之感，这不正是我想再花费十余年想要学到的东西吗？不正是"阴阳五行是中医的根"的所以然吗？路辉先生首次证明阴阳不是"朴素的唯物论"，五行也不是"初级辩证法"，阴阳五行不是什么哲学名词，而是以中国古天文学为基础的科学。

以上的经历让我觉得，现代中医把中医的核心和灵魂当作封建迷信丢掉了。路辉先生说："古中医体系有两种思维：一种是定性思维，就是我在前文所说的中医思维模型，不再赘言啰唆；一种是定量思维，就是中医理论中天干地支、五运六气、四时五行理论，在年月日时的时间与空间层次上的内算系统，这也是我要在后续的《古中医运气学·天地之机》《古中医藏象学·不朽之身》《古中医内算学·伤寒之术》《古中医宇宙学·众妙之门》《古中医史·天毉之门》中所要详细说到的。"这两种思维模式的有机互应、有效结合，就是古中医体系的本来面目,这个认识过程就是真正的古中医思维方法。

我们期盼着路辉先生的《古中医运气学·天地之机》《古中医藏象学·不朽之身》《古中医内算学·伤寒之术》《古中医宇宙学·众妙之门》尽快出版,并能验之于临床。

2013年6月,我在中医影响世界论坛北京专题会议上曾说过:我们的"国学大师"们在外来侵略的坚船利炮面前,偏激地否定传统文化,有人还要废除汉字啊!汉字没有了,我们中国传统文化怎么去继承啊?还有一些"国学大师"对我们中医有不少的非议。当时,我提议或者是建议我们中国文化界,适当的时候应厘清这些问题。今天欣喜地看到路辉先生在《中医难——现代中医学术史现状调查》(以下简称《中医难》)中说透了这些现象。

《中医难》一书,列举了大量的文献、资料,对于中医今日之退化条分缕析,指出其缘由,利于正本清源、拨乱反正,利于今后中医真正的复兴。"爱之深、痛之切、责之也重"是我读《中医难》的感受。

我一直有一个坚定的信念:我们中华民族自有史以来,无论政治、经济、文化、科学技术等都一直处于世界前列,只是近几百年来落后了,近几十年我们正在奋力赶上并已初步达到预期目标。当下对中医药,国家支持、人民需求,加上中医药从业人员的奋发图强,我看好中医药的复兴!

中国中医科学院西苑医院

麻 柔

丙申年初冬

序（二）

中华文明源远流长，震古烁今。三皇五帝，轴心时代；五霸七雄，儒道传诵；秦汉兵马，世间风云；唐宋风骨，文明高峰；元明疆土，欧亚称雄；康乾盛世，天下大同。五千年以来，中华民族从来不知道什么叫作自卑！

但是，鸦片战争后，随着列强文化强势涌入，在汹涌的西方文化浪潮面前，某些知识精英对于中国固有文化的信心轰然崩塌。李鸿章称之为"三千年未有之大变局"，在"师夷长技以制夷"的急于应对中，中国人逐渐患上了民族文化自卑症……

19世纪末20世纪初，正是西方文化如日中天的时期，西方人依靠着他们的"国力"和"国威"，对世界经济和政治市场进行着大规模的侵略、霸占和组织化。同时，在宗教信仰、礼仪习惯、语言等方面，也朝着形成一个巨大的"西方式世界图景"的方向前进。面临这般突如其来的欧风美雨的袭击，东方世界一方面遭遇着"三千年未有之变局"，惶惶不安，无所适从；随之，另一方面又不得不追随着西方的脚步，被动或主动地进行近代性启蒙和文明替代。在此过程中，悠久的东方文化特别是中国文化，经历了文化心理上的巨大落差，从"天朝上国"一下子跌落到对民族固有文化自卑、自责甚至自暴自弃的低谷。

钱穆先生对这种现象就有过犀利的批评："近五十年来的中国人，无论在政治、学术、军事、工业，一切人生的各方面与各部门，实在够不上说有雄心、有热情……他们似乎用的自我批评的理智的成分太多了，而自我尊重的情感的成分则太稀薄了。他们并不想做第一等的人与第一等的事。至少在世界的范围里面，他们是谦谦不遑的。救亡与谋生，是这一时代最高的想望。模仿与抄袭，是这一时代最高的理论。"

主张铲除中国本位文化，代表人物就是胡适。胡适在美国留了几年学，回国后就以西方文化的代表自居。他直言不讳地说，如果把中国文化比作是一棵树，那么，他要做的就是把这棵树连根刨掉。他在《介绍我自己的思想》中说："我们如果还想把这个国家整顿起来，如果还希望这个民族在世界上占一个地位，只有一条生路，就是我们自己要认错。我们必须承认我们自己百事不如人，不但物质机械上不如人，不但政治制度不如人，并且道德不如人，知识不如人，文学不如人，音乐不如人，艺术不如人，身体不如人。"

在《信心与反省》一文中，胡适更是对中国文化做了全面抨击，把中国文化说得漆黑一团，一无是处。胡适说得最经典的一句话就是，"月亮都是美国的圆"。当时，崇洋媚外成了潮流，有些名流给教育部写信，要求取消汉字教育，所有学校不许写汉字，不许看汉字书，一律改用英文或者法文。语言文字是民族文化的核心，取消汉字，无异于斩断中国文化的血脉。其后的所谓新文化运动急先锋们，甚至包括当时的一些所谓的"国学大师"们，都在极力鼓吹着取缔中华文明的聒噪。

王阳明说过，"抛却自家无尽藏，沿门持钵效贫儿"，把自己家里无尽的宝藏给扔了，却效法那些讨饭的孩子，这不挺可怜吗？一个民族如果没有了自己的文化，这个民族是名存实亡的。据了解，从近代到1949年的一百多年间，基督教在中国传了七十万信徒，一些早期来华传教士，信徒寥寥，但他本人反倒钻研和翻译儒释道经典，成为很有造诣的汉学家。如著名的德国传教士卫礼贤，甚至成了虔诚的孔教徒。

形而上者渐行渐远，形而下者愈来愈实。

西学东进的一百多年里，中国人在"中体西用"与"西体中用"的空洞争论中，在未能厘清科学、哲学、国学等概念内涵的前提之下，对东西方文化与科学在当代中国的组合与重构这一历史性重大课题，至今没有交出一份满意的答卷。而且在此期间，中国人普遍患上了民族文化自卑症，尤其在近代哲学贫困与迷信近代科学主义思潮困扰下，对自己优秀传统文化进行了长达百年的自残与自虐。

这场文明交锋的结果，大家有目共睹，从洋务运动、戊戌变法、辛亥革命、五四运动等历史进程，从打倒孔家店、废除文言文、取消中医等一系列的行为中，泱泱中华的五千年古文明逐渐消失殆尽。直至现代中国，还都是"西方的月亮圆"的世界观、价值观，这是中国人的不自信，这是中国人的自卑。

日本可以说是西化最彻底的国家，但保持的民族性却特别强。初春的"樱花节"，日本女性穿着昂贵精致的和服，踏着木屐，一步三摇，在阳光灿烂盛开的樱花丛中漫步，吟诗饮酒，溪水流觞，那是多么明显地持守着中国汉唐遗风。日本人还保存着我国汉唐传统文化的精华，我们自己为什么就唯恐避之不及呢？为什么中国仅仅学会的是数典忘祖的全盘西化？日本已经成为西方看东方——远东的代表，韩国亦是如此继承着中国元明文化的精髓。而中国却在因为急于西化而不断丧失自己的文化身份。其实，恰恰失去的就是这份文化与文明的自信。

由民族文化自卑派生的哲学误读与对科学的迷信，是近代中医学术发展的两大障碍。

近一百多年来，国人固执地相信用西医的方法可以发掘和提高中医，这样做的结果，使中医受到的是教条式的轻视和文化摧残。许多中国人表现出不可理喻的民族虚无主义，中医界人士也是如此，不承认自己民族医学的科学性，不认真评价并确定中医的价值，一味追求时髦，用西医的标准和术语改造中医、扼杀中医。可悲的是，当前，这种状况还在继续恶性循环。

我们长期以近代物理学、化学的观念与方法，作为评价中医学术是非的至上信条和唯一标准。在中医事业发展上，游谈无根的口号天天在喊，中医西化的路子天天在走。辩论中医是否科学的调调，就是中医西化背景下哲学误读与对科学的迷信的一种变调。这种言论必将使混乱的思维更混乱，不堪的中医更不堪。从根本上说，西医学还只是一种典型的生物医学或动物医学，还远没有发展到真正意义上的人类医学。它将针对老鼠的实验结果应用于人类。须知,人类与老鼠毕竟有天壤之别。西医说的人是形而下之机器人,中医说的人是形而上之天人,两者有云泥之分、天壤之别,不可同日而语。

须知,科学是科学,但科学不是唯一的科学。

世界各民族的传说中都有自己的医学之神,寄托着人类对守护生命健康的永恒向往,对苍生大医的虔诚礼赞。中医的医神有岐黄、神农、孙思邈等,西医的医神是最为著名的希腊神话中的太阳神阿波罗之子阿斯克勒庇俄斯:半人半马,蓄着胡须,手持蛇杖(后来成为西方医学的标志),善治伤残痼疾,且能起死回生。然而,西医医神的这柄蛇杖最后竟然成为一些中医药大学的校徽标志,西医的医神护佑着中医的理论与实践,不知道这是误读,还是现代中医对自己的不自信?

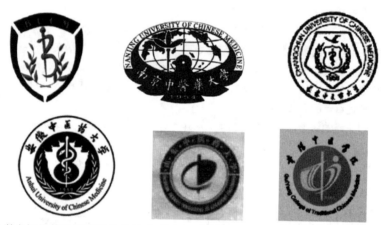

一个学术机构的徽标展现的是这个学术机构或组织对其学术范围的高度概括和精华再现,而某些著名的中医药大学的校标则完全与此背道而驰。再看中国国家中医药管理局的局徽,是一个具有浓郁中国风的蓝白十字,暗含着红十字的国际医疗标志。其中,唯一能体现中国元素的就是中国风花纹,而中医的特色则毫无体现,这也从一个侧面说明了现代中医界对中医的理解还不够,我们对中医的继承和发展还任重而道远。

半个多世纪以来,中医被西化的歧途逼到了即将消亡的边沿。与此同时,学术造假、不讲真话的现象已经到了空前绝后的地步。明明是在中医西化的误区里造成了中医基础科学与临床技术体系的不断扭曲与解体,却美其名曰中医科学化、现代化、标准化、规范化的"重要途径";明明知道中西医结合名义下的中医西化是一条走不通的路,却偏偏要将它说成是"硕果累累",而且至今仍在误导后人向中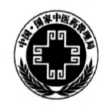
医西化的无底洞里不断地交着"学费"。中医在原生态文化氛围里按照自身内在的科学原理自主发展,至今依然是中医界学子的一种奢望。

西方医学界的反思从20世纪60年代就开始了。当时,卡尔逊发表了《寂静的春天》,揭露在农业中农药和化肥带来的祸害。医学界发现,所谓抗生素相当于农药,激素、维生素相当于化肥,所以人们就警惕了。

据世界卫生组织统计，全球死亡人数的三分之一主要来源于药物的不合理的使用，即医源性疾病。1973年，以色列全国医生罢工，为期长达一个月，根据耶路撒冷埋葬协会的统计指出，该月的全国死亡人数下降了50%。1983年，以色列医生再度罢工，为期长达85天，死亡率则下降了50%。而现代中医这时却无视西医的局限与弊端，仍对西医毫无理智地趋之若鹜、趋炎附势。1977年，美国罗切斯特大学医学院精神病学与内科学教授G. L. Engel提出了生物——心理——社会医学模式。生物——心理——社会医学模式，不仅关注人的生物性，同样关注人的社会性，充分认识到环境因素、社会因素、心理因素对健康的综合作用；而这种思想实际上就是中医的"天人合一"思想，而且，中医的思想要比西医的医学思想深邃得多，但现代中医就是视而不见，一味地讨好西医的说法。

德国慕尼黑大学曼·波克特教授是著名汉学家与医学家，既熟悉西医，又坚持研究中医几十年。他在接受《科技中国》记者的专访时说："我一再强调，中医是一门成熟的科学。这是我几十年研究得出的结论。"他说："中国自己不把中医药学当成科学，不重视中医药的发展，其根源是文化自卑感。中医是一种内容最丰富、最有条理、最有效的一种医学科学。而西医学的发展只有几百年的历史，大踏步发展只有几十年。"

曼·波克特教授说，近一百年来，许多人固执地相信用西医的方法可以发掘和提高中医，这样做的结果，使中医受到的是教条式的轻视和文化摧残。中医在为自己的生存寻找依据时，却"忘掉"了自己的话语，而是费力地求借另一种话语系统，以此来证明自己的合法性。为什么？

中国传统文化与西方文化，中医与西医不能简单地、机械地用"先进"与"落后"来定位……譬如，能说太极拳比广播体操落后吗？能说京剧比西洋歌剧落后吗？能说国画比西洋油画落后吗？能说二胡比小提琴落后吗？

2014年，全国人大内务司法律委员会副主任李慎明在《中国中医药报》撰文指出，中医思维弱化，中医评价西化，中医学术异化，中医技术退化，中医特色优势淡化，是我国中医学术领域普遍存在的问题。我宁可相信一个局外人的旁观者清，也不相信一个现代中医人的当局者迷。为什么国家长期以来投入了大量的人力、物力、财力扶持和促进中医的发展，反而出现了如此尴尬的局面呢？

因为文化的自卑。

中华民族如果在21世纪仍处在文化自卑中，我们就永远找不到自己的核心价值。纵观世界历史，没有看见任何一个国家把别人的语言变成自己考大学、考研究生、考博士的硬标准，而我们国家做到了。没有看到过任何一个国家的著名学者提出"打倒古希腊""打倒古罗马""打倒苏格拉底""打倒柏拉图"的口号，但是我们曾有过"打倒孔家店"。

2012年，原国家新闻出版总署有一个统计数字，从1900年到2000年，中华民族究竟翻译了多少外文资料？100680多册。而西方诸国在20世纪翻译了中华民族多少著作？仅800多册。文化赤字差了100倍，什么原因？中国和西方思想文化没有平等对话，西方对中华民族有隔膜，目前这种状况还在持续。诸如此类的做法，这些都是文化以及中医极度自卑的体现。

百年来，传统文化与传统学术所承受的打压和破坏，不仅源于西学的冲击，而且源于文化自卑的心理基因与急功近利的历史短见。那种过于自卑、谦卑的做法，不仅全面打破了中医学术自身发展的规律，而且人为地毁坏掉了一种千年铸就的学术风格及学术方法。今天，人们之所以难以企及传统的文化，恐怕不仅仅是文化背景的转换，通往文化深层的文明核心的门径如果因为开启的钥匙出了差错，那么门外说禅的事情是常有的，怕就怕在那些"野狐禅"居然被历史虚无主义者、中华文化自卑者当作是文明修行的不二法门。

当然，极度的文化自卑就会出现自负，正所谓物极必反。近现代的中国学术界到处都充斥着各种"大师"，国学大师、史学大师、中医大师、儒学大师、养生大师等。

或问，何谓大师？大者，传道也；师者，授业解惑也，此为大师矣。传道者，传天人之道，传释儒道之道，传古浑盖宣之道。此为天人终极之道，古中医道为天人道之一端耳。授业解惑者，道之流衍也，世间各种分业的理术之流，医术为百业之一技耳。通天人之道，晓百业之术，悟人天之感应，此方为大师矣。反观世间，动辄以各种"大师"相称，殊不知有几人可堪匹配？

中国文化曾深刻影响西方文化，其影响有的甚至大于西方国与国之间的相互影响。

物质文明方面，四大发明，我们就不说了，古代化学、天文、物理、水利、农业、建筑，我们就不说了，李约瑟在《古代中国科技史》中已经说得很详细了。中国的丝绸、瓷器等对欧洲的影响举世公认。这种影响不只是物质的，而且包含丰富的精神价值。

自公元前8世纪到公元2世纪，中国丝绸源源不断通过"丝绸之路"运往欧洲。这一时期，通过丝绸贸易，中国文化对西方产生了第一次重大影响。公元前5世纪左右，中国丝绸织品作为古希腊贵族的服装出现在希腊雕像上。当时，西方人对中国丝绸赞叹不已，把中国称作"赛里斯"，即"丝的国度"。丝绸的薄、软、轻和随物赋形的特质，与古希腊人树立的并为后代西方人所推崇的追求人体自由的要求相一致。丝绸以其物质特性对西方美学理念做了很好的诠释。从文艺复兴时期直至近现代，丝绸始终是中国向西方出口的大宗物品。

瓷器是体现中国文化对西方影响的又一主要载体。瓷器生产在中国有很长的历史，但由于其比较脆弱、不便陆运的特性，在欧洲极其昂贵，个别上层人物以拥有它为炫耀的资本。后来，随着东西方的主要贸易通道由陆上改为了海上，为西方大批进口中国瓷器提供了现实可能性。到17世纪末，每年从广州、泉州等地发出的瓷器船货达300万件之多。中国瓷器所表现出的精巧、细腻、华丽的风格催生了崛起于法国的"洛可可风格"，连西方学者也不得不承认，"洛可可艺术风格和古代中国文化的契合，其全部秘密就在于瓷器所体现出来的纤细入微的情调中"。

精神文明方面，中国古代哲学和艺术对西方的影响一样举世公认。儒家、道家、禅宗等思想理论，一直影响着从启蒙主义时代至今的西方思想界。文学艺术的影响力尤为显著。元杂剧在18世纪曾一度风靡欧洲，借用中国素材来创作戏剧成为时尚。

如欧洲启蒙时代的先行者就借用中国戏剧来高扬启蒙理性精神，伏尔泰改编的《中国孤儿》在法国上演，轰动欧洲。中国戏曲的艺术手法对西方的重大影响主要在20世纪，以德国人布莱希特的"表现派"戏剧理论受中国京剧的影响为代表。布莱希特长期以来一直想突破西方戏剧理论的藩篱，但缺少实践的佐证。当他看到梅兰芳表演的京剧时，那种以演员的表演力为重心的舞台实践和虚拟性、程序化的表现手法使他灵感迸发，提出舞台实践的"间离效果"和"打破第四堵墙"两条重要的"表现派"理论准则,从而奠定了戏剧中"表现派"的地位。戏剧(戏曲)表演,西方重"体验",东方重"表现",布莱希特的高明之处就在于以中国戏曲的长处弥补西方戏剧表演的不足,才取得了巨大的成功。

当运用水墨画在宣纸上的中国画出现在西方时,这些以画山水、花鸟、动物见长的中国画恰好和以画人物见长的西方油画形成互补,一下子就吸引了西方人。中国画的风格对法国画坛逐渐产生了影响,出现了不少具有中国风格的风景画。中国画的写意风格真正渗入到西方画家的创作美学中,是在19—20世纪之际,成功的画家有马蒂斯、毕加索等。马蒂斯的抽象派是从他老师莫罗的野兽派的"东方风格"中发展而来的,毕加索的立体派是按照"洛可可风格"的方向进化而成。其他以写意为主旨的西方现代派画家也或多或少地受到中国画风格的影响,他们开创了西方画坛的新气象。其他如儒家的"四书五经"、道家的《道藏》等都对西方文明与科学理念的发展创新都有重要影响。

西方人很早就知道中国的文学故事,这些故事是随着"丝绸之路"上商旅的口口相传辗转流传到西方的。例如,成书于公元10世纪的阿拉伯故事集《一千零一夜》中的一些中国故事等。

在18—19世纪,随着东西方贸易的增加,大批中国小说被翻译到西方。其中,最有名的当为《好逑传》,陆续出版了十多种译本。歌德对于《好逑传》中表现出来的人与人的和谐、人与自然的协调大为赞赏:"在他们那里,自然界总是在人物形象的周围一同生活着。"这以后,中国许多著名古典小说如《三国演义》《水浒传》《红楼梦》等都被译介到西方。另外,中国古诗生动简练、意象鲜明的简约美学对意象派诗歌产生了直接影响,开启了美国诗歌的新境界。

中国古代的制度文明、科技思想及其成果等对西方的影响也是很大的。随着西方汉学日益勃兴,西方人对中国文化给予自身影响的呈现和阐释越来越周详和具体。把握中国传统文化对西方的影响,既不是盲目自大,也不是号召文化本位主义,而是要对中国传统文化保持应有的礼敬和自豪,在文化比较中坚定对自身文化生命力和发展前景的信念,形成文化自觉,摆脱文化不自信的心态;不妄自菲薄,不过分崇拜异域文化,而要在中华文化对外交流中求同存异、共生互补,达到文化自强,增强中华文化的国际影响力。2016年,习近平主席提出了"文化自信"这一历史性课题,我们对此也应该有一个新的认识高度和境界了!

博学之,审问之,慎思之,明辨之,笃行之。

路 辉

丙申年丙申月壬戌日乙巳时

序（三）

坦率地说，目前的中医界面对的最大危机不是外来的，而是内在的。正如杜牧在《阿房宫赋》中所说："灭六国者，六国也，非秦也。"中医沦落到今天这个地步，一定程度上可谓是咎由自取。这一百多年来，中医一直在为自己的生存问题进行一种更多地具有社会学意义上的抗争。但如果到了今天，中医界仍然不能反躬自省，不从理论体系本身，而只是从生存环境上想出路，恐怕最终仍不能摆脱灭亡之因素。实际上，中医的衰退并不自近代始。自从宋以来，儒医的开端，即是中医内部危机的开始。

医道衰落的一个主要标志——现代中医所谓的辨证论治。

现代中医界有一种思路：把临床的症状加以筛选和归纳，根据主要症状，运用八纲、脏腑经络辨证而处以方药。这种方法与近代的医学思路实已极为相似。但是，这一看似正确的方法其实存在很大问题。

我们知道，首先，同样的症状往往是不同病因的表现，针对症状下药，而不从病因入手，极有可能误诊误治；其次，很多慢性病在一般情况下是没有症状表现的，有些症状只是慢性病的急性发作。因此，解决了症状，不等于治好了慢性病。《鹖冠子·世贤》载魏文侯问扁鹊兄弟三人谁医技最高，扁鹊回答说："长兄于病视神，未有形而除之，故名不出于家；中兄治病，其在毫毛，故名不出于闾；若扁鹊者，镵血脉，投毒药，副肌肤间，而名出闻于诸侯。"长兄治无形之疴，人皆不晓，故名不出于家门；中兄愈初起之疾，人皆为常，故名不出于乡里；扁鹊疗深危之病，人皆称奇，故名闻于诸侯。声名传播之远近，与医疗水平之高下适成反比。

实际上，除了少数杰出的医家，多数中医所针对的都只是症状。中医多有以症状列为病名者，如头痛、腹痛、胃脘痛、自汗、盗汗、失眠等，便证明了这一点。这说明，传统中医对病的认识是非常模糊的，意味着它存在着很大的漏洞。许多中医的革新派想把中医的症状学判断和西医的疾病诊断结合起来，如把糖尿病归为消渴。殊不知这种结合非常可笑，因为糖尿病初期并不一定有症状，而消渴也并非都是糖尿病。

近代以来，随着西学的知识准则，尤其是西学思维方式传入中国，这种症状学的思路不但没有得到反思，反而进一步被强化了。近代以来，国人爱讲"科学"，又常把科学归结为归纳和演绎二法。其中，归纳法尤其受到重视。这一思想氛围有利于此前中医固有的症状学解决方式而不是真正医道的遗存。更重要的是，在西医的步步紧逼下，中医为了自身的生存与发展，不得不采用西式的思考方式。很多中医执业者，初入门觉博大精深，但一到临床，却又或多或少地否定中医，自觉不自觉地使用西医理论指导临床用药，直至行医数十年后，当年届四五十岁时，才猛然发觉西医认识之偏、用药之弊，然后再回过头来重新认识中医、研习中医和肯定中医，这成为中医界有趣的四十岁现象和五十岁现象。

在模式化和分科细密化的"现代"思维标准的大前提下展开的"中西医结合运动"，从开始就注定了它绝非中医的福音。目前的中西医结合的实质，是以西医化解中医，确切地说，是以西医的思维方式改造中医。

现在，我们到中医医院去，有不少医生不把脉，而是和西医院一样，开一张检查单，等各种各样的检查、化验结果出来以后，再据此开中药处方。似乎中医即等于中药。可是，中西医最大的差异不在药物，而在于对疾病的理解方式。因此，坦率地说，今日的中西医结合，更多地是以西医为主、中医为辅的所谓的"结合"。

医道衰落的另一个标志——中医的派系化。

实际上，真正的医学是不应该分派的。所谓的"派"，起初是医生对某一点认识的深刻化，而后进一步将此认识发扬光大，就对某种诱因产生的疾病形成了认识。但是，如上所述，各种派别的理论，其实均只是对一时之症的认识，如果脱离了具体的时空条件，一味地强调运用某一派别的理论解决问题，便很有可能导致天人观的丧失。

在医道层次上，在科学的基础理论层次上，中医没有流派之分，也不需要流派。在医理、医术层次上，中医流派是经验中医的产物，是传统中医不成熟的标志。而例如黄帝学派、扁鹊学派之分，则完全是后人不懂装懂，人为划分的主观逻辑，与历史客观事实不符。

中医体系，无非两点：一是理论，一是临床实践。中医理论具有发生学特性，后世的中医发展无不以"经曰"为荣，但由于在中医理论上理解的差异和高下不同，故在临床实践上就显现出医术的不同，这就是医疗经验的差异，从而形成不同的中医流派与学派。中医流派与学派形成的根本原因，就是传统中医体系的不成熟，所以，导致一千个人有一千种中医的理解。就目前的中医理论继承与研究现状来看，传统中医体系是经验式的医学，这一点，是毋庸置疑的，因为以医术之异而形成的医派，是离不开经验的结合和承传的。民间医学的师傅带徒弟的传播方式也离不开"经验"二字。所以，历史上出现了那么多的《经验方》《集验方》等各种方书。

中医流派的产生，说明了对中医基础理论的理解出现分歧与蒙昧；中医流派的泛滥，说明了对中医基础理论的应用出现了混乱。金元以后，纪晓岚所谓的四大家为流派之始，亦实为中医堕乱之滥觞。现代中医西化理论的出现，标志着中医流派的灭尽，这从反面论证了中医本不应分帮分派，同时，也说明了中医基础理论的烟消云散。其实，完备的中医科学理论体系就在史上的文明史中，但囿于术业有专攻，在医言医，不敢越七衡盖天雷池一步，遂医道渐隐，医理渐乱，医术渐成流派，流派一成，中医大乱。时人不识此乱，更沾沾自喜，以为天下舍我为第一，舍我其谁？殊不知，因为没有统一的中医理论体系，才出现类似于春秋战国时期的所谓"百家争鸣"的中医乱象。当然，这也不完全是医者的本意，更是中医史学者的无知与无畏，标新立异，哗众取宠，满篇意淫。中医史学者的智慧与学养不够，终成现在我们所看到的中医江湖史、中医派系史。

先秦时代的地方医学派别，大概只能在医术的高下上彼此竞技，结果却出现了扁鹊在秦国为秦医有势力者所暗杀的残暴事件。从那以后，身处民间医人们的竞技，事实上成了他们医术的互相保密，私相授受，自生自灭。《伤寒论·序》中说："观今之医，不念思求经旨，以演其所知，各承家技，终始顺旧，……"这其中的"各承家技"指的就是中医流派的经验式传承，"不念思求经旨，以演其所知"是中医流派的痼疾。张仲景的伤寒学说一出，到了东晋、南北朝时期的医人那里，竟藏于秘囊之中，占为私有，大家彼此防范，中医流派的最大特点就是择人、秘传、传男不传女，最后失传。试想，如果有一套规范的中医体系在那里，还需要秘传、单传吗？可见，传统中医传的不是中医科学理论，而是中医经验。

纪晓岚在《四库全书·总目提要》中提到："医之门户始于金元。"谢观在《中国医学源流论》中亦说："北宋以后，新说渐兴，至金元而大盛，张刘朱李各创一说，竞排古方，犹儒家之有程朱陆王。"当然，宋代私人书院讲学风气所带来的门户之分，势必也影响到医之门户。所谓"儒之门户分于宋，医之门户分于金元"的说法，实际上，就是讲的这种影响。另外，还由于印刷术的发展，带来了书籍的广泛流通，使知识传播变得容易，这也有利于医学理论的交流。但实际上，中医流派的形成并不是从金元以后开始的，而是从诸子百家大混乱时代就开始了。中医流派的产生有天时、地理、人为三种因素。天时，我们在大司天流派、小司天流派中已经详细论述了中医流派产生的天象机制；地理，在不同经纬度的坐标系中、不同高下南北西东的地理位置中，九宫九州岛分野不同，地气的九宫飞星之气是不同的，这就导致了人体先天体质的不同，或称谓、禀赋不同，同样会产生不同辨病治疗方法的学术流派；人为，其实，中医理论基本上还是以内难伤寒为主线，根据不同天时、不同地理而有不同的领悟与实践。天时、地理、人为等，都是中医理论体系中的某一章节，这才是全璧。"传统"中医只是在断章取义、以偏概全，导致一病、一方、一药、一论、一地、一时都可以成为一流一派，不计其余。这本身已不是理论范畴内的事了，完全是江湖上的那些九流之论。

刘河间的火、李东垣的土、朱丹溪的阴、张景岳的阳等都是相互迥异的学术观点。张景岳一出来，就既反对刘河间，又反对李东垣，就连朱丹溪也都被攻击到了，因为朱丹溪的那一套也是从刘河间演变而来的。南派医学内部发生争执的是清代康、乾时期的叶天士与薛生白，他们都同时是吴中享有盛名的医人，都以温病立论而修改了张景岳的观点，但不知为什么，两人攻讦得非常厉害。两人之间颇有"既生瑜何生亮"的遗憾。据《吴中名医录·薛生白传》中记，叶、薛同名于时，常互相抨击，但薛氏每见到叶氏处方面善，未尝不击节称叹。他们在医学观点上倒似乎相当宽容，反过来，也见得两人的争论十有八九是互相较艺不服气的意思。由此观之，尽管叶、薛两氏都是吴门医学的顶尖人物，但对于医学的竞争，在学术上已没有多大意义，这是中国医学流派走向末流的征兆，中医医学到了这一时期，已不可避免地走向衰败。

吴鞠通也反对门户之见，曾鲜明地阐述了为医而立门户之见，褒己贬人，轻视同行，或明知有错，也隐忍不说，导致"杀人"的不道德行径。他批判唐以后名医之法，可采而不可宗，正是因为各家的门户偏见。批评东垣、丹溪、河间等人，各以一偏之见，各立门户，以成一家之名。指出他们往往谬于一家之言，入者主之，出者奴之，严重阻碍了中医学的发展。更有甚者，多为门户起见，盖欲天下人之病人就其学术，并非以我之学术救天下人之病。生命非儿戏，试问，岂可执一家之书以医病哉！

随着中医学术之乱的加重，一味药都可以成立一个所谓的医派，最后在中医江湖之中，哀鸿遍野，一地鸡毛。民国以后学术思想的混乱慢慢开始沉寂，趋于灭尽。今天，现代中医学术多偏重于方法论的共性，而缺少理论的共性。现代中医被笼罩在"辨证论治"这一个声音之中，这种所谓的学术共性，不是中医理论的回归，反而是中医方法论的变异，这种变异正是中医流派经验式的自身繁衍，最终导致中医理论的失传，从而出现方法论上的虚假繁荣。现代中医理论界在理论上找不到方向，于是只能寄希望于中医流派曾经的热闹景象，甚至还衍生出一个不伦不类的某神派，而几乎所有的现代中医都趋之若鹜，以为又找到明灯了，事实上，不过又是一个泡影罢了。

医道衰落的第三个标志——将中医理论与中医方法论等同或混淆。

现代中医的一个特点，就是将中医理论与中医方法论等同或混淆。我们经常能听到现代中医说辨证论治、整体观念、同病异治、异病同治、方证对应、治未病等是中医理论云云，其实，稍微想一下，就会明白：首先，这些"理论"并不是理论，而只是方法论。方法论是认识事物的方式、方法、途径，与事物本身没有直接关系，条条大道通北京，看你是从东南西北哪条道上来，而北京只有一个北京，不会因为来的路不同而有所不同；其次，这些现代中医的"理论"，西医也同样都有，西医也有辨证论治（对因治疗）、整体观念（四大组织、五大器官、八大系统）、同病异治（如肿瘤可以有支持疗法、化疗、放疗、热疗、基因疗法、生物疗法）、异病同治（激素、免疫抑制剂、抗生素可以治疗各种相关疾病）、方证对应（对症治疗）、治未病（例如，高脂血症、糖尿病、腔隙性脑梗死、肾功能不全、贫血、肿瘤等初期经过体检发现但没有临床症状的治疗，与西医的类似补充善存、微量元素等等的养生）。可见，中医的高大上"理论"，西医同样也有。

究其根本原因，是对中医史的不清楚，对中医体系的不明白，对中医法术的一知半解，对中医基础理论的懵懂，对中医物理机制的一片茫然。中国传统文化讲究道、术之分。道是形而上者，术为形而下者；道是总的原理，术是具体运用，不知道则无以知术。中医亦然。对于中医而言，必须理解真正的医道，而不能只在医术上找着落。否则必死，不是死于古人，死于权威，便是死于"科学"，死于西医。

真正的中医现代化，有两个方面的含义：一是走出症状学的思考方式，回到"医道"传统，实现中医界的反思、反省与救赎，从这个意义上说，它不乏"清理门户"的意味；二是站在一个平等的地位上和西医对话，矫正今日这种以西代中、废医存药的中西医结合运动，实现二者的真正结合。这不但有利于中医的发展，对西医也不无益处。实际上，所谓中医和西医不过是限于我们今日的认知水平的一种表述。在"治病救人"的意义上讲，医学只有方式、方法的不同。中、西医乃至其他一些医学，如藏医、蒙医等，都是基于对自然和人体的认识而建立的。当我们对疾病的认识更为深入的时候，这些医学均可找到结合点，互为所用，而不应有什么对立。在上述两个方面中，对医道的认识是最为基本也是最为迫切之事。而摒弃中医派系之分，回归中医基础理论的全方位系统构建，是中医界的当务之急。经曰"智者察同，愚者察异"，说起来容易，做起来确实不易。

中医的自强，需要中医自觉、自立、自信，能正确认识自身的不足和缺陷，有刮骨疗伤的勇气，有沉下心来浸淫中医的意志，有不为名利所惑的超然，还要有一套正确认识中医的逻辑体系。如此，中医自强才有尊严。那些靠政策、靠对骂、靠施舍、靠坐吃山空、靠阿Q式的回忆辉煌而得来的所谓的"尊严"，不要也罢。总有人说，中医这不行、那不行，其实，不是中医不行，而是中医人不行。同一个中医体系，有的人就成了开宗立派的大师、徒子徒孙簇拥的专家、患者点赞的医匠，有的人却成了庸医、蠢医，甚至骗子，这说明了什么？还是人不行嘛，与中医何干？我们社会现在有一种严重的错误倾向，一提到阴阳五行，马上就想到大街上算卦的那些阴阳先生、算命先生、神婆巫汉等。但是，在阴阳五行体系里也照样出现了那么多的圣人大师啊，老子、孔子、董仲舒、程颢、程颐、朱熹、陆九渊、王阳明、邵雍、刘伯温等。在熠熠生辉的阴阳五行朋友圈里出现几只苍蝇，也算是正常的。就像同样是现代科学的数理化教材，同一所学校、同一批教师教授，为什么一个班里有的同学可以上清华、北大，有的同学却一无所成呢？你不能因为这个科学体系中教出了几个一无所成的，就说这套科学体系是错误的吧！同样道理，中医也一样。所以说，中医当自强，更重要的还是中医人要自强！

　　本书《中医难》，说的是中医之乱。如果纯粹是中西医结合学派、新中医学派、现代中医学派，均与本书观点无关，但如果要以发展中医、研究中医、继承中医之名，来行走中医江湖和中医学术界，那就必然与本书有关。中医乱的根源就是西学中，不论是以前，还是现在，西医思维掌控中医研究一直都在赤裸裸地、肆无忌惮地进行着。我们不是说西医不好，也不是说中西医结合不好，也不是说现代中医不好，它们都有各自的医理和医术，在各自的领域的里都没有问题。但医学有层次之分，中医属于医道层次，体现的是天人之理；而西医、中西医结合、现代中医都是自然科学范畴内的医理和医术层次，体现的是格物之理。所以，一旦这些格物医学要以研究中医、发展中医之名来说中医的事，用小学的知识去解释大学的知识，则必然是错误的、不适宜的，是不可能成功的。各自在各自领域里发展，没有问题，没有对错、好坏之分，不要越界、不要干涉内政，本书说的就是这个事，但请不要以中医之名。所以，建议中医同人们好好把本书精读一遍，思考一下，对于现代中医的发展方向很有好处。曹操读陈琳之檄而头风自愈，范进遭丈人之掌掴而痰出心窍病愈。现代中医们也应该学会把有毒的药材配制成有逻辑、有疗效的方剂，也来一剂承气、四逆、白虎之类的汤液。大毒治大病，小毒治小病，无毒不治病。

　　本书，我说的是中医那点事，与纯粹西医、中西医结合、现代中医等新医学流派无关。但请不要冒犯中医，不要诋毁中医。

　　如果把中医比作一棵硕果累累的大树，那么，中国传统文化是其生长的土壤，这片土壤就是《无极之镜》中的中国古天文逻辑，以《黄帝内经》为代表的基础科学体系是其根本，以《伤寒杂病论》为代表的辨证论治的临床技术体系是其主要枝干，而内、外、妇、儿各科的治疗及其方剂、药物等则是其分枝、花叶与果实。从历史与社会学角度上讲，中医是紫杉醇名木，中医原生态文化是沃土。因此，复兴中医学术、提升文化精神、完善中医素质都必须从复兴中医原生态文化做起，中医的原生态文化体系就是阴阳五行体系。

　　有破有立才有信，有破无立则生疑。

路　辉
丙申年丙申月壬戌日戊申时

序（四）

《说文》释"医"："古者巫彭初作医。"巫彭何人？《山海经·大荒西经》："大荒之中有山名丰沮玉门，日月所入，有灵山，巫咸、巫即、巫肦、巫彭、巫姑、巫真、巫礼、巫抵、巫谢、巫罗，十巫从此升降，百药爰在。"

许子释医，未知何据，然证之《山海经》，若合符契，乃知巫医一源，信而有征。巫者，通邮人神鬼；医者，亦必负仰观俯察之能，秉惠生济世之志，庶几名实相吻，不至凿枘抵牾。然今之医者，无论中西，咸以操器运材、辨症开方为职志，以为此即毕医者之事，尽医者之学，甚者，假冒伪劣，以次充好，视人命为草芥，牟利润无底线。呜呼，其弊亦大矣！

路辉君有惩乎此，傍中医之本业，骋逸群之智力，考究天人，融贯今古，曩撰《无极之镜》一编，揭今医之流弊，导后学以先路，读者嘉赏，叹为观止。

今者，路君复撰《中医难》一编，于今时域中中医界之乱理乱象，痛下针砭，理直气壮，无所避忌。然是作绝非泄愤之谤书，允为严谨之著述。引用事例，必具出处姓字；证诸先典，必录经传篇名。说理透辟，论议骏发，左抽右旋，面面俱到。匪特划疆定界，厘正岐黄之畛域；亦且指陈得失，厉斥医界之弊端。惊心动魄，一字千金。

路君，博闻强识，穷经有年，仰观俯窥，莫不以岐黄为本；追源溯流，莫不以济世为怀。堂庑阔大，论议发庸愚之聩；研精覃思，著作拭凡鄙之目。大医精诚，此之谓乎？

予不通医，观书有感。敢比鸿毛之益，庶免蛇足之讥。言有未当，尚祈路君及博雅君子有以教之。

是为序。

甲午仲冬
张德恒于山西大学文瀛四公寓

序（五）

甲午伊始，第一次拿到盼望已久的沉甸甸的《无极之镜》，不禁为里面的内容所折服。原来，人间的悲欢离合全是由于五星的相对位置对地球的能量抛射所引起的，而这些又都体现在了天文历法上，正所谓天人合一之理。这本书真是石破天惊，道出了我多少年的心里话。时不过两载，《中医难》又要付梓出版，可喜可叹。

其实，知道路辉老师已经很久了。

戊子年中医论坛，路辉老师意气风发，舌战群儒，与诸多中医同人一辩而不落下风，指点江山，激扬文字，何等的大气派，当时便有了结识之意。

而第一次与路辉老师见面是《无极之镜》出版后半年，我们神交多年，酒席间侃侃而谈，酣畅淋漓。

路辉老师席间云："我有时就在想，那些中医大师们师带徒，可哪个徒弟成大师了，那些大师的儿女们也没有成为大师啊，这样看，理论不过关，经验不适用，那还有什么可传的呢？中医啊！……"

语出，二人扼腕叹息不已，国医行至此处，实乃我辈之责，未能传承薪火，何以立足世界民族之林？医殇亦国殇矣。造成这样局面的原因，是我们自断其臂，自废武功。

首先，批五行，判《内经》，甚至连一些没有中医知识的人也掺和，大肆鞭挞五运六气，中医此次失去理论基础而沦为经验医学，而自生自灭。

其次，从其成医之路看，文科到理工科，从小学读到博士，一百年来几代人读的几乎全是西学，没正经学过自己的传统经典，连中医学院都有近一半课程是西医必修课，《内经》反而成了选修课或者干脆取消！于是中华人民共和国成立以来以发扬光大中医为名的"中西医结合"，竟演变成了以西医规范中医继而消灭中医的悲剧！

再次，中医是真正的理论，更是真正的科学，是一种文化传承而不是经验总结。用现代医学的标准衡量中医，岂非郑人买履吗？买到合脚的鞋是目的，而你拿着标尺指着我的脚说，这不能用来买鞋，因为不合规矩。滑稽至此，可悲至此，正是中医之乱啊。

中医之乱，表现为乱道、乱理、乱术，如同枷锁一样，牢牢桎梏中医，完全失去中医的本来面目而不伦不类。几十年的院校教育，非但没有培养出临床大师，竟然培养了自己的掘墓人，然后戴上这样的枷锁寿终正寝。

《中医难》正是以这样一双通天手眼，撤去以"科学"名义覆盖在中医上的遮羞布，让他暴露于阳光之下，揭掉并彻底粉碎强加于中医身上的花岗岩，再除去斑斑锈迹，彻底让那些伪中医抱头鼠窜，无所遁形，真正的中医才能熠熠生辉，还原中医的本来面目与朗朗乾坤。

中医人，我们任重而道远，再不觉醒，中医将亡矣！！

元　道
甲午年乙亥月丙申日于知梅屋

序（六）

现代中医理论与中医临床实践，实际上是严重脱节的。

每年，各大中医院校的本科、硕士、博士、博士后毕业论文，不计其数，每年，各大中医研究机构的大师们的各项中医课题耗资数以亿计，它们的理论也是浩如烟海，各种中医杂志文章更是汗牛充栋，但是，能拿到临床上有效应用的却寥寥无几，就这样的中医研究，一直持续了六十多年，如今还在继续"研究"着……

传统中医理论以国家承认的中医院校中医基础教材为准，包括《中医基础理论》《中医诊断学》《中医方剂学》《中药学》《针灸学》等，其余就是内、外、妇、儿、耳鼻喉、骨伤等具体应用学科，而对于四大经典《黄帝内经》《神农本草经》《难经》《伤寒杂病论》等，只是作为原文解释性教材来对待，解释得对不对先不说，而是对于这些中医经典著作的诠释，完全不按照先前所学的中医基础理论教材的逻辑来解释，各说各话，自话自说，毫无章法。

整个一套中医理论不能形成逻辑自洽的体系，随意发挥的成分太多，主观因素太多。而且，在中医基础教材中，也是自相矛盾者甚多，中华人民共和国成立以后的"中医大师们"殚精竭虑地总结出来的一套貌似完整的中医理论体系，实则漏洞百出、逻辑混乱、循环论证，也直接导致了中医院校的中医生毕业后不会用中医看病，望、闻、问、切一窍不通，理法方药，照本宣科。现代中医研究更是竭尽全力地往西医生化指标上靠，西医只要出一个新名词，那些中医研究者们就会蜂拥而上，一定要证明中医也与这些西医名词有渊源或相关性，活脱脱一副中学西的嘴脸，还不承认。这些都是现代中医教育与研究的恶果。

在中医临床实践上，现在的中医基本上就是按照《汤头歌》《伤寒论》所说的内容，什么症用什么方，还美其名曰：方证相对论，什么机理也不知道，反正有效就行，这还是好的。最奇葩的就是一大部分所谓的中医，不管什么病，一律活血化瘀、清热解毒、化痰散结，就这三板斧，用完了三招后，就无计可施、束手无策、大眼瞪小眼了，这里边有很多人是中医院校的专家教授们。

前些年，有一个所谓的火神派在中医江湖上着实火了一把，就是因为这些中医人对于中医已经基本不抱什么希望了，突然出现一个奇葩中医理论，就不明就里地趋之若鹜。甚至某老先生还煞有介事地说，"彭子"的《圆运动的古中医》一书超越了所有的中医经典，读了这本书，其他中医书基本上就不用看了！这不就是黄元御《四圣心源》的入门初级版嘛！当然，现在某神派的真面目基本上可谓是"司马昭之心"了。现在的中医江湖乱象丛生，什么茄子派、绿豆派、泥鳅派、芒硝派、附子派、柴胡派等，就差蛋黄派了！倘若一味药为主的君臣佐使真就是中医的全部，那么中医院校还有继续开下去的必要吗？中医江湖的这种乱象同20世纪八九十年代的气功热何其相似，不过，上次是披着"迷信"的外衣，这次是披着"科学"的外衣，可是有什么区别呢？现代中医按照中医院校教授的中医理论去看病的几乎没有，都得自己再去自学一门民间中医技术，因为学校学的那点东西根本就用不上，或根本就没有实际疗效！

很多有良知的中医研究者十分着急，他们认为，这六十多年的中医研究，这些中医人实际上就是中医灭亡的掘墓人。他们喊出了"要按照中医自身发展规律来研究中医""重读经典""重视五运六气的研究""重视医易学的研究"的口号。像上海中医药大学在本科甚至开设了中医古天文课。经过SARS的洗礼，有一些中医院校已经认识到了五运六气的重要性，但这些研究连继承都谈不上，更不要说是研究了。现代中医开宗立派以来，其发表的所有科研成果及文章，50%是关于中医的认识论与方法论，剩下的49%是在西医的科学汪洋中寻找着中医的蛛丝马迹和理论碎片，几乎没有一篇正经的有分量的文章去研究中医的本体论问题。这就是现代中医的现状。

当然，每当天下大乱之时，就是天下大治之时。天下如此，天下中医亦如此。

今日，路老师出版《中医难》一书，从现代中医界的深层次来解剖、厘清现代中医研究乱象，称得上是现代中医界的第一人，但这更是庖丁之举、肯綮之事。

《中医难》不同于俞樾之《废医论》、余云岫之《灵素商兑》，也与当代一些人的不懂装懂和无理取闹有根本之别。《中医难》是一部本着惩前毖后、治病救人的态度，从中医史、中医基础理论、中医方法论、中医认识论、中医本体论等多个角度来认识现代中医真实状况的诚心之作。希望读者能心平气和地读进去、醍醐灌顶地读出来，也不枉作者对中医的一片赤诚之心、一腔肝胆之意。

一 夫

2016年5月23日于牢骚坊间

目　录

乱　道

第一乱　天道不真　2
　　儒道五行　3
　　西学五行　9
　　哲学五行　20
　　天象五行　27
第二乱　地道不善　31
　　道地药材　32
　　产　地　42
　　引　种　47
　　气候土壤水源　49
　　栽　培　54
　　采　收　57
　　加工炮制　60
第三乱　人道不仁　65
　　背景：西学东渐　66
　　高潮：日本取缔汉医对中国医的影响　76
　　愚蠢："国学大师"们对中医的嘲笑　82
　　第一次医乱（1879—1916）　88
　　第二次医乱（1917—1925）　92
　　第三次医乱（1926—1933）　100
　　第四次医乱（1933—1936）　105
　　第五次医乱（1937—1948）　108
　　第六次医乱（1950年至今）　110

乱　理

第一乱　科学与伪科学　126
第二乱　整体观念问难　138
第三乱　辨证论治问难　148

第四乱　中医学的思维模式问难　161
　　古中医思维模型问题　163
　　现代中医思维方式　194
　　现代中医思维背景　204

第五乱　中医藏象经络问难　209
　　藏象体　210
　　经络体　229

第六乱　中医体质学说的问难　255

第七乱　中医病因病机问难　271
　　病因　272
　　病机　280
　　治未病　297

第八乱　中医现代化——伪中医与伪西医　302
　　观念　303

第九乱　症候研究问难　314
　　症候研究的现状　315

第十乱　废医存药　333
　　背景　334

乱　术

第一乱　薪传　382
　　古籍　383
　　方剂　387
　　师带徒　389
　　学校教育　404
　　民间中医　414
　　国家中医政策　416

第二乱　揆度　422
第三乱　君臣　437
第四乱　术乱　455
第五乱　魑魅　466

跋：降龙十八掌　471

乱道

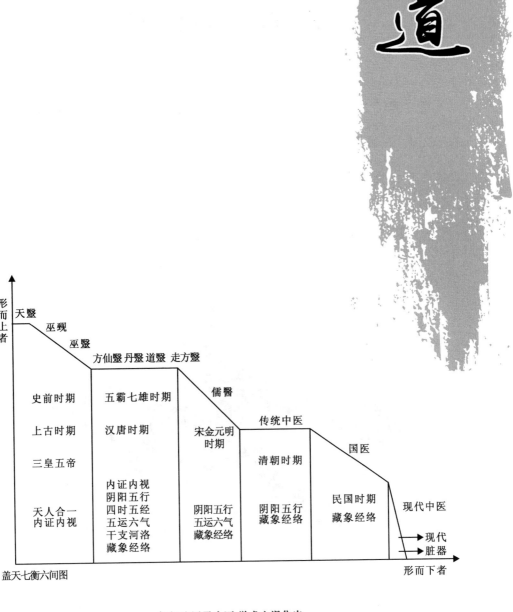

古中医(甲子中医)学术之退化史

第一乱　天道不真

第一式　亢龙有悔（乾卦 上九）《象》曰："'亢龙，有悔'，盈不可久也。"其招式为左腿微屈，右臂内弯，右脚踏乾位，左掌划圈，右掌向外推去。

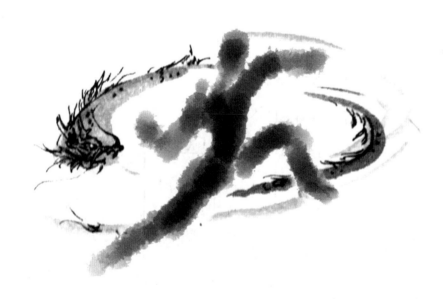

天道的乱是中医乱之始。

儒道五行

近代以来的中国学问从来是有术无学，这和中国人抛弃了自己的"方法的方法"有很大关系。方法、逻辑是一切研究的基础，是一切发明和创造的原动力，是撬动整个地球的支点。中医的"方法的方法"就是中医的医道。中医的医道不仅是人之医道，更是天之医道。《素问·灵兰秘典论》称医之道为"精光之道，大圣之业"，说明医道绝非仅仅为一种医疗技术而已。

《灵枢·病传》篇云："道，昭乎其如日醒，窘乎其如夜瞑，能被而服之，神与俱成，毕将服之，神自得之。""何谓日醒？岐伯曰：明于阴阳，如惑之解，如醉之醒。"这说明，医道已经近乎道家之道了。

那么，医道如今又在哪里呢？

在传统中医学理论中，阴阳五行学说占据着重要的地位。它是中医学在理论形态上形成特殊性的表现之一，也是在近代引起争议最多的问题之一。重新审视中医学，这是一个无法回避的问题。

传统中医理论认为的五行，是指"木、火、土、金、水"五种物质，又称"五材"，故《左传·襄公二十七年》有"天生五材，民可用之，废一不可"的说法。到了春秋时期，人们认识到五行是构成万物的五种物质元素了。如《国语·郑语》提出"和实生物"的观点，"实"即指"木、火、土、金、水"，即五行。《云笈七签》吸收了阴阳五行思想，根据"六气本一、化生有万"的理论，阐述了气与五行的关系，谓"一含五气，为水、为火、为木、为金、为土"，"元气分而为五行、五行归于一气"。可见，五行的物质基础是气，气是构成五行的物质基础，气的运动变化，形成了五行。《白虎通》曰："五行者……金、木、水、火、土也。言行者，欲言为天行气之义也。"意即金、木、水、火、土五种物质元素是由气的运动变化而成。如此，将五行多元物质概念、结构概念统一于气一元论的单一的物质概念之中。

实际上，在《黄帝内经》和《易传》中，已将阴阳五行与日月五星的运行紧密地联系在一起了，即赋予了阴阳五行以天象机制的本源性机制与内涵。阴阳五行是通过"仰观天文，俯察地理，中知人事"的研究方法，揭示出的自然界一年之中日月五星之气的运动变化规律。《郑玄·洪范注》："行者，（五星）顺天行气也。"汉代《白虎通·五行篇》说："言行者，欲言为天行气之义也。"汉代董仲舒在《春秋繁露》里说得更清楚："天地之气，合二为一，分为阴阳，判为四时，列为五行。行者，其行不同，故为五行。比相生而间相胜也。"显然是说，阴阳五行是指天地日月五星之气的运行。有了阴阳，才有了四季；有了四季，才有了五行，之所以用"行"字，是因为太阳系中行星之气的运行方式不同。如《易传·系辞下》形象地云："日往则月来，月往则日来，日月相推而明生焉。寒往则暑来，暑往则寒来，寒暑相推而岁成焉。"《素问·阴阳应象大论》所说的"天有四时五行，以生长收藏，以生寒暑湿燥风"，也是把四季和五行联系起来的。

因此，在《黄帝内经》里，又把五行叫作"五运"（五运实为五行的黄赤坐标系在地平坐标系的平面投影），如《素问·天元纪大论》说："天有五行御五位，以生寒暑湿燥风；人有五脏化五气，以生喜怒思忧恐。论言五运相袭而皆治之，终朞之日，周而复始"，"夫五运阴阳者，天地之道也……可不通乎！"都在指示着，阴阳五行与决定四时季节的太阳系日月五星的宇宙发生着关系。

古人是用"仰观天文，俯察地理，中知人事"的方法来研究太阳系天体与人体的关系。由于地球的自转和公转，使生活在北半球的华夏先人，在傍晚仰望星空时，很容易观察到北斗七星的周日视运动和周年视运动。就周年视运动而论，当北斗七星的斗柄在傍晚时分指向东方时，地面上则是春季；指向南方时，则为夏季；指向西方时，则为秋季；指向北方时，则为冬季。这就是四方和四季相对应的来历。东汉张仲景著《伤寒论·伤寒例》中，就有"四时八节二十四气，七十二候决病法"，记述了斗柄指向和四季、八个大节（立春、立夏、立秋、立冬、冬至、夏至、春分、秋分）、二十四气及七十二候的关系。可见，以观察北斗七星斗柄的指向，来确定四季和节气的方法，是由来已久而且也是很精确的，这在《伤寒论》中称之为"斗历"。

伴随着天空的斗转星移、日月轮替、五星更迭、顺逆远近动静等等古天文学中的天体运行规律，伴生着地面上春、夏、长夏、秋、冬季节的更替。大自然的气机进行着展放、上升、平稳、内收、潜降这样有序的运动和变化，古人根据五星的顺逆远近动静，分别用木、火、土、金、水来代表它们的运动特性，这就叫五星的五行。可见，季节冷暖、燥湿风雨更替的决定因素，乃是和地球绕太阳公转时地球到太阳距离的周期性变化、五星顺逆远近动静等天文因素相关，并不取决于北斗七星斗柄的指向，斗柄指向只不过是观察天象的参照坐标系而已，但却是五星五行、日月阴阳的定量计算的关键核心内容之一。详见作者由中国中医药出版社出版的《古中医天文学·无极之镜》一书。

《素问·天元纪大论》说："夫五运阴阳者，天地之道也，万物之纲纪，变化之父母，生杀之本始，神明之府也，可不通乎！"把阴阳五行、五运六气并列起来，都看成是化育生命的本源。《伤寒杂病论》说："夫天布五行，以运万类，人禀五常以有五脏，经络府俞，阴阳会通，玄冥幽微，变化难极。"可见，古人显然没有把五行当作地球上的五种具体材料、物质或元素，而把五行看成是化育和支配万事万物的气的运动规律，甚至称其为"五常"，也可以理解成为五种"力"或"场"。这种"力"或"场"的存在状态，犹如电磁波、引力场等，万物"日用而不知"。

《素问·气交变大论》云："岐伯曰：以道留久，逆守而小，是谓省下。以道而去，去而速来，曲而过之，是谓省遗过也。久留而环，或离或附，是谓议灾，与其德也。应近则小，应远则大。芒而大，倍常之一，其化甚，大常之二，其告即也；小常之一，其化减；小常之二，是谓临视，省下之过与其德也，德者福之，过者伐之。是以象之见也，高而远则小，下而近则大，故大则喜怒迩，小则祸福远。岁运太过，则运星北越。运气相得，则各行以道。故岁运太过，畏星失色，而兼其母；不及则色兼其所不胜。肖者瞿瞿，莫知其妙，闵闵之当，孰者为良，妄行无征，示畏侯王。"这段话是关于天体星辰的变化及其与地面气化及物化现象之间的关系，总结其变化的规律。由于古人十分重视天文异象的观察，说明了天体运行的异象与地球上一些物候、征候、气候的异常变化密切相关。详见作者由中国中医药出版社出版的《古中医天文学·无极之镜》一书。

阴阳之间的离合互藏，一阴一阳的天道日月五星相推、二阴二阳的天地四象八卦九宫六十四卦三百八十四爻、三阴三阳的天地人三才二十四气七十二候；五行之间，有相生，则不致导致某行的不足，有相克，则不致造成某行的太过。生中有克、克中有生、生克制化、胜复郁发、亢害承制，从而保证了一年之中气机变化的稳定状态。只有这样的稳定状态，经过几十亿年的氤氲衍化，才化育了万紫千红的生命世界，所有生命都被打上了阴阳五行的烙印。于是，植物有了生长化收藏的生命节律，动物有了生长壮老已的生命过程。树木、马牛羊的牙齿、鱼的鳞片、乌龟背壳上的年轮，甚至南极洲冰层上的年轮，无一不是阴阳五行的杰作。

中国传统科学方法，既不同于同时代亚里士多德的单纯事实记录，也不像中世纪以脱离事实的想象和书籍来解释自然，更不同于十七世纪以来提出假说，进行实验，以实验结果为依据解释自然现象。

阴阳五行理论是建立在古代圣贤"仰观天象，俯察地理，中知人事"而来的。"仰观天象"就是研究以地球为中心的地球系的天人物理关系，如盖天论、浑天论、宣夜论等；"俯察地理"是研究在仰观天象的前提下，地面物候、气候、征候的变化；"中知人事"是指古圣在仰观天象、俯察地理的指导下，内视、内证人体之事，即人天感应、天人合一的实践过程。这样一套天人实践理论具有其独特的科学内涵。和现代科学研究方法相比，它虽然没有现代科学的语言表述，但其独特而丰富深刻的思想内涵，是今天生命科学体系无法比拟、无法企及的高度与境界。老祖宗集五千年中华民族智慧之精华凝练出来了世界史上唯一幸存的古文明体系——阴阳五行体系，历经岁月洗练、打磨、历练而深深植入中华民族内心深处的文明基因。到了一千九百年以后，由于受到西方实证科学的影响，以及对日本明治维新的模仿，否定阴阳五行的思潮在中国学界和医界已成为时髦之谈资了。

中医药的文明文化渊源可以追溯到秦汉以前。据《汉书·艺文志》记载，当时的学术知识和书籍文献分为六艺、诸子、诗赋、兵书、数术、方技六大类，其中，前三类是"学"或"学问"，后三类是"术"或"道术"，医药属于方技的范畴。秦汉以前，方技分为医经、经方、神仙、房中、祝由五类。其中，医经和经方即医术，也就是医药学；神仙包括服食、行气、导引等，相当于今天的气功养生术；房中是男女交接之术；祝由是一种祝诅术，即用诅咒、符水等巫术为人治病。这些"术"，有部分接近中医药的内容，或者其内容与中医药有交叉的地方。如服食所用药物，大多为常用中药材，葛洪《抱朴子·仙药》所列上百种药物，李时珍《本草纲目》几乎全部收录；房中术则与今天的性医学有关；祝由术带有巫术的性质，但其目的是以治疗疾病为主，在一定程度上，类似于今天的心理疗法。另外，数术中的五行、卜筮、星算、杂占、形法等，也与中医药的理论有一定的关系，因此，有成语"医卜星相"，用以概括数术与方技。汉代以后，随着理论体系的基本形成和学科体系的基本构建，中医药才逐渐与方技等其他学科分野，开始走上独立发展的道路。

中医药是在中国传统文化的土壤中形成和发展起来的，而中国传统文明文化的特点之一就是各家思想、各科技艺之间都没有明确的分野，而与整体文化背景不可分割，工诗文者往往善金石，通琴瑟者大半擅丹青。在这样的背景下，中医药与中国传统的天文、地理、物候、气象、哲学、历史、语言、文学、宗教、艺术、美学等多种学科相互交叉、融合，彼此之间形成了千丝万缕的联系，构成了一个庞大的文明文化科学体系。

看看世界历史上的多少古老文化——希腊文化、罗马文化、玛雅文化等，都早已被宇宙星尘和人类历史的沙尘暴湮没；而中华文明却依旧巍然屹立于世界之林，并发射出耀眼的光芒，特别是传统中医文化。所以，发展中医，必须从抢救理解中医文化的纯中医开始。纯中医的价值得不到重视，中医就不会有大的发展。这里所说的纯中医，是指深厚的国学基础，加上精湛的中医技术。

所以，我的信念是：如果仅仅是会摆弄几味中药、几个方剂，那只能称得上是个药匠、医匠，却称不上真正的中医。真正的中医还要有深厚的国学基础，以及中医文化理念。只有深刻理解中华民族的文化精髓，才能理解什么是真正的中医。

　　学者董飞侠认为，一个民族的文化，可以表现为极其多样的形态，却往往有着基本一致的内核。文化的形态可以随着时代的变革而有所不同，但文明的内核则往往历久弥新。中医在中国的土地上发展数千年之久，药物从数百种增加到上万种，方剂从数百首增加到数十万首，文献从"医经七家""经方十一家"增加到洋洋万种之多。理论的更新，方法的丰富，技术的创新，疗效的提高，自不必言说。但是，其内在文化精神则一直是稳定的，并且总是贯穿于从理论到临床的各个方面的。从这个意义上讲，中医在它的千年之旅中，是变又不变的，变的是形态与数量，不变的是民族文化的内涵与精神。改朝换代是历史上常有的事，但民族文化精神却一直被秉承着、绵延着。敬畏天地、顺应自然、强调伦理与秩序、关注人事、注重整体、主张和谐，是中国人一贯的情结。中医历经千年而其内在文化精神始终不曾有大移易，原因也在于此。中医早已深深地烙下了中华民族文明的印记。"天行有常"，并不因尧或桀的作为而变易，而"人以天地之气生，四时之法成"，自当顺应自然，而后可以"长有天命"的这种理念，凝聚着中国人独有的自然观念和人文情感，蕴涵着中国人一直持守的思维模式与生命哲学，是中华民族原创的、土生的、独有的，是不可以被其他民族或国家复制或嫁接的，是中华民族的文化符号。

　　难怪在北京大学主讲中医学内容的王心远教授说："要学纯正的、传统的中医，不能在中医药大学学得，要到北大来学；要讲传统的、纯正的中医，也得到北大来讲。"

　　的确，在科班的中医药大学，现代的教学模式，课程设置上包括西医，以及中医的讲课内容上的限制太多了。而在北大，所有的这些限制都没有，北大的中医课程规划并非按照中医药大学的课程规划，从基础到临床，从"中医基础理论""诊断学""中药学""方剂学"一直学到"针灸治疗学""温病学"等。这其实不是学中医的正确方式，而且效率不高。北大注重从中医文化入手、从经典入手、从基础入手。如《道德经》《医学三字经》《伤寒论》《易经》等，是他们的主干课程。老师是出于嘉惠后学的仁爱之心和复兴中医的使命感义务来授课的，学生也是出于自己的志趣主动来学习中医的，没有体制上的强迫，却有相互交流的氛围和从师深造的机会。所以，王教授曾经很自信地说："我相信咱们这个班上，以后是会出几个名医、大医的。"确实如此，树立文化主体意识，弘扬中国优秀传统文化，是中医赖以发展的前提。只有在不断地改革现有的存在着诸多弊端的中医教育体制和管理体制，不断地壮大中医队伍和拓宽医疗阵地，在很好地继承中医传统文化的基础上，我们才能去谈中医的创新发展。因此，中医学界要不断地加强自身的传统文化素养，并在中医教育和研究上回归到中国的传统文化本位上来，结合儒学、道学等传统国学文化，实现中华文化在新的历史时期的伟大复兴。但话又说回来，无论是董飞侠，还是王心远等那些为中医回归而奋笔疾书、大声呼吁的清醒者们，他们有一颗求真的心，但什么是真、什么是医道，对这些人来说，还是一个朴素的概念和未知领域；而天象历法、阴阳五行、河洛干支等古中医的内核对于现代中医界来说，还只是一个徘徊在科学与迷信之间的阿Q或闰土而已。

历史上，中医学也是中国文人所应备的一门学问或素养，很多道者、儒者都是中医医道、医理的发生者和传播者。中医是中国传统文化的一个重要组成部分，而且是最能体现中国传统思维方式的一门学问。我们现在学习古人的文学和哲学，总觉得其中有一部分与我们有很大隔膜。比如，《礼记·月令》里讲的："孟春之月，日在营室，昏参中，旦尾中。其日甲乙，其帝太暤，其神句芒，其虫鳞，其音角，律中大蔟，其数八。其味酸，其臭膻，其祀户，祭先脾。"但读了《古中医天文学·无极之镜》以后，你就会发现，这些很空的东西落实下来了，这些很隔膜的东西与中医亲密起来了。我们总是说要振兴中华民族的传统文化，却连中国传统文化的基本思维方式都不懂得，如何振兴它？难道仅仅靠保留一点点古董？在很多学科领域，甚至包括文学、哲学、历史学，我们的思维都西化了，再也不是传统的阴阳五行思维模式了，唯有中医对这种阴阳五行、五运六气、河洛干支的思维模式保留得比较完整。我想，中医是恢复中国传统思维模式的入口，振兴中医是振兴中国阴阳五行、古天文历法等传统文化的最好契机。

不仅如此，中医不仅是一门专科学问，而且是一门综合学问。中医不仅仅是治病的，而且，它可以上通于治国安邦，下通于为人处世，甚至领兵作战与它也有密切的关系。所以，有人说："大医医国"，范仲淹立志"不为良相，则为良医"；有人说一部《伤寒杂病论》其实是一部兵书，从中学会了如何驱邪扶正，也就学会了如何攻守破敌；学会了如何用方用药，也就学会了如何调兵遣将。学习中医可以使一个人的精神世界发生很大的变化，它能让人更儒雅、更善良，更豁达，更知天文地理与人事，更懂得如何去实现天人感应与天人合一，这体现了中医拥有着简约而不简单的天人医道文化的深远意义。

中医与中国天人文化是一个不可分割的整体，一荣俱荣，一衰俱衰。重新营造中医赖以生存的古天文历法、阴阳五行的天人文化氛围，并与儒学界、道学界等研究中国天人文化的学术精华，形成中国优秀传统文化复兴的共同体，结成战略联盟，共同推动中华文化的伟大复兴。中医的简约而不简单的天人文化理念，必须有中国天象历法体系的强有力的支撑才能得以体现。如果失去儒家和道家为主体的天人文化氛围，失去了自己赖以生存与发展的天人环境，那么，处在孤立无根状态下的中医，就必然会在异质的西方文化里遇到身份的合法性和认识事物的正当性问题。对于西方文化而言，中医是一个他乡过来的陌生人，所以，恢复中医生存的天象历法、阴阳五行、干支河洛的天人文化环境，是关系到中医能否振兴的一个关键要素。这些都是董飞侠和王心远们用一句"固有文化"所不能代替和理解的。

西学五行

有一个表达知识论难题的故事说，一个人在路灯下寻找遗失的东西，理由是路灯下是唯一能够看得清楚的地方。这个故事并不愚蠢，但是，假如进一步以为，凡是在路灯下所能够找到的东西，就是要找的东西，或者能够代替要找的东西，问题就严重了。从表面上看，这是一个关于认知的问题，路灯能照到的地方是我们可认知的范围，而路灯之外是超出我们的认知范围的地方。由于我们只能在看得见的范围找物，所以我们只能在认知范围内解决问题，而不顾及我们要解决问题的答案可能并不在我们的可见范围之内。问题是我们找东西只能在看得见的地方找吗？人的感觉不仅仅有视觉，还有嗅觉、触觉、听觉和直觉、超视觉的人体物理手段，等等。这些感觉同样可以找东西，只是在路灯下视觉更有小优势而已。在路灯照不到的地方，视觉优势将不复存在。事实上，路灯照不到的地方才更加广阔。科学研究发现，宇宙中的可见物只占4%，而暗物质和暗能量则有96%。对于中医、阴阳五行等等来说，同样有如此逻辑。

证实与证伪同样重要。证实是必要条件，证伪是充分条件，既证实又证伪是充分必要条件。不能证实，但也不能证伪的事物，就不能说是假的、伪的。

清末民初的那些知名文人、社会精英们，几乎对阴阳五行和中医都没有什么好感。严复（1854—1921）、梁启超（1873—1929）虽然没有留学日本的经历，但对日本明治维新中废除汉医的做法极为认同，他们都曾有否定阴阳五行的论说。1898年，慈禧太后发动北京政变，疯狂捕杀"新党"，戊戌变法失败，"钦犯"梁启超在日本公使林权助的帮助下，逃亡到日本。为避耳目，梁启超改取日本名字吉田晋，并很快学会了日语。梁启超在日本一待就是十三年。这期间，梁启超和日本政商两界人士交往密切，大量阅读日本学者译的西方欧美政治学、经济学、哲学、社会学等书籍。梁启超曾不止一次地对日本人说，日本是他的第二故乡。1911年，辛亥革命爆发，梁启超带着"天若佑中国，我行岂徒然"的虚伪返回国内。下榻的第一站，就是日本驻奉天（今沈阳）领事馆。

梁启超将阴阳五行同时否定。他在《阴阳五行说之来历》一文中率先发难，认为"阴阳五行说为两千年来迷信之大本营，直至今日在社会上犹有莫大势力，今当辞而辟之"。对汉代以后的阴阳五行说，梁启超尤为痛绝，指出医家经典深受其害，"吾辈生死关系之医药，皆此种观念之产物！"他估算《内经》中沾染阴阳五行气息的内容占全书四分之一，因此责难："学术界之耻辱，莫此为甚矣！"

梁启超在1926年被西医误诊而错摘肾脏，成为中医反击西医的茶余饭后的谈资。徐志摩为此在《我们病了怎么办》的文章中，调侃西医所谓的"科学精神"，原来是"拿病人当标本看"，并要求协和医院"能给我们一个相当的解说，让我们外行借此长长见识也是好的！要不然我们此后岂不个个都得踌躇着：我们病了怎么办？"针对此文，鲁迅则立即发表言辞犀利的《马上日记》反击："自从西医割掉了梁启超的一个腰子以后，责难之声就风起云涌了，连对于腰子不很有研究的文学家也都'仗义执言'。"而在一片谴责声中，当时犹在病床上的梁启超为了维护西医的声誉，仍带病撰文，希望人们不要为了个别病例误诊而全面否定西医的科学性。梁启超向来否定中医、推崇西医在思想界是出名的，他甚至不惜回避自己被西医割错肾脏的遭遇，为西医做辩护。梁启超因病人当时代表中国最高医学水平的协和医院治疗，结果把健康的肾给割掉了。他却至死都对西医未置一词，还专门发表声明为协和医院辩解，用自己的生命为西医的发展铺了一块垫脚石。为了西医，也是拼了。

在科玄论战时期，学术界对阴阳五行展开了讨论。1923年5月25日，《东方杂志》刊登了梁启超《阴阳五行说之来历》一文，梁启超在文中说道："阴阳五行说为两千年来迷信之大本营，直至今日在社会上犹有莫大势力，今当辞而辟之。"梁启超将阴阳五行视作迷信，当"辞而辟之"。

吕思勉对此颇不认可，作《辨梁任公阴阳五行说之来历》一文进行辩驳。吕氏开篇便指出"梁任公先生，学问渊博，论古尤多特识，唯此篇颇多武断"，"此篇之误，在过信经而疑传。故谓'阴阳两字相连，表示无形无象两种对待性质，自孔子或老子始。……'"两年后，章太炎作《论无脏腑五行无定说》，引起第二次阴阳、五行、运气存废之争，与梁氏作《阴阳五行说之来历》不无关系。此后十年，关于阴阳五行学说的文章仍然不时出现。

而同为"戊戌变法"领导人之一的康有为更是可笑。

康有为一面上书光绪皇帝，痛陈国情时弊，极力否定阴阳五行、中医等中华文化；一面创建强学会、南学会、保国会等维新团体，效法日本的"明治维新"，取缔中医，大力推行君主立宪。后来因变法失败，而流亡海外。曾七过太平洋、五入大西洋，三渡印度洋，一进北冰洋，甚至还进了北极圈，在瑞士买小岛，在海外成立"保皇卫清股份有限公司"以众筹旅游世界的资金，又成立房地产公司炒房，甚至连着娶了六个妻妾。由于房事过度劳累，康有为深感体力衰退，力不从心，但他坚决反对中医补肾益精、益气养血等恢复体力的方法，而是瞒着家人偷偷住进了一所德国医生办的诊所，换了一副四岁公猿的睾丸，结果因手术失败而一命呜呼，时年六十八岁。

严复认为："中国九流之学，如堪舆、如医药、如星卜，若五行支干之所分配，若九星吉凶之各有主，则虽极思，有不能言其所以然者矣。无他，其例立根于臆造，而非实测之所会通故也。"严复在一次讲演中说："金胜木邪，以巨木捶击一粒锡，孰胜之邪！"严复曾写信告诫其甥女："听中医之言，十有九误，切记切记。"对于1895—1910年在学堂里成长起来的那一代人，以及那些后来选择了革命道路的人来说，能发生那种刻骨铭心般影响的，无疑是严复的《天演论》与梁启超主笔的《清议报》《新民丛报》。严复一本《天演论》把"适者生存"介绍到中国，胡适因此而更名，"落后就要挨打"也成了尽人皆知的名言。然而，严复翻译错了，赫胥黎的《伦理学与进化论》的本意是为了维护达尔文学说的严肃性，他自称是达尔文的一条咬狗。因为西方殖民主义者为了扩张的需要，已经把只适用于生物界"物竞天择"的进化论，泛化为社会达尔文主义。在赫胥黎的眼里，人都是上帝的子民，应当人人平等，落后了就应当获得帮助，怎么能够落后了就要挨打？人类社会需要的是伦理学。尽管理论上赫胥黎说得非常明白，然而，两次世界大战的发生，希特勒高叫消灭劣等民族等主张，仍然不能说与社会达尔文主义无关。

在20世纪30年代，围绕东西方文化科学的关系问题，文化界曾出现过一场争论。争论的一方以张君劢为代表，另一方以丁文江为代表。这一场争论，后来被称之为科学与玄学之争。虽然历时不长，在中国近代历史上其影响却很大。

科学与玄学的问题，其实，是中国在近代文化变（即"新文化运动"）中一个至关重要，甚至最根本的问题。说到底，这是涉及传统与现代、东方与西方文化科学之间，是并存、相融关系，还是敌对、相斥关系的问题；是涉及中国近代文化变能否成功的问题；甚至是涉及国家命运、前途的重大问题。本来，玄学指的是"玄而又玄，众妙之门"的道、德、理、气、太极、阴阳之学。亦即关于万事万物生成、变化原理的大学问。这无疑是中国传统文化最重要的部分。而实质上，这场"科玄之争"的核心问题就是"阴阳五行"的存废问题。

遗憾和不幸的是，"科玄之争"的"两方面说了许多玄学、科学，却始终不曾诊定玄学与科学之意义与范围"。这就是说，关于什么叫"玄学"、什么叫"科学"如此重大的、关乎"玄学"与"科学"的"正名"或者"定义"的基本问题，自始至终并未有明确的诠释。所以，"科玄之争"是一场没有讨论底线、没有学术标准、相争而不曾相识、相战而不曾交手的争论，彼此擦肩而过，然后草草收场。这一场争论，只是进一步确定了"中学为体、西学为用""西学为体、中学为用"两个立场相反、含义不明的空洞"口号"。而且在后来，这两个"口号"多次沦为中国学术、文化界相互攻击、无情打击的棍子。然而，不无讽刺的是，这两种"体"究竟如何区别，至今没有定论，了犹未了。

"科玄之争"后，随着西学日昌、中学式微，"玄学"二字在中国逐步变成了贬义词。道、德、理、气、太极、阴阳之学，从此长期被包围在种种非议之中。在此前后，接受过西方文化科学知识的严复、章太炎、胡适、鲁迅、郭沫若等人，发表过许多针对中医阴阳五行理论的议论。他们不了解中医的藏象、病机理论，评判的标准完全出自西医的生理、解剖；他们不了解中医的阴阳五行理论，议论的根据，或是中医学之前阴阳五行的雏形，或是相命、占卜者留给人们的印象，阴错阳差地给中医及其阴阳五行理论戴上了封建、迷信、落后、糟粕的帽子。

清代以来，自龚自珍（1792—1841）开始反对五行学说，梁启超（1873—1929）、章太炎（1869—1936）等继之。章太炎写《论五脏附五行无定说》等进行专题批判。但从他毕生对医学的研究看，他对待五行学说（包括五运六气）大抵是一个否定之否定的辩证认识过程。他在晚年论及医易关系时指出，以八卦与五行推演出了生克关系，以其平衡之理应用于医疗科学。他早年否认五运六气，晚年也有所转变，他在《医话》眉批按语中说："不知六气三候，而欲按病疏方，则人人能为医矣。此本专门之技，岂文儒泛滥者能袭取。"深思敏学而改变观念，表明章太炎之学问是与年并进的。

对学者冯世伦很认同的章太炎在流亡日本期间，有机会阅读大量宋、明医书精本，通过对比研究，发现近世诸医多遵《内经》《难经》之阴阳五行学说，他认为，这是造成中医迂腐、良医甚少的主要原因，"盖精医者甚少，如彼五行六气之论，徒令人厌笑耳。中医今日未必无良医，但所谓良医者，亦但富于经验，而理论则颥焉，恐笔端必有五行六气字样"。章太炎考证得知，《伤寒杂病论》摒弃了五行（恰恰相反，张仲景在《金匮要略》中，还用五行生克理论来说明肝病实脾的治未病重要性），"近世多信远西医术，以汉医为诬，如其征效，则汉医反胜，然而寻责病因，辞穷即以五行为解，斯诚诬说，仲景所不道也"，"不拘五行生克之论者，盖独仲景一人耳"。章太炎还认为，五行附会五脏从其原始就存在致命的弱点，"何者？易之八卦，与地、水、火、风相应（乾巽皆风，坤艮皆地，坎兑皆水，离震皆火）。天生诸行，材朴虽多，大齐止于四端。诸体坚奕，皆属于地；诸液流清，皆属于水；诸气动止，皆属于风；

诸焰暖明，皆属于火。五行家分金于土，已稍支离，又益于木，则有生与无生者并，其去物情愈远"。并指出，后世医家的五行六气理论皆源自《素问·阴阳大论》，"六气风、寒、燥、湿、热、火（热即君火，火即相火），感于形躯，五脏六腑应之，此论病至切者也。五行之于脏腑，本非剀切，特议有相似者，校以六气，则实不过地、水、火、风四事。湿土燥金虽殊，言五行者肺为金，言六气者复以肺为太阴湿土，言五行者胃为土，言六气者复以胃阳明燥金。此则燥湿有异，金土无别也。尝试论之，昔之良师，极深研几。其言五行，以有生与无生杂糅，又分金土为二，何其乖剌不循于理哉"。

我们可以看出，章太炎号称国学大师，但在国学的常识上犯的低级幼稚错误实在是太多了。乾兑为金，坤艮为土，坎水离火，震巽为风，这是国学常识，章太炎非要牵强附会的往释学"四大"上靠，而且靠得还不对。中医的五运六气理论与《素问·阴阳大论》有同源性，但并没有源流性。中医外行说中医，说得头头是道，说得中医内行都无法插嘴，不知何处辩解了。

章太炎在他的《医论》中，对中医方法论全然不顾，把眼睛盯在语词、概念和一些枝节上。他虽然算不得什么近代科学主义者，却完全以西医为标准论说中医。他把"经脉"等同于"血管"，把"三焦"等同于"淋巴腺"，把"阴毒"等同于"鼠疫"……他把矛头直指中医的藏象理论，提出"五脏附五行无定说"。章太炎提出，后世医家只根据《内经》《难经》的五行理论来指导临床，很是不妥，不应再用其指导中医临床。"就在二家成说之外，别无配拟，也未必不能通也，今人拘滞一义，辗转推演于藏象病候，皆若言之成理，实则了无所当，是亦可以已矣。"章太炎在《论五脏附五行无定说》中认为，"五行之说，昔人或以为符号，久之妄言生克，遂若人之五脏，无不相孳乳，亦无不相贼害者。晚世庸医借为口诀，则实验可以尽废，此必当改革者也。"这些一知半解、隔靴搔痒的话，如果进一步深入追究下去，就成笑话了。

章太炎因而批评《黄帝内经》和《八十一难》说："所说脏腑部位经脉流注，多与实验不相应""五行比傅者，尤多虚言""五行五运不可据也"……他不懂五行是建立在中国古天文学基础上天人合一的一般系统理论模型，而误认为中医的藏象是"五行比傅"。其实，他才是望文生义，用西医的语词、概念来"比傅"中医。这种不顾名实关系，从语词到语词、从概念到概念的所谓考据，实在是对中医理论体系真正的歪曲和篡改。所以，他完全不像一位国学大师，倒像一个固执、自负、狭隘的书蠹。如果他能够像胡适、冯友兰那样——胸中先有一部《中国哲学史大纲》《中国哲学简史》的看家学问，相信不会把《医论》写得那么支离破碎，更不会舍本逐末、顾名不顾实，以西医的概念对号入座地歪曲和篡改中医了。可见，在中医史上进行革新、弃用五行者，是民国时期的国医大师们；而极力批判五行，首先明确提出弃用五行者，就是"国学大师"章太炎。

而当时民国名医的成长及医学主张，无不与所谓"国学大师"章太炎有关。据学者段晓华研究，当时在上海江浙地区，章太炎结稔一大批中医名家，如恽铁樵、王一仁、唐慎坊、王慎轩、秦伯未、许半龙、严苍山、陆渊雷、刘泗桥、徐衡之、章次公、章巨膺、谢诵穆等人，包括取消中医派的激进人物余云岫，他从 1907 年在日本即追随章太炎，除对中医发展见解不同外，对章太炎一生待从，言必称师。恽铁樵"因读《章太炎丛书》，斗觉早岁从文，下笔即模仿桐城声调，为未闻大道，始弃去诗古文词，专治医学。"晚年"养疴吴下，所居的侍其巷，也是太炎先生所让给他的。"叶橘泉因"读了章太炎的《猝病新论》……从中受到启发"走上专门治医之路，"时常请教章太炎先生，……博学大师的箴言，使人膺服，终生难忘。"章次公也因读了章太炎的医论而拜师于门下。1925 年，恽铁樵、章太炎、张破浪共同组织了"中医通函教授学社"，所用教材即是章太炎的《猝病新论》。1927 年，王一仁、秦伯未、许半龙、章次公等创立了中国医学院，公推章太炎为首任院长。1929 年，由陆渊雷、刘泗桥、章次公等发起的上海国医学院成立，章太炎鼎力赞助，首任院长。1934 年，苏州国医学校创办国医研究院，特聘章太炎为苏州国医学校名誉校长和国医研究院院长，其校长唐慎坊曾感叹："太炎先生提倡国医之念颇挚，慨允吾校名誉校长，泰山北斗，众望所归。今岁新创研究院，又慨允院长。先生者，天下之大老也，吾校之荣誉为何如耶！"因章次公受章太炎影响，以为五行学说可以废弃，故在《新中医药》上发表了自己的观点（文见《经验集·医论篇》），以致同道纷纷提出商榷，后来章太炎认识到自己的错误，后又在《健康报》上发表了改正意见，等等。足可见章太炎在近现代误读中医史中的关键地位。

恽铁樵、陆渊雷、章次公、陈存仁等一批年轻的中医人士在章太炎的肯定与提携之下，更加勇猛地为国医的"自立自新"而奔走呼号。如恽铁樵提出立足中医，以近代科学和医学加以诠释的改进中医主张，陆渊雷提出中医科学化的主张，还有丁甘仁、王一仁、秦伯未、叶橘泉、章次公、陈存仁等，他们都为中医的现代化而追随章太炎一路。章太炎的社会地位与社会影响力，足以对中医学的生存与发展方向起到引领的作用，可惜，是反面的。另一方面，考查近代中医学术走向，也不难看出，近代中医学对现代中医学发展的深刻影响，如重视《伤寒论》的研究、中西医结合等。因此，研究近代中医史，不仅可以厘清中医史在近现代中的一些问题，而且对清醒理智的认识中医的堕落与迷乱，有一个很好的借鉴价值。章太炎作为当时被中医界赖以仰仗的所谓"国学大师"，他的一些医学思想不仅影响了当时的一批名医，直接或间接地误导和影响到了近代、现代中医的发展方向。对于章太炎来说，这是十分可耻的一种学术研究成果。从中医史角度上来说，章太炎是一种历史罪人的观点并不为过，只是看现代中医学者们愿意不愿意接受这种学术现实而已。

而作为"国学大师"的章太炎举起了批判阴阳五行的大旗，撰写论文、办讲习所、杂志，宣扬其主张，则是在近代中医史上留下了一个大大的污点。他为上海国医学院院刊题名并拟定院刊声明，郑重标明：本刊内容一洗阴阳五行之说，欲以科学解释中医。他的主张和思想，影响了当时的不少医家，如陆渊雷、恽铁樵等，他们注解《伤寒杂病论》不用阴阳五行理论。章太炎认识到，由于历史等原因，摒弃五行困难重重，他在《中国医药问题序》中，还煞有介事、语重心长、"苦口婆心"地说："自《素问》《难经》以五行内统五脏，外贯百病，其说多附会。逮仲景作，独《伤寒杂病论》平脉篇、《要略》首章一及之，余悉不道，于是法治切实，方剂广博，而南朝诸师承其风，以为进化，诚然，隋唐、两宋唯巢元方多说五行，他师或时有涉及者，要之借为缘饰，不以典要视之。及金元以下，如守真、洁古，明清之景岳、天士诸师，虽才有高下，学有疏密，然不免弃六朝唐宋切实之术，而未忘五行玄虚之说以为本。尤在径心知其非，借客难以攻之，犹不能不为曲护；徐灵胎深低阴阳五行为期人，顾己亦不能无濡染，夫以二子之精博，于彼众口雷同终无奈何，欲言进化，难矣！"这副痴人说梦、愚人说禅的嘴脸，一无遗漏地展现在历史面前、公案桌上、公道心里。

从章太炎的著述看，他对中医学的认识有很大的局限性。总的说是他的医学思想贯穿着经验主义的思绪，集中表现在1929年他为《自强医报题辞》上，虽仅仅六十一个字，却明暗曲直："取法方东，不震远西；下问铃串，不贵儒医。通天人、陈五运者，医之稗黄；多议论、少成功者，虽是亦非。道不远人，以病者之身为宗师；名不苟得，以疗者之口为据。"重实践、戒空谈诚为至理，但重视理论的儒医和讲求人与天地相应和五运六气者并非医之稗黄，病人可堪为医生的老师；但是，系统地把握中医理论和用理论指导临床，才是医生乃至医学提升的关键。他甚至还直言："夫医者以愈病为职，不贵其明于理，而贵其旋于事也；不责其言物，而责其治有效也。苟治之有效，无异于得鱼兔，安问其筌与蹄为。"医生仅凭经验不知医理，求其然不知所以然，焉能有所造诣？中国传统医学长期没有超越经验医学的境界，与一贯地讲求"但求鱼兔，莫问筌蹄"的实用主义的影响不无关系。章太炎还提出过"三劫论"，认为中医掺入阴阳五行、道家仙方用药、佛教及理学，是中国医学的三次劫难。其实，正是这些子学和文化因素参与构建了中医学理论体系的大厦，才为中医学稳固了内核，增添了活力。

学者王晓翠认为，继有中医世家背景的袁桂生在1915年明确提出废五行、章太炎留日期间提出反对阴阳五行的观点之后，真正挑起阴阳五行存废之争的是余云岫（1879—1954）。余云岫在其成名作《灵素商兑》中考证了我国传统医术的渊源，断定"灵素之渊源实本巫祝，宜其笃守阴阳五行之说而不之司也"。然后，用近代物理、化学等知识来阐释阴阳五行都是穿凿附会之语，"是绝对不合事实的，没有凭据的"。"虽繁枝茂叶，皆幻象耳"！还抨击"吾国一切学术皆蒙阴阳之毒，一切迷信拘牵，皆受阴阳五行之弊"。桐城吴挚甫在给友人的信中说："中医所称阴阳五行等说，绝与病家无关。"1929年，余氏又著文强调说："吾之破坏者，阴阳也、五行也、十二经脉也、五藏六腑也、气运也、六气也、脉学也。"因为"夫阴阳五行、十二经脉、五藏六腑、五运六气之说，既不能成立；分部候藏之脉法又复荒诞不经，则旧医对于病之智识当然可以根本取消。"万变不离其宗，其破坏中医的目的就是要取消传统中医。

　　以阴阳五行、五运六气为基础的六气之说，此时也被攻击。最早系统批驳六气说的是余云岫的《六气论》。后陈独秀说："医……想象之最神奇者，莫如'气'之一说；其说且通于力士羽流之术；试遍索宇宙间，诚不知此'气'之果为何物也！"1934年，傅斯年在《所谓国医》中则把五运六气都斥为"胡说"。中医界诸人对此从理论和时间方面都予以了反驳。恽铁樵著《群经见智录》，提出了"四时五脏"的观点，认为四时是万事万物变化的支配力量，由四时的风寒暑湿产生了六气；生长化收藏产生了五行，再由四时五行派生出五脏，因此四时是《内经》的骨干，"内经之五脏非血肉之五脏，乃四时的五脏"。他从方法论的高度揭示了中医理论，特别是藏象学说的奥秘，有力地捍卫了中医。赵寒松等人则以中医学的概念解释了内外两方面的风、寒、暑、湿燥、火六气，说明了六气致病的道理和以之为治疗的依据。

　　余云岫的废医言论，则首先表现在他对子学、天文历法、律吕的无知。《灵素商兑》被认为是余云岫批判中医的奠基之作。他在《灵素商兑》中指出："所谓阴阳者，犹物之有表里、动静，数之有盈虚，度量之有修短、轻重，动植之有男女、雄雌，……自阴阳家言之，以配天地，以统万物，遂为不可思议之种了。《素问》阴阳应象大论曰：'阴阳者，天地之道也，万物之纲纪，变化之父母，生杀之本始，神明之府也。治病必求于本。'又曰：'积阳为天，积阴为地，阳化气，阴成形，清阳出上窍，浊阴出下窍。'是则彼所谓阴阳者，神秘不可思议为造物主宰。"他草草得出结论："阴阳之说与其纲纪万物之法至谬误疏陋，不足为精审学术之根基也明矣。"他对五行的批判是："五行者，五原质也，……今则化学，明知成物之原已有八十，然则已变为八十行，非复可墨守五行之旧目矣。"寥寥数语，将阴阳五行学说推翻殆尽。从余云岫对阴阳五行学说简单而武断的批判中可以看出，他基本上不理解阴阳五行学说的物理本质及其蕴含的量化干支精髓，以机械唯物论为唯一尺度，忽略了自然科学表象背后无穷尽的物理基础。如把五行简单地解释为化学上的五元素说，把阴阳五行统统视为玄虚之学，无不真实反映了余云岫的机械唯物主义思想和以实证科学卖乖。可以看出，余云岫和他的老师章太炎一样，都是学风不严、学心不正、学术不精的丘貉之徒。

曾留学日本的陈独秀（1879—1942），作为五四新文化运动的领袖，在新文化运动中，极力呼唤民主与科学，声讨专制与蒙昧，对中国封建文化"鞭挞"的同时，将中医列入封建"糟粕"予以批判。他在《敬告青年》一文中说："（中）医不知科学，既不解人身之构造，复不事药性之分析，菌毒传染，更无闻焉；唯知附会五行生克寒热阴阳之说，袭古方以投药饵，其术殆与矢人同科；其想象之最神奇者，莫如'气'之说；其说且通于力士羽流之术，试遍索宇宙间，诚不知此'气'之果为何物也。"

他在《今日中国之政治问题》一文中，把东西、新旧看成是水火不容的两极，充满了"形而上学"的色彩："若相信科学是发明真理的指南针。像那和科学相反的鬼神、灵魂、炼丹、符咒、算命、卜卦、扶乩风水、阴阳五行，都是一派胡言，万万不足信的。因为新旧两种法子，好像水火冰炭，断然不能相容，要想两样并行，必然弄得非驴非马，一样不成。中国目下一方面既采用立宪共和政体，一方面又采唱尊君的孔教，梦想大权政治，反对民权；一方面设立科学的教育，一方面又提倡非科学的祀天、信鬼、修仙、扶乩的邪说；一方面提倡西洋试验的医学，一方面又相信三焦、丹田、静坐、运气的卫生；我国民的神经颠倒错乱，怎样到了这等地步！"这样的言论无疑是刻薄和无知的。

气是中医学基本概念之一。中医重气化，西医重形质，这是清末以来医学界流行的观点。对此，陆渊雷著《从根本上推翻气化》云："六气原出五行，为欲配合三阴三阳，故增五为六。至于所增者何以是火，三阴三阳何以与六气如此相配……而皆无理由可说，吾故谓'六气根本无理由也'。"依陆氏之论，推翻气化，即推翻中医自认为的长处，认为气化之谈是无理之说，是由于他是章太炎的徒子徒孙，对中医基础理论也是一知半解，未从天人之学的实质上看待气化之过。

民国名医施今墨先生十分重视中医经典理论的学习。他主张将《内经》的基本观点择要编入华北国医学院的中医基础理论课中，供初学者学习研究。但是对运气学说等深奥理论，认为与临床关系不大者，学习中医者无须深究。这也体现了当时中医界对于中医阴阳五行、五运六气理论知之甚少或不求甚解的事实。

《中国医药月刊》是民国时期中医界有名的中医药杂志，是由"北平中医学社"主办的中医药杂志。据董泽宏考据，"北平中医学社"成立于民国二十五年（1936），1940年几成停顿状态，"由董事长施今墨先生及本刊编者董德懋氏重为整理，一切社务加以刷新，并已蒙北平市署准予备案，临时政府予以登记"。总编辑是董德懋，社长张遂初，董事长为施今墨。杂志中对中医基础理论如"阴阳五行"争论很激烈，创刊号《宣言》中明确提出了反对阴阳五行的观点，《中医应有的觉悟与未来的新动态》文章不但明显支持《宣言》中提出的批判阴阳五行的观点，且言词更为激进。《中国医药月刊》连续发表此类长篇文章，主编亦亲自撰文，可见，这些观点在当时中医界已引起了巨大的混乱。但阴阳五行是中医学的基础理论核心，否定它就是否定中医学的理论基础，必将受到中医界明白人的反对，故杂志中同时登载了推崇阴阳五行与之完全相反的观点。杨则民的《内经之哲学检讨》是对否定阴阳五行学说的有力批判。时至今日，否定阴阳五行与推崇阴阳五行论点的争论仍在延续，这也是近、现代中医界堕落到数典忘祖的极好佐证。

1932年，为了打击"迷信活动"，北平市卫生处初步拟定了一份彻底取缔阴阳生的办法。此事引起极大的抵制与反抗。国医会拒绝签注意见，他们坚持认为，阴阳生之业是一门流传古老的技术，有学理依据，非一般的迷信行为。"营此业者，虽无学说，历有传授。例如死伤服毒等情均能证明，确有把握。又如死者掐在某指某纹，即知何时身故，撒手握拳，分别自死被害等情，历历不爽。且开具殃榜，亦其所长，以此沿袭既久，历行无并，尤能鉴定清晰。"阴阳生所用之法"乃《汉书》所载阴阳家流传之遗物，既非空言塞责者可比，又与荒谬迷信者不同，此其不可废者也"。可见，由于在基础理论方面的不同，在"迷信"的问题上，东西方文化背景下的理解差异还是极为明显的。

严格说来，中医堕落到公开否定阴阳五行、五运六气的国医阶段，其批判思潮的重要影响因素除了西学东渐、中医理论混乱及中医人自卑的因素之外，还有就是日本汉方古方派的废医存药思想的影响。在《伤寒论》研究的过程中，批判思潮的形成可追溯至方有执、清之喻嘉言，是喻昌的批判思想首先影响了玄医，玄医的批判精神复为古方派医家发扬，批判的范围亦被扩大化，被古方派扩大化了的思想，又反过来作用于近世《伤寒》注家。我们知道，方、喻二氏批判的是王叔和，反驳的是成无己，认为其颠倒了仲景原文，误释了《伤寒》本意，并未批驳《内经》及金元医说。而近世《伤寒》注家对前人注解的批判，已是自不待言，如在陆氏《今释》、阎氏的《评释》中皆有"随文敷饰，了无心得""假借运气，附会岁露，以实效之书，变为玄谈"等字样。除此，对《内经》及金元医家亦进行了批评。余无言于《伤寒论新义·论阴阳》一节中道:"阴阳之说,《素问》为甚,全书所记,指不胜屈……战国时知医者,乃托名黄帝而著《素问》也,又托黄帝名遂杂以道家言,故阴阳、五行、运气等说亦拉杂采入,以示医学之高深,亦大谬矣,故吾常谓《素问》之学说,吾人能取而用之者,仅占十分之三,而十分之七为无用,惟仲景《伤寒论》全部皆可取而应用之。"陆氏在《伤寒论·叙例》中亦认为,"金元以后医家,困守《内经》,莫能自拔,单词只义,奉为金科,驰骛空言,不验实效,其谬于科学片宜矣""乃知中医取庚之道,固在医经,不在经方"。若将余、陆二氏之语与香川修庵在《一本堂行余医言·自序》中云:"再取《素问》《灵枢》《八十一难》始终纵横,诵读数遍,乃掷书愤起曰:邪说哉,奚用是为……次取张机《伤寒杂病论》反复熟读四三年,以为古今医人之翘楚,无复出其右者。"以及山胁东洋在《养寿院医则》所言的"素灵二书,捃摭古言,杂以阴阳道家,盖秦汉好事者所为,冒以轩岐者,斯其重言耳,虽间有二三可取者,岂足为我道根柢乎"做比较,读者会做何感想呢?

  或曰:近代《伤寒》注家对阴阳、五行、运气说的否定,是缘于近代医界的阴阳、五行存废之争,而非受古方派的影响。诚然,在我国医界的近代史上有过两次阴阳、五行存废之争的史实,但那是1915年和1926年的事,且首次之争仅及五行,由神州医药学会会员、中医世家袁桂生发起,第二次除五行外更涉阴阳、运气,以章太炎《论五脏附五行无定说》为开端。但古方派废止阴阳、五行的思想却是在1700年左右,山胁东洋言"阴阳者……五行者……秦汉好事者,妄意骄僭,欲媲诸大道而饰其业,遂神明其道,邃奥其说,强配人身,以天地之道,自谓拓开我业之渊源,娇饰衒售扬扬如也,殊不知与先圣之说支离背驰,别成一家之陋也"。实藤惠秀所著的《中国人日本留学史》记载了甲午战争之后中日交流的盛况,从1901—1939年中国留学生在日本毕业者达11966人之多,医药毕业生达414人,废止中医派的中坚人物余云岫,即毕业于日本大阪医科大学,另一强有力的倡导者汪企张竟与其为校友。汤本求真的《皇汉医学》于出版后的第二年,旋被译成中文(1928),陈存仁赴日考察,集日本汉方医书93种,编纂而成《皇汉医学丛书》,于1937年出版发行,其中即含有大量的古方派著作,特别是古方派鼻祖吉益东洞的著作,几乎被收录无遗。故这种影响是显而易见的。

  近世《伤寒论》的研究者,为阐明仲景学理,证《伤寒论》之科学,力避古人玄虚空张之说,在《伤寒论》的注解上,广征当时被认为是科学的西医理论,而不采传统的五行、运气,这是近代注解《伤寒论》的一大特点。贾春华统计了近代注《伤寒》者十家,计有恽铁樵、曹颖甫、黄竹斋、陈伯坛、张锡纯、陆渊雷、包识生、阎德润、余无言、谭次仲,其中竟有五家涉及细菌(恽、陆、阎、余、谭）。强调细菌说最强烈者首推陆、谭二氏，陆氏以为欲明《伤寒》，非借细菌说不可，谓："凡流行病，皆有病原细菌为原因，菌之使人病也，若以其成群结队之细菌，直接为害人体或分泌毒质以害人体。"谭氏的《伤寒论评志》说细菌者处处可见。近世医家之所以废以五行、运气释《伤寒》之法，主要原因之一即在五行、运气太涉玄虚，且目不可见，而细菌的存在及致病性已为当时科学所证实，是有形可睹的。若将陆、谭二氏的著作与汤本求真的《皇汉医学》做一比较，就会发现陆、谭二氏受其影响之大。汤本氏认为，"张仲景所著之《伤寒论》及《金匮要略》二书，前者所主为伤寒，即述肠伤寒之诊断疗法""此书是阐明同一伤寒病侵入，因各人禀赋体质有差，病毒所在之异，发现症状不等之理由"。肠伤寒是由伤寒杆菌所致，故欲明伤寒则必知细菌。陆氏受《皇汉医学》的影响，可谓最深最重，《伤寒论今释》引用汤本氏之语处处可见。陆氏在注解上与汤本氏如此相同，在认识观念的转变上，亦可看出其受《皇汉医学》的影响。陆氏在1931年初版之《今释》中云："作意不许细菌学说，释发热恶寒为造温散温之变"；而在1940年版的《今释》，则刻意以细菌说释《伤寒论》了。

哲学五行

我们再看看现代中医们是怎样认识"阴阳五行"的。

现代中医界认为，从辩证唯物主义角度来看，阴阳五行学说是朴素的唯物论，自发的辩证法，既要承认其合理性，又要看到其局限性，同时，也要认识到其中唯心和形而上学的成分。

现代中医界认为，阴阳学说源于古代人们在生产生活中对宇宙万物的长期观察：在万物中，太阳对人的生活影响最大，所以人们将日出后的白昼称为阳，将日落后的黑夜称为阴。西周时期《诗经》所用的"阴""阳"二字，就具有温热与寒凉的意义；但《诗经》中的"阴阳"主要是在方位的意义上使用的，还没有明确的哲学含义。西周末期已经将阴和阳抽象为两种对立的物质或势力，这与人们对于事物内部或事物之间对立性质的认识有关。在西周幽王年间，发生了地震，伯阳父用阴阳二气的相互作用解释地震，作为表述辩证思维的阴阳范畴的含义才得以更明确的规定和说明。《国语·周语》中记载："阳伏而不能出，阴迫而不能蒸。"于是有地震。今三川实震，是阳失其所而震阴也。春秋战国时期的哲学家，已经把阴阳的存在及其运动变化视为宇宙的一种基本规律。从对日光的向背之原始含义到抽象出阴阳的概念及其对立统一规律，到用于认识宇宙万物，这一学说完整的表述见于中医学的奠基之作《内经》。

现代中医界还认为，中国古代哲学在本体论上是生成论，而不是构成论。本体论是本原和本质的统一，而五行学说是生成论，只是本原，事物的本原在物外，而不在物中，也就导致了注重事物的外部联系而忽视本质的探究。认识上是朴素的、不科学的，猜测的成分多。阴阳理论形成的时期，尚没有理论的自然科学。当时，所有的经验都是直观的、缺乏证明的。不了解认识的层次和环节，对认识的描述只见结果，只是镜像式的反映。对结果只是寻找共同点的概括，而不是本质的抽象。对事物的认识只是简单的认识，而不是深入到对事物矛盾的本质的认识。

现代中医还认为，五行学说强调生克制化关系，但不了解这种生克制化是单向循环和封闭循环。五行学说以"五"为基数来解释事物之间的生克制化关系，帮助人们认识事物之间的广泛联系，是在以五脏为中心的整体观理论建立的过程中发挥作用。但是，世界上并不是只有五种属性的，通过取象比类和间接推演的简单归类而形成的五行生克制化，割裂了事物的联系和发展，从而陷入了封闭的循环论。现代中医以为中国的古圣人只会数数，用一、二、三、四、五、六、七、八、九、十、十二、六十等等数字凑数那么简单的思维逻辑。

以上就是一百年来形成的现代中医对于阴阳五行的基本看法和陈词滥调。我们之所以客观引述，就是想要读者看一看，现代中医的这种自大到无知，还自以为是的自负。举一个简单的例子，关于经络，现代中医认为，经络是先民在生产生活实践中的经验积累到一定程度自然而然发现的，但是，经过现代人用视为"神器"的现代科学多角度、多层次、长时间、大范围的研究，涉及物理、化学、电磁学、量子力学、生物学、医学等等各学科的尖端理论与技术，最后仍是不知所云、云山雾罩，没有找到任何关于经络的物质基础，最后只找到了那么一条经络线……究竟是经验神奇，还是科学神奇？其实呢，对于现代中医这些幼稚的想法，不想多做些什么解释，只是想请现代中医们想一下，如果用这些错误的简单的类似于呓语的逻辑，能否繁衍出那么恢宏繁杂的中医体系，以及那么辉煌的中医临床实践来？

新中国成立之后各版中医教材，在阴阳五行学说之前，都冠上了"朴素唯物论""自发辩证思想"的定语。而在"朴素"与"自发"的文字里，任何人都会从中读出落后、过时、不成熟的意思来。所以，中医在困守着"唯物辩证"一说的同时，便将自己置身在"朴素""自发"定语之下。这期间，很少有人对于中医阴阳五行学说到底包罗了哪些方法论内容这一问题，用实事求是的科学态度去研究、去思考。

在此之后，阴阳五行学说又经历过几次被废除、摒弃的危机。

20世纪50年代，中医界曾对阴阳五行的科学性进行了一场论战，批判、扬弃占了上风。李今庸就在《读医心得》中说："五行学说的辩证法思想是不彻底的，如果把它在医学中的作用稍一夸大，就要陷入唯心主义。"所以，不能把它当作疾病发展的普遍规律到处搬用。就连现代某著名中医学家早在60年代也说过："阴阳五行学说指导中医的发展达数千年，但在创造我国新医学的今天，特别是未来的明天，不一定非采用阴阳五行学说不可。祖国医学与现代自然科学结合之后，将会起到质的变化，可能不再运用阴阳五行这一理论。"后来，该专家自己仿照五行学说提出了一个"五脏相关"学说来混淆五行理论逻辑，以达到否定五行学说的目的。但该专家2006年曾说："我过去错误地认为运气学说是玄学，现在应该重新认识它。"这即说明阴阳五行、五运六气的客观性，又说明了阴阳五行、五运六气在现代中医界的认识中仍存在很大争议。1974年，著名中医专家岳美中教授面对废除阴阳五行的声浪，一针见血地以《论五行学说，先要懂它》为题，在《中医杂志》（当时名为《新医药学杂志》）上发表了一篇短文。他诚恳地劝诫人们，在五行学说上，要首先了解四个问题：第一，它的起源和演变；第二，它是如何引用到中医中来的；第三，它是如何说明脏腑的生理功能与相互联系的；第四，它是如何说明病机转归的。这四个无言以对的源头性的问题，智慧地平息了那一特定环境下废除、摒弃五行学说的浪潮。

在科学中，任何一门学科的存与废，都应当是该学科精英们共同关切的至关重要的学术问题。而岳美中冒天下之大不韪，并且苦口婆心所呼吁的，竟然是以教导小学生的语气，提示着"先要懂它"这样一个入门性的问题。人们不懂阴阳五行，却一次次大谈阴阳五行的存废，这到底因为什么？数十年来如此，而且今日亦然，这到底又因为什么？所有身在其中的人们，难道不应该深刻地想一想、深入地加以研究吗？

随着现代中医研究的深入，现代中医理论最终在形式上和内容上，都将放弃阴阳五行与医学浑然一体的状况，现代中医理论也将在发展中得到新的改造，并赋予新的现代医学内涵，由现代中医自身的所谓科学特质，决定了中医理论从阴阳五行的学术体系、学术土壤、学术培养基中分离出来的必然性。

我上大学的时候，学的教材就是上海科学技术出版社于1984年出版的高等医药院校《中医基础理论》教材，在解释阴阳五行学说理论时，强调阴阳学说和五行学说是两种哲学学说，描述阴阳和五行学说的产生时，却没有考虑到现代中医们自己经常说的中医的整体性特点，而且在藏象经络及病因病机等重要章节里，并未再有关于五行的任何系统介绍及中医推理，关于阴阳也只是寒热的普通说教而已，与内、难、伤寒等中医经典的中医逻辑相去甚远；而该教材历经32次印刷，使用20年未经修订和改版，这对于以后学习中医的人影响非常大，使许多人认为，阴阳与五行是两个互不相干的思维和体系，限制了对阴阳五行整体的研究发展，并且留下了悬念。如在针对人体分析时，没有说明在什么条件下，用阴阳思维或者五行思维，来解释人类在自然界中存在各种相互关联的现象，以及无法解释人体本身存在的气血、经脉、藏腑之间的相互关系。更没有说清楚藏象经络、病因病机、六淫七情发病等与阴阳五行的必然联系与内在逻辑。

现代中医认为，阴阳五行学说阻碍了中国传统科学的发展。干祖望就说过"五运六气就是一张废纸"。以刑玉瑞为代表的一大批现代中医学者，在没有参考《黄帝内经》的前提下认为，由于阴阳五行学说在比较、描述事物时，将一些本质属性不同的事物混合在一起比附，抹杀了各种事物在质的规定性上的差异，这种类比联系既有感性经验基础上的理性体验，也有以原始思维为模式的强制性附会，它以特征同一、效能同一、聚合同一、关联同一而机械地将大千世界的万事万物做五行归类、阴阳区分，形成了一个先验的认识和解释图式，对中医学的发展起到了阻碍作用，这实际上是对于阴阳五行理论知之甚少的一种学术露怯。

再如刘长林认为，五行关系是阴阳关系的展开。以四时阴阳为基础的五行是意象概念，其内涵不是什么抽象共性，而是自然状态下事物与春夏秋冬四时的感应关系。萧汉明认为，中医学以天人合一而著称的理论架构，是由藏象系统、运气系统与经络系统三个网络板块组合而成。其方式虽然不是对复杂矛盾体的内部众多连接方式与结构状况完整的反映，却是研究复杂矛盾体中纵横交织的矛盾关系所不可缺的。因此，研究中医的网络思维可以促进当代哲学的发展。由此可见，这些学者们都是在自发性的逻辑范围内，恣意驰骋于意淫的快意江湖，彼此说着一些不着边际的逻辑语言，实则不知所云。或陷入逻辑陷阱，或陷入数字游戏，或陷入现代科学的概念中不能自拔，或自创一套不知所云的文字体系，等等。总之，一切都漂浮在空想的基础之上。既不符合阴阳五行的中医自身规律，又不符合现代科学的物理逻辑，一意孤行。表面上看，好像是在为阴阳五行进行现代逻辑解说，实则是在搅乱本已很混乱的中医阴阳五行逻辑的逻辑了。这一招很阴险，迷惑性很大，阴阳五行就是这样悄无声息地一点一点地被蚕食和拆解。

德国慕尼黑大学东亚文化研究所 M. 波克特教授，是第一位严厉批评中国人背离阴阳五行学说的外国人。他强调："中医是成熟的科学，而且在两千多年前就达到了成熟科学的水平。"他说："一定的方法学和技术，需要一套与之相适合的常规标准。中国的科学，特别是中医学，采用阴阳和五行作为常规标准，来达到定性标准的单义性。中国科学家反对使用阴阳五行作常规标准，正好像西方科学家禁止使用米制来表达定量陈述的单义性一样荒谬。"他还说："就医学而言，由于19世纪西方文明的冲击，在中国人心灵上造成的模糊和麻痹，直到今天仍未得到克服，连一些中国的医学家和政治家都没有认识到上述事实……都是按照这种外来的教条主义和不合理的前提，发表议论和行事。都认为，西医是科学的，相反……没有对中医基本方法论和认识论进行研究。"

现代中医理论脱离阴阳五行的实质就是完全否定它，但这是一种委婉的否定过程，就是走上现代科学理论道路的现代中医研究。现代中医抛弃传统中医阴阳五行理论，用西医理论取而代之的"废医存药"的做法是极不明智的。如果将中医的临症看成一粒粒散珠，那么，阴阳五行就像一根根红线，将这些珍珠串连起来，把经验编织成理论之网。如果中医理论抛弃了中医阴阳五行理论，就等于抽掉了中医理论中的这一根根红线，那么，中医就只剩下了几千年积累下来的宝贵经验，即这颗颗散在的珍珠了。

近代以及现代中国人在文化上的自卑，在世界上是首屈一指的。

在有形的文物上，大家都知道越古老的越值钱、越有价值，在无形的文明与文化方面，却不懂得这个浅显的道理，对于近现代中国人来说，实在是可悲又可怜。近代、现代中国人不但有极度的文化自卑心理，而且还有极度的媚外思想。只要是外国人说的，无论是什么，都会沾沾自喜一辈子。一个国家如果没有自己的文明与文化，相当于一个人没有了灵魂，那就是行尸走肉了。

其实，民国乃至现代中医的那些"大师"们，之所以那么积极地否定阴阳五行、否定五运六气、否定中医，原因有三：一是不懂中医，所以敢胡说；二是庸医太多，所以敢胡说；三是西方医学，尤其日本医学及取缔汉医的影响。这其中，中医体系自身的虚假繁荣与颓废，中医基础理论的混乱，中医技术的过于秘传及夸张，是主要内因。正气存内，邪不可干。如果中医内因不腐败，聒噪外因的作用再强大，也不会留下取消中医的口实。如果内因乱了，那就只有自生自灭，与外因又有何干呢？

中医，形而上之乱。形而上者谓之道，即超越形器之上的一阴一阳。道，看似无形无象，却无处不在。世道乱，因为人心乱；人心乱，因为离道！世间学问大致分为两种：形而上者谓之道，形而下者谓之器。现代科学、技术是从西方文化中衍生出的一种形而下之学，而中医绝非单纯以科学技术可以概括、理解的，因为它既是形而上之道，又是形而下之器；它既是子学，又是艺术；它既超越科学，又包容科学。它全方位渗透于东方的文化精神和世俗生活之中。之所以如此，皆因中医源于道。医道，非常道！离道，即曰不明。上不明，则下必乱！医道，乱世绝响乎？

道似乎看不见，其实，无处不在。比如，在中医里就充满"道"。可惜中医虽为国粹，大部分国人却对其认识不清，以为它不过是一门治病的学问而已，如同其他学科一样，所以人们一直为中医是否科学争论不休。科学俨然成了评论世间事物的唯一标准，甚至神圣起来，成了绝对真理。这种误解、误导是致命的，自五四运动以来，几代人深受其害，知识分子尤甚。自亘古以来，人类发现了无数真理，科学不过是其中之一，甚至只是探索真理的方法之一，却被许多人视为唯一真理，岂不乱乎？兵荒马乱是小乱，人心之乱才是大乱！

中国人的价值观和道德观皆源于道。肖洪弛认为，人心一乱则离道，离经叛道，就会藐视一切神圣和神灵，为达目的而不择手段，就会无事生非，没病造病，于是活得比牲口还累，患上牲口们无法想象的病。人是一种有灵性的动物，所以人类不会因为器物世界文明的张扬，而彻底改变其关怀生命的文化终极属性。科技发达了、钱多了，为何人的痛苦不减反增？医院本是救死扶伤之处，却渐渐变成了人类身心痛苦的制造商。片面依赖科技和器械的结果，使后患无穷的手术，毒副作用强大的药物、激素，变成了一种鸦片般的时尚，称之为"科技鸦片"：先让你过把"科技鸦片"瘾，然后让你受尽各种"理所当然"的折磨，提前体验非人生活，最后花高价买张地狱的门票。举目望去，医院、学校、教授、学生、医生、病人的角色都乱了套。比如，某些医院就希望手术、检查、用药多多益善。而病人也揣着明白装糊涂，不愿养生防病，只图眼前快活，满足物欲，昼伏夜出，抽烟酗酒，胡吃海喝，以阴阳颠倒、五行逆乱的生活方式造病，直到病入膏肓再不惜血本四处求医保命，这跟张仲景在《伤寒论》自序里描述的乱世情形一模一样。

中国历史上，中医与儒、道、释三家联系紧密，道、儒两家一直名医辈出，医著甚丰。将中医提升到一个形而上的境界——医道，凡期待复兴中国文化之人，无论从哪一方面都会追溯到"阴阳"和"五行"，而中医是理解它们的极好切入点。因为在中国传统中，中医不仅载道，而且离千家万户最近。与其跟他人辩论抽象的中医，还不如干脆从我做起，直接学习、实践中医！若能道术相间，体用互动，谈起阴阳五行就不再是耳闻，而是自己亲自实践的结果，岂不更过瘾？这难道不是最精彩的实证吗？当然，文化复兴绝非一蹴而就的，对本民族文化的重新评判和定位是基础。

可惜现代知识分子失去了替自己传统辩护的能力。批判传统，却不懂传统。其实，如果根本就不知何谓中国传统，还谈何辩护？从文科到理工科，从小学读到博士，一百年来，几代人读的几乎全是西学，没正经学过自己的传统经典，连中医学院都有近一半课程是西医必修课，《黄帝内经》反而成了选修课或者干脆取消！其知识结构中就根本没有传统，连继承都没有，还谈何发扬？于是新中国成立以来以发扬光大中医为名的"中西医结合"竟演变成了以西医规范中医继而消灭中医的悲剧！为急于得到别人的认可，将哺育自己几千年并孕育了如此辉煌文明的道统、传统抛弃，并诅咒，这不是傻子和疯子的行为吗？

不过，"五四"时代的知识分子虽然批判传统，他们大多还是传统的优秀秉承者，而现在的知识分子就差远了！批传统，却不懂传统。所以，要想找到民族文化复兴的跳板，国人自己首先要弄清传统。我们首先要以形而上的高度为中医及中国正统文化正本清源、拨乱反正，以正国人之心。

我曾固执地认为，中国人会灭了中医，就像印度人灭了佛教、中东人灭了基督教那样。可佛教和基督教毕竟在东亚和欧美地区发扬光大了，如果中国人非灭了中医不可，但愿它也能像佛教和基督教一样在其诞生地之外弘扬开来。可是转念一想，难道我们只能灭了它，却不能复兴它吗？中医的复兴，一言以蔽之，就是中国文化与道统的复兴，其意义绝不亚于欧洲的文艺复兴。从更广大的历史和文明视角看，自西方文明中衍生的科学、医学、政治、哲学、经济学乃至军事学在处理人生健康、国际关系、人与社会、人与自然等许多问题时，已凸显其局限，而东方文明中衍生的医学、佛学、道学、儒学等"子学"，正好可以续上这个人类文明循环的大风水，与"西学"取长补短，相得益彰。可惜人心离道甚远。

中医的衰败从更宏大、深邃的宇宙史和文明史背景上看，其实更有深刻的内因。这种衰败本身蕴含着必然，这也是道的显现。简而言之，就是因为我们离道了。物极必反，此乃阴阳之道。幸运的是，吾辈似乎熬到了中华文明否极泰来的时光，至少我们希望如此。如今的乱象是历史上罕见的人心大乱，其最显著的特征就是对自身传统的盲目否认，就连一代精英都不知何谓中国正统。所以，复兴中医的真正障碍不在外界，而在于中国人自己的迷失。自鸦片战争以来，国人的文化自信心就备受打击，从此渐渐失去了替自身传统和价值辩护的能力，甚至干脆忘却了道统和传统，形成一种文明自卑与文化阳痿。

道须行动彰显，生命在于创造。可惜，名利的诱惑往往使人迷失方向。比如，为赚钱而从事的重复行为就极易诱人离道，西方哲学称之为异化，即为人服务的工具和手段反而统治了人，令人成为其奴隶。活在科技和资讯发达的世界中的当代人，很容易把知识当作真理。所以，学习多了，反而不知不觉被异化了。我以为，哲学、科学、本体论、经验论、价值论、知识论这些翻译过来的西方词汇，看多了让人头晕且神乱。最容易让国人准确理解的概念，还是一个"道"字，就是那超越器形的、无所不在、无所不御的玩意儿。为什么我们常说：悟道，因为道不靠大脑懂而要靠心去悟。当今之国人究竟能否重新审视《黄帝内经》，回归医道？这只能随缘，不可强求。子曰：朝闻道，夕死可矣。

当务之急,也许还不是悟道,但至少得闻道。

医道,乱世绝响乎?

天象五行

实际上,在中华古文明的体系中,阴阳根本就不是什么虚无缥缈的概念,而是有其具体的天象机制与天文内涵在里面。无论是在《易经》中,还是在《黄帝内经》中,或是在其他古籍中,我们都可以看到阴阳的物理机制闪烁其中。详见作者的《古中医天文学·无极之镜》。

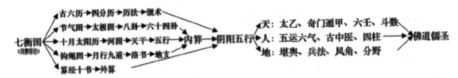

盖天论之阴阳五行大系统

五行学说最早见于《尚书·洪范》,篇中写道:"五行:一曰水,二曰火,三曰木,四曰金,五曰土。水曰润下,火曰炎上,木曰曲直,金曰从革,土爰稼穑。润下作咸,炎上作苦,曲直作酸,从革作辛,稼穑作甘。"该学说认为,世界上的一切事物,都是由木、火、土、金、水五种基本物质之间的运动变化而生成的。同时,还以五行之间的生克乘侮、亢害承制关系来阐释事物之间的相互联系,认为任何事物都不是孤立、静止的,而是在不断地相生、相克的运动之中维持着协调平衡。如《素问·金匮真言论篇第四》中列五方五行类例;《素问·阴阳应象大论篇第五》中提出"天有四时五行,以生长收藏,以生寒暑燥湿风。人有五脏化五气,以生喜怒悲忧恐";《灵枢·五乱第三十四》中有"黄帝曰:经脉十二者,别为五行,分为四时,何失而乱,何得而治?岐伯曰:五行有序,四时有分,相顺则治,相逆则乱"。

总之,中医学以五行学说解释人体,建立了人体是一个有机整体和人与自然环境息息相关的整体思想,确立了中医学藏象经络、精气血津液的核心理论,构建了以藏象经络为中心的中医天人合一式的生理病理系统。

五行学说在现存先秦及秦汉文献中,有很多学者有论述,内容多是反映五行与四时的结合及五祀配五脏的问题。如《管子·四时篇》中就有四时五行的论述:"东方曰星,其时曰春,其气曰风,风生木与骨……是故春三月以甲乙之日发五证。""南方曰日,其时曰夏,其气曰阳,阳生火与气……是故夏三月以丙丁之日发五证。""中央曰土,土德实辅四时入土,以风雨节,土益力,土生皮肌肤。""西方曰辰,其时曰秋,其气曰阴,阴生金与甲……秋三月以庚辛之日发五证。""北方曰月，其时曰冬，其气曰寒，寒生水与血……冬三月以壬癸之日发五证。"

关于五祀配五脏的问题，刘安在《淮南子·地形训》中提出，五方五色应五脏为东方苍色主肝、南方赤色主心、中央黄色主脾胃、西方白色主肺、北方黑色主肾。五行学说也不可避免地体现在当时的医学领域，与中医学内容相结合，成为早期中医药理论的渊薮。在《黄帝内经》一书中，虽然没有专篇论述五行学说的内容，但其散见于《素问》《灵枢》两书中的众多篇目中，而且形成了一个理论框架，体现在中医的生理、病理、病因病机、诊法、治则等各个方面，成为中医学理论体系中的重要发生学理论体系。

一提阴阳五行，有人就认为是迷信，就会想到留着八撇胡、戴着小眼镜的阴阳先生；一提阴阳五行，有人就认为是哲学范畴的概念；一提阴阳五行，几乎所有的现代中医人都会马上想到阴阳平衡、互根互用、对立统一、相互转化等等哲学概念。什么是阴阳五行呢？首先他绝对不是哲学概念，阴阳五行具有各自明确的天文背景与天文机制，阴阳是古日地学的核心概念，五行是古行星学的核心概念。《内经》中明确说明：阴阳系日月，五星是五行之精。只要我们清净一下我们的心灵，观察一下天地人，就会发现，天地间最大的阴阳，就是春夏秋冬四时，最小的阴阳就是昼夜。这就是典型的日地学关系。深入的研究你会发现，阴阳的奥秘无穷，今人只知道八卦是阴阳的二分法，少数人知道一点阴阳的三分法，即古中医的三阴三阳，其他的就不知道了。其实，关于阴阳最大的一分法，就是太乙，这个太乙就是太阳，有些人以为这个太乙应该是紫薇垣的太乙星，其实，那只是坐标而已……在古代天文理论中，盖天说中的七衡六间图是关于阴阳的图，《周髀算经》详细计算了四分历法，用的就是这个七衡六间图，阴阳的内涵极其丰富，不是哲学所能包容的，也不是现代中医所能理解的。

张其成认为，关于阴阳五行的《易经》这本书，是世界四大元典之一。

世界上有四大元典，元者，首也。世界四大元典分别代表了四大文化：《圣经》是西方文化第一经典，《吠陀经》是印度文化第一经典，《古兰经》是阿拉伯文化的第一经典，而《易经》作为东方文化的第一经典，不仅仅是中华民族，同时，也是日本、韩国等这些东方民族所尊崇的。韩国国旗就是太极八卦；日本民族叫大和民族，大和就是取自于《周易》："保和大和，乃利贞"，日本的国教叫神道教，取自于《周易》"神道设教"。所以，如果将世界文化分为东西方文化的话，那么，西方文化就是以《圣经》为代表，东方文化就是以《易经》为代表。然而其他三部经典都分别成为亚伯拉罕诸教（包括基督新教、天主教、东正教、犹太教等）、印度教、伊斯兰教的最根本经典，成为各自民族的最根本的灵魂信仰，而《易经》却被我们中国人当成是算命的书，当成批判和嘲讽的对象，悲夫！我们中华民族是有崇拜无信仰，有宗教无敬畏。

《素问·生气通天论》曰："阴平阳秘，精神乃治；阴阳离决，精气乃绝。"阴阳本来就不是哲学概念，他是古日地学运行关系的高度概括，在《周髀算经》中描述的盖天论，《内经》说的"移光定位"，就是阴阳的本意，所以，《素问》中专有一篇《阴阳系日月》，说的也是古日地学的阴阳概念。五行是五星运行的五体力学，五星作为太阳系的行星，对于地球来说，就是做着花瓣样螺旋曲线运动，有逆有顺有停，《素问·气交变大论》中，明确论述了五星的运行规律，其中一句"运星北越"，难倒无数中医人，究竟是怎么回事呢？如果将五行看成五星的轨迹，就一切真相大白了。可见，阴阳五行完全不是中医学院教材所说的那样，现代中医"专家"们自己也不知道自己说的是什么，你让他详细解释一下这些阴阳的概念，他们只会以概念解释概念，自话自说。

其实，古中医的地心说即盖天说，是最准确的宇宙模型。对于地球人来说，宇宙无穷尽，区区一个太阳系、银河系、河外星系，又有谁能证明那就是宇宙的中心呢？我们研究的是地球人，不是火星人，也不是金星人，更不是太阳人。所以，我们研究地球人的坐标系就以地球为中心。这样的理论，体系对于地球人来说最实际，那种以太阳为中心的宇宙理论对研究太阳系行星可能有用，但是，对于研究地球人的时空规律却无意义。在这一点上，我们的古人比现在的科学人要聪明得多！其实谁又能保证地球不是宏观尺度上宇宙的中心呢！中医是真正的以人为本，现代科学及现代中医都是以太阳为中心的理论，所以显得笨拙无用。

自从《古中医天文学·无极之镜》一书出版后，许多读者跟我说，自从看了这本书，回头再看《黄帝内经》《易经》《道藏》《大藏经》及"四书五经"等国学古籍，就容易多了，很多不理解的基本概念瞬间变得理所当然，同时，对这些古籍自然而然地升起一种自信，一种多年以来心烦意乱、满脑混沌、毫无头绪、瞬间通透、天清地明的感觉。其实，这就是我一直在说的《古中医天文学·无极之镜》是天学的根子的缘故。

《古中医天文学·无极之镜》说的是天根，滴的是天髓，不是数术。例如，发明计算机、写程序和玩电脑游戏、用电脑办公完全是两回事，但没有计算机和程序，什么游戏、办公也别想；造车的和开车的没有可比性。但是，没有造车，开车只能是玩笑；造房子的和住房子的不是一回事，但是，没有造房子，住房子只能是做梦；国务院和老百姓没有直接联系，但是，没有国务院的政策，老百姓就得喝西北风……《古中医天文学·无极之镜》与医术的关系亦如此，没有医道，医术就是个经验之谈；没有医道，医术就是个球，可以任人随意踢来踢去，怎么说都有理，实际上，就是怎么说都没理。理论和实践是两个世界，又是一个世界。

2016年4月18日，中国科技部、中宣部联合印发了关于《中国公民科学素质基准》的通知，其中有一条就是"知道阴阳五行、天人合一、格物致知等中国传统哲学思想观念，是中国古代朴素的唯物论和整体系统的方法论，并具有现实意义"。这已经从科学角度认同了阴阳五行的科学意义。古中医天文学是中医学一门亟待开发的学科。中医的根是《黄帝内经》，《黄帝内经》的根子是阴阳五行，阴阳五行的根子是古天文历法，古天文历法的根子是天人之学，天人之学的根就是《无极之镜》，而《无极之镜》的根子就是宇宙时空及生命……

老子说："道可道，非常道。"其实，道还是那个道，只是你知道不知道罢了。所有的天机不会因为你知道不知道而发生任何变化，唯一可以变化的，只是你自己的一念而已。所以，知尽量不枉道、不罔道、不昧道，尽量知道、入道、证道、悟道、法道、圜道。这好像也是包括中医、现代科学在内的所有宗法所追求的最终目的吧！又回到了那句话，经验的尽头是科学，科学的尽头是神学，神学的尽头是天文学，天文学的尽头是天人之学，天人之学的尽头是《古中医天文学·无极之镜》，《古中医天文学·无极之镜》的尽头是宇宙、时空、生命……

第二乱　地道不善

第二式　飞龙在天（乾卦 九五）《象》曰："'飞龙在天'，利见大人。"此式跃起凌空，居高下击，先声夺人！以一飞冲天之式上跃双膝微曲，提气丹田，待觉真气上升，放松肌骨，存想玉枕穴间，急发掌劲取敌首、肩、胸上三路。

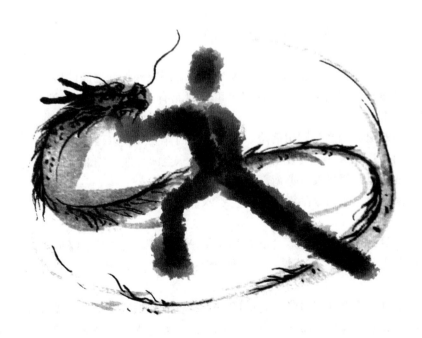

地道的乱是中医乱之渐。

道地药材

中药是指在中医基础理论指导下应用的动植物、矿物质资源，是祖国医药宝库的重要组成部分。中药的名称有很多药名包含地名，如杭白芍、广藿香、辽细辛、怀山药、细木通、紫丹参、绵黄芪、绿萼梅、明天麻等，这类药材通过药材的名称即可了解哪里产的药材质量最佳，这就是"道地药材"。《黄帝内经》指出："岁物者，天地之专精也。非司岁物则气散，质同而异等也。""道地药材"具有质优效宏，可迅速解决患者疾苦等特点，"药材好，药才好"，所以被历代医家所重视。

"道地药材"通常的表示方法为"地名＋药材名"，如"怀地黄""笕桥麦冬""茅苍术"，等等。其中的"道"原是指古代的行政区划：秦汉时期将少数民族聚居地区设置的县称为道；唐代凡州府三百五十八，依叙为十一道，后析增五道（是唐之道制，后世及日本、朝鲜皆承袭）；清以布政司领道，民国初改为道尹（将每省分为几道）。由以上可知，除秦汉时代的少数民族地区设置的县级道无甚影响之外，自唐贞观初（627）以降，直至清末民初，在我国以"道"作为行政区划由来已久，只是地域大小不同而已。

《千金翼方诠释》中解释：

河南道：唐时辖境约当今山东、河南两省；黄河河道以南（唐河、白河流域除外），今江苏、安徽两省淮河以北地区；

河东道：唐时辖境相当今山西及河北西北部内外长城之间的地区；

河北道：唐代辖境相当于今北京市、河北省、辽宁省大部，河南、山东古黄河以北地区；

山南西道：相当今四川涪陵、万县、陕西洋县一线以西地区；

淮南道：相当今淮河以南，长江以北，东至海，西至湖北应山、汉阳一带；

江南东道：相当今江苏南部和浙江、福建两省；

江南西道：相当今湖南洞庭湖、资水流域以东和江苏南部、浙江、福建以西地域；

陇右道：相当今甘肃六盘山以西，青海省青海湖以东及新疆东部；

河西道：泛指黄河以西之地，如今陕西、甘肃及内蒙古之鄂尔多斯等地皆是；

剑南道：相当今四川涪江流域以西，大渡河流域和雅砻江下游以东，云南澜沧江、哀牢山以东，曲江、南盘江以北，及贵州水城、普安以西和甘肃文县一带；

　　岭南道：相当今广东、广西大部和越南北部地区。

　　可见，"道地药材"的最初含义指的是某"道"或某地出产的药材，以区别于其他产地，相当于指明了优质药材的一个产地。如《本草经集注》记述，多种药材"近道处处有之"。所以应该称"道地药材"而不能叫"地道药材"。而现代中医药界不明所以，互称随处可见，就权当作约定俗成吧。"道"是秦汉晋唐时期的一种行政单位，相当于现代中国的三南三北六大区或省级行政区划，"地"是"道"以下的具体产地，所以不能颠倒地域层次，不能说海淀区北京市，只能说北京市海淀区，就是这个道理；而且这种道地药材的概念古已有之，有历史流传背景与历史轨迹。有人称地道药材，是因为不懂中医中药的历史所致的学术笑话。

　　中药材作为历代医家防病治病最有力的武器之一沿用至今，而"道地药材"是中药材精粹之所在，由于其上乘的品质，更是历代医家防病治病的首选之品。"道地药材"是指名优正品而又生长在适宜的条件和特定产区的药材，所谓"诸药所生，皆有其界"。在我国传统的中医、中药中，十分讲究药材的产地。正所谓："凡用药必须择土地所宜者，则药力具有之有据。"因此，地域性与道地药材的质量和疗效有密切的关系。古代"道地论"起源于《黄帝内经》"天人相应"及"司物备化"的理论。《素问·五常政大论》说："一州之气，生化寿夭不同，其故何也？一高下之理，地势使然也。崇高则阴气治之，污下则阳气治之，阳胜者先天，阴胜者后天。此地理之常，生化之道也。"道地药材理论的萌发、形成与发展贯穿了以下重要本草学著作：《神农本草经》→《本草经集注》→《千金翼方》→《千金要方》→《新修本草》→《证类本草》→《本草衍义》→《图经本草》→《用药法象》→《本草品汇精要》→《本草纲目》→《农政全书》→《本草问答》→《药物出产辩》等。动、植、矿物药材的形成，无不依赖于环境（地质、土壤、气候、光照、水文、地貌、植被、生物圈和驯化技术等）。历代医药学家对药材质量控制的主要理论基础和实践就是这种"天药相应"观的体现。《神农本草经》把花椒分为蜀椒和秦椒，唐《新修本草》指出，药材"离其本土，则质同而效异"，均是有力的证据。

　　关于道地药材观念明确的论述，最早见于秦汉时期的《神农本草经》："药有……采治（造）时月，生熟，土地所出。"梁代陶弘景在《本草经集注》中提出："江东以来，小小杂药，多出近道，气力性理，不及本邦"，"诸药所生，皆有境界，秦汉以前当言列国，今郡县之名，后人增尔。"孙思邈在《千金翼方·药出州土》篇中，专门记载了十道各州的地产药材，这是当时有关药材分布最全面的记载，也是"道地药材"这一名词产生的主要依据。孙思邈在《备急千金药方》中云："古之医者……，用药必依土地，所以治十得九。"唐《新修本草》孔志约序曰："动植形生，因方舛性。离其本土，则质同而效异。"宋《本草衍义》云："凡用药必须择土地之所宜者，则药力具，用之有据。"宋学杲《用药法象》云："凡诸草木昆虫，产之有地……失其地，则性味少异。"苏颂的《图经本草》和李时珍的《本草纲目》两书，也均对药材的产地与质量进行了详细论述，成为目前查找"道地药材"历史成因的主要依据。明代刘文泰《本草品汇精要》在每药下均专列"道地"一条，始创"道地"一词，明陈嘉谟《本草蒙筌》谓："地产南北相殊，药力大小悬隔。"又云："凡诸草木、昆虫，各有相宜产地，气味功力，自异寻常。……地胜药灵，视斯益信。"说明道地药材之性质疗效与产地有关。此后，在汤显祖《牡丹亭·药》中"道地药材"一词首次出现。清代医家徐大椿在其《药性变迁论》中做了精辟的论述："古方所用之药……今以方施用，竟有应有不应，其故何哉？盖有数端焉：一则地气之殊也。当时初用之始，必有所产之地，此乃本生之土，故气厚而力全。以后移种他方，则地气移而力薄矣。一则种类之异也，当时所采，皆生于山谷之中，元气未泄，故得气独厚，今皆人工种植，既非山谷之真气，又加灌溉之功，则性不淡而薄劣矣。一则名实之讹也。当时药不市卖……后人欲得而用之，寻求采访，或误以他物充之，或以别种代之……此药遂失其真矣。"指出因产地改变，已非道地药材，故效力差了。说明用药必须注意产地，道地药材和一定的产地有关，使用道地药材才能保证疗效，道地药材如移植外地，虽品种相同而疗效可能会有改变。

"工欲善其事，必先利其器"。对于医生来说，药物就是他们的武器。因此，药物的质量问题受到历代医家的关注。宋代寇宗奭在《本草衍义》中说道："凡用药必须择州土所宜者，则药力具，用之有据……若不推究厥理，治病徒费其功，终亦不能活人……"这里所说的"凡用药必须择州土"，是指医家在开方子的时候，不仅要考虑组方配伍的问题，在确定药味以后，还要考虑这味药哪里产的最适合这个病症，疗效最好。于是，处方上经常会出现诸如"川芎""辽细辛"之类的特殊药名，这种以产地加药材名的模式命名的药材，就是中药特有的"道地药材"。

如胡士林认为，清宫医案中道地药材的应用就体现了道地药材的专业性。处方用名体现道地或特注产地，或提出性状加词以限定品质。例如，肥知母、黄郁金、香白芷、苦桔梗、粉丹皮等，说明川、广、云、贵、浙、南北、西、怀的道地区划格局一直有历史渊源。清宫医案记录了1643—1911年共268年间，宫廷御用中医，疗保健病案，道地药材来源于临床实践，又回到临床实践去反复检验其科学价值。这些病案是道地药材临床药学研究的珍贵资料。

众所周知，同仁堂出产的中成药在海内外享有盛誉，其信誉的由来之一，正在于同仁堂重视所使用药材的质量，具有稳定的疗效。品位虽贵必不减药力，不怕价钱贵，不惜重金，唯重道地质量：大黄必用西宁或凉州产的，白芷必用杭州产的，白芍必用浙江产的，当归必用甘肃产的，唯独重视的是品质和疗效。疗效是"道地"药材确定的终极指标，也是最重要的因素。

道地药材的形成虽是资源、农艺和医术三者的结合，但是，归根结底，地质环境是药材中化学物质形成和变异的根本因素，在我国第一部药学专著《神农本草经》序录中就曾强调药材的"土地所出"。南北朝时期·梁代陶弘景亦云："江东以来小小杂药，多出近道，气力性理小及本邦……"指出药材产地的重要性。明代医药学家李时珍，根据自己对实物的调查，结合用药经验，对某些优质药材论述得更加具体。现在，"道地药材"是评价和控制中药材质量的指标。通常是指来自特定产区、生产历史悠久、栽培加工技术精细、质量优良、疗效显著的药材。因而，道地药材被用作优质药材的代名词，认为是经过历史上临床疗效检验而被评价为质量优良的药材。现在，我国的道地药材主要分布在以下十二大道地产区：

关药：指山海关以北，东北三省和内蒙古自治区东北部地区所产的道地药材。包括有人参、防风、细辛、五味子、关木通、刺五加、关黄檗、鹿茸等。地理分布包括大、小兴安岭及长白山区、东北平原，海拔绝大多数在1000米以下。气候冬夏温差大，冬季严寒，夏秋多雨。

北药：指长城两侧及其以南的河北、山东、山西及陕西北部所产的道地药材。一般包括北沙参、党参、金银花、山楂、知母、阿胶、远志等。地理环境主要包括华北平原、山东半岛、燕山、太行山及阴山等地。

秦药：是指古秦国及其周围地区所产道地药材。地理范围为秦岭以北，西安以西，至"丝绸之路"中段毗邻地区，以及黄河上游部分地区。出产的道地药材有当归、大黄、枸杞、秦艽、秦皮等。

怀药：指古怀庆府，主要包括今河南省的博爱、武陟、温县和沁阳等地所产的常用药材。现今泛指整个河南省盛产的道地药材。其中，四大怀药"怀地黄、怀牛膝、怀菊花、怀山药"，久负盛名。另外，禹白附、禹南星、天花粉等，亦为有名的怀药。

淮药：指淮河流域及长江中下游地区，包括湖北、安徽和江苏三省所产的道地药材。有宣木瓜、凤丹皮、茅苍术、蕲蛇等。

浙药：指浙江省所主产的道地药材。因该省生态条件适宜，既有天目山、雁荡山和四明山等山地，又有浙北平原和浙东低山丘陵，土壤肥沃。主产著名的"浙八味"有浙贝母、浙玄参、杭麦冬、浙白术、杭白芍、杭菊花、延胡索、山茱萸及温郁金等。

云药：指云南省境内所主产的道地药材。该省地处云贵高原西南部，植物种类繁多。素有"植物王国"之称。以滇西北横断山高山峡谷和滇西南高原的野生药材资源最为丰富。全省各地栽培的道地药材包括有三七、云木香、重楼、诃子等。

贵药：指贵州省境内所主产的道地药材。全省位于云贵高原，海拔约1000米以上。主要山地有乌蒙山、大娄山、梵净山和苗岭。本区气候为冬无严寒，夏无酷暑，日照少，湿度大，阴雨和雾日多，适宜药用植物和药用动物的生长。主产的道地药材有天麻、黄精、杜仲、白芨等。

南药：指长江以南，南岭以北地区。包括湖南、江西、福建、台湾等省区的全部或大部分地区所产的道地药材。主产的道地药材有江枳壳、建泽泻、朱砂、雄黄、南沙参、栀子、白前等。江西多山地和丘陵，气候为春寒、夏早、秋干、冬阴。年平均气温16℃～20℃左右。春季多梅雨，夏季多暴雨。福建西部有武夷山脉，西北有山脉阻挡寒风，东南又有海风调节，气候温暖湿润，年平均气温15℃～22℃，年平均降雨量1100～1800毫米，是多种道地药材的产地。

广药：指南岭以南、广东、广西和海南等省区所产的道地药材。主产的道地药材有广藿香、山豆根、马钱子、槟榔、胡椒、砂仁、广防己等。广东属亚热带、热带湿润季风气候，高温多雨，年平均气温19℃～25℃，降雨量1500～2000毫米。广西夏季长而炎热，干湿季节明显，全区年平均气温17℃～23℃，沿海全年无霜，年降雨量1000～2800毫米。海南省在我国最南端，为热带气候，气温高，湿度大，很适宜热带药用植物生长。

川药：指四川省和重庆市境内主产的道地药材。四川地域广阔，地形地貌复杂，东部为四川盆地，包括川西平原、盆东岭谷及盆中盆南丘陵。盆地四周皆山，如大凉山、大巴山、巫山、邛崃山等，海拔多在1000～3000米之间。川东盆地为亚热带湿润季风气候，冬暖夏热，年平均气温16℃～17℃左右。川西为温带，亚热带高原气候，气温低，日照强烈。适宜药用植物和药用动物的生长。主产的道地药材有川贝母、川芎、冬虫夏草、大黄、黄连、川乌、川黄檗、川牛膝、川木通等。

藏药：藏药主要在我国的西藏、青海、四川、甘肃和云南等藏族聚居区中流传和使用。关于藏药数量，在最早的藏药著作《月王药诊》中记载了784种。藏药巨著《晶珠本草》收载的药物有2294种（比《本草纲目》还多423种），如丝哇（译音）（中药名：紫堇）一药，被誉为草药之王，产于海拔3400～4600米的草甸和灌木丛中。又如雪莲花（藏名：加保拉桃坚），生长在海拔3900～5000米的雪山雪线附近的碎石地带。《四部医典》收载了各类藏药1002种，《藏药志》收载常用药物431种。据统计，青藏高原藏药资源计有藏药植物

191科682属2085种，动物药57科111属159种，矿物药80余种。青藏高原独特的高原自然条件为在这种特殊自然条件下的藏药资源赋予了抗恶劣环境的生长习性，植物体内有效成分和生物活性普遍较高于其他地区的同类植物。其所载药物约有三分之一主产或特产于青藏高原，分布在海拔3800米以上，绝大部分是野生，且形态特殊。特别突出地产于雪域高原的特产，如绿绒蒿、獐芽菜、虎耳草、独一味等。有的则只产在海拔4000米以上的高山上。其中，有雪莲花、榜嘎、紫苞凤毛菊等，还有诃子、藏红花等。藏药的采集、炮制、制作过程中，依据其严谨的传统藏医理论，有着严格的规定。药品在制成前后，必须按宗教仪轨进行加持，由僧侣和药师、医生、学徒，甚至病人一起共同参与诵经七天，祝愿药物效果灵验。因此，藏药具备传承秘方、特殊炮制、超能加持三个基本条件。一方面，这一过程有着浓厚的宗教色彩，是由于在漫长的历史进程中，藏医学伴随着佛教的发展而发展，受到藏传佛教很深的影响，藏区一些治疗疑难多发病的传世秘方，在寺院中以师徒传承的方式延续至今；另一方面，藏医药学与藏族天文历算学之间的关系密切。为期七天的藏药材修供仪轨每年藏历6月8日至15日进行，每天的活动内容不尽相同，包括煨桑祭祀、火供、佛乐伴奏、合诵《宇拓心要秘诀》等。还有一条内容是修持"耸踏"绳。"耸踏"是一条彩色毛线绳，贯穿法会全场的每一幅唐卡、法鼓、神器，并连接到设在另一间房屋的药材库里，正是这条经过诵经加持的"耸踏绳"，将《宇拓心要》的力场传达到藏药库里的原料上，达到增强药效的目的，需24小时连续值守，不得停顿。藏医认为，经过这番加持，（对成药）形状、类型（所需要）的效果、庆典仪轨本身所产生的效果和药师念诵的咒语的效果等，都能发挥到成药上，这样生产出来的藏药，才是与众不同的。

　　范崔生认为，现在中医治病不灵的一个重要原因就是中药材质量出了问题。药材道地与否，取决于药材的种植环境、种植方法、炮制工艺等多种因素。目前，由于道地药材产地的环境污染、农药滥用、气候异常等多种原因，种植道地药材的自然环境、技术环境与人文环境越来越差。之所以出现"方灵药不灵"的现象，主要是道地产地的药材已经不再道地，中药材质量明显下降，以至于流传几千年的经方、验方不能达到它应有的疗效。正如明代李中梓《医宗必读》所云："病重尤可疗，药伤最难医。"现在，很多种植的药材已经发生了根本性的变化，这些药材有十几倍、甚至更高的含量差异。这样的药材达不到药典的标准，中医开了方，也只有最后根本治不了病了。

　　我国从1975年开始，历时十年进行了全国中药资源的普查，确认我国有中药资源12807种，其中药用植物11146种，野生药材总储藏量为850万吨，家种药材年产量仅30多万吨。中药资源中包括民族药资源4000多种，约占资源总数的30%；具有传统中医药学理论基础、可供直接利用的有400种左右。通过二十余年的继续研究，新增药用植物2000余种，使我国目前已知的药用植物种类达到13000余种。

根据第三次全国中药资源普查的结果，我国中药资源最为丰富的地区也就是我国野生植物资源最多的地区——西南地区，我国3.1万种野生植物中的55%以上分布在这一地区。尽管我国野生植物种类如此丰富，但经过几十年的无节制开发和采集，许多药用植物已经到了资源枯竭的境地，有些种类甚至无法再找到野生资源，甚至有些新的药用植物刚被证明其价值就已经面临灭绝。据初步统计，我国处于濒危状态的植物近3000种。其中，用于中药或具有药用价值的约占60%~70%。1992年公布的《中国植物红皮书》收载濒危植物398种，其中药用植物达168种；列入国家重点保护野生动物名录的药用动物162种。药用动物林麝、黑熊、梅花鹿、羚羊等40多个种类的资源显著减少，尤其是以利用野生动植物为主的300~400味常用中药的资源问题极为突出，有100多种出现资源量急剧下降。

学者田侃等认识到，近年来，化学药物巨大的研发成本和不可预知的毒副作用让人们开始反思在药物原料上回归自然，而以植物药为代表的天然药物使用，也已经逐渐成为全球化的热潮。作为传统医药应用最广泛的国家，中药资源物种的丰盈程度决定了中医药发展的方向。根据第三次中药资源普查的相关数据，我国中药资源有12807种。其中，药用植物11146种，药用动物1581种，药用矿物80种。这些资源构成我国中药资源的主要来源。但由于自然和人为的原因，物种数量在急剧减少。世界自然基金会2004年1月发布报告声明，人们对药用植物的采集和消费，使世界上20%的已知药用植物面临灭绝的危险，自然野生资源蕴含量不断减少，珍稀濒危物种不断增加。优质中药资源蕴含量急剧下降，人参、石斛、杜仲、天麻、雪莲等野生植物濒临灭绝，入药的野生动物物种数量也急剧下降，中药资源的合理开发和保护，已成为一个政策问题引起广泛的关注，资源和环境问题成为制约我国中药资源可持续发展的瓶颈。

表1 《珍稀、濒危植物名录》药用植物

级别	数目	药用种类	所占比例（%）	举例
1级保护	8	7	86	人参
2级保护	159	130	82	杜仲、血竭
3级保护	221	174	79	贝母、石斛
总数	388	311	80	

该名录由国家环保局、中国科学院植物研究所制定。

表2 《国家重点保护野生动物名录》药用动物

级别	数目	药用种类	所占比例（%）	举例
1级保护	96	67	70	虎、雪豹、藏羚羊
2级保护	160	96	60	玳瑁、麋鹿
总数	256	163	64	

该名录来源于国务院批准的《国家重点野生动物保护名录》。

《中国珍稀濒危保护植物名录》是我国颁布较早、实行科学分类分级管理、保护物种的里程碑式名录。该名录于1984年10月，由国家环保委员会公布，1987年2月，由国家环保局进行了调整和补充。该名录收录389种保护植物，属于药用植物的168种，属于道地药材的植物有23种，如人参、三尖杉、银杏、杜仲、厚朴、八角莲、肉苁蓉、肉豆蔻、胡黄连、三七、远志、刺五加、阿魏、伊贝母、天麻、巴戟天等。《国家重点保护野生植物名录（第一批）》于1999年8月4日，由国务院正式批准公布，国家林业局、农业部于1999年9月9日发布并实施。该名录收录了近400种保护植物。其中，属于药用植物的主要有20种——北沙参、土沉香、冬虫夏草、崖白菜、地枫皮、香榧、厚朴、黄檗、降香、姜、金荞麦、金铁锁、苏铁蕨、水蕨、扇蕨、莲、拟豆范、云南红豆蔻、三尖杉、砂仁。

《野生药材资源保护管理条例》于1987年10月30日由国务院颁布，是我国将药材资源保护以法律形式确定下来的第一部专业性法规，名录收载野生药材物种76种，中药材42种。其中，道地药材39种，如甘草、黄连、人参、杜仲、厚朴、黄檗、血竭、川贝母、刺五加、龙胆、远志、秦艽、细辛、五味子、诃子、阿魏、羌活等。原国家质量技术监督局于1999年发布了《原产地域产品保护规定》，原国家出入境检验检疫局发布了《原产地标记管理规定》，对原产地域产品及原产地域产品专用标志进行保护。截至2006年底，70多种中药材获得了地理标志产品的保护。其中，多数是千百年流传的道地药材，如文山三七、四大怀药（怀山药、怀菊花、怀地黄、怀牛膝）、长白山人参、禹白附、禹白芷、卢氏连翘、西峡山茱萸等。列入《濒危动植物种国际贸易公约（CITES）》附录的药用植物主要有30种（类）：白芨、沉香、大戟、甘松、狗脊、尼泊尔绿绒蒿、紫杉、云南红豆杉、胡黄连、芦荟、买麻藤、毛茛、芳香蓟花木、蛇根木（萝芙木）、神圣愈疮木、药用愈疮木、木香、独蒜兰、云南独蒜兰（冰球子）、杜鹃兰（毛慈菇）、山莨菪（樟柳）、石斛属、手参（佛手参）、三角薯蓣、桃儿七（鬼臼草）、天麻、西洋参、仙人掌、青天葵、猪笼草。属于中国珍贵树种的有：杜仲、桂、见血封喉、篦子三尖杉、银杏等五种。重要的药用濒危野生动物：珊瑚、海马、龟、玳瑁、蛤蚧、蛇、穿山甲、灵猫、虎、豹、象、犀、扁、羚羊等10多种。

道地药材因药用价值高而受到破坏的例子很多，以下是两个令人深思的典型案例：

甘草：《本草纲目》将其列为百药之首，临床应用非常广泛，自古就有"十方九（甘）草"之说。由于甘草使用范围广，使用量大，导致价格逐年增长，经营甘草的利润丰厚，造成药农无计划、无组织、无秩序毁灭性采挖甘草的局面，使甘草资源趋于枯竭。早在2003年调查数据就已经显示，同20世纪50年代相比，全国野生甘草分布面积减少70%，蕴藏量减少80%。至2011年，甘草已经跃升为我国中药材饮片进口第二大品种。2012年，我国甘草（不含甘草制品）进出口总量为13960吨，同比增长71.18%，进出口总额为2823.53万美元，同比增长57.07%。其中，甘草进口量为10659吨，同比增长123%，进口额为1012万美元，同比增长160%，甘草进口占到我国76%的甘草进出口贸易量。从进口地区来看，中亚的土库曼斯坦、乌兹别克斯坦、哈萨克斯坦和阿塞拜疆是我国甘草进口的主要地区。另外，我国从巴基斯坦、塔吉克斯坦和阿富汗也进口少量甘草。据中国海关数据统计，2011年，我国从中亚国家进口甘草的数量占到总进口量的80%。其中，进口量增长最快为哈萨克斯坦和阿塞拜疆。

冬虫夏草：是我国特产的名贵中药材之一，与野生人参、鹿茸并称为中国三大名贵中药材，是益肾补肺、止血化痰之良药，具有良好的治疗和保健效果。冬虫夏草价格昂贵，人们在经济利益的驱动下乱挖滥采，再加上冬虫夏草对生长环境要求极为苛刻，冬虫夏草的分布范围和发生数量已经出现明显的萎缩趋势。据统计，20世纪50年代以前，全国年产量曾达100吨以上，到20世纪90年代就已经仅有5~15吨，产量减少了85%~95%。

由于部分常用和贵重药材的紧缺，而出现道地药材代用品的使用。

如庞国勋所述，水牛角代替犀牛角，人工牛黄代替天然牛黄等。然而由于对"代用品"的概念不清，在药材的收购、销售及使用中把关不严，把同科同属的药材相混淆，如巴戟天与土巴戟；把同科不同属的药材相混淆，如水半夏与半夏；把不同科属的药材相混淆，如南五加和北五加；把同名异物的药材混淆，如唇形科甘肃丹参的根名红秦艽，龙胆科滇黄芩的根名黄秦艽，均混作秦充入药。每种药材都有自己的特性和功能，即使某些药材的外观形状、化学成分、性味、功效、主治等方面有类似之处，但也不完全相同，如若混用，势必影响药材的临床疗效。即清代徐大椿所云："药性即殊，即审病极真，处方极当，奈其药非当时之药，则效亦不可必矣，虽有神医，不能以假药治真病也。"

长期以来，我国的中医药产业发展均以中草药使用、原材料出口和中成药研发及继续开发为主要途径。对于国外积极开展的新药开发，我国的投入严重不足，而且整体技术水平较西方国家而言落后至少30年。

据易思荣统计，美国至今已经研究了其国内的约30000种野生植物。并对其中的约3000种植物做了较为详细的研究，俄罗斯已经研究了近27000种野生植物，其他如法国、德国、韩国、日本等国家更是积极投入了对野生植物的研究和对新药的开发研究，而我国到目前为止研究的野生植物品种不足10000种。其中，有深入研究的种类更是不足1000种。同时，如前所述，连我国常用的大宗中药材品种的基本化学成分和功能，都没有了解清楚。在技术水平上，目前，美国和法国等国家只需要一种野生植物的某个部位50克左右，即可分析该植物的化学成分，而我国目前的水平还基本停留在5~10千克的水平。

而且，中药的使用必然离不开中医基础理论的支撑，否则，将难以发挥其应有的作用。没有中医基础理论，也不可能有中药的产生与发展。道地药材是经过长期医疗实践证明质量好、临床疗效高的药材。如果仅仅有中药，而没有在中医理论指导下的应用，那么，它只是一种简单的植物，谈不上是药材，更谈不上是"道地药材"。同一种植物或动物有的在世界各地广泛分布，在中医理论指导下应用，可能具有独特功效，而对于其他民族或地区则作用不同，或不入药或仅作单验方或草药流行于民间。有不少道地药材在国外也有分布，至今却未成为名药，有的甚至改变用途，如甘草出口到欧美国家后，在烟业、糖果业、香料、饮料等方面的用量远远超过医疗作用；泽泻，在中医用途是利水渗湿、泄热，在欧洲、北美等国家用于维生素缺乏；红花在中药中主要作为活血化瘀药，功效为活血通经，祛瘀止痛。中东、南亚也有种植，主要用作食用油、染料；印度种植的木香主要用作香料，中医用来行气、调中、止痛。究其原因，是没有系统的中医药理论的指导应用。因此，仅有资源，没有中医药理论的指导作用，终难成药，道地药材更无从谈起；但中医基础理论的变异与"伪科学化"，已经决定了中药的变异与"伪科学化"。

最后，现行的法律法规中，法律层面只有《野生动物资源保护法》《环境保护法》对生物资源使用进行约束，而涉及中药资源的内容有限，植物资源没有囊括其中，针对性不强，保护的层面和深度远远不够；中药资源保护的最终目的是资源的可持续利用，但在相关保护法规缺失的情况下，过分强调利用，对药材资源尤其是野生药材资源的保护,十分不利,难以遏制非法采挖、猎捕等行为的发生和蔓延。同时,由于制定年限久远,规定违法成本较低,生物资源违法调查取证执法的难度非常大,惩治的效果有限。我国虽然已经签署了相关国际公约,但国内保护规范尚未与国际公约接轨,真正执行也存在着很大程度的困难。

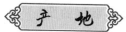
产　地

中药的生态环境,素来为历代医家所重视。"道地药材"的概念最早见于东汉药物专著《神农本草经》中,"土地所出,真伪新陈,并各有法"。强调了区分产地,讲究道地的重要性。而且,在所收载的365种药物中,不少从药名上看就带有道地色彩,如巴豆、巴戟天、蜀椒、蜀漆、秦艽、秦皮、秦瓜、吴茱萸、阿胶等。中药之中大部分为植物药,自然生长环境具有一定的区域性。各地区的土质、水质、气候、雨量等自然条件,均会影响药用植物的生长、开花、结果等一系列生态过程,尤其是土壤成分,最能影响中药内在成分的质与量。南朝梁代·陶弘景《本草经集注》曰:"诸药所生,皆有境界。"唐代蔺道人撰《理伤续断方》是我国骨伤科学的第一部专著,书中有:"凡所用药材,有道地者,有当土者。"并首次大量使用"川药":川当归、川独活、川花椒、川牛膝等。唐代孙思邈《备急千金要方·序例》:"古之医者……用药必依土地,所以治十得九。"并在编著的《千金翼方》中,首先按当时行政区划的"道"来归纳药材产地,这为后世正式采用"道地药材"的术语奠定了基础。

《神农本草经》把花椒分为蜀椒和秦椒;公元6世纪的《神农本草经集注》首次提出"蜀药"和"北药"的概念;孙思邈在《千金翼方》中,按唐代行政区328州中认定129州药材可作为贡品,即质量相对优良。唐《新修本草》指出,药材"离其本土,则质同而效异"。宋代《证类本草》图文并茂,许多药图冠以产地名,如齐州半夏、银州柴胡等共涉及144处(州、军、京、府)。李时珍对药材"地黄"的评价为"今人惟怀庆为上"。怀庆为当时的怀庆府,即现今河南省沁阳市及其毗邻孟州市和温县一带,均为地黄主产区。《本草乘雅半偈》记载:"江浙壤地者,受南方阳气,质虽光润而力微,小及怀庆山产者享北方纯阴,皮有磊可而力大也。"《本草从新》言:"以怀庆把大而短,糯体细,菊花心者佳。"由此可见,怀庆产区的"地黄"具有历史悠久,产品质量优良等特点,被誉为"四大怀药"之一,一向被国内外称为"道地药材"(四大怀药为地黄、山药、牛膝、菊花,都是道地药材)。

有些老中医反映,在开方子的时候,剂量拿捏不准,以往50克能够起效的,现在有时要加到100克。使用的也是道地药材,为什么会出现这种情况?

其实，药材质量的好坏与其品种、产地有直接关系。例如，大黄供药用有蓼科植物掌叶大黄、药用大黄和唐古特大黄三个品种。唐古特大黄含大黄酸最多，高出药用大黄和掌叶大黄2~8倍，可视为道地药材的优良品种。另外，还有新疆的软紫草、岷县的当归、吉林的人参、广东的阳春砂，均为著名的道地药材，也是中药材的优良品种。优良品种是形成道地药材的内在因素，它控制着生物体内有效成分的合成。中药有效成分含量的多少，直接决定着中药质量的优劣。而现在的所谓"道地药材"出现大量的品种退化。所以，保护道地药材，发展优良品种，培养新的道地药材，防止老的道地药材品种退化，是提高和保证中药材质量的重要途径之一。

产地本身就是一个多因素的复合体，包括湿度、温度、海拔、土壤、光照、空气，以及生物之间的种群竞争等，它对药材质量的影响是多方面的。如《本草蒙筌》论出产择地土称："凡诸草木，昆虫，各有相宜地产，气味功力，自异寻常。谚云：'一方风土养万民'，是亦一方地土出方药也。……殊不知一种之药，远近虽生，亦有可相代用者，亦有不可代用者，可代用者，以功力缓、紧略殊，倘倍加犹足去病；不可代者，因气味纯、驳大异，若妄饵反致损人。"干地黄条曰："地产南北相殊，药力大小悬隔，江浙种者，受南方阳气，质虽光润，力微；怀庆生者，禀北方纯阴，皮有疙瘩力大。"据文献记载，黄芪的产地从古到今，从甘肃、四川向陕西、山西过渡，到清代黄芪的道地产区已移至山西、蒙古，与现今黄芪的主产区一致。同一品种延胡索，东北辽西和河北承德一带产的生物碱含量远远高于浙江金华者；同一种当归，甘肃出产的挥发油含量（0.65%）高于四川（紫0.46%，白0.28%）。

化学分析显示，不同的地理条件，土壤质量不同，土壤内含有的营养元素和微量元素等也不尽相同，这就势必会影响中药材的质量；不同的气候条件，具备不同的温度、湿度等，也会不同程度地影响药材的生长，从而影响药物的质量。有学者指出，生态地理环境因素是影响药材"道地"性的最关键因素，它包括温度、经纬度、海拔、光照、水分、土壤、气候、水文、成土母岩的岩性等。其中，水分、温度、光照、土壤成分是直接影响因子，而地形、成土是间接影响因子。在道地与非道地产区的同一种药材，其性状往往差异很大。如"多伦赤芍"药材的性状为：条长，用手搓之外皮易破而脱落（俗称"糟皮"），质硬而脆，易断，断面显粉性（俗称"粉渣"），而非道地产区赤芍却不具备"糟皮粉渣"的特征。

一些道地药材确实只能在特定的土壤中生长富含某些特征元素，其质量和疗效才能达到道地药材的标准。如甘草，是钙碱性土壤的指示植物，它的分布基本上限于北纬40度的平行线两边，东起我国内蒙古，向西直指地中海沿岸。

我国以内蒙古的杭锦旗、阿拉善旗等地产者较好，为道地。黄芪富含微量元素硒。因此，在我国西北或北方富硒土壤的黄芪为道地黄芪。再如，蕲春艾中钙、镁、锰、铝、镍的含量较高，川产艾叶的镍、钴、铬、硒、铁、锌的含量较高，而河南艾叶中铜、钴含量较高；薄荷生长在砂质土壤中，其挥发油含量高；曼陀罗生长在碱性土壤中，生物碱含量高；另外，天麻对铷、锰、锂等元素有特殊的富集作用，等等。

除气候、土壤外，其他环境因素，如海拔、经纬度等，对道地药材的形成影响也很明显。如当归适宜的生长环境在海拔 1900~3000 米左右，年平均日照 1500 小时左右。而甘肃岷县地区海拔符合此要求，所以，甘肃岷县当归的挥发油含量较高，为 0.65%；云南丽江当归的挥发油含量为 0.59%；四川当归的挥发油含量为 0.29%。又如贝母，适宜的生长环境为海拔 3000 米以上的高寒区，四川西北部阿坝地区符合此条件，所以，该地区生长的川贝为道地，山东等地栽培的贝母生于海拔 1500 米左右的林下或草地，西贝素的含量较川贝为低。这些，都与这些地区的海拔、经纬度等自然环境不无关系。

药材的五行盛衰、阴阳大小、质量好坏、药力优劣，与其属地种植有直接关系。例如，黄连原植物因产地不同又分很多种，有主产于四川、湖北的鸡爪连，有主产于四川的三角叶黄连雅连，有主产于云南的云连，也有主产于四川为植物峨眉野连的凤尾连，产量极小，但一般认为其品质最优。如果将其他种质的黄连引种到与凤尾连完全相同的生态环境中，也绝对成不了凤尾连。再如，著名的四大怀药、浙八味等等，均以质量上乘而闻名中外。

据翟胜利总结，如麦门冬，以浙江产的质量优良。李时珍对麦冬的评价为"浙中来者甚良"。现今入药所选用的麦门冬的主流品种可分两大类：杭麦冬和川麦冬，因杭麦冬和川麦冬生长的土壤、水分和年限不同，其性状迥然不同，但以杭麦冬质量为优。麦冬一向以浙江慈溪、余姚产地出品的为著名，素有"杭麦冬"之称。因麦门冬喜生长于阴湿、土层深厚、肥沃疏松的土壤中，慈溪、余姚等地恰好符合麦冬的生长环境，离海边较近，土地湿润，略带碱性，夜间土地回潮。因此，最适宜麦冬生长。杭麦冬栽植后四年收获，为纺锤形，个头一般较川麦冬肥大，表面黄白色，显油润，新品质柔软，中间木心（中柱）质硬，气微香，味微甜，过去规格分为提青、正青、副青等，主销各大城市并出口海外。杭麦冬的特点为：块根肥壮盈寸，味甜质柔，向来被称为上品，被誉为"浙八味"之一，（"浙八味"为麦门冬、杭白芍、杭白芷、白术、延胡索、浙贝母、山茱萸、玄参）。川麦冬，主产四川绵阳、三台等地，栽植后两年收获，川麦冬较瘦小，表面乳白色，气味较淡。此外，大麦冬（阔叶麦冬）近年来亦有栽培（原为野生），其性状特征多呈圆柱形，通常较麦冬大，表面土黄色，有多数纵沟纹，干厚质硬，中间木心较细小，气微弱，味淡，此种麦冬品质大不如川麦冬。

再如，五味子分为南、北两类。李时珍评价为"五味子今有南北之分，南产者色红，北产者色黑，入滋补药必用北产者乃良"，现今所用五味子，仍分南、北两类，南五味子（华中五味子）呈粒状，肉薄、干燥、不油润、酸味较差，质次。北五味子（又称辽五味子）双卵、乌黑、肉厚、油润、质柔、味酸较重，质优，北五味子为东北特产药材之一，一直以来，被医药学家视为佳品。

再如，枸杞子以往主要分为宁夏枸杞与津枸杞两类。宁夏枸杞主产于宁夏的中宁、中卫；津枸杞（又称血杞），主产于天津郊区的杨柳青、静海及河北大城等地（现产量甚少）。其他，如甘肃、内蒙古、新疆等地亦有少量出产。近年来，枸杞子在河北省辛集市产量甚丰，但北方枸杞仍以宁夏产的质量为优。这是因为枸杞喜生沙质土壤和排水良好的地方，具有耐寒、耐旱的特性，怕低洼积水。所以，宁夏中宁地区的气候、土壤最适宜枸杞的生长。宁夏的枸杞子性状特点为果实呈长卵形或类纺锤形，色红、肉厚、质柔润、籽少、味甜，为枸杞中隽品；而河北束鹿产品均呈纺锤形，一般个头较大，但肉薄、瘪瘦，籽多，甜度差，略带苦味，质量较差。

再如，地黄中的梓醇含量，河南武陟产的含量为 0.81%，浙江仙居产的为 0.001%，差距达 800 倍。再如，大黄的三个品种泻下组分与泻下活性存在较大差异。其中，泻下效应最强的是唐古特大黄，泻下效应最差的是甘肃产掌叶大黄，四川产掌叶与药用大黄的泻下效应大致相当，唐古特大黄、药用大黄、四川产掌叶大黄、甘肃产掌叶大黄泻下效价强度之比大概为 4.94：1.85：1.75：1。泻下效力相差最大的比几乎达到五倍。而大黄，在传统方剂中多以"君药"入药，市场上销售的商品大黄不仅质量参差不齐，而且道地产区与非道地产区之间药源种属也非常混乱，无法保证大黄的药效与质量。

从现代药学角度来看，也是如此。如生长在东北三省、苏、皖、浙、鄂的一叶萩含有左旋一叶萩碱，生长在北京近郊县多为右旋，承德附近六个县一叶萩碱具有左、右两种旋光性，而左旋一叶萩碱的药理作用比右旋者大十倍。

黄璐琦等认为，生物类药材的同一基因在不同的外界环境条件下，有着不同的表型，称为表型可塑性。表型可塑性，说明为什么不同产地的同一种药材质量和疗效有着差别。与可塑性相关的另一个概念是耐受性，即是指生物对极端环境的耐受能力，或者指生物所生存的环境因素范围。"道地产区"常被认为是这一环境范围内最适宜植物生长的地方，即该物种的某居群在某环境下表现出最大的适应性。但应该清楚地认识到，决定药材疗效的物质基础是有效成分，有些有效成分在正常条件下没有或很少，只有当受到外界刺激（如干旱、严寒、伤害）时才会产生，这类物质属异常二次成分；而这种对生物残酷的环境是处于这一生物的分布区的边缘。可见，"道地产区"不仅在药材分布的密度中心，而且有可能在边缘，如甘草、大黄、枸杞、防风等药材的道地产区，这在实际应用上的意义，就在于提示了建立道地药材生产基地时，不能仅仅考虑适合药材生长的区域。

生态地理因子也是影响药材道地性的重要因素。其中，水分、温度、光照、土壤成分是直接影响因子，而地形、成土因素是间接影响因子。

研究证明，土壤中的微量元素不仅影响植株的生长发育，而且还直接影响到药材中微量元素的含量，进而影响其药效。如我国西北土壤富含硒，是黄芪的道地产区，人参生于富锗地带，褐藻、红藻富集碘等。河南怀山药中，人体必需的微量元素和氨基酸含量都明显高于其他地区所产者。薄荷从苗期到成长期都需要一定的水分，但到开花期，则需较干燥的气候，阴雨连绵的天气可以使薄荷油含量下降至正常含量的75%，在湿润环境下生长时仅为正常含量的0.4%左右。藏红花中藏红花素的含量随着春化温度的降低而升高，以11℃时为最高。金鸡纳树皮中的生物碱含量却随着温度的升高而提高。生长在海拔600米、800米、900米、1200米处的鼠尾草，每平方毫米叶中的油细胞数量分别为5.3、6.7、7.5、7.5个，说明含挥发油的细胞数量随温度降低而提高。颠茄露天栽培时，阿托品的含量为0.703%；而荫蔽条件下栽培时，含量仅为0.38%。

当一个药材品种具有较广的分布区时，它的各个不同地区的居群往往具有不同的基因型。或称地方性特化基因型，而这些基因型是由于不同的生态或地理的条件长期选择作用塑造而成，是产生"道地"的遗传本质。可以说，"道地"是对一特殊的界限明确的一套环境条件的基因型反应的产物，属"药材"的"生态型"。相同的环境条件，可产生同样的和基本相似的生态型，因而，生态型可以是多地起源，这也是为什么药材也可以有多个"道地产区"的原因所在。同地区的"道地药材"，质量亦有差别。不仅不同产区的中药材质量有所不同，即使同一产区不同的县生产的中药材，其质量亦有所差异。以宁夏产的枸杞子为例，虽然同为宁夏产的枸杞子，但枸杞子的质量也有差别。在过去，枸杞子根据不同的质量规格，可分为贡果面、贡果王、超王、枣王等。

以当归为例。当归主产甘肃武都市的岷县、宕昌县、武都、文县、漳县及天水市的西和、两当等县，云南、陕西、四川等地亦有少量出产，但甘肃产量大，质量亦佳。当归按规格质量不同也有很多种，分别为葫首归、10支王、15支王、原来头、筐王归、常行归等。虽然武都市一些县均有栽培当归的历史，但由于各县的气候、土壤、光照、水分等有所不同，其产品质量仍有区别。当归喜生于气候凉爽、土壤肥沃的山地，而按武都市的地势来讲，位于甘肃南部岷山山脉东支，岷山后面沿洮河流域的岷县、宕昌县等县，多为黑钙土，腐殖质肥沃，土层深厚，全年最高气温为23℃，适合当归生长，尤其岷县的南川、梅川、西寨等乡，当归的质量最好。当地药农具有栽培当归的丰富经验，故岷县产品质量最优，其性状特点是主根肥大而长，支根少而粗壮，内外质地油润，气清香，确为当归中的佳品；而岷山前面沿白龙江流域的武都、文县、漳县一带，土层较薄，腐殖质土少，气温较高，所产当归一般是主根较短，支根多而细，油性较差，故有"前山腿子，后山王"之说，凡高档当归，多取岷县产品加工而成。

但由于道地药材的产量难于满足临床需要，因此，人们对药材进行了大量的移地引种，扩大产区，虽为解决供需矛盾起到了一定的积极作用，却忽视了研究道地药材栽培所需要的特定生态地理环境，致使引种的品质退化，临床疗效明显下降。

可见，道地药材的形成是多方面的，如果某一环节失误，都会造成药材质量次劣，甚至没有药用价值。甚至有些中药材相继出现假冒品种，其主要因素还是中药从业人员业务素质较差，对药材的真伪优劣鉴别技术掌握欠佳，药农不按季节采收或合理加工，炮制不当，储藏不善，等等。业内人士不够重视，也是导致"道地药材"质量下降的原因之一，甚至有些持有"把药方抓全就不错了，还讲什么道地药材，这纯粹是老一套"的观念。其实不然，"道地药材"的形成，并不是某一时期，某一个人就能命名的，它是我国历代医家从用药的经验中总结出来的。目前，由于一些人对"道地药材"不了解，也没有药用标准和质量概念，如果再不提倡或熟悉"道地药材"的质量和特点，这门传统经验技术就有失传的可能，同时，也会使中药治疗效果日趋下降，中医中药的特色和优势甚至无从谈起。

引 种

由于长期以来，人们不重视资源的保护，大肆开采，使得很多自然资源绝迹。如人参最早在上党、太行山有野生，《名医别录》即有"人参生上党山谷及辽东"。

到明代时，李时珍"今所用者皆是辽参"，现在野生者已很难采到。又如大黄，原产量很大，还可以出口西方，后来由于大量采摘，使得野生大黄几乎绝迹，只有种植的大黄了。再如黄芪，历史上商品黄芪以野生为主，因资源的分布、枯竭而形成一个历史演变过程。据李隆云所述，膜荚黄芪始载于《神农本草经》。南北朝时期,《名医别录》云:"黄芪生蜀郡山谷,白水(四川)和汉中。"到唐代,四川黄芪已逐渐减少,主产区移到甘肃、陕西。《新修本草》云:"黄芪绵上(山西沁源县)者最良。"清《植物名实图考》记载,山西、蒙古者为佳。民国以后,山西、内蒙古黄芪被大量采挖,资源锐减。近几十年来,野生黄芪主产区又转移至黑龙江,又造成黑龙江资源减少,转而收购蒙古黄芪,近年来,蒙古黄芪资源已近枯竭,因此,必须进行人工栽培,以满足中医临床用药需求。这种药材的变迁,在历史上早有发生。例如,抚芎转为川芎,陕西的甘遂转至山西,安徽的白头翁转至东北等。现在,尽管一些药材产地的药材并不是认定的道地药材,但是,为了满足日益增大的临床需要,人们不得不使用这些新产区内生产的药材。

随着商品经济的冲击和农村产业化结构的调整,很多地方都兴起了种植中药材热,"南药北移,东药西栽"的情况相当普遍。橘生淮南则为橘,生于淮北则为枳。北方种植的黄芪移种到长江沿岸,原先扎根向下的黄芪长成了鸡爪形。20世纪90年代,上海崇明岛移种丹参,长势良好,虽含有丹参素,却测不到丹参酮。引种"道地药材"所引起的质量问题,不容小觑。道地药材有栽培也有野生。近年来,由于中药材用药量增加,某些药材主产区的产量不能满足需要,因此,很多产地采取引种或变野生为家种的方式以缓解药材用量大的压力,这也是扩大药源的重要途径。自古以来,道地药材的产区也不是一成不变的,但需注意引种的品种必须是正品,同时,也要注意到引种地区的气候、土壤、阳光、湿度等自然条件与道地药材的原产地相接近,只有这样,才能种出符合用药要求的优良药材。不能只顾经济收入,一哄而起,不考虑自然条件,盲目引种,这将造成品种药材质量的低劣,从而影响到中药的治疗效果。

如湖北引种的内蒙古黄芪,质量低劣,因湖北省不具备内蒙古原产地富硒的土壤,生态环境与内蒙古相差甚大,使引种后的黄芪植株显著高大,根部分枝多,质硬而有柴性,味不甜而微苦。检测结果显示,引种后的黄芪不含微量元素硒,质量低劣不能作黄芪药用。山西浑源、应县栽种黄芪就是引种较为成功的例子。黄芪的主流品种有两种,分别为膜荚黄芪与蒙古黄芪,主产山西浑源、应县、繁峙、代县,内蒙古的武川、兴和、锡林郭勒盟及哲里木盟的西部,黑龙江、吉林等地,各地的黄芪各有不同的特点,而栽培黄芪当首推山西浑源、应县,该地区种植黄芪的历史迄今已有300多年。由于黄芪喜生于干燥向阳山坡、土层深厚的沙质土壤中,所以,山西浑源、应县的地势、土壤最适宜黄芪生长,一般为半野生半家种的栽培方法,但需生长五六年后才能采挖,按黄芪的产量和质量,该地区均居于全国首位。其产区的黄芪根性状为圆柱形,头粗尾细,支根多已剪去,一般长50~90厘米,直径2~3.5厘米,质地绵韧,纤维性强、显粉性、味微甜、嚼之有豆腥味为其特征，凡高档黄芪，如冲正芪、炮台芪、红蓝芪等出口规格，多为该地产品加工的品种。近年来，由于黄芪货源紧缺，于是某些地区开始引种黄芪，但由于自然条件所限，黄芪的生长期短、性状差异较大，一般长约50厘米，直径最粗约10厘米。主根短、支根多，质坚如木棍，分型极少，味较淡，质劣次。

随着经济的发展，不少道地药材产地已经从农田变成了工业园甚至新兴城市。这种情况导致很多优良的品种处于濒危状态。近年来，随着中药材涨价，不少地区出现违背自然规律种植药材，使不少道地品种面临绝种困境。比如，人参、三七等都是多年生，这块地种过，之后好几年都要休耕养护。但是，前几年一拥而上种了好多，今后几年就没地可种了。这导致一些药材不得不离开道地产地，迁移种植，这就直接影响到道地药材的质量与疗效，就更不用提药材的产地加工、炮制、采摘时节等等道地因素了。目前，中药资源呈恶性循环趋势，给自然环境造成巨大压力。同时，中药资源的无序开发导致大面积植被被毁，生态环境恶化，中药资源加速枯竭，野生资源逐年减少。

李开银认为，目前，中药材种植中存在病虫害、抽薹、倒苗、倒茬、腐烂等一些困扰中药材种植安全的问题。但是，由于科研技术滞后，一些品种至今仍未筛选出无公害、低农药残留、疗效好的农药及良种。人工种植业的影响，随着野生中药材资源的日益匮乏，人工种植中药材的面积迅速扩大，一些人工种植区域中药材种子来源、区域环境、气候适宜性等不同程度地发生了变化；加之地膜覆盖等农业丰产新技术广泛应用于中药材增产丰产，对中药材道地性也带来了巨大影响。中药材多数是植物药材，受自然条件和周围环境等因素影响较大，从生产加工到临床配方中的任何环节，稍有不慎，则常容易造成发霉、虫蛀、泛油等情况，进而导致药材、饮片质量影响疗效，或丧失有效成分。

中药的产、供、销由1955年成立的国家药材公司管理。20世纪80年代药材公司体系解体，成千上万的药农直接对接市场。一方面，广大药家生产积极性释放；另一方面，中药材价格的波动，成为药农当地能否种植的依据，也成为是否采收的"时刻表"。药材种植分散于千家万户，由于没有固定的组织去协调生产计划，药农只能凭借某一品种某一时候在市场所表现出来的价格，去判断是否种植、种植多少。"要想富，就种药"，在经济利益的驱使下，各地盲目扩种和引种。正是这种畸形波动，影响了中药材种植分布，导致药材质量急剧下降。

气候土壤水源

气候因素决定植物的分布范围，土壤、水源因素决定植物分布范围内的密度。李时珍在《本草纲目》中对"道地"的论述,不仅产地更明确,而且注重水、土、气象及其相互关系等整体的论述。如对水土的论述:"性从地变,质与物迁,……沧卤能盐,阿井能胶,……将行药势,独不择夫水哉?""水性之不同如此,陆羽煮茶,辨天下之水性美恶,烹药者反不知辨此,岂不戾哉。"并能与气候要素相联系:"生产有南北,节气有早迟,根苗异采收,制造异法度。"大气的主要成分为氧、氮、二氧化碳等,与生物关系最为密切。污染的大气可以通过气体交换直接进入生物体内,危害生物的细胞和组织器官,使生物药材的质量和产量趋于下降,同时,大气污染使土壤和药用生物体内的重金属不断积累,并通过营养链、食物链、药品链危害人和其他生物的健康,造成污染的蔓延。药材道地随着大气污染的加剧而逐渐丧失道地地位,生物适应性生存和临床用药的需要,使药材道地的转移成为必然。

如各地中药青蒿(黄花蒿)中,青蒿素含量高低不等。生长在北方的青蒿,其青蒿素含量远较生长在南方四川、广东等地的低。实验证明,这与当地光照时间和强度有重要关系。欧乌头生长在寒冷气候条件下无毒,而生长在温暖气候条件下的地中海地区就变为有毒了。内蒙古地区生长的蒙古黄芪,其微量元素硒的含量远较其他地区为高。葛根中总黄酮的含量,产于吉林的葛根中高达12%,而产于贵州的仅为1.77%。因此,中药材的质量与产地的各种生态条件有密切的关系。只有在特定的地区才能生产某些优质药材。我国的药用植物种类繁多,生物学特性各异,对生态环境条件的要求各不相同。例如,甘草、黄芪等药用植物分布于干燥地区,泽泻、菖蒲则喜欢低湿地,地黄要求阳光,细辛、黄连则喜荫蔽。同一物种的不同居群,由于分布区的不同,受特定生长环境的影响,产生了相应的变异和分化,以适应其特定生态环境的影响,也会出现差异。如乌头野生分化成四个主要地理变种,经长期栽培和生态适应,分化出现南瓜叶、花叶子等七个品种类型。党参中板桥党(湖北恩施)和庙党(四川巫山)的多糖含量明显高于潞党(山西黎城)及甘肃云南党参,以凤党参(陕西凤县)最低。再如,盛产白术的江西安福县的三个乡,相距最多40千米,海拔及地理位置也极相近,但三个乡的白术生产质量有所差异,究其原因,主要为土壤质地不同。表明同一物种的不同居群,由于生长的生态气候、土壤、水源等条件的差异,从而引起品质和产量的差异。

随着现代科技的进步,近年来,人工栽培与养殖业利用仿生态技术蓬勃发展,在规模与产量上均得到了大幅度提高,但质量上却存在很多问题。大棚里催熟的西红柿失去了原汁原味,人工养殖的禽畜产品也因促长激素的滥用,而导致食用儿童的性早熟等,说明生物适应性生存和内在化学物之间的差异是很大的。食物和药物的差别只在种植和栽培技术方面存在差异,药用动植物的培养在片面地追求规模产量和经济利益的同时，也在不断地改变着药材的特殊本质，加之化学药剂的人为介入，导致水源、土壤成分的改变，使药用生物的物质结构更加复杂化，直至超出道地药材药效质量评价标准而失去药用价值。可见，现有条件下药用生物的培养、驯化、引种和试种成活甚至高产，并不能完全代替道地药材的原有特性，由于缺少道地药材的药效质量评价标准，中药材的人工规模生产已经走进误区。

中药中有害残留物主要包括来自土壤里的重金属残留、农药残留、微生物残留、放射性物质残留、有害工业化学物质残留等。其中，道地药材中重金属及农药残留已经成为近年来国内外关注的焦点问题之一。随着工业化的大规模发展，环境污染日益严重，加上道地药材主产过程中化肥与农药的不规范使用，已经或可能造成药材中重金属和农药残留严重超过允许水平，极大地影响到中药质量，影响临床的用药安全。

中国药典2000年版一部附录对重金属检测方法作了明确的规定，但无重金属的检测限量标准。而国际上对此十分重视，许多国家在进口中药材时，进行严格的品质检测，凡有害物质，如重金属（砷、镉、铅、汞、铜）、化肥及农药残留等超过标准，则一律禁止进口。在日本、美国和欧洲对进口中药材有更严格的标准。由于不符合标准而被禁止进口的报道屡见不鲜，尤其是东北的人参，重金属含量严重超标，严重影响了出口。1999年，美国公布了260种中成药的检测结果，在不合格的123个中成药中，中国大陆有93个；而不合格中成药所含铅、砷、汞等重金属大大超过了FDA规定的指标，有的则是农药残留超标或含FDA认定的毒性成分。

付福友认为，土壤重金属污染主要是指汞、铬、铅、镉、锌、铜、镍、钴、锡、砷等重金属在土壤中不易被微生物分解，且具有明显的生物富积作用。重金属主要通过对作物的产量和品质的影响表现其危害。因此，环境中的重金属潜伏期较长，污染源及地域复杂，化学行为和生态效应复杂。

在中药材种植基地建设中，药材重金属污染主要有以下原因：其一，多数基地都是由农田改造而成，这些农田在传统生产中大量地用污水灌溉，受到了重金属污染；其二，使用了含有某种重金属的农药和肥料，如含有机砷、有机汞的杀虫剂和含有$CuSO_4$的肥料，也可导致作物中重金属含量超标；其三，生活垃圾的随意处理，如废电池的乱丢可产生大量的铬、锌、镍等污染；其四，基地建立在一些矿山或工业区内，这些矿区可产生大量的重金属；其五，中药材在加工炮制过程中，由含重金属的器具、辅料带来的污染。

近年来，针对我国中药材重金属超标问题常有报道。例如，2013年5月遭香港卫生署公告召回的"健体五补丸"查出汞超标。"普洱减肥茶"也因重金属超标现已被迫完全退出了德国市场等。这导致很多国家特别关注我国中药重金属含量超标问题，有些国家甚至禁止某些中药进入该国。

土壤是大气圈、水圈、生物圈相互作用，彼此联系，并不断进行物质、能量循环交换的场所，在有机界和无机界的能量循环中起着关键的多方面的作用。污染敏感动物种群在土壤污染区的减少和消失，使土壤动物种类和数量减少，导致道地药材种群的丧失或转移。研究证明，蚯蚓体内镉、铅、砷、锌含量与土壤中镉、铅、砷、锌的含量呈明显正相关，生物这种对污染土壤内重金属极强的富集能力，说明多数生物虽然能适应自然生态的改变而存活，但其适应性生存和内在化学物之间的差异是很大的。药材道地污染区存活的药用生物由于体内化学物质的变化，导致药材品质下降甚至不宜药用，其道地性随着消失。

我国环境中重金属污染已较为严重和普遍，环境中重金属污染不但影响农作物和水产品的产量与品质，而且涉及大气和水环境质量，最终危害到中药材的种植与疗效，并可通过食物链危害人类的生命和健康。由于重金属来源复杂，环境中重金属不同形态、不同重金属之间，以及与其他污染物的相互作用，产生各种复合污染的复杂性，增加了对重金属研究的难度，且重金属对动植物和人体的危害具有长期性、潜在性和不可逆性。

我国是世界第二大农药生产国，农药的使用量居世界首位，农药残留污染特别值得关注。金红宇分析认为，农药残留种类主要有杀虫剂、杀螨剂、杀菌剂、杀鼠剂、杀软体动物剂、杀线虫剂、除草剂、植物生长调节剂、昆虫生长调节剂、增效剂、熏蒸剂等。其中，以杀虫剂、杀螨剂、杀菌剂、除草剂最为常用，而杀虫剂应用最广、用量最大、毒性较强。

农药残留和重金属污染，已成为影响道地药材疗效之大障碍：一是药材栽培品种退化、抗病虫害能力下降，导致化学农药的大量使用；二是药材加工炮制过程中，不少辅料本身含有污染源，如胆巴水含大量的有害元素，附子炮制品砷、铅含量偏高；三是储存养护中，往往喷洒大量的化学农药以杀虫防霉；四是现代工业三废大肆排放，严重污染生态环境和栽培药材。中药材中或多或少地存在一些重金属元素。重金属对人体的新陈代谢及正常的生理功能有明显的伤害作用。砷、铜、汞、镉、铅、铬等重金属污染的中药，长期服用，当人体内重金属含量过高时，会产生急慢性中毒反应。在中国药典中并且对多种重金属含量进行了明确的限量规定，而中药中重金属超标现象也严重影响了中药的出口及规范化，中药材的重金属污染已经成为影响中药疗效的一个重要因素。

现代工业的飞速发展，农业机械化的广泛应用，改变了千百年来农民面朝黄土背朝天的农耕时代，特别是生物农药和化学制剂的普遍使用，野生中草药面临着生存危机。而导致野生资源减少的主要原因之一就是化学除草剂的应用。将大部分野生药材在未到扬花受粉期就灭除,不仅造成当年产量减少,还将影响下一年的生产。据农民介绍:中草药香附以根部入药,一般根深30~40厘米,在农田里极难根除,夏季割掉全草,不出五六日又能重新生长。如今用化学除草剂,先烂草,后烂根,最后枯死,永不再生。由此而论,其他草药喷打后的结果可想而知。可以预计,不久的将来,在农田里与农作物同种同收的中草药将渐渐地减少以至消失。

《药典》上记载的位于淮河上游的安徽阜南县的焦半夏、河南汝阳县的汝半夏等比较知名的半夏品系都面临着灭绝。在20世纪四五十年代野生半夏比比皆是,野生半夏不仅成为以上两地的农副业收入,还都有相当完整的炮制和加工技术。如今,问起当地半夏药材,年轻人几乎一无所知,原因是经过大面积除草剂的使用,半夏在田野里已难觅其踪。由于人们不注重保护生态环境,在高速发展工业化的同时,致使大部分内陆河流污染,水蛭在淮河大部分支流中早已绝迹。

另外,由于我国药用植物还缺乏规范化地清洗和控制微生物污染的有效技术和措施,微生物污染在我国也是比较严重的。其中,比较典型的是真菌毒素污染。

徐敢认为,真菌毒素是指有毒真菌在适宜环境条件下产生的有毒代谢产物,主要包括黄曲霉毒素、伏马毒素、赭曲毒素、玉米赤霉烯酮等。其中,黄曲霉毒素毒性最强,黄曲霉毒素中又以黄曲霉毒素B_1的毒性、致癌性最为显著,污染频率较高,长期低剂量接触或者在体内蓄积可导致肝脏损伤,肝细胞癌变,其致癌性肯定。国际癌症研究会在1993年就将黄曲霉毒素列为I类致癌物。而黄曲霉毒素等真菌感染,在药用植物的污染及保证中药质量与使用安全方面,都是一个严峻的现实因素。

2016年4月10日,国家水利部公布了一个令人震惊的消息:中国国内浅层地下水八成不达标,不达标的主要因素是重金属与有毒有机物的水污染。

水是一切生物机体的组织及其生理活动不可或缺的重要物质,水环境质量的优劣直接关系到生物的生存。安华认为,水系污染不仅造成生物生长发育障碍,导致产量降低,还使药用生物机体内重金属含量增高,导致药材品质下降。例如,污染水系中的紫背浮萍集铅能力高达1142.4ppm,是正常水质对照组的28.6倍。说明部分药用植物,对重金属物质的富集能力是非常惊人的,在此条件下生存的药用植物不仅不能保证其药效的道地性,而且有可能通过药品链,将有害物质介入人体,对用药安全有效与人体健康带来很大威胁。通过生物链富集的有毒物质,又可能导致治疗的无效或病情的加重。中药材道地区的水系污染,是药材道地发生转移和消失的又一重要原因。

环境污染物一般潜伏期较长，或者有明显的富积作用。同时，现代中医强调长期调理，一般服用中药时间都较长，量也较大，并且药用植物的服用对象主要是病人，本身体质衰弱，这些有害环境污染物的侵入，服用后更是雪上加霜。如农药残留，其多在微量水平，一般难以表现出急性毒性。但是，由于蓄积性的长期隐性积累可能对人体产生神经毒性，部分农药已被证明具有致畸、致突变、致癌作用。又如重金属，土壤中重金属不易被微生物分解，污染源及地域复杂，化学行为和生态效应复杂，且具有明显的生物富积作用，能够直接和持续危害药用植物的生长和品质，轻者可因药材变质而造成经济损失，重者可导致药用植物变质、有效成分含量降低而影响其疗效，甚至危害使用者的健康，给人体的免疫系统、神经系统、生殖系统等造成损害。有必要提出的是，我国由于20世纪六七十年代大量使用砷制剂作为农药，因此，砷对土壤及水源的污染比较普遍，我国已在山西、内蒙古、吉林等12个省区发现了地砷病，是世界上地砷病最严重的国家之一。

中药种质资源的遗传变异是影响中药产量和品质的一个重要因素。种植中药材的土壤与水源的酸化、农药，以及各种剧毒重金属污染，直接导致道地药材的性味归经等中药属性发生变异和弱化。

徐敢认为，由于原产地环境污染，一些野生药用植物，特别是易受土壤环境影响的根茎类药材，容易出现药材变异。例如：半夏种植中，由于滥施化肥等，市场上出现一些变异的半夏品种，块茎长得很大，部分块茎上长出了小块茎，外形与掌叶半夏相似，但药材性状明显不符合质量标准规定；引种栽培的药材防风，市场上出现个别商品味甜，肉质化，断面不存在裂隙，性状与传统使用的防风有一些差异，在薄层色谱也与对照药材对应不上；栽培的柴胡其药材性状（尤其是根的颜色）明显与野生品有不同程度的差异；等等。这些品种变异可能与道地药材异地引种栽培导致生长环境变化有关，但地域环境污染物，如农药、化肥的使用或其他环境污染物的污染是不无关系的。

中药资源普查试点工作专家指导组组长、中国中医科学院副院长黄璐琦呼吁，中药材道地环境需要抢救性保护。

据有关部门统计，20世纪80年代后期，甘草、麝香资源分别比20世纪50年代减少60%、70%，其他如蛤蚧、冬虫夏草、厚朴、杜仲、黄檗、黄芪、麻黄、松贝等资源的破坏也十分严重，动物药如虎骨、犀角等物种已濒危，植物药如人参、霍山石斛、铁皮石斛等野生个体已很难发现。

栽 培

"道地药材"与栽培技术及产地加工关系密切。道地药材不仅靠产地的自然条件，而且与药材的生长年限、栽培技术、采收季节和产地加工有着密切关系。如翟胜利所述，如白芍，按照其生产地区有三类，分别为杭芍、川芍、亳芍。杭芍主产于浙江东阳、盘安；川芍主产于四川中江、渠县；亳芍主产于安徽亳县、涡阳。其中，杭芍质量优，亳芍产量最大。杭芍、川芍、亳芍的生长年限及栽培技术与产地加工区别很大。杭芍栽培后至少需四年才能采收，川芍、亳芍多在栽培后三年即可采收。杭芍栽培后除第一年外，每年都要进行一次开穴修根，即摘除小根，仅留粗壮的根5~10根，这样可集中养分，促使芍药的根条更为肥大；而杭芍、亳芍每年在清明左右，需摘去刚形成的花蕾，这样可提高产量，但四川的习惯却是不摘掉花蕾。在产地加工方面，杭芍、川芍、亳芍也不相同。杭芍起土后，先用沙土刨去外皮（故杭芍的表面呈棕红色），再放水中煮透，然后每支捆在竹片上晒干，以防弯曲。川芍则是先刮去外皮，立即放在"种子水"（即白芍须根捣碎，加入玉米粉、豌豆粉混合液）中浸泡，这样，可保持白芍色泽鲜艳、质坚明亮，之后再行煮透。亳芍则是先煮透、后刮皮。由于杭芍、川芍、亳芍的栽培技术与生长的年限和产地加工方法不同，故杭芍根条粗大、挺直、表棕红色；川芍较细短、表粉白色、质坚、明亮；亳芍类似川芍，但表面粗糙。很多道地药材，如四川的川芎、黄连，东北的人参，云南的三七，甘肃的当归，浙江的浙贝母、杭白菊、河南怀庆府的地黄等都具有悠久的栽培和药用历史，在长期的实践中积累了丰富的生产经验，形成了一套成熟的栽培技术，在留种、播种、移栽、嫁接、剪枝、施肥、病虫害防治等环节都有着约定俗成的操作规程，这些规程在控制与稳定药材质量方面发挥了重要作用。如四川江油与陕西汉中均大量生产附子和附片，但因江油地区有着成熟严格的栽培技术：如冬至前一周栽种，需年年换种，以防病。栽培上还要进行摘心去芽和修根等措施，导致两地药材质量迥异。所以，江油附子一直是公认的道地药材。

大黄，为高原植物，其为直根性，根茎不发达，主要靠种子繁殖，若遭采挖恢复困难。而现实是由于各地的过度采挖，找到几株野生大黄非常困难，必须要深入到数十公里或更远的深山才能采集到大黄，甚至有的地方要采集野生大黄，必须要骑马几天到山里才能实现。栽培大黄有效成分的含量普遍低于野生大黄，大黄的栽培模式粗放，种质混乱，管理不到位，有害农药含量超标也是栽培大黄存在的突出问题，这种情况在中药材中普遍存在。

再如，大黄的人工栽培起步较早，有报道称，甘肃礼县和陇西早在二百年前就开始大黄人工栽培，其栽培品种主要为掌叶大黄。然而，尽管栽培历史悠久，但是，多数地区多年来没有进行优良品种选育，重复着自留种自繁殖的过程，这不可避免地导致品种的退化。各地由于大黄的人工种植周期长，经济效益低，多数管理粗放，种植技术含量低。为了增加土地周转，在各地农区多为育苗一年，栽培两年（合计三年）采收，采收的大黄干燥后只有手腕粗，或者更细，相对此而言，野生大黄生长会有五至十年或者更长，大的植株根茎粗度可达脸盆大，一般也可以达到茶缸粗。因此，如此快速培育的大黄质量无法保证。

近年来，道地药材品种退化严重的问题引起了专家注意。国家食品药品监管局原副局长任德权认为："道地药材退化并不是现在才开始的，已经有几十年了。不过，近年来更为严重。"

据李瑶调查，目前的中药材种植多是"农户+合作社"的形式，在中药材田间管理过程中，不少药农盲目照搬一般农作物的栽培技术，一些药农为追求高产，经常大剂量施用无机肥或植物生长剂，促使其生长速度加快，扰乱了自有的生物学特性，从而使品种退化，药性降低。同时，药农一般对优良品种选育、栽培技术不够重视，种源混杂、串种等，加剧了道地药材品种退化。同时，由于药农大量喷洒农药，使用无机肥等，导致目前道地药材普遍存在重金属含量、农药残留量超标问题。很多实际使用的农药没有进入国家检测范围。由于中药材市场混乱，非道地药材冒充道地药材的现象很多。据专业人士评估，市场流通中约有440种常用中药材，80%以上存在不同程度的质量问题，主要表现为：物种混淆、以假乱真、药材加工不规范、贮藏不当及存放时间过长。

从2000年开始，我国推行中药材GAP标准，但认证数量非常有限。统计显示，截至2012年9月26日，我国共有65家企业55个中药材品种100个基地通过原国家食品药品监管局GAP认证，规范化基地规模已近100万亩。但相对于全国总种植面积2100万亩来说，这个数量仍然只是一个零头。这些GAP基地多为大药厂兴建，小的几百亩，大的上万亩，主要用于保证其拳头产品的药材质量。GAP是自愿申请而非强制施行，目前只认证了50多个品种，而中国常用的大宗中药材品种约有360种。一些中药生产企业则表示，建GAP基地存在实际困难，GAP投入成本也比较大，药农的利益敏感度使得规范管理难。

《人民日报》2013年10月25日的一篇报道"道地药材何处寻"直接就说，作为国际通行的药用植物种植准则，GAP在中国遭遇尴尬。山西晋城市陵川县六泉乡是北京同仁堂的党参GAP种植基地。GAP认证通常有效期为5年。然而，这片700亩的GAP基地，在2009年认证到期后，同仁堂并未再申请认证。当地人说："认证过的东西，到市场上卖不上高价，企业没动力。"GAP给企业带来的高昂成本负担，几乎贯穿整个中药材种植流程。"假如遇到病虫害，别人用剧毒农药，可能花5块钱就把病虫灭了，但使用低残留农药可能要200块钱。"企业难以承受GAP所带来的高成本压力；而GAP产品得不到市场的认可，根源在于，使用优质饮片的成药卖不出好价。如，国内药企收购的甘草是细而长的条草，而到香港或出口国外的甘草却是又粗又壮。这就是为什么会出现"上海看病，香港抓药"的原因。

在中药材栽培技术上，我国的研究比较薄弱，导致制定的规范化种植技术规程还不尽完善，限制了一些重大药材栽培障碍问题的解决。如人参、西洋参、三七、地黄的重茬问题，始终没有得到很好地解决；中药材需水、需肥特性研究缺乏，造成水、肥滥用，严重影响了药材的品质。中国医学科学院药用植物研究所所长陈士林说，我国栽培的近160种中药材基本还停留在使用农家品种或混杂群体的阶段。培育并经过审定或鉴定出品种的中药材仅有枸杞、红花、地黄、柴胡、五味子、人参等20余种，绝大部分药材种子还没有质量标准。任德权说："与现代农业相比，中药农业至少落后30年。"我国中药农业的科技水平还较低，不足以真正解决中药资源急剧萎缩的难题。现代农业技术中的优良品种选育及精细作业技术，在中药农业技术进步中的贡献还微乎其微。

在我国濒危的3000种植物中，用于中药或具有药用价值的约占60%以上。目前，野生三七、野生人参、野生北沙参、野生当归、苋桥地黄等品种，在我国已基本绝迹。品种资源一旦消失，也就意味着历经亿万年进化和积累的许多优良基因资源的永远丢失。据梅智胜统计，目前，我国可以人工栽培的药用植物仅有492种，而其中只有13种具有成熟的人工栽培技术。

采收

药材临床疗效的发挥源于其中活性成分的积累。在药用植物生长发育过程中，其体内活性成分的含量不是固定不变的。因此，在其药用部位活性成分含量最高时进行采收，是确保药材质量的重要措施之一。古人非常重视中药材的采收季节和产地加工。早在《神农本草经》序录中，就有"阴干暴干，采治时月"的记载。在唐代，孙思邈在《千金翼方》中论述更详。孙思邈说："夫药采取不知时节，不知阴干暴干，虽有药名，终无药实，故不以时采收，与朽木不殊，需费人功，卒无神益。"李东垣在《用药法象》中说："凡诸草木昆虫，产之有地，根叶花实，采之有时，失其地则性味少异，失其时则气味不全。"这阐明了药材采收加工的重要性，充分说明了采收时间的重要性。

各种植物药材有其生长发育的各个时期，根、茎、花、叶、实各个部分，由于所含有效成分的含量各有不同，因而药性的强弱也有较大的差异。因此，药材的采集应在有效成分含量最多时进行。唐代孙思邈《千金要方·序》云："早则药势未成，晚则盛势已歇。"如全草多在其充分生长或开花时采集，叶类多在将开花至花盛开时采集，花类多在花蕾或以开放时采集，等等。植物生长年限的长短，与药物中所含化学成分的质和量，也有着密切关系。

可见，植物在其生长发育的不同阶段，药用部位有效成分的含量不同，对人体所产生的药理作用就会有很大的差异，中药采收对药材质量的好坏有着密切的关系。凡各种植物都有它的生长、发育、成熟的过程，中药材也是植物，在中药材有效成分含量最高时采收，才最为适宜。如不适时采收，中药材的质量必然降低。从而影响到药材的疗效，即使是质量优良的道地药材，也会变成次劣的药材，甚至毫无药用价值。因此，每种药材在采收加工上都有具体的规定。现代科学证明，这是十分正确的论断。

一般按药用部位确定最佳采药时间：全草、茎、叶类药材，多在生长旺盛期采集，如大青叶、蒲公英、益母草等。叶类药材特殊的有采嫩叶的番泻叶，经霜后的霜桑叶，落地后采收的枇杷叶、银杏叶等；根、根茎类药材，应当在深秋（已枯萎）或早春（未萌芽）采集，此时植物生长缓慢，基本处于休眠状态，根及根茎中贮藏的各种营养物质丰富，有效成分的含量较高，所以，此时采收药材质量好，如葛根、党参、天花粉等。树皮类宜在春夏之交采集，易剥离、生长旺盛，有效成分含量高，如杜仲、厚朴、黄檗等。根皮大多在秋末冬初挖根后收取，如桑白皮、苦楝根皮；花类应在含苞待放或初开花时采，盛开后采收的花不但有效成分含量降低，影响疗效，而且花瓣易于脱落，气味散失，影响质量。如槐花和槐米，同一植物来源，一为开放花，一为含苞欲放的花蕾，都具清热凉血止血的功效，其有效成分芦丁含量，槐米（花蕾）为23.5%，槐花（开放花）为13%。从某种意义来讲，槐米药用质量较槐花为优，用量小而效果好。

少数花类药材采开放花，洋金花就是在花开放后期生物碱含量高，质量好。果实种子类药材，除少数如青皮、覆盆子、枳实、青果等未成熟或幼果采收外，一般均应在已经充分成长或完全成熟后采收，如山楂、栝楼、牛子、苏子等。茎藤木类药物以秋冬两季采收为多，如鸡血藤、钩藤等。在秋冬季节或植株生长最旺盛时采收，植物藤茎所含的营养物质量丰富。采收时节对药材的质量影响很大，如槐米所含的一些黄酮类化合物，如山柰酚，只有在花盛开时和葡萄糖结合成为糖苷并在果实形成后渐增，另一些异黄酮糖苷，如槐黄苷，则只有在果实成熟时才能合成。又如，不同采收期大青叶中靛玉红的含量差异很大，2月份为0.015%，7月份为0.558%，9月份为0.86%，11月份为0.22%。再如，藏红花在开花第一天采摘产量最高，开花第2~4天番红花苷-Ⅰ的含量逐日减少11%、17%、25%。黄连中小檗碱的含量以秋季最高，麻黄中的有效成分以八、九月份含量最高，等等。另外，有些药材中的活性成分含量在一天之中也有明显变化，如艾叶中的挥发油含量以 13 时最高（0.54%），8 时含量次之（0.48%），20 时含量最低（0.44%）。因此，在药材生产中，只有适时采收，才能保证质量，否则，势必会影响到临床疗效。

"三月茵陈四月蒿，五月砍来当柴烧。"药材种植技术不规范，该掐顶时不掐顶，该剪枝时不剪枝，该采收时不采收，不该采收时乱采收，会使中药材质量出现滑坡。王君平述，五六年才能长成的杭白菊、三七，有的农民提前采；根茎类药材应该在花开前或花谢后采收，有的药农却在花期采收，结果上市后连专家都认不出来。有的农民看时价不好，就把药材留在地里继续生长，等着涨价。但是，像板蓝根、白芷、当归一类药，当年不收就开花抽薹，做药用的根就"发柴"（即严重本质化），没有用了。不按时节采摘，不按地域种植的中药材，跟烂木头没有什么两样。再有不按生长年限采收。例如，防风应生长 4~5 年，黄芪应生长 3~4 年，现均种植 1 年就采收，以致性状变异，气味淡薄；又如，桑叶应"霜降"节后采收，呈黄绿色，质硬，现用的桑叶多为青绿色，质软的嫩品；等等。如此情况，不胜枚举。

再以知母为例，主产于北方各省。其中，以河北产量最大且质优，尤其保定地区易县产品根茎肥大，质坚，色白，柔润，嚼之发黏，为上品，故有"西陵知母"的称谓。采收季节应在春季、秋季采集生长三年以上的根茎，尤以深秋产品质量最好。但近年来，药农不分季节、生长年限，乱采乱挖，造成知母根茎瘦小，有皮无肉（毛知母），这样的知母何以有疗效。再如甘草，其主要成分甘草酸在开花前含量约占 10%，花盛开后可降至 4.5%。麻黄也是如此，麻黄中麻黄生物碱在春季采取时含量低，而在秋季采取时的含量却最高。再如，金银花的采摘很有讲究，最佳采摘时间是 9 时~12 时，有雾、阴冷、水重时都不适宜采摘，特别是花在青白色时，品质最佳，药性最好；采摘完马上就要晾晒烘干。这样，对药物成分的损伤最低，也容易保存。茵陈是菊科植物滨蒿或茵陈蒿的干燥地上部分，我国大部分地区均有分布，常生长于山坡、河岸、沙砾等处，主要产于陕西、山西、河北、安徽等地。春季幼苗高 6~10 厘米时采收，或秋季花蕾长成至花初开时采割，有"三月茵陈四月蒿，五月茵陈当柴烧"的说法。还有"秋桔梗，春柴胡，冬虫夏草"，《礼记·月令》说的"五月半夏生，盖当夏半也"，等等。

但传统采收技术没有得到很好地传承，不按时节采摘中药，药用部位随意，不按道地药材的传统炮制中药，等等。药材在生长发育的各个时期，所含的有效成分，均存在较大的差别；但是，在药材尚未上市，云集产地的药商已迫不及待地把价格炒得沸沸扬扬，从而形成"夏药春收，秋药夏采"，违反常规采收季节采收的不良现象，如此反复，导致药材"早产"上市，价格上扬，质量暴跌，使用疗效根本无保障可谈。

其重要原因，主要还是利益驱使的掠夺性采挖。据刘大有统计，1986年的调查数据显示，当时，全新疆的雪莲宜采量为5吨，而仅新疆各大制药厂对雪莲的需求量每年就高达百余吨。巨大的需求量使雪莲价格大幅攀升，为牟取暴利，盗挖者屡禁不绝。目前，分布于海拔3500米以下的雪莲已经被采完，照此下去，4年以后，新疆雪莲将在雪山上消失。目前药用动物林麝、黑熊、马鹿、大小灵猫、中国林蛙、蛤蚧等多个种类的资源显著减少。其中，麝香资源比20世纪50年代减少了70%，虎骨、犀角等物种濒危，已经被禁用。中药资源的无序开发导致大面积植被被毁，生态环境日益恶化。每到甘草收获季节，每天有数千人挖采，每挖1千克甘草就要破坏60平方米的植被，40多天就可破坏800万亩的草原，造成草原严重沙化，经济损失难以估量。

再如人参，应用历史已有1700多年。到清代，人参年采挖量达数5000千克之多，经1000多年的不断采挖，到17世纪，长白山区人参资源已近枯竭，而太行山区人参早在明代就已灭绝。至20世纪80年代末，吉林省山参蕴藏量仅有数吨，而现在估计仅有数百千克。又如1957年，在延边自治州龙井市发现一座"黄芪山"，漫山遍野都是黄芪，当地群众大量采挖后立即脱贫致富，但几年后山上很难找到黄芪了。再如1977年扶余等县洪涝灾害，于是发生当地群众采挖三棱进行生产自救，一年内采挖三棱数百万公斤，而现在再想发现"黄芪山"，和采挖数百万公斤三棱这样的事，几乎比登天还难。再如"非典"期间，我国中药专家开发防"非典"的中药方，其中有一味药是贯众，于是，当地群众便掠夺式采挖粗茎鳞毛蕨，致使吉林省东部山区的粗茎鳞毛蕨资源几乎绝迹。

近30年来，秦岭地区消失的中药已多达10余种。如今，想挖到几百年以上的何首乌，比买彩票中大奖都难。如果再不进行抢救性的保护，三五年后像太白米、何首乌、黑枸杞等名贵中药也将绝迹；即便是比较常见的中药，二三十年后也有可能濒危。

加工炮制

我国古代对道地药材道地性的论述，可见于历代名家本草文献。《神农本草经》记载的药物：巴豆、秦皮、蜀椒、吴茱萸等，都以古国命名药材，表明产地。梁代陶弘景所著《本草经集注》中描述道："诸药所生，皆有境界。"论述了药材的产地分布，何处所产为胜。初步形成"道地"的概念。明代李时珍所著《本草纲目》在继承前人"道地"思想的基础上，明确指出产地加工的作用："生产有南北，节气有迟早，根苗异采收，制造法异度"，其中的"制造法异度"就是指的产地加工。

中药大部分是植物、矿物、动物等原生药材，一般不宜直接用于调配，必须通过一定的加工处理。特别是一些有刺激性和毒性的药材，若不经过加工炮制，在临床应用时就可能出现副作用和中毒现象。

王世勋认为，中药的特点往往是一药多效，故又必须经过适当的处理，才能达到治疗的目的。如大黄为常用的重要泻下药之一。据文献记载，大黄苦峻下走，用之于下必生用，若邪气在上非酒不至，必用酒浸驱热而下。大黄经过酒炒或酒蒸后，均能缓和其泻下作用等。中药在炮制过程中，往往加入一定的辅料，如酒、醋、盐等。这些辅料除具有一定的治疗作用外，并可缓和或提高药物的疗效。醋制柴胡、青皮、香附等都能增强疏肝理气作用，醋也可增强三棱、莪术、延胡索等行血作用。醋是良好的有机溶媒，能与生物碱形成盐，大大增加生物碱在水中的溶解度。实验证明，延胡索醋制后比生延胡索有效成分多出一倍。

产地加工也是保证药材质量，防止虫蛀和腐败变质的有效措施。如金银花在产地采用蒸后晒干，其绿原酸和异原酸含量比生晒高七倍。川乌、草乌的炮制，历来以口尝微有麻舌感时为度，此程度因人而异，较难掌握。通过科研人员对四川产的川乌、草乌的性状鉴别、酯型生物碱含量作全面考察，结果合格率为50%，制川、草乌麻舌感与其酯型生物碱和总生物碱的含量不成平行关系。如何控制其浸泡、煎煮时间，才是乌头炮制品质量优劣的关键环节。

几乎每种道地药材都有其独特的产地加工方法。如周洁所述，党参、玉竹、黄精、麦冬、独活等药材在干燥过程中，必须反复搓揉几次，才能避免产生皮肉分离或空泡现象，达到油润、饱满、柔软的要求；玄参、丹参、川芎、白术、厚朴等在干燥时，需要经历一个"发汗"过程，以达到变软、变色、增加香气或油性、利于干燥等目的；浙贝母则需用撞擦的办法撞去鳞片的表皮，然后用石灰处理。撞皮的目的是，使内部的水分容易挥发、利于干燥；加石灰处理的目的是，使鳞片内部的水分吸到外表来，并可起到防腐和防虫作用。同一种药材以不同的产地加工方法进行加工时，其内部的活性成分含量有着明显不同，从而对药材的质量产生影响。

据《中国中医药报》近年报道，产地加工不到位的情况十分常见，比比皆是。比如，生地黄往往没有焙透，心部不黑，菊花心不明显。传统方法是鲜地黄采收后在土焙内缓缓地烘焙，并不时上下翻动，直至内部变黑变干。熟地黄蒸制不到位，有棕色心。传统方法为九蒸九晒，熟地黄要由生地黄加黄酒反复蒸制、晾晒，直至内外乌黑发亮，口尝甘甜胜饴糖。再如，乌梅、厚朴、玄参、杜仲堆捂发汗不到位甚至不发汗。这些药材收采后,必须先除去芦头、子芽、须根或泥土杂质等,晒或烘至半干,再堆捂发汗使内部变黑、再烘晒,反复数次至干燥,最终达到内部油润色黑。怀菊花不是阴干而是直接晒干或烘干。传统方法要求菊花采收后要束成把挂在房檐下自然阴干,使色白、味浓、花形自然。半夏、南星、桔梗、桑白皮未去净外皮,陈皮未放陈而使用、桑叶未经霜打而采收等。土茯苓、萆薢、乌药均属坚硬的根类药材,干后实难浸透切片,都是产地直接切片,切片后颜色鲜艳,外形美观,便于煎出有效成分,但现在这三种药材产地加工切制成的片,厚度比《中国药典》的规定厚出1~3倍,原本质量优良的"道地药材"由于在加工环节错误,使质量大大降低。这些产地道地而加工未到位的药材,都使道地药材的质量大打折扣。

再如,同为天麻道地产区的四川、湖北、吉林等地,产地加工差异很大,采用的方法有蒸后干燥,直接烘干,明矾水煮后干燥,小米粥煮后干燥等,所得成品天麻素的含量相差非常悬殊。白芍道地产区加工方法有煮后去皮和去皮后煮两种,两种加工方法加工出的药材外观和有效成分的含量存在很大差异,而且是色泽较差的加工品有效成分的含量很高。人们在加工过程中,为了追求外观色泽好看,却忽视了有效成分含量的高低,势必会影响其疗效。牛膝、山药、贝母、白芷等药材道地产区的产地加工采用硫黄熏,造成硫残留量的超标,危害人们身体健康。大部分的道地产区仍然沿用日晒和炕烘的干燥方法,这与道地药材产业化发展中,将采用的机械化、规模化生产极不协调。我国传统名贵道地药材——人参和鹿茸的生产也存在这样的问题:我国人参道地产区长白山地区和韩国的人参产区环境基本相同,但加工方法落后于韩国,导致我国长白山所产人参价格及质量不及同等规格的韩国高丽参的十分之一。我国所产的鹿茸由于产地加工的落后,在国际市场的地位日益下降,现在排在北美、俄罗斯、澳大利亚之后,成为档次最低的品种。

就药材的产地和加工而言,不仅道地药材须注意,即使是普通的草药也需要讲究采收和加工的方法。如金银藤(忍冬藤),应以山东、河南者为正品,秋后采收为宜。金银藤的性状为茎枝直径在1.5~6毫米,表面为棕红色光滑,尖部为灰绿色略被茸毛,中空。近年来,大多却采用南方野生金银藤,其藤茎粗细不一,最粗的如手指,已木质化,表皮多已脱落,如何能起到应有的疗效呢?桑叶应采收深秋或经霜的老叶,其形状特征应为表面黄绿色或棕黄色,叶脉突出,质厚而脆,抓之有刺手感,而现今所用的桑叶全为绿色,完全不符合药用要求。

中药材产地传统的采集加工和贮藏技术,是道地药材传统药性形成、保护的重要环节,是千百年来被实践证明了的行之有效的适宜方法。李开银认为,这些年由于中药材产业化进程加快，中药材种植面积扩大，重扩产增量、轻品质保护，道地药材种植、产地加工、贮藏养护等的管理普遍比较粗放。比如，传统当归产地对当归的加工方法是，鲜当归经过挑选、分等、柳条扎把、搭棚秸秆熏制，才能成为商品药材。当归加工不宜采用阴干和晒干方式，必须熏制。但许多地区的药农则采取阴干、晒干，甚至用硫黄熏制来代替秸秆熏制。传统的加工黄芪的方法是，采收后要对黄芪的根条反复揉搓，促其出糖，增强药性。现在许多药材加工户为节省人工成本，已不再按照传统加工方法加工了。

《中国中医药报》近年对这种中药加工的不良现象也多次报道。中药的炮制，目的在于消除或降低中药的不良反应，改变药性或提高临床使用疗效，便于煎服、制剂、贮藏等。然而，如今是枇杷叶"一毛不刷"，远志仍然"我心依旧"等诸如此类的现象，屡见不鲜。更有甚者，不使用规定辅料或使用劣质辅料，或将炮制这一药材特殊处理的加工过程，不负责任地交给病家去完成。不依法炮制，就不能充分发挥药材疗效而达到治疗目的。医家虽冠以疗疾之名，病家却无治愈之实，进而出现诊断正确，配方不误，服药却无疗效的现象。

药材的人工合成也是不尽如人意的。研究表明，天然牛黄的铜和锰含量比人工牛黄高出几十倍，而含铁量只是人工牛黄的十几分之一，可见，中药材合成品与药材的原有特性存在较大差异，尽管同类化学物质对疾病有一定的针对作用，但中药材中有效成分往往不止一种，有些成分尚不明确，难以用单一的化学指标全面评价药材药效质量。所以，不能以存在相同或相似的化学成分而确定其在药理作用上的完全一致。

2015年2月12日的《中国中医药报》报道了"国医大师"金世元用自己一段亲身经历讲述的道地药材的"宝贵"。他说："1957—1958年，北京市曾经把全国各地道地药材集中在昌平区进行培育；但是，不管怎么创造条件精心种植，这些药材离开了原来的产地，不仅长势令人失望，药用价值更是无从谈起。"

以阿胶为例，阿胶最早记载于东汉时的《神农本草经》："真胶产于古齐国之阿地，又以阿井水煮之，最佳。"可见气候、水文、土壤、湿度等自然条件，以及栽培、采收、加工、炮制、生产制作工艺等人工条件，都会影响药材功效。决定阿胶地道性的关键因素是东阿地下水，但纯正驴皮以及国家级非物质文化遗产东阿阿胶制作技艺也是不可或缺的重要条件。"真材实料是至高无上的功德。"他毫不掩饰对东阿阿胶的钟爱："我每次去东阿阿胶公司，一定要去驴皮库看看。他们用的皮子讲究，全是整张的。看了心里踏实。""驴皮真、水好，还离不开秦玉峰作为代表性传承人的精湛工艺。"同为国家级非物质文化遗产"中药炮制技术"代表性传承人，金世元深知技艺对于道地药材炼制的决定性

"修治"作用:"秦玉峰作为国家级非物质文化遗产东阿阿胶制作技艺代表性传承人,几十年来,没有辜负国家的信任,不仅用生命传承了 3000 年的滋补国宝,而且在生产实践中不断加以保护,使东阿阿胶能够具有长久的生命力。没有以他为代表的精湛技艺,也就没有道地药材东阿阿胶。"

利益驱动产生不良导向,人们要求中药材洁白、光滑、个大,也就是"卖相"好,"卖相"好的中药材,市场销售价格高、行情好,这就对中药材加工行业产生了不良导向,各种优化中药材"卖相"的非法生产加工技术应运而生。比如,对中药材进行硫黄熏蒸,可以同时起到保湿增重少霉变和美化"卖相"的作用。一些收购药材的单位和个人为片面追求商业经济利润,擅自降低药材收购标准。特别是市场上紧俏的药材,在收购标准降低后,又人为掺杂做假。如海金沙中加入大量建材细沙,然后从造假源头流通到广大的市场。保障道地药材质量的管理能力亟待加强。中药材交易市场的监管存在缺失,在中药材交易市场中,对中药材质量及其交易行为的监管应该由哪个部门执行,一直没有明确,使中药材市场基本处于自由交易状态。由于对交易市场管理薄弱,硫黄熏蒸、染色、掺杂使假等非法加工行为在中药材交易市场及其周边存在,严重影响了道地药材的质量安全。

药是治病救人的东西,如误用了伪劣药品,轻者误病伤人,严重者可危及生命,绝不可轻视。据金世元所述,有利欲熏心之徒将"桃儿七"(有毒)掺入龙胆草片内出售,造成了严重的医疗事故。再如,海马腹内灌水泥,炮制全蝎加盐,土鳖虫加矾,天麻内加铁钉,车前子内掺荆芥子,葶苈炒黑充车前子,油菜籽充菟丝子,白术片掺云木香片,猪苓片掺黑三棱片,小赤链蛇充金钱白花蛇,佛手瓜切片充佛手片等。这种状况长此以往下去,不仅影响中医临床治疗效果,也有损于患者身体康复,而且对祖国医药事业的声誉造成极大的损害。从中药材增重、掺伪、掺杂问题频发,到中药饮片被检测出对人体具有毒性的化学染色剂金胺 O,再到 2015 年 82 张中药饮片 GMP 证书被收回,中国百姓对中药材越来越难言放心。

同仁堂有古训:"炮制虽繁必不敢省人工,品味虽贵必不敢减物力。"道地药材一定要道地加工,确保道地药材的品质内涵,确保中药产业的长远发展,确保道地产区的芳名永驻。

第三乱　人道不仁

第三式　见龙在田（乾卦 九二）《象》曰："'见龙在田'，德施普也。""见龙在田，利见大人。"这一招是用于狭小空间的防身之术，它或为缓冲高手绵密不绝的攻势之用。

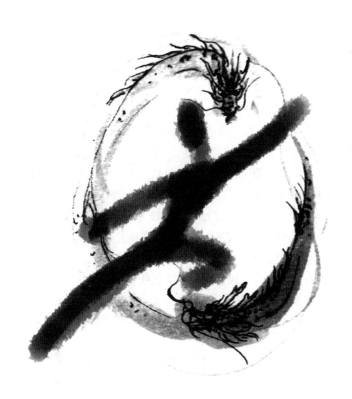

人心的乱才是中医乱之成，是中医最大的乱。

背景：西学东渐

中西医之间的这种斗争，不只是表面上两种医学体系的竞争，实质上，是背后两种文化、两种思维方式、两种世界观的论争。

19世纪中期，中西文化之争就已初现端倪。此后从洋务派与顽固派的争执，到维新派与守旧派的对垒，再到新文化运动中新旧之争，中医与西医之争……中西文化之争无时不在。本节主要论据参考学者王晓翠《民国时期中西医论战研究》一文，因为看问题的角度和高度不同，对不同事件的理解深度也不同。虽然其中有些观点不敢苟同，就事论事和站在历史高度上论事不是一回事，但主要事实及数据基本如此。

西学东渐的意义不在于西学本身的优劣，而在于国人在吸收、吸取先进经验与科技的过程中没有认清自身的价值观与世界观，从而在西学东渐过程中矫枉过正，从一个极端走到另一个极端，没有将中西之学的合理内核认清。当然，这也是由于当时整个社会状态与人类历史发展阶段有关。但那时可以原谅，经历了四百多年的认知和融合，现代中医乃至整个现代的中国社会、科技界依然不能认清西学文明形式与中学文明合理内核，这就不是社会发展阶段的局限所能解释得了的了。

归根结底，在除了中华古文明之外的所有上古文明都已消失殆尽的情况下，西学文明仍然不能合理破解中学文明的子学密码、经学密码，这不仅是现代中医界、现代中国社会的悲哀，同时，也是西学文明的悲哀。

在东西方中西文明、文化交流史中，曾出现过五次文明思想交流高潮。

其中，最早的那次是在《山海经》时代，也是东学西渐的时代，是在上古时代。后来的世界史上东西方文明同时在2500年前形成那个轴心时代，就是为人类文明留下的种子，也为奠定整个世界的文明格局与后来的发展趋势埋下了种子。其后，汉唐时期的丝绸之路，是中华文明影响世界的成长阶段。再其后，唐朝为第三次中西文明思想交流高潮，世界各国来朝，是汉唐文明科技影响世界的时代。再其后，随着宋元明时期中华文明在世界版图的扩张，中华文明成果再次以潮水般的速度传遍世界，正是这次中华文明的传播引发了西方世界所谓的"文艺复兴"时代。再后来，明末清初的科技翻译为第四次高潮，而清末民初的西学东渐则为第五次高潮。

西方医学传入中国，自明末清初至清廷覆灭大致历经了三百余年。明清之际（16世纪末至18世纪初），基督教哲学、亚里士多德哲学等西方哲学在中国开始传播。众多西方传教士也来到中国，到乾隆二十二年（1757），来华传教士已有500名左右，且70人以上为知名传教士。代表人物有利玛窦、南怀仁、罗雅谷、汤若望等。同时，当时来华的传教士一般都有译著，共翻译成书400多种，130多种为科学类，而利玛窦、南怀仁、罗雅谷、汤若望四人翻译有75部译著。主要以天文学为主，同时，涉及军事科学、地理、医学、数学、生物、地质等科学。如利玛窦与徐光启合译了《测量法义》《几何原本》，与李之藻合译了《圜容较义》《同文算指》，且自己还撰写了《西琴八曲》《西字奇迹》《乾坤体义》等。鸦片战争与洋务运动时期，中国对西学的选择，是依据"中体西用"原则，基本停留在物器层面上，西方哲学东渐处在曲折之中。清末时期，西方的哲学、物理、天文、生物、政治学、社会学等诸多新知识大量传入我国，对我国的学术、思想、社会和政治产生了重大影响。1895年至1915年，西方哲学重新全面东渐；五四运动前后西方哲学东渐开始初步繁荣，该时期新文化运动背景中康德哲学、黑格尔伦理学、尼采哲学、博格森生命哲学、杜威实用主义哲学、罗素分析哲学、杜里舒生机哲学等，包括一些科学、医学、艺术类书籍在中国开始传播。

甚至《四库全书》中也收录西方传教士的著述24种。据王永华统计，其中列入"著录书"的有11种，列入"存目书"的有13种。它们分别是：

西儒耳目资 无卷数　金尼阁（P. Nicolaus T rigault 法国人）撰　经部　小学类存目

职方外纪 五卷　艾儒略（P. Julius Aleni 意大利人）撰史部地理类

坤舆图说 二卷　南怀仁（P. Fer dinandus Ver biest 比利时人）撰　史部地理类

西方要纪 一卷　利类思（P. Ludov icus Buglio 意大利人）、安文思（P. Gabriel de Mag alhaens 葡萄牙人）、南怀仁等撰

史部地理类存目

泰西水法 六卷　熊三拔（P. Sabbathinus de U rsis 意大利人）撰　子部农家类

乾坤体义 二卷　利玛窦（P. Mattho eus Ricci 意大利人）撰　子部　天文算法类

表度说 一卷　熊三拔撰　子部　天文算法类

简平仪说 一卷　熊三拔撰　子部　天文算法类

天问略 一卷　阳玛诺（P. Em manuel Diaz 葡萄牙人）撰　子部　天文算法类

新法算书 一百卷　徐光启、李之藻、李天经、龙华民（P. Nicolaus Longo

bardi 意大利人)、邓玉函（P. Joannes Terrenz 瑞士人）、罗雅谷（P. Jacobus Rho 意大利人）、汤若望（P. J. Adam Schall von Bell 日耳曼人）等修 子部 天文算法类

天步真原 一卷 穆尼阁（P. Nicolas Smogolenski 波兰人）讲 薛凤祚译 子部 天文算法类

几何原本 六卷 欧几里得撰 利玛窦译 徐光启笔受 子部 天文算法类

奇器图说 三卷 邓玉函撰 子部 谱录类

辨学遗牍 一卷 利玛窦撰 子部 杂家类存目

二十五言 一卷 利玛窦撰 子部 杂家类存目

天主实义 二卷 利玛窦撰 子部 杂家类存目

畸人十篇 二卷 附西琴曲意 一卷 利玛窦撰 子部 杂家类存目

交友论 一卷 利玛窦撰 子部 杂家类存目

七克 七卷 庞迪我（P. Did, de Pantoja 西班牙人）撰 子部 杂家类存目

西学 凡一卷附录唐大秦寺碑一篇 艾儒略撰 子部 杂家类存目

灵言蠡勺 二卷 毕方济（P. Franciscus Sambiasi 意大利人）撰 子部 杂家类存目

空际格致 二卷 高一志（P. Alphonsus Vagnoni 意大利人）撰 子部 杂家类存目

寰有铨 六卷 溥汛际（P. Franciscus Furtado 葡萄牙人）撰 子部 杂家类存目

梁启超在其《中国近三百年学术史》的附表《明清之际耶稣教士在中国者及其著述》中，著录西士共65人，著译华文书籍三百余种，其中最迟到达中国的教士是在清康熙三十九年（1700），除5人卒年不详外，最晚去世的为清乾隆十三年（1748）。另有清末费赖之（Louis Pfister）编纂的《耶稣会士之传记》一书，所辑录的教士传记约有500人，其中有华籍者70人。与梁任公辑录的有中文著述的西士人数大致相当。据此可以说，在始纂《四库全书》时，这300余种西书早已问世，而《四库全书》仅收录了其中一小部分。《四库全书》中，除收录了以上西士译述外，也收录了部分中国学者介绍"西术"、推演"西学"，及受"西学"影响的著述。如徐光启所撰的《测量法义》《测量异同》《勾股义》，李之藻所撰的《浑盖通宪图说》《圜容较义》《同文算指》，以及薛凤祚的《天学会通》、梅文鼎的《历算全书》和《御定数理精蕴》等。这些著述都体现了"西学东渐"对中国学界的影响，及其在《四库全书》中的反映。

从唐朝到明朝均受到过外来科学的影响，但最终也都被中国传统文明与文

化所湮没。然而，清初，由于西方传教士经过严格的科学训练，其向中国输入的是具有较高实证水准的外来科学，其力量可与中国传统相抗衡。同时，也由于中华文明与文化长时间的繁衍，导致体系过于庞杂和紊乱，使中华文明的核心因素已被历史尘埃层层覆盖，乱迷人心、欲遮人眼，最终使西方实证科学与哲学在国家层面上占据上风，造成当时中国社会的人心大乱，从而出现了清末、民国、新中国建立初期的社会乱象；但史学家们不这样认为，他们认为这是社会文明的进步。社会文明包括两部分，一部分是物质文明，一部分是精神文明，史学家们所说的进步只是物质文明的进步，精神文明不是进步，而是退步了。五四运动打破的不是封建思想，而是人类思想中道德境界与底线。

民国时期是现代医学快速发展的时期。20世纪20年代以前，北京3家有中医的西医医院，都分为中医、西医两部分，而且西医较少，以中医医疗服务为主。但是，随着西医诊法的被接受，人们逐渐信任西医，西医在医院的业务量逐渐增加。据资料记载，1912年6月，内城官医院中医诊治病人6851人次，西医诊治病人7499人次，此时中西医医疗情况基本处于并重的地位，而且两者诊治的重点也各有不同。但是，此后西医的就诊病人一直多于中医，约为中医的1~2倍，渐渐变成了以西医为主的医院。后来随着形式的发展，中医完全退出了这3所医院。管中窥豹，中西医此时的地位及状况，由此可见一斑。

20世纪初，西医学教育改变了以往师承传授的小规模状况，进入正常轨道，大量医院和医学校出现。以北京为例，自从1865年第一所西医医院双旗杆医院在北京创办后，北京地区的西医诊所、医院便逐渐增多。1906年，北京协和医学堂创办。1912年以后，又有许多教会大学医科和医学院出现。到1914年，北京知名的西医医院已发展到21家。其他地区也纷纷建立西医医院，1914年，华西协和大学开办医学专业。1917年，济南共和医校、北京早期的男女协和医学堂、南京金陵大学医预科和汉口协和医学校等五所教会医学校合并为齐鲁大学医学院。可见，西医学的教育已经大成规模。

1900年至1910年的10年间，教会医院数量也大为增加，不仅一些原来有名的教会医院在此期间进行了重建，而且1900年以后进入中国的许多传教团体也借鉴先行者的经验进行医学活动，包括设立医院和学校。据1905年的统计，教会医院已经普及全国20多个省区共166所，诊所241个，教会医生301人（男207人，女94人）。1921年的统计表明，主要省区均有教会医院，河北24所，安徽8所，浙江19所，福建41所，河南16所，湖南18所，湖北27所，甘肃2所，江西12所，江苏34所，广东39所，广西4所，山西4所，贵州3所，东北25所等，共283所。1936年《中华年鉴》统计，全国20个省有教会医院426所。而到1937年，据《基督教差会统计》显示，仅英、美两国教会开办的医院就有 300 所，病床床位数共约 21000 张，另有小型诊所约 600 处。

因为看到西医教育的"先进性"，中国开始学习西方系统的、大规模的医学培养模式。1817 年，京师同文馆开设生理学和医学讲座，许多外国传教士曾在此讲授西医知识。1865 年，北京同文馆特设科学系，始有医科学识正式的研究，聘杜氏（Dudgen）为教授，这是中国有新医学教育的开始。1881 年，中国第一所正规的现代医学校——天津医学馆设立，从此打破了教会医学院一统现代医学天下的局面。在此前后，上海、福州、天津等地的洋务学堂中，也开办了医学专业，私立医学校也在全国各城市遍地开花。据 1937 年国民政府教育部医学教育调查统计，当时全国有公私立大学医学院、独立医学院、医药及专修科总共 33 所。各地省城、大城市和海港城市也纷纷开办医学校，为扩大我国自己的西医队伍培养了大批专业人才。我国独立的现代医学教育从无到有，从小到大地发展起来了，西医的势力更为壮大。

相比西医院校的遍地开花，中医的状况则相当可怜：自 1912 年的"漏列中医案"开始，便长期被摒弃在教育系统之外，没有一所国立、省立中医学校。即使一些私人和组织相继创建了一批中医学校，但在办学规模、办学能力和设施等方面，都不能望西医之项背，况且这些学校还面临着随时被取缔的危险。除医学院校外，学术团体作为衡量学术标准和地位的一个重要表征，也反映出中西医双方地位的变化。20 世纪的头 12 年，近代中医界在西方医学的冲击下觉醒，纷纷建立学术团体，数量远远超过西医团体。以当时全国西医最集中的上海来看，民国以前建立的医学团体有 11 个。其中，只有中国博医会、中国红十字会、中华护理学会、上海市红十字会 4 个是西医团体，其余 7 个全都是中医团体。此时，中医团体在数量上占明显优势。北洋期间，上海共建立了 23 个医学团体，其中 2 个兼有中西医性质，9 个中医组织，12 个西医组织，此时不管规模、水平如何，西医团体至少已从数量上超过了中医，虽然双方差距并不大。南京政府时期，先后建立了 40 个医药学团体，除 2 个兼有中西医性质以外，中医组织 8 个，西医组织 30 个。双方交手到现在，西医团体至少已取得数量上的压倒性优势，与之相关的学术地位，也就不言而喻了。

作为近代中西医论争的主要舆论工具和阵地，民国时期的医学刊物数量之多、品种之繁、发行范围之广皆达到了历史上的空前水平。据 1935 年的调查，当时全国约有 315 种医学期刊，其中 178 种为西医期刊，137 种为中医期刊。西医期刊不仅从数量上占优势，而且引导着当时的医学发展潮流。如丁福保创办的《医学世界》，余云岫创办的《社会医报》等，都是站在西医的角度，宣传西医的理论与技术的，同时，对中医的理论和实践多有攻击。

除了这种显而易见的争斗，西医对中医的打击还有隐性的。比如，西医专业制度的文化权威就对中医形成了潜在的影响，甚至成为他们追求的目标。1932年，上海编纂了《国医名录》，在资格栏中填入内容的有503人，其中107人将毕业的中医学校名称作为执业资格。相当一部分中医医生将"上海卫生局中医登记委员"列为主要资格。1929年，中医界大抗争发起人之一的陈存仁，资格栏中填写的是"上海中医专校毕业，丁仲英门人"。以此推断，在当时的中医界，各种正式资历已成为填写"资格"的首选，而"中医学校毕业"，"委员"等头衔，几乎全是引入西方专业制度下新兴的产物。

在《国医名录》中可以看到，中医师的自我分类已经由非正式的"名医""儒医""世医"等，向正式的、有团体基础的各种学习经历和职称转变了。虽然这种移动距西方社会学家定义的专业化体制还离得很远……但是，无论如何，它已明确地走上了以专业团体为基础的方向了。因为许多中医界素有声望的医生都已投身中医校、医院、公会、医团的组织与领导，而他们也将由之得来的各种头衔列为最重要的行医"资格"。显然，西医的执业制度和文化权威开始为中医师所羡慕，并作为目标追求而尽力效仿。

与此同时，西医课程也一直在对中医进行悄无声息的渗透，这几乎导致传统医学文化地位的丧失。西医日益得到国人接受和认可，地位日隆，于是，它雄心勃勃地想要在古老的中国大施拳脚，由最初的小心翼翼地试探到最后的肆无忌惮，它认识到传统医学的无力和弊端，于是利用自身的某些优势逐渐侵占中医学的领地。另一方面，国人在中西医学的交锋中，痛定思痛，正视自身的不足，要求引进现代科学知识和技术以实现中医的创新发展。这种思路反映在中医教育上，就是教育模式的变化和教育内容的拓展，采用西医学术之长，移植其教学内容。所以，近代兴起的中医院校几乎无一例外地开设了西医课程。西医毕竟代表了近现代医学发展的主流和趋势，要想不被淘汰，中医就必须开拓创新思维，探索新出路。在时人的这种心态下，西医由外而内地渗入到中医界各个角落。

从人类学角度来说，达尔文的进化论与斯宾塞的社会进化论实质上就是将人类的人性向兽性转化的一个学说。提倡兽性之间的"适者生存""优胜劣败"法则，而忽视了人伦之间的真人、善心、仁学，其结果就是将文艺复兴以前为宗教、为神作战的理由转变为为人的本能来作战，人的本能实质上就是动物的本能，动物的本能没有人类伦理的约束，实质上就是兽性。从这一点上来看，近现代社会的变化虽然是物质文明高度发达，但是，在精神文明方面却是贫瘠一片。

19世纪80年代，钟天纬著《格致说》，第一次介绍了达尔文的生物进化论和将进化论运用于人类社会的斯宾塞的社会进化论。

甲午战争以后，严复将达尔文学说进行了系统的介绍和阐说，并翻译了赫胥黎的《进化论与伦理学》一书，希望借书中"优胜劣败"的生物演化规律，唤起国人"与天争胜""求变求强"，以救亡图存。这种关于"天道变化，不主故常"的自然规律的科学观念，引导着中国人从"天不变，道亦不变"的传统观念中挣脱出来，用全新的眼光重新看待自己和世界。于是，黄遵宪在处理外交时，开始运用"弱肉强食"的思路分析列强压迫弱国的利害；梁启超则受天演论启发，提出和完善了他的进化史观；孙中山等革命党人以进化论为武器，笃志推翻清王朝，以建立他们心心念念的共和国。

进化论一经进入中国，就引导着中国人从社会的巨变中寻求所谓的进步。"物竞""天择""适者生存""优胜劣败"等名词迅速风靡全国。

胡适曾在《四十自述》中写道："《天演论》出版不久之后，不上几年，竟做了中学生的读物了。……他们所了解的只是那'优胜劣败'的公式在国际政治上的意义。在中国屡次战败之后，在庚子、辛丑大耻辱之后，这个'优胜劣败、适者生存'的公式的确是一种当头棒喝，给了无数人一种绝大的刺激。几年之中，这种思想像野火一样，延烧着许多少年人的心和血。'天演''天择'等等术语都渐渐成了报纸文章的熟语，渐渐成了一班爱国志士的'口头禅'。"

这种求强求变的思潮，转变了整个社会的风气和思维方式。一部分新式知识分子结合中国的现实而塑造出"天演哲学"，更彻底地唤醒了民族生存和斗争的本性。这一状况使东西方文化之间出现了潜在的对抗：一方面，进化论促进了自然科学的发展和科学精神的确立，直接推动了生物学的研究，一个自然而然的结果是近代自然科学，如生理学、解剖学等也有长足进步，而且部分人接受了西方的价值观，树立了科学精神，在中国确立了与传统的思辨哲学截然不同的以科学为支柱的新的文化价值系统；另一方面，部分激进人士从进化论的核心理论"物竞天择，适者生存"中认识到竞争的重要性，即竞争是一切变化的原动力，是一切进步的源泉，是"进化之母"。所以，为了与汹涌而入的西方文化争夺生存空间，时人在各个领域都进行了抗争的努力，当然，也包括医学领域。

新文化运动之前，中西文化的接触与冲突还是局部的、隐蔽的。那时的中国，上至官僚统治阶级，下至知识阶层和一般士人，都未曾超越长久以来形成的"中体西用"的藩篱。他们在中西文化的冲突浪潮中，多数选择的是站在传统的一边，即使他们中有一些人曾出国留学或任职。但是，新文化运动期间，一部分知识分子经过了西方文化的熏染和彻底洗脑后，自觉或不自觉地将东西方文化进行比较，得出了西方近代资产阶级文化优于中国传统封建文化的结论，于是对传统大加挞伐，这引起了对传统情有独钟的那部分人的反感。究竟二者孰是孰非，双方各执一词，开始了直面相对的激烈论战。

社会达尔文主义的流行，让人懂得了"适者生存"的残酷。要生存，就要学习强者西方的先进的制度、文化、技术，我国固有的一切已成为一文不值的历史旧物，还有什么可留恋的呢？于是，否定传统，否定一切的民族虚无主义泛滥。一部分激进分子认为，包含了古代文化各个领域的中国固有文化"陈腐朽败""妖言充塞"，"是过去的已死的东西"。

陈序经在《关于全盘化答吴景超先生》（《独立评论》，1935，第142号）中甚至认为，我国"从前没有什么重要的事业，对于世界文明，没有重大的贡献。所以我们的历史，也就不见得有什么重要。"甚至提出"中国不亡，是无天理"的骇世之言，因为在他们看来"中国这样又愚又懒的民族，不能征服物质，便完全被压死在物质环境之下，成了一分像人九分像鬼的不长进民族。"中国文化"富有惰性"，"竞争进取之心非常薄弱"，"不注重真理的发现与技艺器械的发明"，"那五千年的精神文明，那光辉万丈的宋明理学，那并不太丰富的固有文化，都是无济于事的银样镴枪头。"中国"百事不如人，不但物质机械不如人，不但政治制度不如人，并且道德不如人，知识不如人，文学不如人，音乐不如人，艺术不如人，身体不如人"。只就我们引以为豪的文化来看，也是"无论在文化哪一方面，都没有人家那样进步"。"我们所觉为最好的东西，远不如人家的好。可是我们所觉最坏的东西，远坏过人家最坏的千万倍"。作为深谙我国传统文化的胡适们，以子之矛，攻子之盾。从传统文化内部瓦解传统，其作用和影响是极为明显的，况且，还有陈独秀们的摇旗呐喊，青年们的冲锋陷阵，于是声威日隆，文化虚无主义弥漫思想界。依他们看来，拯救中国的办法只有"取由来之历史，一举而摧毁之；取从前之文明，一举而沦葬之。""死心塌地地去学人家，不怕模仿……不要怕丧失我们自己的民族文化。"

于是，我们从器物到制度，到文化，全方位地学习西方，尽心尽力。在西方的科学观念和基督教的冲击之下，以阴阳、五行、天、道等为构成要件的传统道家、儒家的"天人之际"的观念变得动摇了。这种对中国各个方面的冲击影响，是至为深远的。

宋育仁在其《采风记》中写道："其（指西学）用心尤在破中国守先之言，为以彼教易名教之助。天为无物，地与五星同为地球，俱由吸力相引；则天尊地卑之说为诬，肇造天地之主可信，在乾坤不成两大，阴阳无分贵贱，日月星不配三光，五星不配五行，七曜拟于不伦，上祀诬而无理，六经皆虚言，圣人为妄作。据此为本，则人身无上下，推之则家无上下，国无上下，从发源处决去天尊地卑，则一切平等，男女皆有自主之权，妇不统于夫，子不制于父，族性无别，人伦无处立根，举宪天法地，顺阴阳，陈五行诸大义，一扫而空。而日食星孛，阴阳五行相沴，垂象修省见微知著诸义，概从删灭，自不待言矣。夫人受中天地，秉秀五行，其降曰命，人与天息息相通，天垂象见吉凶，儆人改过迁善，故谈天之学，以推天象知人事为考验，以畏天命修人事为根本。以阴阳消长，五行生胜，建皇极敬五事为作用，如彼学所云，则一部《周易》全无是处，洪范五行，春秋灾异，皆成瞽说，中国所谓圣人者，亦无知妄男子耳，学术日微，为异域所劫，学者以耳为心，视为无关要义，从而雷同附和，人欲塞其流，而我为操畚，可不重思乎？"由此可见，中国传统文化危矣！

他们一鼓作气，不给文化传统主义者一点儿喘息的时间，就开始了更激烈的运动。这就是1915年的五四新文化运动。

"五四运动是一个复杂的现象。这个现象包括'新思潮'，文学革命、学生运动、商人罢市和工人罢工，抵制日货，以及新知识分子所从事的其他社会的及政治的活动。这些行动都是受日本提出二十一条及巴黎和会对山东问题的处理所激起的爱国情绪之鼓舞；是受到西学精神以及要从科学与民主的眼光对传统从新评价以建立一个新中国的这种要求之鼓舞。"

这场运动如疾风骤雨般席卷了各个领域和角落，以雷霆万钧之势引进西方的科学与人权，以不可一世的姿态俾睨传统的既存。运动过后，风平浪静，但国人的心田却已经被科学的雨水浇灌过，并日益显现出"科学"的花与果。

陈独秀便如此剖析中国："士不知科学，故袭阴阳家符瑞五行之说，惑世诬民，地气风水之谈，乞灵枯骨。农不知科学，故无择种去虫之术，工不知科学，故弃货于地，战斗生事之所需，一一仰给予异国。商不知科学，故唯识罔取近利，未来之胜算，无容心焉。医不知科学，即不解人身之构造，复不事药性之分析，菌毒传染，更无闻焉。"

傅斯年到伦敦大学专攻的科目是生理学、实验心理学，由文科转向了自然科学。对此，罗家伦的解释可能最为恰当："要明白他这个举动，就得要明白当新文化运动时代那般人的学术的心理背景。那个时候大家对自然科学都非常倾倒，……想从自然科学里面得到所谓可靠的知识……"

《科学》充满激情的感叹："百年以来，欧美两洲声明文物之盛，震烁前古，翔厥来原，受科学之赐为多。""然使无精密深远之学，为国人所服习，将社会大失中坚，人心无所附丽，亦岂可久之道？继兹以往，代兴于神州学术之林，而为芸芸众生所托命者，其唯科学乎，其唯科学乎！"

由此可知，经过运动的洗礼，科学观念对思想界的影响是多么巨大！

以陈独秀、李大钊等人为代表的新文化运动倡导者认为："传统文化是中国民族过去的落后和今日的挨打的根本原因，是民族强盛的根本阻力，因而否定与抛弃传统文化是中华民族自我更新的前提。"于是，他们以《新青年》等杂志为阵地，大力宣传和提倡西方文化，并向"东方精神文明""国粹"等猛烈开火。李大钊在《东西文明根本之异点》一文中，指出了东方文明的弊端，认为东方文明已经远远落后于西方文明，它非但不能挽救世界或西方的困顿，甚至于已经无法维持自身了。"中国文明之疾病已达炎热最高之度，中国民族之运命已臻奄奄垂死之期。"要想实现中华民族的振兴，就必须"竭力以受西洋文明之特长，以济吾静止文明之穷"。激进主义者们同时还引进西方的理论来为自己的观点佐证，比如社会达尔文主义。他们将自然界的进化发展规律用来解释社会现象，认为旧文化和新文化是冰火不相容的，只能"以新代旧"，不能"以旧容新"。要"重新估定一切价值"；以新的取代旧的，才是应有的规律；而在他们的观念中，"新"主要指西方传入的新文化，尤其是指西方的科学，"旧"则是指中国固有的道德文化。

这些以西方新的方法论和理论为支撑的观点，和西方在可见领域内优于中国的现实，使得维护传统的一干人一时间手忙脚乱；但是，人性转化为兽性的速度太快，来不及消化和吸收，于是就兽性爆发，一战爆发了，二战也接着爆发了，山穷水尽之处，柳暗花明的一村豁然出现在眼前。一战之后，西方失却了他们在精神上的自信，转向东方寻求解救之法。于是东西方文化同时出现了各自反省自身文化，同时又向对方的文化实现认同的现象。一位法国学者说："西方文化已经破产，正要等待中国的文化来救我们，你何必到我们欧洲来找药方呢？"伯格森等人也对东方文化的"博大精深"极为钦佩和欣赏，一再感叹："这些人总不要失却了这份家当才好！"英国科学家、著名科技史研究专家李约瑟博士在《中国古代科技史》曾说："思想开明的技术史专家中如林恩·怀特（LynnWhite）曾再三向世人揭示这样一个事实，即古代欧洲从古代东方国度受惠良多，东方的发现与发明大大有助于欧洲的发展。"以及西方一些科学家对于中国传统文化的敬仰之情，这些大师一级的人物，言语分量不可谓不大，目光见解不可谓不深刻。

这也是对中国那些数典忘祖的"进化论精英们"的一通棒喝!

高潮:日本取缔汉医对中国医的影响

中国的西化进程与中国沦为殖民地半殖民地几乎是同时开始的,内部的衰败和外部的半边缘化使中国西化道路艰难而曲折。1895年甲午战争是中国西化进程的转折点,日本结束了中国在东亚秩序的中心地位,并且在此后的半个世纪中成为影响中国的最大的外部因素。西学东渐为中国西化做了理论准备和背景文化心理铺垫;而甲午战争为中国西化做了真实的实践证明,这一切历史都有条不紊地上演着。

日本通过明治维新,在短短三十年时间里,实现了国家富强,走上了资本主义现代化道路。甲午战败后,中日两国的巨大差距促使中国开始全面效法日本的现代化模式,这一现代化模式对中国政治、经济、法律、教育、医学和军事等领域产生了深远的影响。甲午战争激发了晚清知识分子从日本明治维新的成功看到制度变革才是实现国家富强根本的激情。以康有为、梁启超为代表的维新派主张仿效日本变法以图强。光绪帝采纳了这一主张,在政治、经济、军事、教育等领域以日本明治维新为蓝本进行全面的改革。戊戌变法将洋务运动仅仅停留在技术层面的改革推向根本的制度变革,在中国历史上,第一次提出了由传统走向现代的改革方案。

看一下19世纪50—90年代中日两国吸收西方文化的情况,即可得知当时的中日差距所在。介绍西方文化的方法之一,就是翻译其书籍。

据肖传国统计,1852年出版的《西洋学家译述目录》,翻译西方书籍的人,日本有117人,译本多达486种。1840—1860年的20年内,中国介绍西方文明的学者屈指可数,从1774年最后一个传教士去世到1840年的鸦片战争,汉译西方科技书刊一本也没有。而正是在这一年(1840),日本出版了《解体新书》,开始介绍吸收"兰学"。到1862年为止,日本能教外文书、读懂外文书的人有500人之多,而中国只有11人。

从对中日两国思想启蒙家自身素质的比较中可以看出:中国的大部分启蒙家不懂外文,有出国经历的仅严复一人;而日本的大部分启蒙家都懂外文,并出过国。另外,留学生的派遣,中国比日本晚10年(女留学生晚30),杂志的出版晚29年,新式大学的设立晚25年。日本政府采取了一系列旨在介绍传播西方文化的措施,如普及义务教育、发行报刊、派遣使节团等。特别是岩仓使节团，历时 1 年 10 个月，考察了欧美 11 国，对这些国家的政治、经济体制、宪法、文化教育等做了深入细致的调查研究，回国后对议会的设立、宪法的制定起到了关键作用，从而加速了日本从幕藩体制向近代国家体制的转变。而中国的清王朝，把主要精力放在对太平天国运动等"内乱"的镇压上，依然维护着旧的封建体制。

欧洲是资本主义的发源地，清朝学习西方社会的体制，应以欧洲为依据，但却是以日本为榜样，其中是大有原因的。欲明西学之宗旨，必研究西人之学，尤必编译西人之书。

王瑞认为，当时翻译西书存在两大困难：一是翻译人才缺乏，特别是既懂英语、法语、德语的专业人才极少；二是西方科学、教育、法律、经济、军事等著作数量众多，良莠不齐，下手翻译，选择困难。而以日本为对象，两个困难较易克服。原因之一，20 世纪初，留学日本热潮出现，大批知识分子东渡日本，再加上日文本由中文演变而成，中国人易学，翻译人才较易解决；原因之二，日本新学，来自西方，学习日本西学，也就是学习西方之学，加之日本学者努力，日本已将西方主要著作尽收其中，中国取法日本，就可达到目的，事半功倍；原因之三，中日两国，距离较近，同文同种，风俗相似，学习日本西学可节省时间，减少阻力，加快改革步伐；原因之四，清朝实行新政，方方面面都需要财力支持，当时库储枯竭，就财力而言，取法日本是无可奈何的，也是明智的。

仿效日本的宪政政体。1905 年，清政府派五大臣出洋考察各国宪政，经过比较英、德、法、日等几国的政体，决定采纳日本立宪政体。这样，既保留皇帝特权，又引进西方的民主制度，因为"唯有仿行日本明治宪法，始能存固体而固主权"。1908 年，清政府颁布《钦定宪法大纲》，这一大纲大体以日本明治帝国宪法为蓝本，第一、第二条，差不多是直接从明治宪法第一条和第三条翻译过来的："一、大清皇帝统治大清帝国，万事一系，永永尊戴；二、君上神圣尊严，不可侵犯。"

效仿法律制度与条款。对近代日本有真正了解和研究，将明治维新后的日本介绍给国人，并且产生影响的人，首推清朝首任驻日使馆参赞黄遵宪。他写的《日本国志》和《日本杂事诗》是晚清中国研究近代日本的重要著作。这两部书的问世，使他成为中国人中最早主张向日本学习的代表。《日本国志》共 40 卷，12 志，《刑法志》为 12 志之一，共 5 卷，是集中介绍日本明治新法律的部分。该书将日本明治十三年（1880）公布施行的《治罪法》和《刑法》全部译成中文，并且对疑难不易理解的条款，逐条做注，说明其义。因此，黄遵宪成为中国第一个研究、翻译日本近代法的开路人，为日后大规模学习、引进日本法律奠定了基础。清朝以日本自身实践做榜样，多次赴日考察法律制度，并撰写考察报告。以及日本刑法理论在晚清的广泛传播，日本刑法专家亲自来华帮助清朝改革刑律，种种事实表明，日本对清末刑律的改革产生了关键作用。

经济领域效法日本奖励实业、保护工商业。1903年，清政府在中央设立商部，其地位在中央行政体制中仅次于外交部，位居第二，改变了中国几千年重农抑商的传统。1904—1910年，新设厂资本在万元以上者276家，新建矿48家，厂矿数量与投资总额大大超过了前代，股份制公司1911年达到977家，民族资本主义得到了前所未有的大发展。

效法日本学制，改革教育。清政府派遣教育考察团赴日了解日本教育系统，据此，于1904年拟定《奏定学堂章程》，在全国建立日本式的教育体系，统一全国学制，将学校分为大学堂、高等学堂、中学、高等小学堂、蒙养学堂。

1905年清政府废科举，取消了以此取得功名的仕途之路，使新式学堂教育得以全面贯彻。清政府还奖励游学，大规模派遣留学生，留学的主要方向是日本，留日人数最多时达到2万人，这批留学生学成归国后在政府部门担任重要职务。日本著名的教育官员泽柳正太郎，在其1905年3月题为《清国的新教育制度》的演讲中，宣称"中国新的制度与日本现行制度没有一点不同——实在是毫无顾忌地大胆全盘采用日本制度的结果"。

现在，我们使用的社会学、科学和人文学方面的术语有70%源自日语。主要因为是日本明治维新之后，在学习欧洲近代文明的过程中，日本人大量翻译了西方的科技、政治、经济、哲学等方面的著作。中国虽在鸦片战争之后开始翻译西学著作，但在数量上却远远落后于日本。因此，借鉴日语词汇便成为可能。同时，在1894年的甲午战争中，曾经的天朝大国败给了蕞尔小国，中国的知识分子便开始重新审视中日师生的地位关系。

梁启超在《论译书》中提出了译日本书可达事半功倍之效的主张，张之洞也建议派人留学日本，于是，出现了10万清末留学生负笈东瀛的现象。目前，可确认的由日本传入中国的词汇大约有1000个。如科学、物语、茶道、柔道、武士道、场所、立场、保健、方针、电车、美学、代表、特务、手续、引渡、见习、文化、封建、主义、资本、共产、社会、革命、经济、物理、生理、地理、宇宙、思想、宪法、自由、世界、党、学术、哲学、瓦斯、俱乐部、米、混凝土、浪漫、经理、检讨、取缔、批评、运动员、写真、放送、人气、料理、便当、寿司等。

医学模式也是如此。公元513年中医被引进日本，称为"汉方医"，从此，成为日本医疗体系的主流。周作人说："以后关于医药的教养，悉依唐制，汉方医遂以成立,即其后所谓皇汉医道。"后来,欧洲传教士把西洋医学带到日本,但对日本的影响远不及汉医深远。到18世纪中期,日本也出现欧化之风,对西洋文化的崇尚必然冲淡了对汉文化的兴趣,体现在医学领域,就是实施一系列的废止汉医措施。明治维新伊始,大政官宣布,日本今后医学学修之路,当以西洋医学为依据。为此,明治政府开始实行废止汉医、全盘欧化的措施。其特点是:通过议会与政令一举废止官设的汉方医校;握西医取代汉方医掌握国家医政大权;实行医师西洋七科考试制,扼制汉方医的产生来源;用自然淘汰的方法逐步消除特许执业的汉方医。至1906年,历经30余年基本达到废止汉方医的目的。

  细观汉方医学发展始末,日本民族于异域文化之借鉴、吸收有着其独特趋向。这种趋向大抵为重实效而轻本质,以至于在汉方救亡斗争之时所采取的手段显得那样苍白无力甚或文不对题,将汉方医学理论之弱点完全暴露而任人攻击,无奈之时,曾将中医辨证、脏腑经络牵强附会于西医生理、解剖理论而祈求一席生存之地。

  由于当时中国许多新思潮来自日本,受日本的影响非常巨大,包括医学、哲学、军事、科学、社会体制等。而中国20世纪的废除中医,也是在受到西学西医思想冲击的大背景下,主要是受日本明治维新时废止汉医的影响。日本的明治维新始于1868年,比辛亥革命早近半个世纪,汉方的救亡斗争与这场声势浩大的革新运动几乎是同步进行的。经过明治政府的铁腕扼杀,汉方医学被政府完全取缔,汉方医学在历经1500余年之后,戛然而止。而清政府在1896年时出国人数仅13人,在1906年竟达17860余人。其结果,是中国近代的军阀3/4都出自日本军校,中国近现代的学者、文人也有不少留学日本,医学界自不例外。这些别国之鉴也给了那些从日本留学回来的以余云岫为代表的所谓"新青年"以反对中医的底气和短视。

  李凌空认为,本来许多留日学生深受科学救国思潮的影响,用西方科学评判中医,本身已形成了一系列错误的中医观。加之又目睹了日本消灭汉医的结局,进一步发展成在中国废止中医发展西医的思想,这种仿日热潮逐渐陷入痴迷程度的盲从。他们把近代中国医药卫生状况的落后归罪于中医,把中医药的存在视为中国落后的文化根源。当时,社会上许多人形成了一种共识,即中国也可以照搬日本全盘西化的方法,以摆脱积贫积弱的国势。在医学方面,只有学习日本对待汉方医的政策,消灭中医,才能在中国发展现代医学,摆脱"东亚病夫"的蔑称。例如,1914年,北洋政府教育总长汪大燮在接见申请为学会立案的北京中医学会代表时即说:"余决意今后废去中医,不用中药。所谓立案一节,难以照准";"按日本维新已数十年,其医学之发达,较我国不啻天壤,乃日本乡间仍有用中医者。我国欲全废中医，恐一时难达目的。且我国所有西医不敷全国之用也。"他对中医的政策与日本明治政府消灭汉方医，如出一辙。

明治维新以前的1500年是日本向中国学习和称臣的1500年，明治维新以后的100年是中国不惜甲午战败的屈辱向日本学习和取经的100年。近现代中医的发展途径就是在重复当年日本汉医的废医存药的覆灭之路，在每一个时间节点上都是相应50年前的日本汉医的重演。

其措施之一就是效仿日本，在北京同文馆设立东文馆，学习日文，同时，派遣大批青年东渡日本留学。清末以来，出现了盛极一时的留日热潮。据应星统计，1905—1907年，同盟会的369名会员中，国内学堂学生与留日生竟有354人之多，占了近96%。自1896年至1937年全面抗战爆发，中国人留学日本的学生总数不下于5万人。在这5万留学生中，有不少是学习西方医学的。1896年，第一批中国留学生奔赴日本，其中尚未有学习西医者。1902年的调查显示，在日本的272名留学生中，已有3名习医者。1902年，鲁迅就是有感于"日本维新是大半发端于西方医学的事实"而东渡日本，进入仙台医学专门学校学习西医，后来弃医从文。据李喜所统计，1904年，留日医学生在校人数为23人。1905年起，逐渐增加，1907年达到高峰。其中，千叶医专由于与学部签订招收中国学生办法，人数最多。据1907年底中国留日医学生创立的医药学团体"中国医药学会"的调查，在日本药科的留学生有95人。另据日本外务省档案，1907年，同仁堂学校的中国留学生为35人。牛亚华的统计表明，1911年以前，有名可考的留日医学生有163人，而实际人数更多。

留日医学生在日本求学期间，成立多种医药学术团体，出版学术刊物，不断进行学术交流。1906年，千叶医专的留日学生组成"中国医药学会"，编辑出版《医药学报》，鼓吹新学，改良旧习，刊物介绍西医学、医药理论、医疗技术、医药政策、医学史、医药新闻及卫生常识。次年成立的"中华药学会"，是中国第一个全国性的学术专门协会，1909年在东京召开第一届年会，通过章程，王焕文被推为会长。协会仿照《日本药学杂志》的体例，创办药学杂志。

诚然，在20世纪之初，日本医学模式虽然源自于欧美医学体系，但它对中国西医学发展的趋势产生了巨大的远远胜于欧美医学的影响。因为从留学史角度来看，中国近代留日学生远远超出欧美留学生。清末的留日医学生在完全西化的氛围里接受现代医学的熏陶，不论在医学观念上还是在实际行为中，都已经打上了西方医学的烙印。

周琦认为，中国早期的西医中，除国内教会医学校毕业者，几乎全部是留学海外的归国学生，其中留学日本的又占绝大多数。这一留学生群体回国以后，活跃于教育界、医院、研究所，并在医药卫生知识的普及传播、医学教育、医药卫生政策、公共卫生事业及医学学术研究等方面影响巨大。

民国时期的著名医学史家陈邦贤曾这样说道:"中国自西洋医学输入以后,一般学医者渐知趋重于新理、新法的一途。惜译本很少,仅有合信氏、傅兰雅、赵静涵等译述的二十余种,非浅显,即陈旧。编译医书,已有迫切的需要的趋势。吾师丁福保先生有鉴于此,因念日本与我国同种,自古东洋诸国,如朝鲜、日本等向奉汉医为圭泉,特以革新较早,进步较快,所以明治维新以后,医学为之一变,现已有登峰造极之势。我们中国要改良医学,设假道于日本,当较欧美为便利,因移译日本医学书籍凡数十种,名为《丁氏医学丛书》。"

这也是民国中医医史界的共识。丁氏目睹日本明治维新后医学发展迅速,感慨颇多,谓改进中国医学,假道日本较欧美便捷。1910 年,应邀于上海参与创立中西医学研究会,并创办医学书局,发行《中西医学报》,持续 20 年。至 1914 年由日文译成医学著作总计达 68 种,编为《丁氏医学丛书》,此书为我国近代大规模输入日本近代医学之始。

据牛亚华所述,丁福保先后从日文翻译或编译医书近百种,又自撰、编辑医书多种,后汇总为《丁氏医学丛书》,由他自办的医学书局出版。其中,除中医著作约占十分之一外,其所译述的日本西医书籍范围广泛而且系统,既包括解剖、生理、卫生学、病理学、诊断学及免疫学等西医基础理论方面的著作,也涉及内、外、妇、儿等临床各科,还有药物学及处方学等著作。这些西医书籍内容较之以前翻译的西医书籍在知识的广度和系统性方面均前进了一大步。在《畴隐居士学术史》中,丁氏说他 40 岁时已翻译出了日文医书达 100 种之多。

丁氏在近代医学史上的贡献,也主要在这一时期。他迅速而大量地把近代日本医学知识介绍给中国,适应了当时中国医界渴望新学的需要,对促进中医界了解西医有重要影响。丁氏在此时的译著,超过了自 1851 年合信氏开始、教会译著的西医著作的总和。此后也没有人在介绍普及西方医学方面能和他相比。这些译著也直接成为近代中医科学化的依据与基础。他在为近代另一位倡导中医科学化的医家余无言所著《伤寒论新义》作序道:"逊清光绪末叶,予鉴于泰东西医学之勃兴,日新月异,而环顾国内医学界,不知改进,几奄奄无声气。怒然忧之。爰纠合同志,移译新书,整理旧籍,用资提倡科学,改造中医。"可见,丁氏大量译书的目的是非常明确的——倡导科学,改造中医。

丁福保在 1909 年考察完日本医学后撰写了《日本医学记》,对当时日本医学教育与医疗机构的情况做了专门介绍。这次考察对他触动很大,他进一步认识到改良中国医学必需借鉴日本的经验,"假道日本较欧美为便"。他认为,中国古代医学在生理解剖、诊断、药物等方面,受阴阳五行学说的干扰,"谬种流传，以迄今日，不能生人而适以杀人"。这种看法是当年国医们的主要中医思维逻辑，也是他主张全面引进和借鉴西方近代医学成果的主要动因。

日本废除汉医，同样给中国医界带来巨大的影响，并由此引发一场关于阴阳五行存废的论争，和海归派废止中医倾向的产生。这场论争是民国时期大规模中西医论战的前奏和预演，而废止中医思想的出炉，左右着中国近代医疗政策的确立，也极大地影响了中国近代医学演变的主题和走向。而在中华大地上演的消灭中医的闹剧完全是日本明治维新时代消灭汉医的历史再现。因为这些留学日本欧美的中国"新青年"已经完全被欧式西化及日式西化的唯物质论附体了。这一百多年来，消灭中医的主线、废医存药的副线，像幽灵一样一直盘旋在中国中医界的决策层和主流中。

中国的传统文化是自己本源的文化、原创的文化，而对于日本来说，这个文化只不过是移植借鉴过来的，属于异域文化，这二者间有着本质的差别。相对于文明盛世早已发生在唐文化移植一千年以前的中国来说，日本的文化底蕴是很浅薄的，徒有其形，难得其神。在这样的底子下缔造起来的文明文化体系往往非常脆弱，一旦受到外来更为实用的物质的文明的冲击和吸引，先前所移植过来的文明便显得弱不禁风。在对中国文化进行移植的过程中，尤其是中国传统医学，日本往往过于强调模仿而忽略其中的"变化"，可以理解为学习得笨拙、不灵活。从后世派对经典的笃信，至古方派对部分经典及阴阳五行的彻底摒弃，再有折中派摇摆于二者之间的中庸选择，日本的汉方医学在进入江户时期之后，与其说是进入了"将中国传统医学开始本土化改造的时期"，毋宁说是渐渐彷徨于"兰学"与"汉学"，"兰医"与"汉医"的对比、取舍之中。他们还未能真正体会到中国文化中最为深邃的一面，却先一步一步地迷失在西学东渐的热潮中。而本来是中华传统文化输出国的"文化精英"们，却又反过来去崇拜自己曾经的崇拜者，这才是这些民国"文化精英"们最可笑的一面，令我们发自内心的所不齿。

愚蠢："国学大师"们对中医的嘲笑

自1879年，浙江儒学保守派人士俞樾发表《废医论》，最早，也最明确地提出了废除中医中药的主张。继之，在我国陆续形成了三种不同的对待中医中药的态度。以汪大燮为代表的一派，主张"废除中医中药"；以余云岫先生为代表的一派，主张"废医存药"；以周雪樵为代表的"《医学报》派"，主张对中医进行改良，即推行中医科学化。在知识界的名流中，主张废除中医中药的居多，其中包括严复、蔡元培、章太炎、梁启超、陈独秀、鲁迅、张东荪、蒋梦麟、丁文江等。

在《丁文江印象》一书中，曾有一首"寿高梦旦联"："爬山、吃肉、骂中医、年老心不老；写字、喝酒、说官话，知难行亦难。"自然，这是一首谑联，不能作为历史文献去解读，但这里将"骂中医"作为长寿的一种秘诀来施行，却颇显中医沦落至此矣。"骂中医"也成为五四以来西化知识分子的一项饭后运动，而这运动的背后却暗含着"五四"激进主义知识分子对包括中医在内的传统文化的彻底否定。这运动的主角便是丁文江。此外，还有陈独秀、傅斯年等一大批学者。

郝先中在《骂中医："五四"激进主义者的一种时尚》一文中提到，陈独秀作为新文化运动的领袖，在极力呼唤民主与科学，声讨专制与蒙昧，对中国传统文化进行鞭挞的同时，将中医也列入封建糟粕予以批判。他在《新青年》创刊号上发表的"敬告青年"中说："（中）医不知科学，既不解人身之结构，复不事药性之分析，菌青传染，更无闻焉；惟知附会五行生克寒热阴阳之说，袭古方以投药饵，其术殆与矢人同样；……"

而前面提到的丁文江，则是排斥中医的极端人物。他对中医的憎恶和贬斥几乎到了极端。他"信仰新医学""终身不曾请教过中医"。一次，他的朋友问他："假如你到穷乡僻壤考探地质，忽然病了，当地无一西医，更无西药，你会让中医诊治你吗？"他断然回答说："不！不！科学不得毁其信仰的节操，宁死不吃中药、不看中医。""宁死不吃中药、不看中医"，可见，这位学者将中医憎恶至极矣，否则就"毁其信仰的节操"。

与丁文江相伯仲的就是傅斯年。傅斯年被称为"近六十年来对'国医'理论作正面彻底批评之先声者"，这虽有"过誉"之处，但其骂中医的言论却也同样犀利："我是宁死不请中医的，因为我觉得若不如此便对不住我所受的教育。"而傅斯年反对中医的表现却因为激烈更富戏剧性，因为傅斯年一见到坚决维护中医的孔庚就"脸红脖子粗"。在国民参政会上，与孔庚相对大骂，几乎要挥老拳。对此，罗家伦的记载颇为生动：有一次，为中医问题孟真（傅斯年）反对孔庚的议案，激烈地辩论了一场，当然孔庚辩孟真不过，于是在座上骂孟真，骂了许多粗话。孟真也气了，说："你侮辱我，会散后我和你决斗。"这虽然是朋友当作趣事来记叙并有为朋友讳的嫌疑，但却颇能玩味出激进知识分子对中医的贬斥与漫骂。

再如，出身中医世家的"国学大师"陈寅恪，在解释自己为何不信中医时，即指出是因为"中医有见效之药，无可通之理"。（《寒柳堂集·寒柳堂记梦未定稿·吾家先世中医之学》）顺便指出，陈寅恪曾被誉为"中国文化的守护神"。其余，如郭沫若、鲁迅、周作人等人的著作里，都有很多批判传统中医的辛辣文字。和丁、傅二人一样，郭沫若也说坚决反对中医："对于旧医术的一切阴阳五行，类似巫神梦呓的理论却是极端憎恨，极端反对的。""中医和我没缘，我敢说，我一直到死决不会麻烦中国郎中的。"鲁迅贬低中医，是众所周知的。从1918年《狂人日记》到1936年《花边文学·读书忌》为止，18年内所写的大量杂文中，贬低中医的章节至少有40多处，最经典的一句要数"中医不过是一种有意的或无意的骗子"。通过以上的记述，我们看出，西化知识分子对中医的激烈否定的态度。而正是西化知识分子的介入或推波助澜，使得原本可以局限于学理层面讨论的问题，溢出医学界而进入言论界，并进一步触动了政界乃至整个民国社会，学界人物与政界人物互为激荡，闹得沸沸扬扬。这些西化知识分子运用五四以来所形成的"科学"为武器的话语霸权，对中医界发动了一次次的围攻和谩骂。

在日本明治维新的影响之下，在西学东渐的洗脑之下，在不学无术的土包子们井底之蛙的短见之下，可以看出，实际上这些民国乃至现代的某些所谓"国学大师"们，不过是叶公好龙、不懂装懂罢了。

郭剑波认为，1900年前，中国抱着"中体西用"原则，医界因西医人数少而基本等同于中医界，中医人士对西医学大体持"取其所长"的态度，不排斥西医知识，主张"参合"中西医，企求中西合璧。有中医基础的郑观应可谓代表："窃谓中西医学各有短长：中医失于虚，西医泥于实；中医程其效，西医贵其功。……内证主以中法，外证参以西医……博览仲景、思邈及唐宋四家之成法，参以西医之图器剖割之奇方，精益求精，不分中外。"20世纪初，随着教会医院和西医队伍的递增，西医知识有了较多的用武之地，中医人士开始自发地学习西医，接受西医知识者多了起来，西医学的影响逐渐超过了中医。这时，有人开始倡导"改良中医学"，但"改良中医"的主张并不完全一致，有的强调中医自身的整顿和完善；有的着意于保存国粹；有的主张无分中西主次，"择是而从"；更有人认为，引进西医、吸收西医之长是"改良中医学"的基本措施。在争辩中，有人出现过激言论，认为中医是粗鄙的、迷信的、不科学的。中医人士感到自己的地位受到威胁，便起而反击，由此引发了中国医界内部争论的高潮。20世纪20年代前后，随着国粹保存思潮和会通思潮的兴起，中国医界出现全盘西化思潮和欧化倾向，西医中出现全面批判和否定中医理论者，社会上出现"废止中医"之论。此时，中医界内部发生分化：一些接受和承认西医学的中医转而否定中医理论，主张走中医西医化道路；一些正统的中医则力主保存中医理论体系的独立性与完整性。这样，西医与中医的分野日趋明显，进而在20世纪30年代正式分成两大阵营。

据郝先中所述，20世纪初，废中医的言论高涨。虞和钦视中医为亡国灭种的"怪物",对其进行了全面的否定。指出:"譬之理学之于中国,一啮髓噬肉之野兽,驯养之可为家乘。吾汉医之于吾种,一蔽精丧神之鸦片,必补益之,始除蛊疾,是知欲禁吾汉医之怪术,不可不发明理学以消长之。"朱茹云在《中国急宜改良医学说》中,更是对中医深恶痛绝:"今世最可痛、最可恶、不能生人适能杀人者,非吾中国之医乎?吾中国之医,不知解剖,不辨物性,不谙生理及病理……"另一位具有代表性的人物是桐城派大师吴汝纶。他早年考察过日本,对西洋医学有所认识,虽没有梁启超等人那样组织医学善会以倡西医的实际行动,但对中医的鄙薄和对西医的崇尚是十分坚决的。他对中西医的言论主要通过书信的方式表达出来。他在给何豹臣的信中称"中医之不如西医,若贵胄之于童子。故河间、舟溪、冬垣、景、岳诸书,尽可付之一炬。"在给肖敬甫、吴季白等人的信中称"含混谬误之旧说,早已一钱不值","于中医之一笔抹杀"。吴汝纶对中医的态度十分偏执,以至于身患重病也拒绝中医。

在政界和医界,受日本明治维新时期废除汉医影响最深的人物要数汪大燮、汪精卫、褚民谊、余云岫和汪企张。这些人物都是海归派出身,在北洋政府及南京国民政府时期,担任中央和地方卫生部门的要职,在很大程度上左右着中国的卫生行政。

汪大燮于光绪二十九年(1903)曾任留日学生监督,1907年回国,后担任教育总长。他有强烈的废除中医倾向,其对中医的消灭政策与日本明治政府实出一辙。1912年,民国肇建,医学教育制度首先被列入议事日程,在7月举行的临时教育会议上,订立多种学校令,陆续颁布以后,唯独没有中医教育的内容,这就是近代史上著名的"教育系统漏列中医"案。这次制订学制就是以日本体制为蓝本完全照抄的,其不列中医的意图是十分明显的。1914年,北京开业医代表向北洋政府教育部申请北京中医学会注册,教育总长汪大燮以"吾国医学毫无科学根据"为由,决定禁止中医开业,废止中药,并仿效日本《壬子癸丑学制》将中医学排除在医学教育之外,引发了全国性的救亡运动。

汪精卫1903年官费赴日本留学。民国伊始,身为行政院院长的汪精卫更是春风得意,每以革新派领袖自居,"到处游说日本明治维新,第一件事是废止汉医"。意欲仿效日本,一举消灭汉医。汪精卫是民国时期主张废止中医派人士的总后台,不但自己有大量贬斥中医、废止中医的言论,而且把持行政院,百般阻挠"中医条例"的颁布。汪氏早年留学日本法政大学,其对中医的敌视态度,不能不说受到了日本对汉医政策及西方科学的影响。褚民谊虽然没有留学日本,但极力主张废止中医,论点与汪精卫相同,也是汪最亲密的同僚,其人是国民政府卫生政策的重要决策人。

郝先中认为，余云岫是民国时期废止中医派的领袖。1917年，余云岫著《灵素商兑》，全书约25000字，是其全面批判和否定中医的开火之作，旨在为消灭中医而"堕其首都也，塞其本源也"。他认为"不歼《内经》，无以绝其祸根"，"灵素之渊源，实在巫祝"，是占星术和"不科学的玄学"，"中医无明确之实验，无巩固之证据……不问真相是非合不合也。"而中医的一切临床效果都应"归纳到'幸中偶合，四个大字'"，中医被说得一无是处，甚至被垢为"杀人的祸首"，"如不消灭中医，不但妨碍民族的繁息，民生的改良"，而且不利于国际地位的"迁善"。因此，"旧医一日不除，民众思想一日不变，新医事业一日不向上，卫生行政一日不能进展"。这些对中医的偏谬之见，基本构成了余云岫出废止中医案的理论基础。余云岫主张废止中医，出发点在于仿效日本，废禁汉医，健民强国。其后，极力主张医学革命，把中医视为我国近代医药卫生事业发展的障碍。他钦羡明治维新废止汉医，全盘西化，主张"倡科学之新医，而弃不根之旧医"。高喊医学教育必须仿效日本，而后来所提《废止旧医以扫除医事卫生之障碍案》中所列中医考试复训、禁止办校、禁止宣传中医等六条措施全系抄自日本。

余云岫同样通晓中医之药，是个"兼通中西"的名医，当时的西医界也"公认他为第一个中医通，著名的中医也又佩服余氏之学问者"。余云岫晚年致力于整理中医古籍，写成《中国古代疾病名候疏义》一书。余云岫虽然否定中医的理论，却肯定中医的疗效，提倡研究中医的经验有效性。他谓："知道中医的学问，理论是理论，事实是事实，毫不相干，他的理论差了，我就不去听他；他的事实是了，我就专从事实上研究他。"甚至全部采用中药，研制出"余氏止痛消炎膏"。此药适用于一切发炎肿痛，包括肺炎、肋膜炎、关节炎、腮腺炎、冻伤、烫伤、扭伤等内外部炎症，改良局部血液和淋巴循环，达到止痛、消炎、退肿的目的，此药风靡一时，甚至取代了进口的安福消肿膏等舶来品。可见，他把中医的疗效完全归结于中药上，因而主张对中药的疗效机制进行实验研究。诚如他所说："今日吾人所欲研究者，即此药物主治之本真。诚以国产药物，虽经数千年之沿革，只乃人类本能所发明之旧贯，有经验而无研究，故其理不明。欲凭两千年来经验之事实，本乎科学方法，而进行实验功夫，以阐明其作用所在。一切玄言空言，屏弃不道。""我国旧医之理论，荒唐怪诞，无可掩讳，唯有听其沦丧而已耳……欲保存国粹，于方药尚有一线之望。"

吴立坤认为，余氏的观点是把中医理论理解为玄言空言，欲将其完全废除，承认中医的疗效只在中药上，而余氏本人又认为中药功能由于仅凭经验，是不可靠的，他这样写道："经验是靠不住的，凭着经验，不把科学实验来检查一下，是容易发生错误的……单单靠着经验是只会利用自然界现成的东西和人类本能所发明的事情。他的思想理论也只是凭着肤浅杂乱的目前现象来组织空论。再不能循根彻底做进一步的研究。"这段话看似正确，但实际把矛头对准的是中医药，否认了中医药这种医学的价值所在。他主张对中药用现代实验方法进行研究，引入化学分析、动物实验，以发现和提取新药。余云岫本人自称精研中医典籍，西医也公认他为一个中医通，而稍具中医常识的人都知道，中药是在中医理论正确的辨病辨证论治原则下发挥疗效的，如果离开了中医理论去研究中药，那么就好像"无本之木"，中药的生命力也会不久而亡的。

汪企张是余云岫在日本留学时的同学，更是主张废止中医的急先锋。任上海公立医院院长，1925年，发起上海医师公会并任书记。著有《二十年来中国医事刍议》，鼓噪"用政治手段，仿照日本当时取缔汉方医办法"，将中医"摒绝消灭"。1928年，国民政府召开全国教育会议，他即提出废止中医案，虽遭否决，但实际上成为次年全国卫生会议废止中医案的先兆。

清末民初留学日本的归国者中，不止上述几位，许多人都主张把先进国家的东西移植到中国来，其本意盖出于科学救国。但废止中医的政策完全不顾中日两国医学界的诸多差异，不顾中国的国情、民情，盲目照搬五十年前日本施行过的办法，实际上陷入了民族虚无主义的泥潭。

郝先中认为，尽管具有留学背景的人在当时从数量上来说，为数不多，但他们在社会中的影响不小。应该说，他们对待中医的批判及废止中医的言行，在近代中国废止中医的运动中起着关键主导作用。虽然废止中医的思潮和运动因为中医界的抗争而被迫中止，但在客观上推动了北洋政府和南京国民政府对中医采取的歧视与限制政策。中医界也确实受到了排挤与打击，在近代的发展因此变得步履维艰。基于这样的分析，我们可以认为，日本废止汉医，以及中国近代留日学生群体的形成，是孕育民国时期大规模中西医论争的一个重要的历史渊源和社会背景。

作为陆渊雷的老师，章太炎这样评价《伤寒论今释》道："陆子综合我国诸师说，参以日本之所证明，有所凝滞，又与远西新术校焉，而为今释八卷。陆子少尝治汉儒训诂之学，又通算术物理。其用心精，故于医术亦不敢率而言之也。书成示余，余以为通达神旨，疗治必效，使汉师旧术褎然自成一家。"章太炎此番评价，也足以表明陆渊雷的所谓中医科学化理论水准，在当时已属首屈一指的了。这其中，日本明治维新取缔汉医、发展西医的影响，是至关重要的。可见，民国时的"中医科学化"的矛头，首先指向的是中医的理论基础，从改革中医以谋自存的本心出发，最终以彻底否定中医理论告终。

第一次医乱 （1879—1916）

进入民国时期，西化思潮、反传统主义愈演愈烈，使与传统文化有密切联系的中医陷入了全盘西化的旋涡，东西文化优劣的论战，更加导致了中医界地位的恶化，使部分国人对于中医的信仰发生危机。另外，刘利民认为，西医在中国的规模和影响日益扩大，一大批在完全西化的氛围里接受现代医学熏陶的留学生回国，特别是大批深受日本明治维新取消汉医成功刺激的留日医学生，他们回国后掌握了中国医疗卫生行政的权柄，利用行政权力，掀起一次次歧视、废止中医的逆潮，以图从根本上灭绝中医。这些都加剧了中医的生存危机。

鸦片战争前，中国医界一直是中医一枝独秀。列强入侵后，西学东渐，西医学也在中国落地生根，两种异质医学体系并存，冲突在所难免。

在日益激化的中西医争论中，医界有相当一部分人对中医持轻视甚至反对态度，主张用西医取代中医，认为中医已落后于时代，是封建迷信的骗人把戏。尤其是废止中医思潮成为政府千方百计排斥、摧残中医的思想基础。从道光皇帝、北洋军阀到国民党蒋介石，制造各种障碍阻止中医的发展，甚至企图用行政手段消灭中医。为了挽救中华民族这份宝贵的医药文化遗产，中医界进行了长期的顽强抗争，仅直接与北洋政府和国民政府的请愿抗争就有十多次，地区性的抗争更是难以计数，古老的中医经历了历史上最艰难的岁月。

清代康熙时，大兴文字狱。时至乾隆、嘉庆年间，考据之风甚盛。其间，重名轻实，即由语词到语词、由概念到概念的考据，屡见不鲜。而重视小学功夫、轻视哲学审思，则成为乾、嘉以后国学考据中的普遍倾向。中医近代的衰落，尽管原因很复杂，但除了外因的西学东渐，内因的混乱才是真正衰落的原因。因为这种重名轻实的考据学风而形成的那些以咬文嚼字、以经解经、重理轻术为生的所谓"国学大师"们贬低国学——自己的矛戳自己的盾的学术弱智，尤其令人尴尬难堪，也忍俊不禁。其中，最典型的代表首推俞樾（1821—1907）与章太炎（1869—1936）师徒二人。

北洋时期，政府一味推行西洋医学，而无视中国传统医学的存在。1879年，清末"国学大师"俞樾先后发表《废医论》《医药说》，提出"医可废，药不可尽废"的观点，成为近代中国主张废除中医的始作俑者。

周琦认为，俞氏虽通于经学，却并不懂医学。俞樾在其《废医论》以名代实的考据时，并不通中医之理，而且他简直是在倚老卖老、强作权威、捕风捉影。比如，他依据《周礼》讲医卜并重，而以后世卜渐灭而医渐盛的现象，提出"卜可废医不可废乎"的质疑。又如，他依据《黄帝内经·素问》的"移精变气论"，推出"古无医也，巫而已矣"的看法，又据《世本》等书中巫、医并称的说法，提出"古之医巫一也，今之医巫一也，吾未见医之胜于巫也"的结论。再如，他不顾历史与专业学术上的原因，引《周官》《黄帝内经·素问》《史记·扁鹊传》，在具体脉学上的不同说法，而贸然提出"昔王充做《论衡》有龙虚、雷虚诸篇，曲园（俞樾的别号）先生本此而做脉虚之篇，脉虚之篇成，而废医之论决"。《俞曲园书札》"与胡莤甫农部书"中说："辱以素问见询，素问乃上古遗书，向曾浏览，惮其艰深，且医药自是专门，素未通晓，若徒订正字句之间无关精义，故未尝有所论撰……"可知如曲园辈论医，议兴议废，均不过是纸上游戏，未为可据。

俞樾的废止中医言论的原因实是出于家庭不幸，命运多舛，亲人罹病，哀叹无助，愤然而发泄于医。也就是说，俞樾不说医学的好，其实，是缘于"医患关系"的紧张，表现在一个著名文人的身上，就是以文字为载体，痛快地发泄一番。

丁兆平认为，俞樾个人生活的不幸，是他提出废止中医非常重要的内因。俞樾享年 86 岁，可谓寿终正寝。可是，他的家人却屡遭不幸。俞樾 19 岁（1840）与外表姐姚氏（舅父家之四女）成亲。二人一生恩爱，育有二男二女。大约从 1860 年开始，疾病和灾难就接踵而至。先是长女婚后不久丈夫突然病故，后次子祖仁染重病后几近成废，1872 年长兄俞林溘然病逝，1879 年夫人姚氏病故，1881 年长子英年早卒，两子一死一废，给俞樾带来的创痛很深，1882 年他最疼爱的小女绣孙突然病逝，更使他悲伤交加，精神几近崩溃。所以，他以文献考据为依据的《废医论》提出的是十分明确的"全盘废医"的观点，"脉也虚、药也虚、医亦虚"，而最终"医不可恃""药不可恃"，故只能"全盘废医"。俞樾认为，治疗疾病的唯一途径是"长其善心，消其恶心"（《去疾篇》）。但研究中医药理论，仅从考据角度，从古书到古书，从文献到文献，忽视古今医药的实践，难免得出荒谬的结论。

俞樾后来的体弱多病，使这位"衰翁"（自称）再也"不能坚持废医论，反自营求却疾方"了。医药相关，俞樾既然有病要药治，奉行药物却疾了，自然药不虚了；"药虚论"不成立，原来经考据而自圆其说的《废医论》也就不再成立了。但即使是在药物却疾之时，俞樾却不愿意推翻自己的《废医论》，而是折中地提出了经过部分修改的《医药说》。他转而说自己相信中药，作不足二千字的短文《医药说》（《春在堂全书·宾萌集补篇·卷六》），改换名堂来个"废医存药"，坚持割裂医、药之间的联系，说医可废而药不可废，甚至还把中药汤剂与中药丸、散对立来看。俞樾认为，当世庸医充斥，对自己没有找到高明的医生感到十分的无奈。"不知医"之医可废，而"知医"之医不可求，这正是他对自己亲人灾厄疾病却无助，不遇治病良医，转而将心头之愤恨，对整个医学进行极端发泄的自我注脚。俞樾全盘废医和废医存药，与他后来的实践验证相矛盾，他始终流于文字游戏。更有另外的证明，那就是他从未向政府提出过"废医"的主张。相反，却屡见他对政府提出要重视医药的言论，如他多次上书要求刊印《内经》，主张"宜多刻古医书"，指望"名医出世"。他对清朝的官员明确地表明自己的认识或态度："诸子之中，其有益民生日用者，莫切于医家"等。

从《废医论》到《医药说》，俞樾完成了从"全盘废医"到"废医存药"的转变，其言论本身是自相矛盾的。俞樾晚年尝药却疾并配药兼施药他人，寿享86岁，他能够赖"药饵"却疾延年，施药他人也"往往有奇效"，正是由于他读过中医经典著作，是有中医理论的根基来指导驭药选方的。俞樾对中医、中药的实践活动，印证了在中医理论指导下的中医药学这一临床实践学科的科学实用价值。丁兆平认为，实践与实效是教育了俞樾的，他能够从"全盘废医"到"废医存药"，不能不说他迈出了一大步。但只差一小步，否则，他自己是完全可以消解他对中医中药认识上自相矛盾的怪论的，这不能不说是一种遗憾。需要另加强调的是，俞樾家中的疾病灾难，如果一定要怪罪到医学头上，其实，有一条可能是他没有去想或没有想到的，那就是近亲结婚对他亲生子女带来的伤害是不能忽视的因素（孙子陛云丧妇后，俞樾又为他聘表妹即绣孙第六女为孙妇，即俞平伯生母）。

1912年，北洋政府以中西医"致难兼采"为由，在新颁布的学制及各类学校条例中，只提倡医学专门学校（西医）而没有涉及中医，则完全把中医药排斥在医学教育系统之外。这就是近代史上著名的"教育系统漏列中医案"。

据王奚霞所述，消息传出，各地舆论反响强烈："教育部定章，于中医学校之课程，删中医科目，是可忍，孰不可忍。"扬州中西医学研究会创始人袁桂生首先公开批评北洋政府的医学教育政策，从此拉开了抗争的序幕。他说："今年教育部所颁之医学专门学校章程，事前既未采集众议，更未宣布其政见，贸然自订之而自颁之。……教育总长对此事当负完全责任，延聘海内医界同人讨论此事，先从编书入手，将来即以新编之书为全国医校讲义及参考书。"并指出，清末民初两次制订学制均以日本体制为蓝本，而日本早在明治维新就已推行废除中医的政策，其不列中医的意图是十分明显的，绝非"漏列"二字可以遮掩过去。

1913年，教育总长汪大燮公开提出废除中医中药。他在接见京师医学会代表要求将中医列入医学教育系统时,竟毫不掩饰地说:"余决意今后废去中医,不用中药。所请立案一节,难以照准。"接着,江西当局颁布了取缔中医章程32条,与汪遥相呼应。随后,教育部公布了"大学规程""医学专门学校规程"和"药学专门学校规程",仍摒中医于政府教育体系之外。于是,中华教育社联合江苏、湖北、山西等中医团体,向教育部提出中医加入医学系的要求,但教育部以中医不合教育原则为由,予以拒绝。

据王奚霞所述,面对这种情况,上海"神州医药总会"会长余伯陶等通函各省征集意见,联合全国19个省市中医界和同仁堂、西鹤年堂等药业人士,组织了"医药救亡请愿团",推举代表进京向教育部、国务院请愿,力请保存中医中药,并将中医纳入医学系。连日来,各地民众也纷纷集会、通电,抗议政府弃中扬西的政策。迫于压力,政府一面虚与委蛇,诡词搪塞说废除中医中药的政策不会实施,一面仍拒绝将中医列入医学教育计划。教育部甚至在批示中明目张胆地将中医说成"非最新学说""非具有完全科学知识",于是立案"应毋庸议"。国务院的批示与此类似。

1914年,中国历史上第一次消灭中医论出台,领军者是当时的北洋政府教育总长汪大燮。此外,还有汪精卫、褚民谊等一班留日派。

汪大燮光绪二十九年(1902)曾任留日学生监督。据李梓所述,汪大燮1907年回国,如同许多留日派一样,他有着严重的全盘日化倾向。1912年,民国建立后,他成了教育总长,在7月举行的临时教育会议上,订立多种兴办学校令,这里边唯独没有中医教育的内容,这并不是遗漏,而是一种策略。1914年北京中医代表向北洋政府教育部申请北京中医学会注册,教育总长汪大燮以"吾国医学毫无科学根据"为由,决定禁止中医开业废止中药,并仿效日本《壬子癸丑学制》将中医学排除在医学教育之外。汪大燮的主张,得到了汪精卫主持下的行政院的大力行政支持。又得到了毕业于日本大阪医学院的余云岫的学术支持,他所发表的《我国医学革命之破坏与建设》一文,其根本核心便是:中医毫无科学基础,不废除中医,则中国难以开展现代卫生医药事业,国民防疫能力必然难以提高,等等。"倡科学之新医,而弃不根之旧医"。此后,民国政府的主要部门都被海归派所掌控,实权者的激进和对中医的单方面打压,不仅造成了中医在其后的40年没有参与到中国的现代教育体制中来,还导致了中医界与西医界的对立。

1915年,陈独秀"给青年的一封信"里提出,中国的医学不知道科学。理由有三条:第一条,不了解人体的构造,没有解剖学。第二条,不重视药性的化学分析。第三条,"菌毒传染更无闻与"。即细菌和病毒的传染,中医没听说过。胡适也说过,西医能说清楚他得的什么病,什么原因,虽然治不好,但是,西医是科学的。中医能治好他的病,但是说不清楚他得的什么病,所以中医不科学……

中医界的第一次斗争,就这样失败了。

第二次医乱 (1917—1925)

民国时期,中西医之间的学术争论,发端于1917年余云岫所作的《灵素商兑》的出版。书中提出"废医存药",余氏对中医理论的基石——《黄帝内经》进行了批判,使中医基础理论受到史无前例的菲薄。

据周琦所述,1920年,余氏又发表《科学的国产药物研究之第一步》,《东方杂志》主编杜亚泉当即发表《中国医学的研究方法》进行回应,中医理论之争首开其端。1922年,民国时期著名中医理论家恽铁樵著《群经见智录》就《灵素商兑》进行针锋相对的回击,从而引发近代中医学术争论的高潮。民国时期,坚持站在取缔中医一面的西医界人士还有伍连德、颜福庆、刘瑞恒、汤尔和、胡定安、汪企张、褚民谊等,也有相关抨击中医理论的言论和著作。如汪企张的《二十年来中国医事刍议》、胡定安的《医事言论集》,均是与余云岫的《医学革命论》集子同气相求的"医学革命"论著。而恽、余之间的争论代表了当时学术争论的最高水平,影响也最为深远。恽铁樵与余云岫的学术争论主要集中于《群经见智录》与《灵素商兑》中,《群经见智录》完全针对《灵素商兑》而作,而余氏也曾非常仔细地研读过《群经见智录》,并用朱字在其自己保存的一本《群经见智录》中做详细的批文。

恽铁樵(1878—1935)。1900年考入上海南洋公学,攻读英语,成为近代中医界精通旧学,又系统接受新学制教育的第一人。1906年,南洋公学毕业后,恽铁樵先赴湖南长沙任教,后回上海浦东中学执教鞭。教学之余,翻译了却尔斯·佳维的《豆蔻葩》《黑夜娘》《波痕夷因》等中篇小说,于1909—1910年间,分别刊登在上海出版的《小说时报》上,与林纾齐名而别具风格。1911年,任商务印书馆编译。1912年,任《小说月报》主编。当时,鲁迅作为文学新人创作的第一篇小说《怀旧》,署名为"周逴"投至《小说月报》,恽铁樵慧眼识珠,发表在第四卷的第一号上,对文中佳妙之处密加圈点,并加按语向读者热情推荐。这给鲁迅留下了深刻的印象,并在20年后致杨霁云信中还提及此事,传作一时佳话。1916年,因三子均夭折于伤寒,此后矢志中医。1920年,辞商务之职开业行医。1922年,著《群经见智录》,1923年,著《伤寒论研究》,为中医界第一位应余云岫挑战者。1925—1927年,承办中医函授学校两年余。1932年,病心痛一手不仁,携全家赴苏州寓章太炎家中养病,由子恽道周留沪代诊，临行时嘱咐曰："毋矜所能，饰所不能，毋嫉人能，形所不能，勤求古训，持之以恒。"1935年病逝。恽氏主要著作共22种，编为《药盦医学丛书》。

余岩（1879—1954），字云岫，浙江镇海人。据周琦述，余云岫青年时入浔溪学堂，1905年，公费赴日留学，1908年，入大阪医科大学预科，1911年回国。1913年，再次赴日本大阪医科大学，1916年，毕业回国，先后任公立上海医院医务长，商务印书馆编辑，后开业行医。巧合的是，余氏肆业于商务印书馆时还曾与他后来的论争对手——恽铁樵一起共事过。1929年，出席南京第一届中央卫生委员会，提出废止中医案。1934年至1939年，主编中华医学杂志。1950年出席全国第一届卫生会议，1954年病死于不全性肠梗阻。余氏毕生以"医学革命"为口号，主张废止中医。1917年著《灵素商兑》，为全面批判中医的第一作。此后，不断发表文章对中医理论发难，分别编入《医学革命论》一、二、三集中。新中国成立后有《古代疾病名候疏义》刊行。

关于余云岫与当年侵华日军的关系问题，日本大阪物疗大学的李强发表在《中医文献杂志》2009年第3期第48页和《中国中医药报》2010年3月8日第8版上的《关于历史争议人物余云岫的史料补充——兼述民国和日伪时期"上海自然科学研究所"》一文，则详细介绍了始末与细节。

20世纪20年代中期，日本怀着军事上和文化上全面侵略中国的野心，曾与当时的国民政府缔结了文化合作协定。1924年，日本文化事业部长出渊胜次和中国驻日公使汪荣宝之间缔结了《汪—出渊协定》。在此协定当中，日方提议成立上海自然科学研究所，并标榜和鼓吹日中两国科学研究家应以自由的学风合作进行各个领域的纯粹学术研究。1925年，中国外长沈瑞麟与日本驻中公使芳泽谦吉之间重新签订了《沈—芳泽交换公文》。此时，《汪—山渊协定》仍然有效。现存资料表明，文化合作协定的建设费用来自1900年大清国因义和团事件给帝国主义列强的赔款（即庚子赔款）。日本模仿美国的做法，在其外务省内部设置了对支（中）文化事业部，专门用庚子赔款的一部分建造了位于东京的旧东方文化学院（曾为外务省研修所所在地，现为拓殖大学国际教育会馆），位于京都的京都大学人文科学研究所，以及位于上海的上海自然科学研究所。旧东方文化学院和上海自然科学研究所的设计者为内田祥三，京都大学人文科学研究所的设计者为武田五一和东畑谦三。

因1928年发生济南事件，《汪—出渊协定》的文化合作项目遭到了国民政府的拒绝。1931年4月，日本方面在国民政府拒不参加的情况下，私自在上海吸纳一部分中国的研究者（汉奸文人），单方面地成立了所谓"上海自然科学研究所"。根据《中医联合图书目录》（北京图书馆、中医研究院合编，1961）、《上海中医学院图书目录》（上海中医学院图书馆编，1980）可查，该所于筹备期间出版《汉药写真集成》（日文，二辑，铅印本，1929）、《食疗本草の考察》（中尾万三著，日文，研究所汇报1卷3号，铅印本，1930），于成立之后出版了《朝鲜汉药の调查》（中尾万二编，日文，铅印本，1933）、《汉药丹参の成分に就いて》（中尾万三、福岛忠胜著，日文，铅印本，1934）、《汉药石斛の生药学的研究》（木村康一著，日文，铅印本，1936）等书籍。此外，该研究所还出版多种日文、英文和中文版的学术杂志，鲁迅还曾为其中的《自然》杂志题写过杂志名。

上海自然科学研究所成立当年，正是"九一八"事变发生之年。关闭之年正是日本宣布投降之年，从这一点来看，这个研究所成立之目的也就昭然若揭了。这个研究所在日军全面占领我华中地区以后，即从民间的国际性研究组织升级为日本国立研究机关，足可以看出日军利用其进行文化科学侵略的重要性质。这个研究所的旧址为现在的中国科学院上海生命科学院。当时，在大门上挂了两块牌子，一块为"东方文化事业上海自然科学研究所"，另一块为"同仁会华中卫生研究所"。表面上，东方文化事业部由外务省所管辖，但据新发现的资料《1932年上海自然科学研究所细菌学科报告》表明，"同仁会华中卫生研究所"早于1932年就拿被抓来的中国人做人体试验，将活人编成代号，称为"木头人"，据称这比石井四郎创建哈尔滨731部队时出现的"木头人"之说还要早。由此表明，上海自然科学研究所曾秘密地参与了令人发指的活人人体试验。

根据前述的《汪—出渊协定》，日中双方各将派出10名委员，由中方担任委员长，成立上海自然科学研究所运营机构——评议员会（相当于理事会）。其中，中方汉奸成员的姓名、当时的职务如下：

严智钟：国立北医大教授，北京传染病研究所所长，细菌学专家

胡敦复：国立东南大学校长

伍连德：中华医学会会长

谢应瑞：上海仁济医院外科医师，中华医学会董事

朱家骅：中山大学教授，哲学博士

章鸿钊：中国科学社副社长，地质学专家

秦汾：教育部参事

郑贞文：化学专家

文元谟：北京师范大学教授，物理学专家

余云岫：云岫医院院长，上海医师会长

余云岫就是这10位委员中的第十位，余云岫在上海自然科学研究所筹备期间，曾是汉药（即中草药）研究项目负责人之一，但在该所正式成立之后有何研究活动，并不可知。余云岫于1926年11月任南京中央卫生委员会委员。在同一时期，他身为政府官员，一边积极鼓吹废除中医，一边也作为留日归国人员中的汉奸学者，经常出入上海自然科学研究所的事实是无可争辩的。由此可见，这些人声嘶力竭地呐喊着取消中医的真实嘴脸与罪恶目的了。

余云岫是民国时期医界对中医理论进行全面驳斥并予以否定的第一人，也是反中医势力中最具影响力的人物，其言论、行事皆是取缔中医势力中的中坚力量。据周琦述，1917年余云岫出版《灵素商兑》。书的开始便给了民国中医一个下马威："或问徐子曰：'《灵素商兑》何为作耶？'曰：'发《灵枢》《素问》之谬误也。'"灵、素二书是数千年来传承不息的中医经典，是中医理论的基础和内核，在此却被视为"粗率之解剖，渺茫之空论，虚无恍惚，其谬误可得而胜发乎"。余云岫攻击此二书的目的是"堕其首都也，塞其本源也"。所以，该书被看作全面批判和否定中医的奠基之作。

针对"拥医派"所持"中医是国粹，所以应保护"的观点，余云岫大不以为然："夫国粹者，何也？国所与立之精神也。吾国吾种四千余年，治乱兴废，至今尚存者，其立国精神乃在旧医乎？粹者，美之之辞。无美足扬，徒以其历史之久，蔓延之广，震而笃之，谓之国粹。是何以异于蜣螂之宝粪土鸱鸦之嗜腐耶？……彼旧医之所陈述，骨度、脉度、筋度、内景皆模糊影响，似是而非，质似实物，关口夺气，无馀地可以置辩也。称道阴阳，陈设五行，下与祝卜星相瞽巫为伍，故古多以巫医并称，则固世人所轻视，非有国粹之价值也。"一下子把自诩为"国粹"的民国中医界弄得灰头土脸。

余云岫在第一届全国（民国）卫生会议提案第二辑，关于处理旧医的提案中这样说道："旧医的学问是深化、古典哲学、占星术、观念论、主观唯物论和庸俗经验的什件儿。所以绝不能吸收在新民主主义体现的政教下，当然非完全革除不可。"余氏废除中医的坚定信念，至少一直延续至新中国成立，诸如这样的话："旧医一日不除，民众思想一日不变，新医事业一日不向上，卫生行政一日不能进展。本委员十余年来研究我国医学革命，对于旧医底蕴，知之甚悉，驳之甚详。为民族进化计，为民生改善计，不可不取断然手段，此乃国家大计，非区区主奴之见也,其斡旋枢纽,全在今日,乞大方注意为幸。"几乎是一直伴随他一生之"医学革命论"的。周琦认为,余氏不仅竭力倡导取缔中医言论,还不忘随时提醒相关政府要员提防中医界人士"斡旋枢纽"以起而与之抗争。

1920年,余云岫的《科学的国产药物第一步》第一次明确提出了著名的"废医存药"口号。余云岫现象并非孤例。五四时期,国内对西方"德先生""赛先生"的追捧甚嚣尘上,"废儒学""废汉字""废封建糟粕"等浪潮风起云涌,中医自然也不能幸免,以致一段时间,"骂中医"竟成西化知识分子"标配"的"饭后运动"。当时,梁启超和鲁迅、胡适、陈独秀等,都站在了诘难中医的阵营中。

客观地说,周琦认为余云岫在中医学术上的看法,是基于其一定的传统文化功底的。从《内经》成书时间的考证辩,《易经》易图问题上与恽氏的争议,至阴阳五行沿革的叙述,这些争辩若不是研读过相关古籍、经书,是不可能想到的。余氏对中国传统文化是谙熟于心的,所发之论皆能从传统之处娓娓道来,这样的评论应当算是学术争论而非谩骂之类。虽然余云岫的学问里有一定的传统文化底子,但其思想内心是完全偏执于日本西方学术的,而且是为日本人从文化上征服中国而服务的。从其对阴阳五行的否定可以看出,他对中医理论一无是处的界定,完全根基于中医理论不能客观直接地反映出解剖及西医的病理生理事实,并以西医的科学尺度来衡量中医理论。这样说来,中医在他的笔下,自然是体无完肤的。然而,经过留日之后的他似乎只认自然科学是真理,仅有西医生理、解剖为医理正道,有悖于此的理皆是无用之理。可以说,他仅仅是将这些古籍经典吃进肚里,而几乎是没有将它们消化掉的。他这种对于事物价值的评判已经完全接近明治维新时日本政府及社会对世间事物的评判标准。而客观地说,余云岫的《灵素商兑》也以其极富"科学化"的辩词影响着当时的医界,不仅使许多西医学者更为坚决的否定中医的价值,而且使一些中医界人士也动摇了对传统中医理论的信念。如近代中医界倡导科学化最力者——陆渊雷,"1928年夏,陆氏读得《灵素商兑》,使他的'中医科学化'思想日益凸显出来"。

据何凯述,1929年,余云岫、褚民谊等在第一届中央卫生委员会上提出了废止中医的四项提案,其理由是:中医理论皆属荒唐怪诞;中医脉法出自讳候之学,自欺欺人;中医无能预防疾病;中医病原学说阻遏科学,并指出:"旧医一日不除,民众思想一日不变,新医事业一日不能向上,卫生行政一日不能进展。"自此之后,中医在反对者的眼里就成了科学的大敌,每每反对中医,必言中医不科学、伪科学、封建迷信。

恽铁樵为中医理论完整性所作坚决而坚定的维护与辩解，从这两人的文字对垒中，我们是可以强烈感受得到的。并且恽铁樵的坚定与坚决，是来自长期传统文化的熏陶，以及对中医疗效的自信，之所以称恽氏对中医理论完整性的维护为"坚定"的维护，是相比较于在民国时期同样拥护中医，但却反对阴阳或五行甚至运气理论的其他中医学者而言。从文化的角度去阐释中医理论，而不牵强附会于西医生理解剖以迎合时局、世人对西学崇尚的风向。这种气魄在当时乃至当今的中医界是罕有的，恽铁樵不愧为民国期间捍卫传统中医理论完整性的第一人。

恽氏在书中提出了"内经之五脏非血肉之五脏，乃四时的五脏"的论断。这一句话揭示了传统中医基本理论，特别是藏象理论的奥秘，站在时代的高度指出了中西医学方法论是大相径庭的。即便驳斥中医五行脏腑的虚无，使余云岫用尽浑身解数，对于"象数"思维逻辑下的中医学理论，也只能简单的以不符现代科学，不合生化理论做结语。

恽铁樵对中医脏腑理论这一精辟阐释至20世纪30年代，经另一位近代中医理论家杨则民进一步阐发得以完善，新中国成立后更成为公认的观点。《群经见智录》捍卫了传统中医体系的完整性，指出那些企图用近代自然科学理论完全否定中医的人，在进行中西医对比、评判时，基本上均忽视中医理论体系的特点，因此，如余云岫那样的指责与否定即完全无的放矢。

清末民初，北京名医陆仲安先生，以擅用黄芪名噪医林，绰号"陆黄芪"。据孟庆云述，是时，文化名人胡适正患"糖尿病"，朋友们向他推荐请仲安先生来治疗。仲安先生为胡适治病是在1920年，正是学界"科玄论战"初序之时。胡适是科学派的主将，科学派崇尚西医。这个时候，胡适的病竟被中医治愈，在当时引起很大的轰动。

陆仲安（1882—1949），北平人，世医之家，曾任上海神州医学总会常务委员、上海中西疗养院董事。胡适博士最初发现有口渴、多饮、多尿等症状，被初步诊断为"糖尿病"。经西医治疗一段时间，未见好转。李石曾向胡适推荐陆仲安，胡适考虑中医治病"无科学根据"，未予同意。后来，马幼渔又复介绍，胡适才延医于陆。经过一番诊治，竟霍然而愈。一时之间，腾传众口。时任中华医学会会长的俞凤宾，对此事很为关注，他在上海特地托人到北京找到胡适，抄出全部药方，刊登在丁福保主编的《中西医药杂志》上，其初诊（1920年11月18日）药方为：生黄芪四两，云苓三钱，泽泻三钱，木瓜三钱，西党三两，酒芩三钱，法夏三钱，杭芍三钱，炒白术六钱，山萸六钱，三七三钱，甘草二钱，生姜二片。编者附注：胡君之病，在京中延西医诊治，不见效。某西医告以同样之病，曾服中药而愈，乃延中医陆君处方，数月愈。从这张处方看，陆氏用的是东垣老人治阴火的路子，但每剂以黄芪四两、党参三两是医者的独特经验，不愧为"陆黄芪"。

胡适还写了感谢信："林琴南先生的文学见解，我是不能完全赞同的，但我对陆仲安先生的佩服与感谢，却完全与林先生一样。我自去年秋间得病，我的朋友学西医的，或说是心脏病，或说是肾脏炎。他们用的药，虽也有点功效，总不能完全治好，后来幸得马幼渔先生介绍我给陆先生诊看，陆先生也曾用过黄芪十两，党参六两，许多人看了，摇头吐舌，但我的病现在竟好了。去年幼渔的令弟隅卿患水鼓，肿至肚腹以上，西医已束手无法。后来头面都肿，两眼几不能睁开，他家里才去请陆先生看，陆先生用参、芪为主，逐渐增到参、芪各十两，别的各味分量也不轻。不多日，肿渐消减，便溺里的蛋白质也没有了。不上百天，隅卿的病也好了，人也胖了。隅卿和我的病，颇引起西医的注意，现在已有人想把黄芪化验出来，看它的成分究竟是些什么？何以有这样大的功效？如果化验的结果，能使世界的医学者渐渐了解中国医学药的真价值，这岂不是陆先生的大贡献吗？我看了林先生这幅'秋室研经图'，心里想象将来的无数'试验室研经图'，绘着许多医学者在化验室里，穿着漆布的围裙，拿着玻璃的管子，在那里做化学的分析，锅子里煮的中国药，桌子上翻开着：《本草》《千金方》《外台秘要》一类的古医书，我盼望陆先生和我都能看见这一日。胡适"

胡适对陆仲安医生和传统医学的赞誉是实至名归的。但此事到后来竟成为一桩公案。

因为在轰动一时以后，医院竟把糖尿病的诊断给否定了。报道说："据传，胡适的病，最初发现有糖尿病的现象。住进协和医院之后，经过三十回的尿便化验，七日严格食饮限制，最后诊断报告不是糖尿病。"对此，胡适也在《努力周报》第三十六期上登一则启事说："此次诊察的结果，已断定不是糖尿病。这一层使我很安慰。承各地朋友慰问，十分感谢。"

胡适当时究竟患的是什么病？在当时没有诊断。但是，总可以说：陆仲安先辈是治好了当时西医还没有办法治的病。当时，正值取缔中医呼声甚嚣尘上之时，此案例引起了广泛的社会反响，径直折杀取消派的气焰。当年陆仲安先生所治的即便是消渴症，也是难能可贵的医学成就。胡适博士的题词毫不过誉。陆仲安的医术，是经得起检验的。中医学久传不息的生机正在于此。

据曹丽娟述，1922年3月，北洋政府内务部颁布了《管理医士暂行规则》，规定发给医士开业执照的资格，必须经各地警察厅考试及格领有证明文件者，或在中医学校、中医传习所肄业三年以上领有毕业文凭者；医士诊病必须开设二联单，汇存备查，如有药方不符或医治错误，经查"予以相当处分"等。如此摧残医生、束缚医学的条款，受到中医界的强烈反对。上海中医学会迅速行动起来，与中华医药联合会召集了有170人参加的大会，大家一致认为，审查医士资格应由医学会或推出各地名医主试，而不是由警察厅主试；并通知全市医生拒领执照，定期召开全国中医大会，各地纷纷响应。会后派代表赴南京请愿，要求内务部取消《医士规则》。在一片反对声中，内务部被迫宣布暂缓实施《医士规则》。

当时，北平知名中医恽薇荪、易炳如、马绍高、赵进嘉、易赞庭、王桐、樊寿严、许珍儒、程子祯、崔寿山、刘惟一、梁大绅、张月桥、王清泉、马芝田、陈芝轩等，在"医药救亡请愿团"北平抗议请愿期间均发挥了重要作用，既公开支持、直接参与，又坚守中医阵地，坚持用中医方法诊治疾病，以实际行动支持"救亡请愿团"，中医得以在困难中延续并发展，其功劳不可磨灭。

在中医药发展的最困难时期，北平中医药界知名人士排除种种干扰，为解除孙中山先生受疾病煎熬的痛苦进行了努力。

据董泽宏述，萧龙友、施今墨先后用中医药对孙中山进行了治疗，使病情明显好转，一时节当作喜讯传布。但限于中医的诊疗手段，当时不可能诊断清楚孙中山先生的疾病，服用中药好转的时间并不长，孙中山的疾病不久便继续加重。经萧龙友先生推荐，1925年2月20日，又邀请资历更深的北平著名中医陆仲安、唐尧卿对孙中山的疾病进行会诊。《申报》载：先生服药后病较前痊，饮食增进，能坐起。但孙中山先生已病入膏肓到了肝癌后期，纵使华佗、扁鹊再生也无他法，故虽坚持服用，也未能中止癌细胞的扩散，终致不治。孙中山先生在反动当局极力"废止中医"的形势下，病重、病危时期延请中医治疗，表现出了对中医的支持和信任，在中医发展史上有着极为积极的意义。

许多有识之士在中医发展最需要的时候选择了中医，值得称颂。

据董泽宏述，李介鸣就是其中的一位。他在学医之时，正是国民政府消灭中医提案之际，对从事中医药人员设置了种种障碍，许多学者感到前途渺茫，便纷纷改行，而李介鸣矢志不渝，最后成了一代名医。郗需龄是1924年学习中医者，姜潜庵是1928年考取合格医师在京开业的中医师，他们都是当之无愧的民国中医界的中流砥柱。余如周慕新、冯泉福、崔萃贤、张仲元、刘奉五、王鹏飞等，均是在中医将被消灭、前景极其暗淡的时刻，在中医药界抗争、请愿等反对废止中医活动的影响下认识了中医的优越性，开始学习中医者。这些人后来均成了一代名医。

新文化运动爆发后，知识分子提倡科学和民主，中医学被贴上了"玄学""旧学"的标签，背上了"玄学鬼"的骂名，遭受到西医群体和新式知识分子的强烈批判。

据刘正强述，1923年，恽铁樵著《伤寒论研究》一文，即遭余云岫三度公开致函反驳。次年，中医陆锦遂著《校中西医论》于《华国月刊》上发表，对西医颇多责难。不久，余云岫通过该刊主编章太炎将《中华旧医结核病观念变迁史》载于该刊上以示反攻。1925年，中国教育界先后在长沙、太原召开会议，通过了相关议案，决定将中医纳入学校体制中。但在报请教育部批准过程中，遭到余云岫为代表的西医界的坚决抵制。余氏作"旧医学校系统案驳议"一文，也引起中医界十余人与其争论。但教育部以此为借口，断然拒绝了中医进入大学学制的请求。中西医论争由学理论争逐渐演变为生存抗争。

第三次医乱（1926—1933）

鉴于前述中医纳入学校体制的失败，中医界遂将其罪责归咎于西医界的破坏，中西医界的关系迅速恶化，双方逐渐由学理论争演变为谋求自身生存而进行的抗争。

据刘正强述，1926年后，协和医院一批中国籍的青年医生创办《医学周刊》。1928年，这些人组成丙寅学社成为北方反中医的核心。同年，北洋医学堂出身的西医张蕴忠作《中西医学融化论》一文，公开为中西医会通辩护，随后即遭废止中医派人物江绍原出面驳难，1929年，又有贾猷先再次驳难，平津地区中西医之争由西医界内部开始。而陆渊雷于1928年秋作《西医界之奴隶派》一文攻击西医，后又撰《驳曾毓英君论细菌》一文参与论争，中西医论争已经纯粹成为意识形态的论争，中医界开始为生存而四处奔走。

对中医歧视、摧残最酷的莫过于国民政府，并且逐步形成了一套消灭中医的反动政策。

据黄燕述，1929年2月23日至26日，南京国民政府卫生部召开第一届中央卫生委员会。会议由西医出身的卫生部次长刘瑞恒主持，参加者除了一个外行次长和一两个参事外，其余的均为西医界代表，且多主张废止中医，而与会者没有一个中医。形成这样一种局面，是因为中国早期的西医医生中，除国内教会医学校毕业者外，几乎全部是留学海外的归国学生，其中留学日本者又占了相对多数。他们深受日本"废止汉方医"的影响，大多成为废止中医派，而这些人在北洋政府及国民政府时期,很大程度上左右着中国的卫生行政。让他们去管理中医,其结局就像"牧师神父管和尚"一样笑话,而又像"猫来管理咸鱼"一样危险。因此,卫生部每有废止歧视中医议案,就获"一致通过"。

据王奚霞述,1929年2月,国民政府召开第一届中央卫生委员会议,通过了西医余云岫等提出的"废止旧医(中医)以扫除医药卫生之障碍案",另拟"请明令废止旧医学校案"呈教育部,并规定了六项消灭中医的具体办法:施行旧医登记,给予执照,方能营业,登记限期为一年;限五年为期,训练旧医,训练终结后,给以证书,无此项证书者停止营业;自1929年为止,旧医满50岁以上、在国内营业20年以上者,得免受补充教育,给特种营业执照,但不准诊治法定传染病及发给死亡诊断书等,此项特种营业执照有效期为15年,期满即不能使用;禁止登报介绍旧医;检查新闻杂志,禁止非科学医学宣传;禁止成立旧医学校。这就是历史上臭名昭著的"废止中医案"。曾留学日本学习西医的余云岫,是废止中医派的代表人物。他一向攻击贬低中医学,甚至直指"中医是杀人的祸首",必欲废止清除而后快。他对中医的处置办法是"废医存药",中医废止,而中药作为医学研究资料,尚可以加以利用。余云岫提出"废止中医案"的四点理由是:中医理论皆属荒唐怪诞;中医脉法出于纬候之学,自欺欺人;中医无能预防疫疠;中医病原学说阻遏科学化。他多次解释该提案是打算在五十年内逐渐消灭中医,一者任其老死,自然消亡;二者不准办学,使后继无人。因此,余云岫被世人讥评为"东西医奴隶",成为千古罪人。

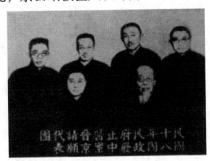

1929年参与"废止中医案"的部分代表

此案一出,人们热血沸腾,中医界空前大团结、大觉醒,在全国掀起了一场声势浩大的反废止风潮。上海名中医张赞臣主办的《医界春秋》,出版号外"中医药界奋斗号",揭露余云岫等人的阴谋。3月2日,余云岫主编的《社会医报》竟然公然刊出了还没有宣布实行的"废止中医案"。这无异于火上浇油,双方剑拔弩张，直面对峙起来。几天内，数不清的各地中医药团体的质问函电飞向了国民政府。3月17日（后来定这天为"国医节"），全国17个省市、242个团体、281名代表云集上海，召开全国医药团体代表大会。会场上悬挂着"提倡中医以防文化侵略""提倡中药以防经济侵略"等巨幅标语，高呼口号"反对废除中医""中国医药万岁"。大会成立了"全国医药团体总联合会"，组成赴京请愿团，要求政府立即取消议案。上海中医药界全力支持大会，罢工半天并提供全部交通工具。同时，全国总商会、中华国货维持会、医药新闻报馆，以及南洋华侨代表等电请保存国医。社会公众舆论也支持中医界，提出了"取缔中医药就是致病民于死命""反对卫生部取缔中医的决议案"等声援口号。一时间群情激愤，运动的浪潮颇似五四运动在中医问题上的重演，可见，废止中医是何等的违背民心。

国民政府没料到会造成如此轩然大波。当时，正值召开国民党第三次代表大会，叶楚伧、李石曾、薛笃弼等要人亲自接见了请愿代表并表示慰问。这迫使卫生部不得不公开表示对中医并无歧视，并面允代表：该提案虽获通过，但暂不执行；改称中医为国医；同意成立"中医学社"。

据王奚霞述，1930年3月，由焦易堂等人提议，仿照国术馆之例，在南京设立了中央国医馆，并在各省及海外设立分馆、支馆。它负责制订学术标准大纲，统一病名，编审教材，设有学术整理委员会和编审委员会。人们正奇怪呢，难道国民政府忽然热心起中医来了？其实，是为了缓和中医界的愤怒情绪。国医馆的经济来源，名义上是国民政府每月支给五千元，但从第二个月起就减半发给，使得国医馆迟迟办不起刊物，开不起训练班，要靠分馆和各地中医界的接济来维持。这是一个半官、半民、半学术的特殊组织，是在特别情况下建立的畸形机构。它的建立曾使中医界欢欣鼓舞，但因受政府操纵，国医馆名为学术机构，实为政府的御用工具。所以，国医馆成立后作为不多，形同虚设，曾受到中医界的尖锐批评。

虽然这次斗争取得了一定胜利，但政府的反中医政策丝毫没有改变，废止中医一直在以变相的手法进行着。

据王奚霞述，不久，教育、卫生两部通令中医禁止参用西药及器械；中医学校降格为中医传习所或中医学社，不准用学校的名称，以限制中医人才的培养；中医医院改为医室等。目的仍是企图逐渐消灭中医，全国医药团体总联合会尤为国民政府所忌恨。该会人力、物力、财力雄厚，动辄通电全国，号召力很强，是中医界与国民政府斗争的强有力的组织。1931年1月，国民党中央执行委员会以该会不符合法律强令解散。这再次激起中医药界的愤怒。2月1日，中医界在上海召开临时代表大会，有17个省市及南洋、菲律宾等223个团体的

457位代表参加。这时的中医界已清醒地认识到行政地位的重要性，于是明确提出中西医平等待遇，中医参加卫生行政，中医药改称国医国药，编纂中医药字典及教科书等，并再次派代表进京请愿。这次请愿的规模和声势较前一次更大，惊动了蒋介石。他先是煞有介事地答应代表，让文官处撤销两部公告。然而，这不过是缓兵之计，代表们一撤，身兼教育部长的蒋介石马上以教育部的名义推翻了自己的诺言。

在当时，消息公开后，舆论哗然，各地请愿不断，报纸刊物等也纷纷刊文斥责，保中医派争取到了冯玉祥、阎锡山等人的支持，因而能够在政府要员中与留洋派对抗。3月17日请愿成功，此提案被取消。在当时，提倡废除中医的一批人，不过是以此为实现他们的政治目标的一个缺口。亲日派真正想达到的是，从各方面全面复制明治维新以来的日本方略，而中医只是其中最容易下手的一个对象而已。

不过，日本的汉方医学此时也为保卫中医做出了一定贡献。日本汉医家汤本求真是上世纪初日本医界"西学汉"的资深专家，汉医古方学派的一代宗师，曾对复兴汉方医学做出了卓著的贡献。

据魏睦森述，至1927年，正当日本汉方医学濒临灭绝之际，汤本求真自费刊梓了50余万字的巨著《皇汉医学》，用中西医理及古今活用仲景方之治验，阐明"汉方医术之不可废弃"，"苟能抉其蕴奥而活用之，胜于今日之新法多矣"。此书问世后不久，我国即有多种译本出版，影响巨大。如译者周子叙云："凡汤本之所言，皆余所欲言而不能言者也。中医垂绝之绪，庶几可以复振矣。"曹家达曰："处此中西激争之际，是为吾人增色不少，是与国医前途有极大关系也。""汤本氏独抒卓见"，"其所撰着必有足以启导吾人研究之方法与趣味者"。而竭力反对和扼杀中医的余云岫则谓："此书是中国旧医的救命符，大可助长反抗新医之威势，大可当作拒敌医学革命军之利器，……当作减退其革新思想之麻醉药，而复其复古思想之返魂香"。由此可见，本书对日本汉医和我国民国年间的中医界，均有一定的鼓舞和鞭促的作用。

吴立坤认为，继中西医界强烈的论争之后，20世纪20年代末30年代初，又兴起了中国科学化运动，它与以前的运动思潮不同的是：以前的运动主要在思想界进行，而科学化在科学界开展，科学问题是讨论的中心；以前的新文化运动对固有传统文化采取否定一切的态度，而科学化运动则是比较适中和公正的，对传统并不一概否定。它的中心内容是，以科学的方法整理中国固有的文化，以科学的知识充实中国现在的社会，以科学的精神光大中国未来的生命。1932年中国科学化运动协会成立，随后在很多城市创立了分会，并创办《科学的中国》作为该会的会刊，从而推动了中国科学化运动的开展。

受西学及日本《皇汉医学》汉医科学化的影响，科学化运动虽然是在科技界开展，但却涉及社会各个领域，产生了广泛的影响。当然，医学也不例外，"中医科学化"思潮应运而生。

吴立坤认为，首先提出进行"中医科学化"的是谢筠寿，他呼吁中医界"其果有志于医药事业，抱医国之愿者，还请以科学作根据，将吾国旧有之经验，使之科学化，实事求是，致力于研究……"，在发生"废止中医案"后，侯光迪也曾发表过类似的言论。他说："中国医学，在数千年前已具科学雏形。……现在科学昌明时代，理宜急起直追，未尝不可发扬光大。……我们欲整理中医学说，俾成为系统的学问是绝对可能的。第一步工作，是统一医学名词；第二步工作是审定医学著作、编辑教科书；第三步工作是整理实验方案，研究特效药。凡西医所未知及西药所未有，一一依科学形式，为之创造补充"。在这种主张带动下，中医界开始兴起"中医科学化"思潮。"中医科学化"是指用科学方法来整理研究中国医药学，即如1931年中央国医馆的馆章第一条所写："本馆以采用科学方法整理中医医药，改善疗病及制药方法为宗旨"，这个观点很快得到了中医界的普遍认同。其中，比较有影响力的人物包括陆渊雷、施今墨、谭次仲、张赞臣、余无言等。

吴立坤认为，陆渊雷是近代提倡"中医科学化"最有力者。他肯定了中医药的有效性，但也指出存在着不足，故应以西医药作为参照系，用近代科学的方法整理改革中医药，使"不信国医者可以信，不知国医者可以知"。

陆渊雷在临床上也是如此，认为西医的诊法胜于中医，而中药的疗效又强于西药，故根据西医的诊断方法，采用中药进行治疗疾病。诚如他自己所讲："……仆治病虽用中医方，理法则大体采用西医，诚以西医之理法，根据科学，信而有征，而中医之疗法，根据数千年之实验，往往突过西医也。且医药所以救疾苦，免夭札，人命至重，苟有良好方法，当一律研究采用，不当存中西门户之见，更不当与保存国粹，提倡国货并为一谈。是以仆之志愿，欲治中西为一炉，使中医研究西国之科学原理，使西医采用中国之简效疗法。盖不但望中医得西法而归实际，亦望西医得中法而更有进步也。"

陆氏这种勇于提出改革中医的方法是可敬的，但是，他把中医的诊断与治法割裂开来，即以西医的诊断配合中医的治法，将使中药失其根本，因为中药是在中医理论指导下应用的，如果脱离了其基石，那么也将丧失了生命力，最终会使中医药走向灭亡。另外，陆氏反对西医从分析中药的化学成分入手，来研究中医治疗疾病的机制，指出应把中医症候和药性两方面结合起来研究，这种研究方法应该说是可取的。

据吴立坤述，其他涉及中医药改革的医家还有施今墨。他认为，中西医要互相学习，中医药科学化应从标准化、规范化入手，提倡编辑一种标准化的中西医药大辞典，施氏还将中药剂型改革列为中药科学化的重要内容，他自设小型药厂，进行中药提炼剂型改良的实验。叶橘泉的观点与施今墨有些类似，他也认为西医的理论较为完备，而中医的治法更为周到。故叶氏十分注重中药和方剂，在国医馆成立时，他提议移植中药植物药、设置动物试验药效、提倡培养药科人才、积极宣传伪药形态及奖励药品发明等。时逸人在主张中医药科学化时，提出"学说系统化、科学化""经验集中化、实验化"，"药物生理化、化学化"等。谭次仲认为，中医理论和科学不相容，但中药与科学实验相近，可从中药进行实验研究来实现中医药的现代化，他指出："理之真否，决于实验；效之确否，决于统计。""夫实验者学理，统计者事实。两者一致，方达完成。世界医学尚有未臻此者，今国医为整理之开端，则学理与事实宜并重。"可见，他对实验的重视，谭氏提出两条具体措施。一为设立医药编辑所，发动全国具有科学知识的中医士来编辑具有近代科学知识的医药书籍。二是设立实验研究所，作大规模的中药实验研究。他认为，只有这样才能发展中医药。

国医对西医论争在此时期内也取得一些胜利。例如，"国医"名称的来历以及确定。据刘正强述，1926年，时逸人提出将"中医一律改称国医"。民国期间，以国医命名的社团、刊物不在少数，知名的社团有神州国医学会、南京市国医公会、上海市国医公会、北平国医砥柱社、全国国医联合会、平湖市国医改进研究会等。刊物有《国医公报》《神州国医月报》《国医正言》《国医砥柱》《国医文献》《苏州国医杂志》等。

在组织成立社团、创办刊物、创办国医学校的同时，中医还进一步完善国医条例，积极同政府进行交涉，试图将国医合法化，从法律上保护国医发展。1930年5月7日，在国民党中央委员会第226次政治会议上，时任行政院院长的谭延闿及胡汉民、陈立夫、焦易堂等七名元老提出议案，建议"援照国术馆之例，提议设立国医馆，以科学的力一法整理中医学术及学术研究"。提案在会上获得议决通过，中央国医馆被批准成立。

中医在外部取消中医的聒噪下已经摇摇欲坠，中医界人士从内部也开始了西化中医的肇始。虽然他们的本意是为了发展、研究中医而来，但往往现实是不以人的主观意志为转移的。民国国医的做法，实际上取得的效果却恰恰相反，使中医的研究结果距离研究的初衷渐行渐远。

第四次医乱（1933—1936）

在1933年6月召开的国民党中央政治会议上，中委石瑛等29人提议仿

1930年制定的《西医条例》，拟定《中医条例（草案）》。这是中医界多年奋斗希望实现的目标，目的是争取与西医的平等地位；但这也是废止中医者最不愿意的事情。

据王奚霞述，当时，汪精卫是坚决主张取消中医的强硬分子，有些国民党元老找他代为中医吁请，都未奏效。在会议讨论中，行政院长汪精卫不但反对该提案，不肯执行草案，而且提出废除中医中药。他说"中医言阴阳五行，不懂解剖，在科学上实无根据；至国药全无分析，治病效能渺茫"，主张"凡属中医应一律不许开业，全国中药店也应限令歇业。以现在提倡国医，等于用刀剑去挡坦克车。"这引起了中医药界的强烈抗议，《医界春秋》严词批驳，斥责汪氏"亡国未足，必灭种而后快"。汪精卫见众怒难犯，便转换手法，在《中医条例》交立法院审查时，他写信给立法院院长孙科，大谈"若授国医以行政权力，恐非中国之福"，嘱孙共同阻止其通过。他还和孙科搞了一场辞职闹剧，使得《中医条例》被压了两年之久。

曾留学英、德，五四时期的学生领袖傅斯年，当过北京大学的代理校长，后又任台湾大学校长。

据曹东义述，他是当年力主取消中医的"学者"。傅斯年于1934年8月在天津《大公报》上对中医"开炮"："中国现在最可耻最可恨最可使人短气的事，不是匪患，不是外患，而应是所谓西医中医之争。……只有中医西医之争，真把中国人的劣根性暴露得无所不至！"傅当年对于中医已经气愤至极！他还曾经说："我是宁死不请教中医的，因为我觉得若不如此，便对不住我所受的教育。"可见，他对中医的"仇视"，既是出于对中医的无知，也是出于对中华文化的自卑感。还包括"五四"新文化运动的主将陈独秀、胡适、鲁迅、郭沫若等，也都说一些幼稚的话来对中医表示反对和反感。

1934年，傅斯年在《文化月刊》上发表《所谓国医》一文后，紧接着，《国医正言》便刊登了赵寒松的文章《再评傅孟真〈再论所谓国医〉》《再评傅孟真〈再论所谓国医〉（续）》，《医学周刊集》刊登了潘兆鹏的《且慢谈所谓国医》一文，论战双方在争论过程中虽有用词过激之举，但论争使大众对中西医有了更清晰的认识，对中医地位的合法化起到了一定的推动作用。

面对国民政府的百般阻挠，各地中医团体纷纷质问。据王奚霞述，1934年1月，中医界召集全国代表请愿，要求尽快公布《中医条例》。最后妥协的结果，焦易堂发表了《为采行中医条例告国人书》，以不了了之的办法，由国医馆执行起行政权来，行政院则睁一眼闭一眼，保持沉默。接着，汪精卫在全国医师公会第三次代表大会上发表了反中医的长篇演说，指责中医不科学，如果谁有中西医并存的观念，便会使医学"陷入非科学的歧途"。上海市国医公会强烈抗议汪氏的言论，分别致电国民党四中全会、国民政府和立法院，要求提高国医国药的地位、中西医平等对待，并尽快公布《中医条例》。

富有戏剧性的是，恰在这段时期，汪的岳母患恶性痢疾，遍请西医，疗效都不理想。

据谢意敬述，因此有人举荐了施今墨（1881—1969），汪无可奈何之下只好同意。施先生应诊时，沉着冷静，望闻问切，察标探本，辨证施治，仅用汤药三剂，汪岳母便彻底痊愈。汪提出要为施先生题匾，施一口谢绝，并当面陈词，吁请扶持中医事业的发展；同时，这件事通过媒体的广泛报道，传遍了大江南北，用事实说明了"取消中医"之谬误。

据王奚霞述，1935年11月，国民党召开第五次代表大会。以冯玉祥为首的国内外82名代表再次提出：政府应对中西医一视同仁，尽快公布《中医条例》；国家医药卫生机关增设中医；允许设立中医学校。终于，几经磨难的《中医条例》在1936年1月22日正式颁布，标志着中医在医药卫生系统中取得了合法地位。然而，一纸条例远不能解决中医药的根本问题，国民政府仍采取不承认主义，条例中也有许多歧视、排斥中医的内容，中医实际上仍无地位。不久，卫生署颁布了"中医审查规则"，它名义上是《中医条例》的具体实施办法，实际上是从根本上推翻《中医条例》。如其中"中医条例所称的中医学校，指经教育部备案或各地教育主管机关立案者"，而教育部并未把中医学校列入学系，这就等于把所有中医学校毕业生的中医资格全部否定了。为了改变长期以来中医审查规则由卫生署管理，而卫生署官员中又没有中医的不正常状况，1936年12月，中医界组织了18省市120多位代表向立法院请愿，要求卫生署增设一名中医副署长，以体现中西医平等待遇的原则。在立法院讨论时，引发了一场中西医优劣的论争，结果设副署长的要求未获通过，只在卫生署内增设一中医委员会管理中医事务，而实际上，卫生署从不让中医委员会参与行政。由于中医业及各界人士的共同努力，在全国舆论的支持下，终于使国民党当局收回成命，"取消中医"风波暂告平息。后来，国民政府颁布了中医条例，批准设立中央国医馆，规定了中医从业考核办法和立案手续。

中医如同受尽疾苦的小媳妇，好不容易进了家门，正在满心欢喜地打算未来时，却稀里糊涂地做了小妾，没有半点地位。此后，反中医事件一直是此起彼伏，1941年，傅斯年和湖北参议员孔庚就因为中医存废的分歧，差点儿在会场大打出手，致使中医的发展极为艰难。到新中国成立前夕，全国很大一部分中医已经无法继续营业，全国没有一所公立中医院校，中医书籍出版困难，中药生产不被重视，质量下降……

终民国之世，中西医之间一直是唇枪舌剑，你来我往，论战程度不断加深。

王晓翠认为，1912年第一次论战，中医争的还只是教育权，1929年的废医高潮，中医界进行的则是争夺生存权的政治斗争，到1934年的"国医问题"，双方进行的则主要是意识形态的斗争，还伴随有人身攻击。论战层层深入，影响也日益广泛深远，说明20世纪前期东西方文化乃至中医、西医的冲突是如此的激烈。

第五次医乱（1937—1948）

民国政府变本加厉，对抗战中仅存的中医横加摧残，反中医事件迭起。中医界再次起而反抗，多次发起全国请愿。

据王奚霞述，政府除了不准中医办医院、设学校、登广告外，还设立了审查国医资格委员会，审查限于经政府考试领有证书者，或中医学校肄业三年领有毕业证书者，或由政府发给行医执照者，方可向中央国医馆申请登记，否则不准行医。在非法的考试、审查制度下，绝大部分中医已无法继续开业。1946年，卫生署否定了1943年公布的医师法，规定中医一律称"医士"，不得再称"医师"，并严禁中医使用新药。杭州卫生局还实行污辱性的中医登记，公然在中医执照上加盖"中医不准使用西药以及注射器具，违者吊销执照，撤销资格"，以示歧视。

国民政府为了消灭中医学校，更是不择手段。1946年2月，教育部命令上海市教育局取缔我国最早创办、最具影响的上海中医学院和新中国医学院。两校坚决抵制政府的无理取缔，经多次交涉无效，终于转为公开斗争。8月，校长丁济万的护校宣言在《新闻报》上刊出，并组织请愿团向教育部请愿，终无结果。9月，教育部再次命令，将上述两校及上海中国医学院同时取缔。此讯一出，全国即震动，在三校负责人的呼吁下，成立全国中医药请愿团向行政院请愿。国民政府竟然毫不理会，在全国没有一处中医学校立案的情况下，却以该中医校未经立案为由强令关闭，使这三个在近代中医教育史上最有影响的学校终于没有维持到新中国成立。

1947年11月，上海不准中医学校毕业生参加特种中医考试，再次打击了中医教育。

据王奚霞述，广东省在民国年间先后开办20多所中医院校，到1947年仅剩1所广东省中医药专门学校。1947年国医节，长沙组织了500人的示威游行，并向国民政府请愿，要求在宪法中规定中西医平等，各省市设立中医药学校，实行中西医共管卫生权，奖励中医科研，中央拨款补助省级中医院等。郑曼青、谢会东等10人携带行李，冲进国民政府，绝食三天，要求蒋介石亲自答复请愿要求。蒋拒绝不见，代表们被警察强行拖走。这次请愿影响很大，南京报纸做了多次报道，国民党中央电台进行了歪曲性宣传。

这几次医乱间，还有一些文人的小插曲，可以当作笑料来回味一下当时的社会氛围。

鲁迅生活于"风雨如磐暗故园"的旧中国，科学未能救国，变革人士正在探索。当时的政治空气就像生活在"一个没有窗户的铁屋子里"。因此，鲁迅先生要《呐喊》，不惜借狂人之口说："整个中国的历史，从头到尾，字里行间，只歪歪斜斜地写着两个字：吃人！"这是对中国历史的正确认识吗？是对中华文化的正确评价吗？他骂中医似乎是因为中医没有很好地救他父亲，而他自己却稀里糊涂地死在他所信任的日本人西医手里，成了一桩历史悬案。

如周琦认为，如若真要呼吁所有有识之士皆拒绝中医的话，那么，因为梁启超于协和医院的那起医疗事故，岂不是要招致整个西医医院的停业整顿，甚至是也要罢黜西医？这显然是不理智的，这两个事件均与中医学术、西医学术无任何瓜葛，谈不上因此而废除谁。清末著名学者俞樾也曾因自己的妻儿因病早丧而作《废医论》。不过，俞先生在《俞曲园书札》中也承认，自己不懂医学，他对中医的议兴议废也不过是纸上文字游戏，俞樾后又有《内经辨言》一文，为读《内经》时考据的心得体会，较之前人所得颇有未发之狄，不愧为考据学家，虽曾作废医之论，却仍可令人轻点一下赞。这样最终能清晰反省自己过失的态度，相对而言，才应当是可以用来认真治学的态度。再如，傅斯年曾说过的"一辈子不麻烦中医郎中"的话，这些个"名句"皆为小题大做的情绪发泄而已，外行评论内行的事，还是一笑了之的好，因为他们终究是外行，说出不专业的话只会贻笑大方而已。

又如，鲁迅说："中医，虽然有人说是玄妙无穷，内科尤为独步，我可总是不信。"也曾留学日本的周作人甚至认为，中国"成千上万的中医实在不是现代意义的医生，全然是行医的玄学家。什么辰州的祝由科，灵子术的灵学家，国民精神养成所，这是原始社会的巫师行径，是再早一个时代的东西，不必说了，就是最纯正的中医学说，也都是玄学的说法，倘若真是说得特别，即使荒唐古怪，也总还够得上说是独有，可以标榜一个国字而名之曰'国术'"！毕业于日本九州岛帝国医科大学的郭沫若，即直言不讳地反对中医理论，"对于旧医术的一切阴阳五行，类似巫神梦呓的理论，却是极端憎恨，极端反对的"。

周琦述，1944年底至1945年初，于重庆曾发生过一场小争论。

先是1944年10月2日，郭沫若于《新华日报》撰文《中医科学化的倪忆》，总精神是打破中西医的界限，建立现代化中国医学。但讨论中医时曾说，中医所能治的病，正是自己可以好的病。一、加上病者有信仰，先得到精神上的安慰；二、加以中药赋予维生素，在吃腻脂肪油和精白米的富贵病人，恰好得到了补充维生素的机会；三、加以药价便宜不怎么伤脑筋；四、加以忌避油荤或什么什么，减少肢体的负担和消耗，这样自然病也就容易好起来。能医的病占多数，不能医的占少数，不能医的病谁也医不好，因此，中医也就好像万灵万验，几千年来维持了他的传统的尊严。这种观点显然是中医界难以接受的，故有王德隽、程荣梁、颜公辰等人先后撰文论争。郭氏后来又作一篇《申述关于中医科学化的问题》文章，说明自己并不反对中医药，用意在提倡科学，才不了了之。郭氏不懂中医姑且不论，以如上稚嫩的思维和逻辑，来分析中医治病成效的主要机理，实在是让人忍俊不禁，即便是事后知道自己说错了话，要承认还那样的不诚恳。所以，无论多大的"师""家"，做自己懂的事可以，做自己不懂的事总是显得那么幼稚和无聊，但又有些社会影响力，所以就必须敲打他几下，以示惩戒，以防止再犯同样错误而晚节不保。现代的何祚庥、方舟子、张功耀之流就更不必提了，权当作中医舞台上的丑角吧。

纵观中医界38年的斗争，王奚霞认为，政府采取的种种消灭中医的政策，虽然也未达到目的，但对中医的发展起了很大的阻碍作用，并加剧了中西医的分裂和相互对峙的局面。到中华人民共和国成立前夕，散居在各地的约50万中医，绝大部分已无法继续开业。全国没有一所公立中医院校，更谈不上学术研究，中医书籍出版尤其困难。中药生产听其自生自灭，质量低劣，税多捐重，药店纷纷倒闭。然而，我国传统的中医药是我国文化宝库中一颗璀璨的明珠，虽曾一度遭遇来自民间和官方的冷落乃至贬损，但终因其自身具有的西医药所不能代替的优越性而巍然留存，但那时的中医人，还有一颗赤诚的中医心。

第六次医乱（1950年至今）

前几次医乱还只是外部因素的外行捣乱，是中医的外行人与内行人的争论，中医还有自身的抵抗实力。但是，如果中医内行人从中医内部去逐渐瓦解中医，这样的"乱"才是"高明"的，也是真正的"乱"。新中国成立以后的现代中医研究之路，实际上才是真正的中医之乱之开始。

新中国成立后，由于受固有观念的影响，仍是将"保守""不科学"罪名强加在中医头上，使中医学处于被审视、被验证、被质疑、被改造的境地。

据王健述，具有代表意义的是，1950年，新中国卫生部召开第一届全国卫生会议，余云岫在会上提出"改造旧医实施步骤"的草案，提出将中医改造成西医。在这次大会上，中央卫生部副部长王斌提出：中医是封建社会的旧医学，应当随着没落腐朽的封建社会灭亡而灭亡，新中国应当推行新医学。同时，他还开设了中医进修学校，让全国的中医学生学习西医，学习解剖学。这些做法虽然后来受到毛泽东主席的严厉批评，并撤销了王斌副部长的职务；但是，第一届全国卫生会议所制定的一整套阻碍中医发展的政策法规，却成为中医发展道路上的一个又一个的制度陷阱。新中国成立之初的限制和消灭中医的政策实行了整整三年。从此，人们蔑视和歧视中医的看法挥之不去，一直影响着中国中医药的发展。

据傅景华述，在1950年8月第一届全国卫生会议上，由贺诚副部长做的总结报告中则提出"中医科学化"。"中医必须学习科学的理论"："一种是中医进修学校，其目的是达到中医科学化。另一种是中医研究所，其目的为使中医的经验成果，得到科学的分析研究与整理，以充实医学的宝库。"1951年5月1日，卫生部发布的《中医师暂行条例》则规定，中医必须取得证书，方可行医。但1952年10月4日公布的中医考试科目，却绝大部分是西医课程。其实，早在第一届全国卫生工作会议上，王斌则干脆称中医为"封建医（旧医）"。并提出"对旧医与限地医采取改造"，"停止其今后招收学徒"。1953年12月，中国中医研究院筹备成立之初，差一点儿将余云岫任命为第一任院长。但是，1954年1月因余云岫死于肠梗阻，才没有在中国中医研究院的院史上留下污点。

1953年，中央政治局会议批评并纠正了卫生部的错误，从而及时扭转了轻视、排斥和否定中医的倾向。1956年，毛泽东染病高热不退，西医权威束手无策，蒲辅周老先生一剂白虎汤妙手回春，治愈了毛主席的病，这才有了后面"中国医药学是一个伟大的宝库，应当努力发掘，加以提高"的指示。但具体实施的时候却走形了。比如，举办西学中研修班，本意是想让中医大夫和西医大夫并肩作战，培养出几个中西兼通的名医。后来演变成了用现代医学的方法挖掘中医这个"宝库"，小檗碱、麻黄素、青蒿素等成果不少，但没起到解释中医的作用。却把提高和发展中医药的愿望寄托在西医身上，从而使整个中医界进入了至今难以自拔的理论误区。

傅景华认为，创立"新医药学"的口号，极大地鼓舞了人们的热情。但是，从"理论的全面结合"到"一根针，一把草"，美好的愿望如海市蜃楼转瞬即逝。失败和痛苦叩打着真理的大门，比成功和欢乐发出更大的声响。再后来，中西医"并重"成了中医界流行的观点。认为"中西医结合"是中医发展的趋势，结果在"中西医结合"中重了西医坑了中医，使中医更加萎缩，中医在这场"结合"大潮里放弃了主体地位，成了一张披在西医大夫身上的画皮。中西结合使中医精华散失了太多，平白消耗了国家的财力、物力和人力，反倒在反中医人士那里落下了口实。在严酷的现实面前，理想主义热烈的幻想消散了，随之而来的是"后继乏人""后继乏术"的呼吁。中医又进入了"抢救"和"继绝"的时代。

1978年，中医得到了邓小平的关注，中央"[78]56号文件"转发了卫生部党委《关于认真贯彻党的中医政策，解决中医队伍后继乏人问题的报告》。国家领导及时做出了对中医工作的指示，力挽狂澜于既倒。据傅景华述，1982年4月，在湖南衡阳召开"全国中医医院和高等中医教育工作会议"，做出了关于"中医单位要保持和发扬中医特色"的决议，反映了中华民族万众一心的期盼，传达了杏林学子发自肺腑的心声。

与此同时，"发展我国传统医药"被列入宪法。1984年4月，金陵古城召开全国中医多学科研究学术讨论会，南京大学卢央教授满怀信心地鼓励中医群英"逐鹿中原，捷足先登"！此后，朱灿生教授还曾热情洋溢地预见中医会成排成班地踢开诺贝尔奖的大门。著名科学家钱学森还提出了震惊全国的观点：中医的发展"最终会引起科学技术体系的改造——科学革命。这是人类历史上再一次出现跟文艺复兴一样的大事。"在这一短暂的历史时期，中医发展的热潮汹涌澎湃，大有诸子蜂起、百家争鸣之势。1986年10月，在那国家中医药管理局成立的激动人心的岁月里，中国中医药学会在成都召开的"中医发展战略研讨会"，成了保持发扬中医药特色思想的学术争鸣会。经过了暴风骤雨般的激烈辩论，会议最终做出了关于中医特色与优势、现状与问题的基本看法，关于中医发展方向、战略、措施、方法的各项建议。但当时谁也未曾料想到，那美好的愿望仅仅是昙花一现。

正如傅景华所述，湖北中医大学陈国权教授说："好景不长，（20世纪）80年代中后期，尤其是进入90年代后，中医事业实际上日趋衰败，活不好又死不了。有志于中医事业的同人，无不忧心忡忡……中医界后继乏人，尤其是缺乏正宗中医之术的问题，比贯彻56号文件以前更加严重。这种严酷的现实多被中医界表面的繁荣所掩盖。"

崔月犁老部长在《致中央首长的一封信》中，也重申了这一历史性的焦虑："不少老中医反映说：老一代中医去世后，中医即可能被西医消化，而走上灭亡。"国家领导也一再发出"把中医和西医摆在同等重要地位""不能用西医改造中医"等指示，以期拯救民族瑰宝于危急存亡之秋。离开了中国文化的氛围，抛弃了传承千古的道统，西医"科学标准"之网遍地纵横，现代"科学方法"之剑漫天飞舞，残存的中医学技始终面临着内忧外患的深重危机。施今墨先生曾说："吾人非振兴医术，决不足有自存。故敢断言，中医之生命，不在外人，不在官府，而在学术也。"赤胆忠心的老前辈认为，领导这学术的绝不会是官府和外人。他又说："只要中医的学术能够不断提高，不断发展，就谁也消灭不了中医。"扶危济困的老前辈绝没有想到这提高、发展的方向竟然是"现代医学"。

1997年8月,崔月犁老部长亲自主编并作序的最后一本书《中医沉思录》出版,序中留下了他的彻心之忧:"如果形形色色削弱中医的做法不改变,或在漂亮的口号下使中医很快西医化,那就重复了日本在明治维新以后消灭中医的悲剧。"1998年1月,崔月犁老部长最后一次主持召开的是编译中医古籍的会议。22日去世前几分钟,他还在写关于中医问题的信……

李致重认为,一百多年来,民族文化自卑症、近代科学主义迷信、近代哲学贫困,一直是我国近代文化中挥之不去的三种弊端。在这样的文化大背景之下,半个多世纪以来,我们一直以中西医结合的名义,用西医所依托的还原性科学方法,亦即近代物理学、化学的观念与方法,对中医进行着验证、解释、改造。这种做法,就是我们常说的中医西化。20世纪50年代,我国正处于计划经济管理模式上升的时期。中西医结合名义下的中医西化的做法,借着当时社会上行政包办学术的习惯,从我国的行政管理体制上牢牢地固定了下来,从而铸成了中国当代文化史上一桩极为罕见而又隐蔽的"文化冤假错案"。

李致重在《中国中医药报》2013年3月28日第3版发表《告别西化,实现中医梦》一文认为,这一文化冤假错案的危害主要有四:一是造成了中医固有的基础科学体系与临床辨证论治技术体系的严重解体,造成了中医的临床水平朝着经验化方向的不断倒退与萎缩。二是造成了学术界空前的文化、科学精神的溃败,以致形成了当代中医学术研究上学风空洞,游谈无根的弊端,敢于讲真话、讲实话,勇于坚守科学原则的人,逐年来不断地在减少。三是干扰了《宪法》关于"发展现代医药和我国传统医药"的规定,以及"中西医并重"卫生工作总方针的贯彻落实。四是阻碍了我国独有的两种主流医学作用的正常发挥,影响了我国中西医配合的医疗卫生创新体制的建设步伐。这一文化冤假错案的实质是,科学对科学的误解,文化对文化的摧残。这一文化冤假错案的特殊性与复杂性是,它不同于社会上一般意义的冤假错案,而是一个学术性是非与行政管理体制纠缠在一起的文化冤假错案。

几乎所有的老中医们都认为,中医的西化是全方位的,从教学、临床、科研到制度、体制,都在以科学的名义进行西化改造。中医、西医源于东西方文化,是两种不同的本体论、认识论和方法论,它们对事物的认识就犹如处在不同的位置,从不同的方向和角度去观察同一事物,彼此所见到的层面是不同的。两者所见相结合,对事物的认识才会更全面、更具体、更接近于真理。中医西化,中医也就失去了自身的视觉方位和角度。

广州中医药大学的刘芳认为,现代中医院校在教学内容上,你会发现大部分是西医课程。《黄帝内经》《伤寒杂病论》等成了选修课；中医的医理、中医的精华在于古典之中，医古文却成了选修课，而英语是必修课，是教学的重中之重。实验课上，要用小白鼠经过西医的实验方法来证明，中医是有效的。为此，许多中医前辈痛心地说："在中医药学的教学上，西化已成事实。培养出来的大多数学生不相信中医，他们已成了中医的掘墓人。"在各大中小医院，我们会发现中医院、西医院已没什么区别。西医院有中医科、中药房，中医院有呼吸科、血液科、肾科、心内科、骨科、泌尿科、神经科、外科、肿瘤科、妇科、儿科、急诊科，等等。西医医院有的科室和设备，中医医院一个都不少。国家中医药管理局原局长吕炳奎说："中医院说是中医，实质上仍是以西医治疗手段为主，中医为辅。全国几乎没有一所纯中医医院，中医成了西医的附属品。"

中医的科研之路，自五四运动刮起科学之风至今，一百年过去了，研究来研究去，似乎都只是为了证明中医是有效的，或中医某方剂能够治疗西医的某病，或者中药中的某一成分有治疗效果。正如刘芳所说，几千年来，中医已通过丰富的人体临床验证，说明中医治疗的行之有效，但我们当代之人偏不相信，科研的目的似乎是在用所谓西医科学的方法来验证古人的诚信。中医一些超前于当代科学的理论和方法，在西医眼里成了封建迷信、伪科学、糟粕，科学似乎成了真理的替身，成了斩杀中医的利剑。中药的开发，目前最流行的方法是寻找有效成分，从而提取有效成分的单体物质，进而设法化学合成。如从红豆杉树提取抗肿瘤药紫杉醇，从雷公藤中提取抗类风湿关节炎雷公藤碱，从青蒿中提取抗疟疾药青蒿素。其实，如此开发出来的药物已不能叫中药，应归属西药类，因为它已脱离了中医理论的指导，是从西医对抗的角度去解决问题，而不是从中医平衡的理念出发，应属于西医凭中医之助去开发新的西药，是中医与西医在临床之用上的结合。

一百年来，先是不准中医办学。后来虽然不反对了，一直没有官办的中医高等院校。新中国成立后，终于各省都有一所国家办的中医学院。中医高等教育走过了一条艰难曲折的道路。

何凯认为，今天的问题在于：中医院校只许按照现代医学规范办中医院校来培养人才，并用现代医学基础理论替换了中医基础理论。如六版中医教材的编写，将原本精炼简略的内容编得烦琐重复，将原本系统的整体割裂得支离破碎，内容唯恐不杂，种数唯恐不多，划分唯恐不细，其结果无非是版权页上的编写人数增加了，印刷用的纸张油墨增加了，系统科学的联系打乱了，中医药学术被西医内容与编写者的私欲严重扭曲、扼杀了。教材中把许多中医精华删去了，经典都变成了选修课；号称绝学的中医，多半内容是西医知识，学生头脑都搅浑了；外语占用了学生大量时间，博士读不懂《本草纲目》的序。所以，李金庸就说，中医高等院校培养的是中医的掘墓人；崔月犁部长则说："中医院挂着梅兰芳的招牌，唱着朱逢博的调子！中医高等教育，培养的是两个中专的水平！"这真是一针见血的见地！

孟庆云总结到，20世纪50年代以中医结合临床化验为主，并开展临床病理学，冀以说明疗效，探索机理。60年代初期，上海邝安堃率先研制肾阳虚动物模型，开现代中医理论实验研究的先河。继后，上海第一医学院姜春华、沈自尹等，以动物模型研究阴阳，上海中医学院和上海第二医学院研究研制肾阴虚，天津南开医院以动物实验研究通里攻下、清热解毒等法。1958年，上海发明针刺麻醉以后，便开展针麻原理的研究。70年代初，针刺麻醉传至欧美，也引发了国外学者对针麻原理研究的兴趣，并厕身其间。60年代中国中医研究院成立经络研究所（此所在"文革"以后并入针灸研究所），用电生理、神经解剖、内分泌检测、放射核素等方法研究循经感传现象，探索经络与脏腑体表相关及经络的物质基础。对此，一些国外学者也兴之所至，应者云集。

1979年，中国中医研究院成立中心实验室，又在此基础上于1985年成立基础理论研究所，标志着中医基础理论研究有了专门的研究机构与队伍。该所运用动物实验方法、理论方法和多学科方法研究中医理论。现代中医认为，动物模型方法是通过实验探索理论的重要方法之一。通过所建立的动物模型来认识病症规律和筛选方药，使中医学理论研究具有可实验性。中医学理论，如藏象、经络、气血等以重神道略形器为特征，如何对看不见、摸不着的抽象藏象进行实验研究，实非易事，现代中医的专家大佬们根据类比的原则，以实验动物为中介，建立反映某一研究对象本质特征及规律的模型。现代中医动物模型的研究，为现代中医走入西方实验医学的领地，又开辟了一条歧途。20世纪60年代以来，在中医学实验研究方面进行最多的是建立各种"证"的动物模型。继上海研制阴阳和肾虚动物模型以后，70年代末，北京中医学院与北京师范大学张启元等先后研制脾虚动物模型，当时尚有山西医学院用腹腔血凝块作为瘀血模型研究宫外孕药理（1974），上海第一医学院的高分子右旋糖酐微循环血瘀模型（1977）。肾虚、脾虚、血瘀三种模型为中医动物模型的先导。80年代以后，研制动物模型递相增益，如湖南医学院的肝郁模型，第二军医大学的温病卫气营血模型，上海第一医学院梁月华的大鼠热证、寒证动物模型，北京中医学院贲长恩的血虚动物模型等。诸如此类的西医逻辑的中医模型。迄今为止，关于各种证的动物模型已逾三百余种。但是，由于动物模型的局限性，例如造模动物系以哺乳动物为主，如鼠、兔、猫、狗等，以及大型高级动物，如驴、猴等，因其所表述的主要是生物医学方面的特征，加之中医的理论概念有待于规范化，使现代中医所研制的动物模型与中医人体病症脉候相去甚远。

孟庆云认为，现代中医经络研究的核心问题是循行路线的验证检测和实质的探索。从20世纪50年代至60年代，主要进行关于循行路线的验证检测及经络、穴位形态观察，70年代以后主要进行循经感传及经络实质的研究。根据经络、穴位的电学特征，从20世纪50年代便开始研制"经络测定仪"，以检测皮肤的导电量和电阻，较为一致的见解是，沿经络循行线呈低阻抗的特征。从50年代起，国内陆续出现有关循经感传的报道。从70年代开始，即1972—1978年，在全国20多个省市、自治区的30多个单位进行关于循经感传的人群调查，按统一标准共调查了20万人，发现感传现象3000多例。其中，经络敏感人500多例。这一现象是经络的客观依据，并在调查中发现了诱发感传的方法。通过动物实验，还开展了经穴脏腑相关等研究。在经络研究中，已采用了声、光、电、热、放射核素等物理检测方法。对经络提出的假说也最多，除最早的神经体液学说、低阻抗学说外，有经络皮层内脏相关说、第三平衡系统论、波导论、液晶态学说等。其间不乏争论，如祝某与于某的争论，以及经络研究可否列入国家攀登计划的争论等。在研究经络的同时又引发了耳穴的理论。现代中医经过60多年"轰轰烈烈"的研究，但毫无建树，仍然陷在关于经络实质是"已知结构的未知功能"还是"未知结构的已知功能"的吵闹中，而且，现代中医的专家们更倾向于前者。

证是现代中医对疾病的认识，在20世纪50年代后期，证的研究就受到广泛的重视，其研究涉及证的概念、证的实质、疾病的辨证、宏观辨证与微观辨证、辨证与辨病结合及证的规范化，等等。

孟庆云总结到，关于证的概念，在50年代以来就有不同的说法，如朱颜的症候群说，岳美中的证据说，陆广莘的界面说等，航天医学研究所张端钧提出了"证是人体病理性功能态"的见解，等等。综其所见，是从群的、时间、空间、动态的观点审视疾病。关于证的实质的认识，侯灿指出，应从组织结构和代谢病理改变来认识证的实质。陈泽霖等人通过病理尸检研究，指出中医的证，具有病理学基础。各研究单位和作者们，对证的规范化进行了尝试。云南中医药研究所张震等人，对古今中医文献进行了调查整理，统计出中医的证有525个。在诊法研究方面，60年来较重视四诊客观化，特别是脉诊和舌诊，还研制了多种脉象仪和舌象诊断仪等，冀求定性、定量、规范，但都是不得其法。近年，又有经络诊断仪等。结合耳穴的研究，耳诊得到发展，并因可实现诊治一体而得到推广。关于治法，姜春华治热病提进了"截断扭转"，先证而治，超越卫气营血的顺序用药。在诸多治法中，直接将中医的灵活多变的治法简化为活血化瘀、通里攻下、清热解毒、扶正培本几种而已。

孟庆云认为，现代中医的研究取向、路线、方法不明确，时而倡中医科学化，时而指中西医结合为唯一，时而又言中医现代化。重大课题没有统一规划，诸家各自为营，而思路方法及学术论著又如出一辙。理论队伍不众，研究内容覆盖面不广，忽冷忽热，不能弥久，以致60年来从无突破之作。有些理论研究虽然是源于中医，但其成果尚难以回归到中医理论体系。而且，现代中医在中医基础理论方面，涉足不深、不广、不高、不精、不足。一旦理论源头枯竭、僵化，最终失去一切客观实用价值，这是不容否认的客观事实。

现代中医的现实是沉重而悲观的，越到基层感触越深。中医药广告满天飞，各路名中医聒噪异常，中医院校招生规模节节攀升，表面形势一片繁荣的背后，中医院所收治的病种及在国内医疗市场上所占的份额却日渐减少，经济效益也日渐下降，但这些只是显性的、突出在外表的、容易看到的问题。现今中医院西化明显，采用中医治疗手段的比例日渐下降，甚至如同遮羞布般的有名无实，即使是中医传统优势病种也面临同样的问题。中医队伍良莠不齐，抛弃中医、甚至诋毁中医的绝非个别，中医硕士、博士、教授，乃至各级官府册封的"名中医"们在骨子里轻视中医，否认中医的亦非罕见。而在这些同行中能背出100首方剂、写出100味中药、背出10种脉象者能有多少？更不要说，他们能对中医经典有多少认识了！这些隐性衰退更可悲，更值得深思！英谚说："离教堂越近，离上帝越远。"这种情形就是现代中医的真实写照。

也难怪取消中医的人大有人在。在科学技术高速发展的今天，一些所谓的专家、学者甚至是院士之流，扛着所谓的"科技打假、学术打假"的大旗，对包括中医在内的诸多民族优秀的传统文化大加鞭挞、批判，甚至给中医扣上了"伪科学"的帽子。更有甚者，身为中南大学教授的张功耀，于2006年4月在《医学与哲学》杂志上发表《告别中医中药》一文，成为新一轮消灭中医论的导火索。在此文中，他"以文化进步的名义、以科学的名义、以维护生物多样性的名义、以人道的名义，我们有充分的理由告别中医中药"。这样的论调，再次扛起了"科学"这杆大旗，向中医宣战。此文一发表，顿时在医学界引发了激烈的争论。随后，他又于2006年10月起草并在网络上发布"关于征集促使中医中药退出国家医疗体制签名的公告"的万人大签名活动（实际签名只有138人），使得这一基本局限在医药圈内的争论，开始在大众媒体上传播。甚至连素有"反伪斗士"之称的中国科学院院士何祚庥，也在2007年5月全国科技活动周期间声称："中医90%是糟粕，10%是精华！""中医是伪科学。"何祚庥如此炮轰中医，立刻引发各种争论与质疑，也让一度火爆的中医存废讨论再次升级。针对这种情况，卫生部新闻发言人随后明确表示："发起这种网络签名活动，是对历史的无知，也是对中医药历史功勋、现实作用和科学内涵的肆意否定和抹杀。中医药经历了几千年的实践验证，深得广大人民群众的喜爱和信赖。

实践和历史也将证明,这次签名活动和历史上否定中医药的事件一样,只是一场不得人心的闹剧。""卫生部将坚决反对这样的言论和做法。"至此,一场"告别中医"的闹剧才草草收场。

自 1955 年中国中医研究院成立以来,国内中医理论与临床研究从此踏上了现代中医研究的不归之路。几乎所有的现代中医研究,实为不同层次、不同侧面、不同角度验证中医、考验一下古人的诚信度而已;同时,也是现代中医从中医理论与临床实践体系的内部开始逐步瓦解和消灭中医的开始。但现代中医们自己却不这样认为,它们甚至认为这是发展中医的唯一路径。而事实上却是现代中医们做了一件亲者痛、仇者快的事。不但将中医引入歧途,而且还给那些科痞、学术流氓、学术愤青、别有用心的人留下了取缔中医的口实。这也不能怨别人,主要还是因为自己不争气。中医当自强。怎么自强,却是一个需要深入思考的课题。

这次的中医之乱不是外部因素的扰乱,而是现代中医人心的错乱、中医理论和中医实践的混乱。乱从中医内部开始,一般情况下,会让人产生一种错觉,无论从国家层面上,还是从专业角度上,甚至是从整个社会大环境方面都是,貌似有利于发展中医,那么为什么乱呢?殊不知,方法论与本体论是两回事。方向错了,回家的路就会越行越远。南辕北辙、刻舟求剑、削足适履、买椟还珠、皇帝新装这些典故的表面意思好理解,但是,一用到现实中就露了马脚,这一课,现代中医人需要好好补一下了。有时候,搞中医研究,智商确实是硬伤。中医乱,不是从春秋战国时期的"百家争鸣(百家大乱)"阶段开始,也不是从金元时期的四大家阶段开始,更不是从西学东渐初期开始,那些都只是中医的堕落,而中医乱却是从现代中医们的现代中医研究开始的。

《人民日报》2009 年 4 月 2 日第 15 版的一篇文章《下一代中医在哪里?》写得十分中肯:"中医最大的危机是后继无人。也许不出 50 年,中医不需要被别人取消,就会自动退出历史舞台。"这是一位老中医的感慨。此语并非危言耸听,而是点中了中医人才培养的要害。

据不完全统计,我国西医从业人数约 550 万人,而中医只有 40 万人左右,比 20 世纪 50 年代减少了 20%。目前,我国主要是一批 50 岁以上的中医苦撑危局,有志于中医的年轻人越来越少。中医正陷入一场前所未有的"传承危机"。中医高等院校是中医人才的摇篮。然而,即便是在这里,中医教育也面临着西医化的命运。学生三分之一时间学西医,三分之一时间学外语,三分之一时间学中医,已经成为普遍现象。一些中医经典课程不断被删减,甚至沦为选修课,而西医理论却日渐强化。很多学生外语和计算机水平很高,中国传统文化修养却很差,有的读不懂《黄帝内经》《伤寒论》,有的甚至连基本的药性赋、汤头歌诀,都不会背诵。更可怕的是,受教育层次越高,离中医特色越远。很多中医研究生不在中医理论基础及临床实践上下功夫,而是按照西医的模式,研究细胞和分子,做大量的动物实验。说是"中西医并重",实际上是"重西轻中"。结果,很多学生毕业后既不懂"望闻问切",也不会开方配药,名为中医,实为西医。一些专家尖锐地指出:"现代中医教育把学生变成了中医不精、西医不通的半成品,培养了一批中医的掘墓人。"话虽偏激,却不无道理。

老中医们也都认识到中医的困境、迷惑与无奈,但却苦于无破解之术。邓铁涛认识到:"中医教育的一个最基本的任务就是引导学生确立对中医学的信心,是否对中医学具有信心,其实也就是中医是否入门的一个标志;而在目前,中医教育遇到了前所未有的深刻的危机,而中医教育的危机,从根本上说,就是信心的危机。中医教育最大的失败就是没有能够解决学生的信心问题。"上海同济大学中医药研究所所长颜德馨说:"中医教育的失败,既有内因,也有外因。内因就是学中医的人对中医没有信心。古代的大学者墨子说:'志不坚,智不达。'如果对一门学问没有信心,我们怎么可能学好它呢?怎么可能在遇到重大疑难时,排除万难,迎头而上呢?而攻克疑难、解决疑难,正是中医学在五千年历史中保持生命力的关键所在。"

裘沛然说:"现在中医院校的老师和学生对中医没有信心,就是因为没有学好中医,对中医学的精髓一无所知。其实,西医治不好的病,中医治好的很多。中医教育落到今天这样一个局面,实际上是自己不争气。本来,中医院校教育的目的是要培养高级中医师,最低要求是培养出合格的中医师。可是现在,中医院校培养不出来合格的中医,培养出来的中医简直就是废品,连庸医的水平都达不到,庸医也还是要懂一些中医的汤药方剂,可现在培养出的学生对中医的理法方药根本不懂。这是中医教育很大的失败。中医教育走入了误区。""问题的根源恐怕还不在教师,而在政策的导向。现在的政策导向就是要中医走向现代化。中医走向现代化是对的,中医要创新也是对的,可是,中医现代化应该是继承了5000年中医传统的现代化,而不是中医的西医化。中医学从来就不是一个抱残守缺、故步自封的体系,而是始终处在一个返本开新的创造之中。张仲景的《伤寒论》就是对《内经》的丰富和发展,这才是中医学术的创新,而仲景也由于对中医学的巨大贡献而成为一代宗师。历代的中医名家从来都没有停止过对中医学的丰富和发展,重大的创新历代层出不穷。"

裘沛然教授痛切地指出:"中医现代化,首先要知道,几千年来无数的大医和先哲们呕心沥血的成果是什么。只有在这个基础上,才谈得到中医的现代化。对几千年的中医学术成果茫然无知,你搞什么现代化?你根本不懂啊,没资格来讲中医的现代化。可是现在,由于中医现代化的含义错了,中医现代化成了中医的西医化。现在，所谓的中医现代化其实是一种假的现代化。这种现代化是一种华而不实的现代化，是一个赶时髦。他们不相信中医几千年来通过临床几亿人身上实践的成果，他们只相信小老鼠身上实验的结果。不相信几千年的伟大传统而相信小老鼠，这是对中医根本不了解，是一个错误。在这样一种现代化的指导下，所谓的中医创新是空话，中医学术陷入了错误导向的混乱之中。我们必须牢牢记住：只有返本才能开新。无论是中医现代化，还是中医创新，只有与五千年的传统一脉相承，只有在中医学自身的规矩准绳内发展，中医的现代化才能真正开花结果，中医的创新才能真正落到实处，也才可能出现真正有价值的成果。"颜德馨教授也痛心地指出："裘老认为，现在的中医现代化是假的现代化，是有道理的。中医现代化成了事实上的中医西医化。"

中日友好医院的焦树德教授也承认："现在的政策导向就是强调用现代科学方法研究中医。其实，就是用西医替代中医，美其名曰中医现代化，实际上就是消灭中医！"浙江中医药大学的何任教授也指出："没有很好地继承，怎么能谈得上发扬呢？无根之木、无源之水，还发扬什么呢？""现在的中医现代化是假的现代化。"中医界把改造传统中医、简单模仿西医当成中医现代化的方向，中医被连根拔起。丢掉了根底的中医被抛入了无家可归的命运之中。中医学术的所谓"现代化"和"创新"，也就不得不陷入错误导向的混乱之中，"竞逐荣势，企踵权豪"，变成了一种"哗众取宠的赶时髦"（裘沛然），"其结果，只能是中医理论或学术灵魂的'火化'和死亡"。（北京大学张祥龙）

可以看到，中医界无论是"大师"，还是老师、学生，以及中医研究者、中医从业者，对于中医是什么，基本上都没有一个清晰的概念和理论认识。在他们的头脑中，可以说，中医就是经验医学概念或玄学概念，一头雾水而已，似是而非，好像明白，一深究就又糊涂了，说不清楚、说不明白了。北京中医药大学的王绵之曾经说过，他对于中医的理解也就是40%的程度，谦虚的成分固然有，真实的成分也未必没有。看看中医的现状，有哪一个"中医大师"敢说与自己无关？又有哪一个"中医大师"能逃脱历史的负罪感与内心的深深自责呢！究其深层原因，还是因为中医基础理论的无知。真正的一个学术体系，不是靠人和政策来维系的，而是靠学术体系自身的逻辑来维系的。反观中医，如果没有"中医大师"们的疾呼呐喊和国家政策的无底线扶持，传统中医早就灭亡了。而现代科学与西医却不是这样，一套规范的科学体系、一套规范的医学体系放在那里，只有学习，没有讨论存亡的必要。中医基础理论，就是中医的底线。

现代中医认为，研究方法是发展理论的前提。五四时期东西文化问题的论战，第一次对东西文化进行了比较研究。因为受传统文化的影响，其理论研究被纳入经学的轨道，经学的方法成为中医学理论的核心方法，《内经》《伤寒论》等经典著作，被视为神圣的公理，理论研究成为对经典的注疏。习惯于重经验、轻实验的古代医家，终未能构建起所谓的"中医学实验研究体系"。

事实上，古中医不仅有自己的实验实证体系，而且还有自己独特的实验实证方法。西医的实验体系，是以人的局部、静态、片面、机械为主，中医的实验体系，是以整体、动态、全面、多维、有机为主；西医的实验对象是老鼠，中医的实验对象是人；西医的实验场所是实验室，中医的实验场所是天地人的三位一体的时间与空间；西医的实验方法，是用有限的智力与视力所及的经验之谈，中医的实验方法是用内证、内视、天人合一、人天全息、智慧所悟所见所实证的物质真相；西医的实验样本最多也不过几千人、几万人而已，而中医的实验样本多至几十亿、上百亿的人群；西医的实验时限多说100年而已，而中医的实验时限却是5000年。可见，无论从哪一方面、哪一角度来讲，中医的实验实证体系不仅客观存在，而且不知要超越西医实验体系多少倍！

现代中医最尴尬的局面，不是面对疾病的束手无策或自身发展境遇的瓶颈，而是到了要不要取消的地步了！这才是现代中医或现代中医人自己标榜的传统中医所面对的最大挑战，已经到了生死存亡的关键时刻了！现代中医这么多年来都做了些什么?！每一次的中医之乱，取消中医的理由，都貌似有道理。但实际细想一下，若以理论而言，不是中医、中药没有理论，而是中医、中药理论没有用现代科学语言系统地、明白无误地翻译过来，没有人能可信的明白。若以临床疗效而言，又是西医在某些方面无法企及的。而究其根本，还是要在中医自身的体系上找原因。

外部的挑战再强大，如果中医理论体系与实践体系无缝衔接，如果中医自强，也不会出现取消中医的呼吁。而之所以出现这样的异声，主要原因还是在于中医界自身的混乱和堕落，在于中医人的不争气与不求上进。若从中医史的角度看这个问题，我们就会知道，整个中医体系从上古时期发展到民国时期，已经是堕落到国医阶段了。国医阶段的中医是什么样子？国医是否认阴阳五行理论的，具有"存药废医"的倾向，只剩下脏腑经络、经验师承、验方秘方，其余的中医精髓几乎"扬弃"殆尽。这不仅是中医自身的问题，也是当时整个社会时代背景在西学东渐影响之下的一个缩影而已。中医只是其中一端，文化、艺术、民俗、科技、政治、军事、经济、社会体制等，无不在西学的风暴之下恣意坍塌。

主张保护中医的一方，要么借弘扬传统文化之名，以图中医的苟延残喘，要么通过竭力论证中医的科学性，来力争其生存权。然而，前一努力在面对西方文化的强势话语时，显得心虚气短、力不从心，后一努力由于深坠科学主义的陷阱，不仅不能将中医的基本理论用现代的科学话语表达清楚，反而置中医以更加慌乱和尴尬之处境。

在中医之争中却透露了这么一个事实：很多人常常用身份、地位的权威来代替学术真理上的权威！对一个问题没有研究，却随意发表哗众取宠的言论。这种现象非常普遍，就像一个研究物理，但可能对农业的研究还不如一个农民的所谓权威，也可以随意发表对于农业的结论性观点一样。正如著名科学家牛顿研究星相学遭到同事讥讽时，牛顿反唇相讥："是的！但是，我们之间所不同的是，我研究了它，而你却没有！"

"夫子之墙数仞，不得其门而入，不见宗庙之美，百官之富。得其门者，或寡矣"（《论语·子张第十九》）。中医学何尝不是如此？对于了解中医、深入中医的人而言，中医是那样的珍贵；对于中医浅尝辄止的门外汉而言，中医却可能是一文不值。这种局面的造成，门外汉自然有其知识面与智商的问题，但是，中医自身的责任也不能推脱。当然，这追责大板不能打在中医的身上，只能打在现代中医们的屁股上，是它们将好端端的一个中医给研究成四不像的样子，不只让人耻笑、讥笑、嘲笑，而且还要被置于死地，不得后生，却又无能为力地挽救，只有依靠民意和感情来维持自立根基，这实在是现代中医们的没齿悲哀。至于时下的所谓"反中医"言论，细细看过前文的人应当会得出一个大致相同的结论：时下这些叫嚣不已的言语只能用"争吵"来形容，放置于中西医论争的历史中，他们的作用几乎是微不足道的。

百年以来，总有"科学人"要用西医思想解释中医，解释不通就说中医不科学，甚至是伪科学，这就如同用芭蕾舞改造京剧，用足球规则裁判篮球比赛一样可笑。离开了中华文化的阴阳五行、干支河洛、子学九式，不仅学不好中医，解释不了中医，而且永远理解不了中医。起码，我们现在还能看懂2000年前我们老祖宗的文字与思想，而西方文明根本就做不到这一点，它们只能靠专家们翻译而一知半解。有多少人还能读懂古希伯来文、古希腊文、古拉丁文、古梵文？但有多少人能读懂古汉语！是所谓"伪科学"的历史穿透力强，还是"科学"的历史穿透力强，一目了然。真正的大乱不是兵荒马乱，而是人心的大乱。看看现在的中医界，中医末法，怎一个"乱"字了得？历尽劫波，中医没有被外界因素打倒和取消，却就要被现代中医人自己给灭亡了。是宿命？是涅槃？我们拭目以待。

现代中医界的专家大师们每次在召开关于"中医文化"题目的会议时，总是念念不忘地纠结于"什么是中医？""中医是不是科学？"这些最基本的概念问题。基本概念都没有搞清楚的学科，你还有什么颜面称之为"科学"？！100年的中医研究成果都到哪里去了？

2017年7月,《中医法》就要颁布施行了,从中医社会史的角度来看,这是中医与西医斗争的胜利成果。但是,从中医学术史角度来说,这却是一种实实在在的倒退。第一,理论与方法论不分,理论与认识论不分;第二,现代中医实在是没有科学最基本的特征之一——定量系统,而定性系统就是所谓的金元四大家、明清医家、圆运动、民国中医经验集、中医药大学教材、师带徒、验方秘方等;第三,庙堂中医西化,中医西化严重,中药西化严重,自从青蒿素获得诺奖以后,这种不归路越来越蒙蔽中医之眼;第四,草根中医江湖化,中医流派林立、拉帮结伙,弄得和江湖一样乌烟瘴气;第五,对中国传统文化理解不到位,对中医文明继承不到位,对中医文化定性不到位;第六,归根结底,一句话,不是中医的问题,是中医人的问题。

尔曹身与名俱灭,不废江河万古流。

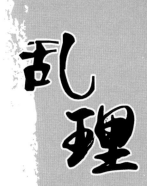

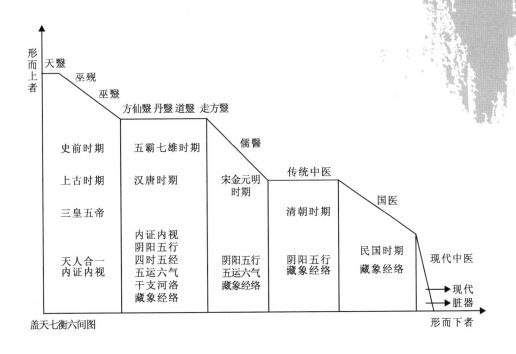

古中医(甲子中医)学术之退化史

第一乱　科学与伪科学

第四式　鸿渐于陆（渐卦 九三）鸿渐于陆，夫征不复，妇孕不育，凶。利御寇。《象》曰："'夫征不复'，离群丑也。'妇孕不育'，失其道也。"此两招是一种技术性的逼退敌人之招式，用意在于使敌人勿近其身，以为自保。此招之用，在一个巧字，藏巧于拙，用羽为仪。

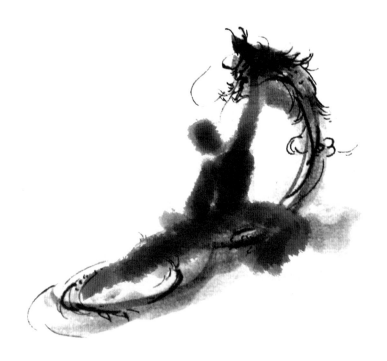

正如张其成认为，对于中医是"科学"还是"伪科学"的论争，早在100多年以前就已经开始。

纵观百年近代史，第一个提出"废止中医"的是清末经学大师俞樾。他在《俞楼杂纂》一书中专列"废医论"一章。其依据有两点，一是认为医巫混同，二是认为脉象和药物不足凭信。显然俞樾是以实证、实测为评价标准的。俞樾的学生、国学大师章太炎虽然反对废止中医，但也否定中医理论，特别是阴阳五行学说的科学性，只肯定中医学的临床疗效，提倡废《内经》而兴《伤寒论》。章太炎说：中医应该"兼采远西之说，以资攻错"，显然这是以"西学"作为评价标准。其弟子陆渊雷则指出中医不科学，并明确提出"中医科学化"的口号。陆渊雷说，中医科学化的目的是"用科学以研求其实效，解释其已知者，进而发明其未知者，然后不信国医者可以信，不知国医者可以知"。（《生理补证绪言》）这里的"科学"实指西医。陆氏认为，西医是科学的，中医是不科学的，中医只有实效，而无实理。可见，其评价标准是西医学。而自称为章太炎"入门弟子"的余云岫，则更是认为中医学是"伪学"，他说："阴阳五行，伪说也；寸口脉诊，伪法也；十二经脉、五脏六腑，伪学也。"其评判的标准当然也是西医学，他认为，凡符合西医理论的便是科学，否则，就是"伪学"，与西医实证科学相比，中医所有理论都是"凭空杜撰"，因此在1929年向第一届国民党中央卫生委员会议提出废止中医的提案，从而成为中医界明确提出"废止中医"的第一人。实际上，余云岫的思想反映了当时"科玄论战"中"科学派"及"全盘西化派"的学术思潮。近几十年来，相当多的中医研究者继续以西医学、现代科学作为评判中医的标准。

由于评判标准出现了偏差，所以一个世纪以来，人们对中医学的认识陷入了"中医是不是科学""中医是不是唯物主义"的旋涡之中不能自拔，为了表明在哲学上是唯物主义，中医研究者给自己戴上了"朴素的唯物论""自发的辩证法"的帽子。为了表明在科学上属于现代科学的范围，中医研究者煞费苦心地寻找自己与"现代医学"的共同点，力图说明自己有与西医学一样的"科学"概念，有与西医学"结合"的理论基础。

如前所述，自清末至今，百余年来，否定中医的现象一再地重复，这实际上体现了国人文化的自卑与科学的迷信。本来，每种文化都会有或多或少的本文化中心论的特点。

陈徽认为，近代以前，由于经济、政治和科技等方面的普遍落后，以及不同文化之间缺乏充分的接触和交流等原因，各种文化中心论都局限于一定的区域，彼此之间也是共存的。近代以来，随着资本的迅猛膨胀和科技的飞速发展，随着殖民主义的全球性扩张，西方文化中心论随之成为一个世界性的观念。这种世界性,不仅表现在西方文化的拥有者坚信自己的文化是最先进的文化,它应当得到世界性的普及以取代其他"落后的"文化,而且也表现在其他异质文化的拥有者,也主动或被动地接受了所谓西方文化先进性的观念,并进而对自己一向自信的本土文化产生了怀疑。于是,先前的各文化中心论共存的格局受到了根本性的颠覆,世界历史从此步入了一个全新的演进轨道:各国各民族都以拥抱西方化作为自己的存在宿命和迷信所在。

清末以来,西方文化也凭借其在经济和科技等方面绝对的优势地位,实现了对我们的世界性征服。

如陈徽所述,国人一向强烈的中国文化情结受到了根本的动摇,以致形成了一种盲目崇拜西方文化而极度轻视中国文化的畸形心态。其结果,怀疑、否定本民族文化的思潮随之兴起。否定中医现象的产生,就是这一思潮在中医问题上的具体表现。其实,何止是中医被否定,在这种自卑的文化心态下,一切传统文化不都受到了或深或浅的怀疑和否定嘛。不过,随着经济社会的发展和国力的不断增强,近年来上述畸形心态已有所改观,保护和弘扬传统文化的观念也渐趋风行。也许,用不了多久,中国人的文化自信心会得到一种新的回归。

否定中医现象的一再发生,还源于百余年来国人对于"科学"的执着和迷信。中国传统文化没有发展出西方科学精神和西方科学体系,已经为后人迷信科学埋下了伏笔。国门打开以后,当国人面对西方先进的科学技术,以及挟科技之威而显得异常强大的西方经济和军事实力,产生诸如科技强国的观念,是很自然的。加上自卑的文化心态,就很容易形成对于"科学"的崇拜和迷信。从而,科学主义风行于世,一切都要接受科学的审查和评判。身处此境,中医自然免不了伪科学的裁决命运。当然,由于实证科学的巨大成功,科学主义同样风行于西方。然而,随着一战、二战的爆发,以及实证科学给人类与地球带来的巨大灾难的客观事实,西方人已切身地感受到了科学主义生存态度的消极后果和危险倾向,并进行了深刻的反思。为了民族复兴和国家富强,我们当然要大力发展科学技术,但这并不意味着,就应该执着和迷信科学,就应该重蹈西方科学主义的泥潭。西方的经验和教训,难道不值得我们认真地反思吗?

"科学"一词自从传入我国后,就有了至高无上的地位,成为评判一切学说、观念的价值标准,俨然是无所不包的真理。于是,"不科学"的中医要想继续存在下去,就必须通过"科学化"进入科学的体系,"用科学方法整理和研究中国旧有的医与药,使中医中药成为一系统的科学"。不仅是废医派叫嚣要中医实现"科学化",就是中医界本身也提出了"科学化"的口号和目标。

如王晓翠述,陆渊雷说:"国医所以欲科学化,并非随波逐流,趋时髦也。国医有实效,而科学是实理,天下无不合实理之实效,而国医之理论乃不合实理。"1932年初,他拟定"国医药学术整理大纲草案",其宗旨就是把中医学加以科学合理的说明。但其实,"中医科学化"是一个掩饰得极好的陷阱。西医依靠政府的支持,大为得势,于是对中医指手画脚,要求其实现"科学化"。实际上,就是以西医为科学标准来解构和重组中医,抛弃中医的理论中枢和与之相配的一整套传授与实践方法,将其纳入到西医学的研究与教学模式中来。由此可见,"科学化"其实就是西化。面对强势的指责和劝诱,中医情愿或不情愿的,至少是表面上从善如流,亮出了"科学化"的大旗,以期为自己的存在寻找依据。20世纪30年代,"废医存药"曾成为中医"科学化"的口号,认为中医虽然不科学,中药还是有一定疗效的。但是,建立在传统中医基础理论之上的药才叫中药,讲究的是君、臣、佐、使,体现的是中医整体观。"皮之不存,毛将焉附?"中医都没有了,又何来"中药"之说呢?

"废医论者"甚至怀疑中药的有效性和安全性,提出要"验药"并反对所谓"中药没有副作用"的宣传。如罗荣汉述,也许曾经有过无照游医或违规虚假广告散布过"中药没有副作用"之类的谎言,但在古今的各种中医药书籍中,却绝对找不到类似的言辞。而且,据《淮南子·修务训》记载:神农"尝百草之滋味、水泉之甘苦,令民知所避就。当此之时,一日而遇七十毒。"《周礼·医师章》中则记载:"医师掌医之政令,聚毒药以共医事。"《素问·五常政大论》上也说:"大毒治病,十去其六,常毒治病,十去其七,小毒治病,十去其八,无毒治病,十去其九,谷肉果菜,食养尽之,无使过之,伤其正也。"说明中医从创始之初,就已经明确大多数药物都有毒副作用,而且还通过长期的人体试验,从中探索总结出了通过君、臣、佐、使,生、克、制、化来降低某些药物的毒副作用,提高疗效的科学机理,并提出了"十八反"的用药禁忌,创造了多种毒性药物的特殊炮制方法。即便如此,在历代的中医药专著和现代的中药工具书中,也仍然对每种有毒副作用的药物都进行了标注,并提示了"禁忌"用法,注明了特殊的炮制方法和煎药注意事项,可谓既体现了严谨的科学性,又体现了丰富的人文精神,较之现代医学领域因抗生素滥用得不到有效监控而给大量患者造成的伤痛和危害,可以说是泾渭分明。

王晓翠认为,"中医科学化"在中医界不是一个纯学术的问题,甚至不仅仅是"中医往何处去"的发展策略问题,而是更深刻地被视为传统中医文化的存亡问题。遵循"科学化"原则的中医教育培养出的学生,很少有根据传统中医思路临床看病的,有的甚至不会切脉。他们往往根据西医的仪器检查诊断了之后,再照葫芦画瓢的遣方用药。现在的中医科研人员也不是按照中医的传统思想在做研究,而是在西式的实验室里做细胞和分子层次上的对象化研究,研究的是中药"有效成分"的提取,然后成批地生产药丸。传统中医药治疗的灵魂，辨病辨证论治的个体化治疗，正在不可逆转地衰落。从这种意义上说，中医已经名存实亡了。这正恰恰落入了"废医派"的陷阱。且不说中医现在祭出"科学"的大旗，有以前不科学之嫌，落了西医及"废医派"一大口实，就是这"科学化"本身便是消解中医的最静悄悄、最有效的手段。对中医打击最甚的，不是外来的排斥与歧视，而是其内部的盲目和自乱阵脚。舍中医之根本学说，以同化于西医，固为自掘坟墓。民国时期，恽铁樵就已经曾提醒诸人，"居今日而言医学改革，苟非与西洋医学相周旋，更无第二途径"。但是"万不可舍本逐末，以科学化为时髦，而专求形似，忘其本来"。但是，这样的呼声在一片"科学化"的喧嚣浪潮中实在是太微不足道了，甚至没有激起几许波纹。于是，数十年过后，我们的传统医学变成了中不中、西不西的"四不像"，身居医疗体系主导地位的西医，甚至已经不屑与之争论了。尤其现代中医们，不但不反思自省，而且所谓的"科学化"愈演愈烈，一发不可收拾了，但终究还是镜花水月、竹篮打水。

总地来讲"证明"中医不科学大概有三个观点：第一，科学的就应该是看得见摸得着能够被感知的。第二，科学的就应该是在实验室能够被重复的。第三，科学的就应该是能够被证伪的。反观中医，好像这三点一样也不符合：阴阳、五行、精、气、神、藏象，看不到摸不着讲的人含糊其词，听的人一头雾水；有时，同一个药方，感冒的和肚子痛的都可以用，有时，同样都是感冒，却要用不同的药方。中医理论阴阳独立统一，五行相生相克，总无法被证伪。

何凯认为，首先，从后现代科学哲学看来，波普尔的证伪原则并不是正确的，证伪不等同于否定。例如，牛顿力学虽然被量子力学证伪，可是，牛顿力学在宏观空间依然被承认和应用。所以，中医理论能不能被证伪，都不重要，能够理论指导实践，就足够了。其次，阴阳、五行等概念本来就是对"象数"的高度概括总结。比如，长方形这个概念，同样也看不到摸不着，可关于长方形的定律依然能够起到作用。再次，易法方宜一直是中医治疗的一个优势。所指的类似于个体化治疗，看起来，同方不同病、同病不同方，那是因为中医用药依照的是"机"而非"病"，前者是对后者的高度总结，在相同的"机"面前，中医显然是可以被重复的。所以说，中医是否科学，还是一个有待商榷的问题。

不知道从什么时候开始，人们已经适应了对中医的攻击和辩解都围绕着科学来开展了，仿佛科学这一重身份成了一张万能绿卡，要为民众服务、为真理服务，必须先披上科学的外衣，虽然人们到现在为止也没弄懂自己所信服的科学到底是个什么东西，但这并不影响对科学的痴迷和崇拜。

科学是科学，但科学不是唯一的科学。物质科学与精神科学的境界，实际上是东西方文明的本质所在。何凯认为，在中国，科学很多时候能决定一件事情的成败，不科学招致反对，科学带来支持。所以，中国现在社会中加科学俩字做前缀，既实用又时髦。比如，科学社会主义、科学发展观，反过来讲，还有不科学社会主义和不科学发展观吗？显然，科学在中国乃至世界范围，已经不再是简单的一个名词，更多时候，这个词被用作形容词，指正确的、高明的、有效的、经过证明的、具有权威的，等等。著名作家鲍尔吉·原野就用这个词做了口头禅，每当他要对一件东西表示赞叹，他就会用一种夸张的语气说："科学！科学呀！！"

但是，科学技术并不总是带来好事，越来越多的环境污染和生态破坏，无疑正在诉说科学的另一面。很多人都谈"科学是把双刃剑"，正面的结果都是科学带给人类的福音，负面的影响都是人类滥用科学的结果。科学工具论是非常流行的，最简单的解释：刀子既能够切菜，也能够杀人，全凭人怎么去用。可是，既然科学不能主动为恶，又何以主动为善呢？在赞美科学的时候，不是在赞美科学本身吗？既然科学只是工具，那么被正当使用也是人的决定，何以要把荣耀归于科学呢？从这里看，科学愈发地像一个被膜拜的图腾、迷信和宗教了。

何凯认为，膜拜科学的观念，用一个词来代表，那就是：唯科学主义。《西方哲学英汉对照辞典》认为："唯科学主义是一种认为科学是唯一的知识，科学方法是获取知识唯一正确方法的观点。"科学知识社会学（SSK）教父巴恩斯则认为：唯科学主义是把科学权威扩展到人们现在所承认的它的范围以外的尝试，而支持这些尝试的论据被描述为科学主义的论据。而哈耶克对科学主义内涵的描述，可以说是比较直观和全面的：自然科学的成功使得另一些领域的工作者大为着迷，马上便着手模仿他们的教义和术语。由此便出现了狭义的科学方法和技术对其他学科的专制。这些学科为了证明自身具有平等地位，日益急切地想表明，自己的方法跟他们那个成就辉煌的表亲相同，而不是更多地把自己的方法用在自己特殊的问题上。唯科学主义在中国地位何等稳固，由胡适先生一段感慨就能看出来："这三十年来，有一个名词在国内几乎做到了无上尊严的地位；无论懂与不懂的人，无论守旧和维新的人，都不敢公然对它表示轻视或者戏侮的态度。那个名词就是'科学'。这样全国一致崇信，究竟有无价值，那是另一问题。"这样看来，唯科学主义同宗教又有什么分别呢？宗教还有个三教九流，而唯科学主义却只允许信它一个，这又如同蛊惑有什么分别？实则科学本无错，错的是人心。正如非风动、非幡动，乃人心动而已。

何凯认为，中医传承的一个核心困境就是中国社会的唯科学主义意识。它来自于对科学的错误宣传，最早可以上溯到西学东渐，主要还是清末中国社会动荡的一百多年。饱受欺辱是那时中国的真实写照，在洋枪洋炮支持下，侵略者轻易就可以践踏中国的国门。急于为中国寻找出路的先辈，从西方带来了两样东西"德先生"和"赛先生"——民主和科学。那样一个年代，科学该如何普及呢？当文化危及一定程度，在极度危急的真空中，全社会迫切需要抓住一个东西就相信，那时，对西方科学的理解极为粗率和迷信。当时，主张唯科学主义的人被大众中大多数认为是站在真理的一边，而且愚昧地认为"我相信科学，我就比你在智力和道德上高一筹"。令唯科学主义者表现出，"我还没有跟你论战就已经把你打倒了"的意识形态优越感。这是极其可怕、又极其隐蔽的、典型的主观唯心主义。

有一种思维或者潜逻辑是值得注意的，就是只要讲得出道理，哪怕实践效果并不理想，也是好的；即便有效果，讲不清道理，也应该淘汰。这里所谓的"道理"，当然是指现代医学体系的内容。这种将某种"道理"（逻辑）真理化，赋予高于实践属性的观点，显然是有害的唯科学主义的排他性思维。

那么，评判中医学的标准究竟是什么呢？当然应该是实践。实践是检验真理的唯一标准，同样也是检验科学的标准。检验某个东西是不是"科学"，绝不能以另一种"科学"系统作为评判标准，而只能以实践作为评判标准。两千多年的中医临床实践证明，中医学是有相当疗效的。与西医学比较，西医某些治不好的疾病，中医往往能治好；西医某些要花比较大代价（包括毒副作用）才能治好的疾病，中医往往只需要花比较小代价就能治好。从实践标准看，中医无疑是科学的。

其实，科学这个问题，对于中医来说，实际上很可笑，为什么呢？

人类对于自然界、生命的认识形成了各种不同的知识体系，这些体系千差万别，但都是从现实环境中产生并发展、壮大、成熟起来的，在历史过程中有流传，有流失。例如，四大文明古国，古希腊、古巴比伦、古印度、古中国的古文明，至今仍然存世的只有古中国文明，其余三大古文明都已经随着历史的流逝而烟消云散了。人类各种学说、理论皆是如此，在宗教中这就叫作法门，佛家说自己有八万四千法门，道家说自己有三千六百法门，儒家从孔孟以下，世人皆知的有心学、理学、朴学、新儒学，实际上，也是门派林立，就连《圣经》下面又分出了基督教、犹太教、东正教、景教、伊斯兰教，而《古兰经》的伊斯兰教下面，还分为逊尼派和什叶派，以及其他教派。在人类的文明史中，这叫作流派，如中医的各种流派，西方文明的各种流派，等等。总之，人类文明的学说和理论是多元的，而有几千年历史的中医是其中一个古老法门，新兴的西方科学也是这个自然界中的一个法门。虽然西方科学现在在世界上风靡一时，但这并不代表其他法门的学说理论就必须灭亡。西方物质科学科技创造了大量物质财富，但我们也应该看到，西方科学也灭亡了大量的人类财富，给这个世界带来了无尽的精神与物质灾难。具体到中医的薪传中，中医为什么一定要符合西方科学呢，走自己的几千年的子学之路不可以吗?!

实际上，现代科学在中国乃至世界上，已经形成了一种权威思维，成了至高无上的标准，符合科学的就是真理，不符合科学的就是歪理。但是，那些科学主义者看到了嘛，科学本身对这个宇宙及人体生命的了解，也是十分有限的。科学本身也是在不断发展的，而且科学的发展是在遵循着否定之否定的原理，如牛顿经典力学、电磁力学、量子力学、相对论的出现，都是对之前理论的否定而发展的。按照西方科学主义者的观点，那些被否定了的科学理论，是不是也是伪科学呢？对于中医来说，是不是科学又如何，伪不伪科学只是那个不成熟的科学的看法，不是几千年中医的看法。就像这地球上有将近200个国家，美国人认为，全世界都应该有和他一样的法律制度和民主制度，但是，现实吗？可能吗？所以，出现了阿富汗、伊拉克、朝鲜、基地组织、ISIS等一大堆烂摊子，你非要用美国的法律套用别国的国情，这就是胡闹嘛！科学与中医的关系，亦是如此而已。其实，所谓的中医现代化、中西医结合等说辞，就是中国人对中医文明文化的无知、不自信的表现！为什么一定要用科学去解释，还是迷信科学嘛，什么伪科学、反科学的一些让人侧目的说法甚嚣尘上，其实，这种说法本身就显得幼稚、无知！

如果非要说科学，那我们就说说科学。人们通常认为，宗教是科学不发达的产物。这种说法虽然有一定道理，但却很表面。在科学高度发达的今天，西方人仍普遍信仰宗教，很多伟大的科学家同时又是虔诚的基督教徒，这种现象又如何解释呢？宗教产生的根本原因并非科学不发达，而是西方特有的主客分离型宇宙观。从表面看，科学与宗教是对立、矛盾的，但从深层看，两者又是一致、互补的。宗教既阻碍了科学的发展，同时也促进了科学的发展。人们常常认为，科学是真实的，宗教是荒谬的，但科学与宗教的统一性、互补性提示，科学像宗教一样，也有虚假、荒谬的一面，而宗教则像科学一样，也有其真实、合理的一面。科学无法消灭或取代宗教的现象本身，就充分说明了科学具有虚假性、荒谬性，以及自身无法克服的先天性缺陷。科学就是放之四海而皆准的无上真理，只要有不符合自己世界观和科学观念的一切学说、理论，好一点说成是伪科学，严重一点就是反科学。实际上，正是这些科学主义者自己在伪科学、反科学，因为他们连科学最基本的精神——实事求是都做不到！

很多人认为，中医理论是假说而非真正的理论，是从假说到假说、从概念到概念，没有经过实验验证，只有借助现代科学的实验方法加以验证，才能使其上升为真正的理论。其实，这种观点大错特错，先不说是不是什么假说之类的，就说这个所谓的实验方法。诚然，中医确实没有西医所谓的实验，但是，中医有世界上例数最多、时间最长、理论最系统、疗效最明显的5000年的临床实验，这么大规模的循证医学证据，还不足以说明问题吗！西医才100多年，它当然需要试验了。而且，西医总是自诩为"科学"，那我们来看看，西医是什么样的科学。我们知道，西方医学乃至科学都是从实验室里研究出来的，所谓的研究就是先人为地设定一个物质的理想运动状态，美其名曰：模型。然后从最基本的运动规律总结经验，归纳出经验公式，然后一点一点地加入客观因素，一点一点地修正偏差，它们自己将这个经验总结过程概括为：归纳、总结、推理、再归纳、再总结、再推理，形成一个无限循环的总结经验、数理推理过程。最后，逐渐形成了所谓的科学。但是，我们可以看出，这个科学明显就是经验性科学。而且那个归纳、总结、推理的过程，最后也形成了一门学科——统计学。但是，统计学概率这个东西其实有什么意义呢？它说的是一个事物发生的可能性，但是这个事物发生了就是百分之百，没发生就是百分之零，那个概率有什么意义呢？其实只是大样本的一个宏观数字而已。

在20世纪70年代，统计学原则被中医界无条件接纳，从此，个案报道逐渐销声匿迹，传统意义的经验积累和疗效判断被视为不真实，中医疗效遭到了统计门槛。统计学的介入为排除误差和杜绝虚假提供了锐利武器，统计被尊重为科研必须遵守的原则。我们通过西医借用来的统计方法有一个重要的特点，就是"从众性原则"，它承认绝大多数，否定少数个别；认同一般，否定特殊。因此，很多特殊疗效的病例被排斥，以个体化为重要特点的中医治疗难于纳入统计。世间万物都有多数与少数，一般和特殊的问题，没有理由否定少数和特殊的存在，生命现象也不例外，我们不是承认特异体质嘛！有时，少数和特殊反而具有更重要的意义，如果没有少数和特殊的变异，物种演化的渐变形式也许就不存在了，不知道人类是否还在猿的阶段，甚至连猿都不是。中医体系比较强调个体化，在统计学的应用上，不能简单地照搬，而应当引进、消化、吸收，研究合理使用的问题。

对于科学概念与体系本身而言，科学有先验、经验之分。科学首先是一种实事求是、客观的研究态度。其次，是有一套自己独特的系统严密自治的逻辑体系，以及系统严密逻辑理论指导下的有效实践；再次，是这种有效实践所形成的生产力与生产关系的总和；这一本体论、认识论与方法论的体系，就是客观的科学概念与定义。前者叫作理论，后者叫作科技。科学有经验式科学与先验式科学：经验式科学就是由现象的假设、猜想、试验等所谓的归纳演绎总结的方法开始研究真相，由流到源，具有摸石头过河（盲人骑瞎马，夜半临深池）的特性。先验式科学就是由真相直接定义科学理论与法则规律，不存在假设、猜想与试验，由源到流，具有宇宙发生学特性。不符合这一体系概念的所谓"科学"，就是伪科学。按照这一定义，中医是科学，中医是先验式科学，现代科学也是科学，现代科学是经验式科学。科学只有层次高低之分，没有专利权，没有只允许你叫科学、我就不能叫作科学的专属特权。

中医也不例外。中医是科学，中医有自己的特性。不符合中医特性的所谓"中医"就是伪中医，这是毋庸置疑的逻辑。中医特性在1840年之前还维持本色，之后因为西医东渐开始逐渐势弱，中医特性逐渐消失殆尽，尤其现代，经过现代科学的经验式研究，犹如用小学知识去解释大学知识，结果可想而知。现代的中医没有特性，现代的传统中医（包括所谓的新中医、中西医结合）有"挂羊头卖狗肉"之嫌，导致这样的可悲结局，责任全在现代中医人自身不争气，真是哀其不幸，怒其不争！现代中医的处境确实可怜，爹（真中医）不亲，娘（患者）不爱，只有那些爱财无道的人高兴，可以拿中医糊弄患者、糊弄国家（搞所谓的中医研究，以套取资金、职称），一片假繁荣景象，古文物的保护研究还是修旧如旧呢，这古中医越研究越新鲜，医将不医了！

对于中西方思想传统之间的上述差异，也许我们可以通过庄子的一个寓言获得生动的领会："南海之帝为儵，北海之帝为忽，中央之帝为混沌。儵与忽时相与遇于混沌之地，混沌待之甚善。儵与忽谋报混沌之德，曰：人皆有七窍以视听食息，此独无有，尝试凿之。日凿一窍，七日而混沌死。"（《庄子·应帝王》）"儵"和"忽"代表的可谓是西方式的强调物、我分别和注重静观、分析的认知方式的生存态度，硬将"混沌"改造成"儵""忽"一样的模式，混沌就只有死路一条了。"混沌"代表的可谓是中国式的强调物、我一体和注重直觉、整体的认知方式的生存态度。两种生存态度各有优劣，是两种各自独立的思想传统所表现出的不同的生存智慧。

显然，产生于中国思想传统的中医本来是非科学的，它的意义在于对人体机理、疾病做出解释。它是中国文明智慧在医学上的体现，是中国文化的一个主要象征。中医不属于西方自然科学范畴，就像中国画不属于西方的绘画艺术范畴一样。以起源于西方思想传统的现代科学的一些性质或特点为标准，来评判其他文明形态或其中的某些文化样式（比如中医）优劣与否，是一种简单、粗暴的做法。这种做法本质上是主张文明、文化单一论，它根本否定了文明、文化形态的多样性，否定了诸文化形态之间的相互滋生性与和谐共存性。所谓中医是否为伪科学的问题，其实，不过是一个无意义的伪命题。相应地，所谓中医科学化的说法，同样也是个伪命题。

其次，退一步说，即使中医是否为伪科学的问题是有意义的，那种视中医为伪科学的观点，同样也是荒谬的。陈徽认为，近代以来，随着科学的内涵蜕变为实证科学，经验证实原则也成了判断命题和思想是否有意义的主要标准之一（另一标准是命题和思想的表述是否符合逻辑法则）。但究竟何为经验证实？因为经验既可以指个人的，又可以指集体的；既可以指个人神秘的直觉体验，又可以指个人在某物刺激下产生的感觉经验。现当代科学主义哲学关注的一个重要问题，就是如何规定经验和传达经验（这又涉及语言分析的问题）。结果，当人们谈到科学的实证性时，实际上，是把经验证实转换成现实的生存实践之证实。科学实验的验证，是这种证实的主要表现。其他如生产实践和各种形式的生活实践，也发挥着重要的证实作用。然而，统观否定中医者所说的证实，指的主要是科学实验的验证。这种狭隘的证实，显然也是一个"残缺的概念"。

正如陈徽所述，如果不仅仅从科学实验的角度来看，中医恰恰在人们的生存实践中始终被积极地证实着：

一方面，就其产生而言，自古就有"神农尝百草"之说。这表明，中医的起源和发展，是在先民对于千差万别的自然事物和各种病症治疗之间的密切关系进行亲身体证的基础上实现的。这种亲身体证，既充实和丰富了他们对于自然的认识，也发展和丰富了中华医药学的理论体系和医学实践。直到明代，李时珍在撰写《本草纲目》时，还本着严谨求实的精神，经常像"神农尝百草"一样，亲身验证一些古方中关于某些草药对于相关疾病具有独特疗效的记述。今天，随着越来越多具有良好疗效的中成药的问世，说明中医的某些内容可以转化成科学语言，其"科学性"能够得到相应的证实。

另一方面，尽管中医的一些基本理论（如关于气、阴阳五行的思想，以及经络理论等）尚不能转化成现代科学语言，不能为科学所理解；但是，它们却在几千年的医疗实践中发挥出良好的指导作用。华夏民族具有实用理性主义的深厚传统，如果中医没有在医疗和保健方面展现出积极的价值，恐怕早已经成为消亡的历史遗物了。因此，在几千年的发展历程中，中医实际上始终得到了华夏民族生存实践的积极证实。中医不仅不是伪科学，而且还是"最科学的"。

当然，中医的一些理论表述和治疗手段，的确存在一定的模糊性与含混性，这确实说明中医有进一步继承和发展的必要，这也是我一直在说的中医定量系统的问题。而中医定量系统问题，又涉及阴阳五行、干支河洛、日月五星等子学内容，这部分内容可参见拙作《古中医天文学·无极之镜》一书。但中医不能完全被科学实验所验证，并不是中医的尴尬，而是滥用标准、随意跃出自己学术适用范围的唯科学主义的尴尬。总不能说，牛顿经典力学解释不了相对论力学、解释不了量子力学，反而是相对论力学与量子力学的不对吧？

与崇尚精确化、标准化的西医相比，中医的理论和实践显得非常不适应现代人的精神趣味；同时，因为中医是中国古天文学、经学、子学智慧在医学上的体现，故精通它，实非易事。不仅要具备较高的子学天赋和医疗实践的长期积淀，而且也要有关于中国古天文学、经学、子学的精深体悟。这就使得中医的传承和发展，较之于西医尤为艰难，也是为何历史上能够称为大师的中医学家少之又少的重要原因。何况，一些打着中医旗号的江湖郎中，以其粗疏的医术或卑劣的行径，常常置中医于尴尬之处境。但我们不能因此就厚此薄彼，更不应该否定、甚至试图清除中医。且不说从文化传承、凝聚民族精神的角度出发，应该大力发展中医，单单从人类的健康和福祉考虑，有一个中医供我们选择，本身就是一件理智的事情。

但是，无论我们怎样去辩解中医的科学性，现代科学的迷信者，都会用"伪科学"的眼光去审视这个"异类科学"，这也是一个事实。事实的缘由不只是包括现代科学的迷信者没有用科学发展的眼光理解中医本身，更有甚者，还是因为现代中医对中医的误解误读，而造成的巨大负面影响。我一直在说，一个严谨的科学逻辑体系需要两个系统，一个是定性系统，一个是定量系统，定性系统与定量系统的有机有效客观联系，以及二者共同构成的生产力与生产关系的总和，就叫作科学。现代中医一直在争论中医到底是不是科学，它们连什么是科学，都还没有搞明白，确实叫人抹一把汗。古中医是定性系统与定量系统完备的中医体系，可惜已经因为各种因素失传或不敢承认，而传统中医乃至现代中医确实谈不上什么科学了，只是具有科学性而已。而科学与科学性是完全不同的两回事！

话说回来，没有中华文化底蕴，没有中国古天文学历法的基本知识，没有中国古代科学思维逻辑，就无法真正理解阴阳五行、河洛干支、子学九式，就不可能学好中医。其实，那些口口声声、信誓旦旦、言之凿凿、弄真理状地说阴阳五行、河洛干支、子学九式是玄学、是迷信、是伪科学的家伙们，是他们自己没有理解、研究、搞懂这些中国古科学思维逻辑的智商与智力，智慧就更不用提了！这种人也听不懂相对论，听不懂量子力学，但却不敢说相对论、量子力学半个字的不是和不科学，因为那是它们所痴迷、所信奉、拼尽了性命不问对错所要维护、唯主观自我的科学教的东西！

2016年4月18日，中国国家科技部、中宣部联合印发了关于《中国公民科学素质基准》的通知。其中有一条就是"知道阴阳五行、天人合一、格物致知等中国传统哲学思想观念，是中国古代朴素的唯物论和整体系统的方法论，并具有现实意义"。这句话的关键词就是"现实意义"，这四个字已经从科学角度认同了古中医的科学意义了。

第二乱　整体观念问难

第五式　潜龙勿用（乾卦 初九）《象》曰："'潜龙，勿用'，阳在下也。"此招劲收于内凝而不发，但若有敢试其锋芒者，必受其殃。右手屈起食中二指，半拳半掌，向敌人胸口打去，左手同时向里钩拿，右推左钩，让敌人难以闪避。这是一种左右夹击的攻势，让人无处可避，尽在自己的掌握之中。

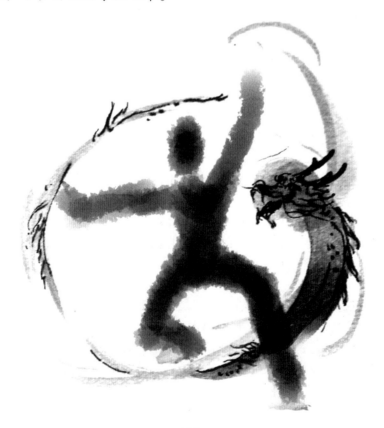

现代中医界有一个让人不齿的特点，就是理论、方法论不分。从西方哲学角度来说，理论是一个体系的本体论，方法论是实现理论预测的手段和方法。

在现代中医界，很多中医人认为，同病异治、异病同治、辨证施治、整体观念、中西医结合、中医现代化等概念是理论。实际上，这些概念只能称之为方法论。而且，现代中医鄙视西医时，总喜欢说一句"头痛医头，脚痛医脚"之类的话，仿佛现代中医不是"头痛医头，脚痛医脚"。其实，这也是方法论的问题，中西医皆然，何来泾渭黑白、是非对错之分？

尤其是关于还原论与系统论的论调，现代中医论一直在标榜中医是系统论，西医是还原论。事实上，分析和综合，绝非彼此排斥、互不相容。

现代科学的方法论，由还原分析转向系统综合，仅仅是对还原论的辩证否定，而不是完全抛弃。还原论与系统论，都重视整体与部分的内在联系，强调人体和疾病不脱离一般的生命规律，因而必须进行分解和还原。

但是，还原论认识的重点在部分，轻视整体性；系统论认识的重点在整体，强调从整体出发认识诸部分。还原论过分强调部分对整体的基础决定作用，片面强调"具象"的认识途径。系统论则强调"具象"和"抽象"两种认识途径，即一方面肯定部分对整体的基础决定作用，另一方面也肯定整体对部分、环境对整体的支配和控制作用。

现代科学的系统方法是将还原分析与系统综合相结合。系统综合以还原分析为基础，没有分析，对组成整体的各要素没有正确细致的认识，系统综合就无从谈起。中医也是如此，中医理论如果没有对藏象经络、性味归经、脉学、脉度、骨度、穴位、君臣佐使、卫气营血、五运六气等理论的格物致知和分析还原，也就不会有现在的中医体系。

可见，西医不但有分析还原论，也有整体系统论；中医不但有整体系统论，也有分析还原论。也就是说，方法论没有中西医之分，本体论才是中西医的分别。

整体观念是方法论和认识论，不是理论。整体观念只是认识事物的一个逻辑和一个角度，是中医和西医、现代科学和子学都具备的一个基本科学素质。它不是理论，只是方法论和认识论而已。按照刘延伶的说法，新中国成立之初，也没有明确提出"整体观念"是中医特色。1960年，"整体观念"作为中医特色写进教科书。这两大特色，特别是"整体观念"在新中国成立后取得共识，有当时特定的思想背景。背景之一是，苏联推崇的巴甫洛夫神经论学说的"整体观念"倾向。巴氏学说，在1900年左右曾领导着世界生理学界。到1940年左右，其说与内分泌理论合流，成为神经—内分泌—体液学说。巴氏的贡献是很大的，但苏联人过分强调神经论。背景之二是"整体观念"与"辩证法"有某些相通之处。所谓辩证法是用联系的、发展的观点即矛盾的观点看世界。认为世界上一切事物和现象都是互相联系、互相制约的，整个世界是一个有机联系的整体。

因此，尽管在马克思主义经典著作中，并无"整体观念"这个术语，但是，中医的"整体观念"特色论，还是无形中受到保护。"整体观念"也尽量向辩证唯物论靠近，于是导致中医学术界的虚假的满足感，在中医教材中盘踞至现代，已经成为每一个中医人的中医本能了。只要一提到中医特色，就是整体观念和辨证论治。如果谁对此提出异议，马上就会受到攻击。其实，这就是现代中医界自卑和虚荣的本质表现。

现代中医标榜自己的特色时，总是自豪地拿"整体观念"来说事，似乎这是现代中医的法宝，是西医所无法企及的优势。现代中医的所谓"整体观念"我就不详细炫耀了，无非是中医学院教材《中医基础理论》上的陈词滥调：人身内外环境的统一性、机体自身整体性的思想，就是在认识人身生命活动及病理状态时，始终遵循统一性和完整性的原则，把人身各部分与全身、人身与自然界都有机地联系起来，作为一个不可分割的整体看待。简单说，就是人身是一个整体，人和自然界是一个整体。

话说回来，西医也不都是"头痛医头，脚痛医脚"。西医也有"头痛医脚，脚痛医头"的逻辑。

例如，西医的脑卒中疾病，表现出了患侧肢体肌力与肌张力的病理变化，患侧肢体废痿不用，但西医在治疗脑卒中疾病的时候，并不是去针对患病的肢体来治疗，而是直接定位患侧对侧的大脑功能相关区域，进行相关的一系列处理，若是梗死就用溶栓抗凝扩血管，若是脑出血就用手术或降压止血的方法，同时，进行必要的脑保护治疗，这就是西医"脚痛医头"的逻辑。

再如，西医的尿毒症脑病或肝性脑病，虽然出现了脑部神经系统的病理变化，但是，疾病的病因却是在肾脏与肝脏的代谢出现了问题，西医这时就会去有针对性地处理肾脏与肝脏的问题，而不只是简单处理神经系统那么容易了。这就是西医的"头痛医脚"逻辑。可以看到，用"头痛医头，脚痛医脚"来说事的中医专家们，完全是外行说内行，其逻辑的可笑，也就可想而知了。

而且，中医在炫耀自身所谓的"整体观念"的特色之时，却完全不按照"整体观念"的套路去出牌。

我们知道，中医的整体观念包括人身是统一整体、天人合一两个概念。按照中医理论，人身是统一整体的主要理论基础，就是阴阳五行、五脏六腑经络系统，即五藏之间的生理与病理是遵循五行生克乘侮规律的，如仲景说的"知肝之病，当先实脾……"，《难经》所说的"泻南补北""培土生金"，等等。

但是，在现实的中医临床中，很难看到这种五行相生相克的生理病理逻辑的运用，完全是肾虚补肾、脾虚补脾、心虚补心等中医专家们自己都瞧不上眼的"头痛医头，脚痛医脚"法，到最后直接演变为活血化瘀、清热解毒、化痰散结三个大招，以不变应万变，貌似很高深，其实很无知。中医整体观念的第二个意义是天人合一，即五运六气、干支河洛与中医人体的契合对应，关于这方面的运用就更不应说了，谁敢用，谁就是唯心主义，谁就是迷信，谁就是机械论，谁就是糟粕论，谁就是大逆不道。理论研究可以，海阔天空一顿神侃，什么哲学论，什么上下寒热表里男女动静，等等，甚至《易经》都搬出来论证。可是，《易经》是什么也不懂。应用就不可以，认为那是机械论，是无稽之谈。

中医界普遍认为，阴阳五行是哲学概念，即所谓的方法论，恰恰相反的是，阴阳五行才是真正的中医理论系统，阴阳五行有其真实的物质基础与物理运动规律（详见《古中医天文学·无极之镜》）。现代中医界完全颠倒黑白，正反不分，还有所谓的黑箱白箱论、结构功能论，等等。现代中医认为，自己看不见，那么，古人也一定看不见，而古人看身体内部是通透明镜，谁才是黑箱呢？

这些年，中医环境更是糟糕，中医内部不求上进，外部取消中医的呼声此起彼伏，无非就是中医的阴阳五行、五运六气、藏象经络是伪科学，是迷信，不是科学等等一些陈词滥调。可见，即使按照整体观念去对照现代的中医，也是南辕北辙，在七版《中医基础理论》中，关于中医真正的整体观念的思维逻辑，根本就没有丝毫介绍，完全是中医式的头痛医头、脚痛医脚！

那么，我们再看看，西医有没有"整体观念"呢？

现代科学的整体观念，系统论、控制论、信息论等学科的出现就是其代表。从 20 世纪 40 年代发展起来的现代系统论，与以往重视还原分析的科学有着显著不同，它不是研究某特定领域的对象及其规律，而是研究各种不同领域的对象的共同特征及其规律，它不是把自己研究的对象看作是一个孤立的事物，而是看作一个系统整体，要求做到整体综合性的研究和把握。它的产生和广泛应用引起了人们的思维方式的变革。

例如，1977 年 Basedousky 提出了著名的"神经—内分泌—免疫网络"学说，证明了原以为彼此独立的神经、内分泌、免疫三个解剖单元，虽各司其职，但又是相互联系、相互调节的，通过它们之间的交互作用，构成了一个机体变及调控网络。

这一学说的提出，不仅证明了西医学已经认识到了还原论的局限，而且逐步走上了系统论（即现代中医自我标榜的整体观念）的道路。现代系统论的思维模式比还原分析的思维模式更接近真实的世界。因此，系统论的思维模式将是现代医学思维模式发展的必经之路。

现代医学的系统论把自己研究的对象看作是一个系统整体，要求在整体中把握部分，把部分放在整体中来研究，尤其现代医学近年来的基因组学、蛋白组学、分子生物学等高度复杂的整体观念，更是现代中医无法企及的整体高度。西医的这种"系统中心论"较现代中医的"整体观念"更详细、更具体。实际上，系统、控制、信息都是整体方法论的不同侧面，而且现代医学的整体方法已经是在高度分析基础上的科学整体论了，非现代中医的整体观念可比，但思维方式和思维方法的变革，无疑有利于现代中医去模仿、抄袭和削足适履的现代中医研究。

正如常存库所认为的那样，把西医归结和理解为局部论、分析还原论，是一种无知和偏见。从古希腊肇始，西医就坚持整体观，到近代拉美特里写了一本《人是机器》，那也是机器整体观。

而现代医学则把生命推进到了既高度分化，又高度综合的整体网络化认识水平。面对如此事实，怎能说西医是僵死的形而下学呢？实际上，西医一直是在结构整体观指导下发展的，它并不缺少整体观，而且，现代医学的整体观念已经达到了一种物质层面上的极致，已经落下现代中医的整体观念不知道几条街了。

西医人身是一个有机整体：现代医学理论注重于对人身的系统、器官、细胞水平、超微结构的系统研究，这就是西医的系统整体观，西医人身是由八大器官系统、四大组织、蛋白（组）、基因（组）等综合而成的有机整体，是共性系统的整体，比现代中医的人身研究不知要精细、系统多少倍。

基因组学研究与过去的基因研究重要区别：它不是仅仅对单个基因的研究，是从整个基因组的层次上来阐明所有基因在染色体组上的位置、结构、基因产物的功能，以及基因与基因之间的关系，充分体现了基因组研究的整体性。基因组学研究在过去对单个基因研究工作的基础上，充分认识到基因之间相互联系的复杂性。特别是从结构研究向功能研究方式的转变，对基因之间的相互联系、相互作用日趋重视。

由以上可知，基因组研究的整体性特点及基因致病特点，比现代中医标榜的整体观要复杂和精细得多。在微观水平的基因调控与修饰，反映着生命机体的整体功能状态，基因组的多样性高度强调了每个人的基因组的特异性。而一种疾病可能由于多个基因的改变所致，而同一个基因的不同表达状态又可能造成多种疾病，这又体现了西医的"异病同治"和"同病异治"的认识论和方法论。

我们再以蛋白组学为例，说明西医的系统论整体思想。

蛋白质组学是西医在细胞整体水平上研究蛋白质的属性。例如，表达水平、翻译后修饰、相互作用等，并由此在蛋白质水平上获得西医对疾病过程、细胞生理生化过程和调控网络的广泛而完整认识的方法学。蛋白质作为西医人身生命功能的最终执行者，通过研究全部基因所表达的全部蛋白质在不同时间与空间的表达谱和功能谱，可以全景整体式地揭示西医人身生命活动的本质，特别是西医人身健康与疾病的机制。同时，通过对某一特定时间、特定环境和实验条件下，基因组活跃表达的蛋白质，即功能蛋白质组的研究，不仅能阐明某一群体蛋白质的功能，而且也可研究某一生理、病理状态下蛋白质表达的情况。而西医生命体的整体功能状态，是微观水平的基因调控和其所表达的相应的蛋白质功能的体现。基因组也具有个体特异性，而且一般情况下，基因组只表达一部分基因，其表达类型与表达程度均受到生存环境及内在状态变化的影响；即一种疾病可能由于多个基因的改变所致，而同一个基因的不同表达状态，又可能造成多种疾病。基因及其所调控蛋白质之间相互联系，具有特异性和复杂性。这种特异性和复杂性，就是西医的整体观念与还原分析的高度有机结合。

真核细胞生物基因复杂，基因不是生物功能的执行体，它总要表达为相应的蛋白质，蛋白质是基因功能的执行体，即生命过程的本质是蛋白质的过程。蛋白质组学是对机体或组织或细胞的全部蛋白质的表达和功能模式进行研究，蛋白质组学概念与现代中医认识疾病的整体观有一定的相似性，而基因也总要表达为相应的蛋白质，才能发挥其应有的生物学功能，基因的表达类型与表达程度，均受到生存环境及内在状态变化的影响而有较大的差异。高分辨率的双向电泳、多维色谱、蛋白质芯片及质谱分析等蛋白质研究技术，为蛋白质组学研究人体疾病谱提供了技术上的支持。

生物体在生长、发育和适应环境的过程中，蛋白质始终处于动态的变化过程，采用对基因组的表达产物——全套蛋白质组学系统与现代中医的"整体观念"无二。细胞必须适时地对基因表达做出调整，开放一些基因，关闭一些基因。基因表达在质和量上，受到细胞精确的调节与控制。多细胞生物结构上的复杂性，形成了多层次的复杂的信息传递和调控系统，细胞内一整套蛋白质始终处于不断的变化之中。

现代医学蛋白质组学研究的目的在于，鉴定疾病谱的总体蛋白质表达图谱，通过对不同疾病同一病种蛋白质表达差异的研究，揭示决定该病种的关键蛋白质，或通过同一疾病的不同个体在不同阶段表现不同病理变化时，蛋白质表达差异，阐明某一病理状态时所表达的或差异表达的所有蛋白质，以及蛋白质翻译后的修饰情况，并进一步探讨疾病各个症状、体征与相关蛋白质之间的关系，而这种西医的"整体观念"的量化程度，是现代中医无法望其项背的。

现代医学的"整体观念"在现代中医的研究中广泛应用。例如，蛋白质组学在中药研究中的应用。中药进入体内发挥作用的基本环节是，药物分子与生命分子之间的直接或间接的相互作用。其作用的发挥必然会引起机体的分子、细胞等各个层面的结构与功能状态的改变，虽然决定这些结构与功能的基础是基因，但其直接的决定因素主要是基因翻译后的蛋白质。

因此，以蛋白质表达为指标，以蛋白质调控改变和功能修饰为研究方向，进行中药复方多组分的多环节、多靶点调整作用的研究，对中药复方的作用机理进行研究。以蛋白质为靶点，运用蛋白质组学的技术和策略，对治则治法的理论实质进行探讨，西医的"整体观念"思路已经是现代中医主要研究中医的套路。但是，现代医学的"整体观念"已经完全超越了现代中医自己所谓"整体观念"的逻辑与概念了。

蛋白质组学采用高分辨率的蛋白质分离手段，结合高效率的蛋白质鉴定技术，全景式地研究在各种特定情况下的蛋白质谱，不论是从其表达模式，还是功能模式研究来看，在一定阶段或某一状态下所表达出的相关蛋白质谱，都有时、空、量效方面的动态、整体的变化。这种时间性、空间性、动态性和特异性的特点，比起现代中医的"整体观""辩证观"有过之而无不及。

而中医无论是认识疾病还是治疗疾病，总是离不开局部反映整体，整体中包含局部，局部又有其特异性的特点。中医认识疾病，是通过望、闻、问、切四诊对疾病做出的整体性的诊断，四诊获得的整体信息都来自各个局部，每个局部信息有其特殊性和代表性，综合起来就是整个人体的病理状态。中药亦是通过具有不同药效的单味药，按照君、臣、佐、使相互配伍组合而发挥整体的治疗作用。无论是中医、中药所强调的整体性，还是中医讲究的整体阴阳平衡，天人合一，以及中药所追求的整体效应和标本兼治，都是来源于中医的局部与分析还原方法论，中医叫作"格物致知"。

可见，传统中医是从还原分析论中获得整体观念，而现代医学是从整体观念中获得局部的分析还原。也就是说，还原分析论也好，整体系统论也罢，它们是中医和西医共同的认识论与方法论，并没有厚此薄彼的任何逻辑。而不同的只是中医与西医的本体论而已，即看人体的角度、高度、深度不同罢了。

在中医基础理论研究中，有关现代中医征候的研究，一直以来是人们关注的焦点，依据多基因致病的关联特性，用基因组学的理论与方法，特别是从基因表达谱或表达产物的差异性分析，研究征候发生的基因表达调控规律、征候表现的基因特性、基因表达调控的变化及其规律。可以据此探讨疾病征候、正常生命活动状态基因表达的差异性。

基因组学在中药现代化研究中的应用也已经大量展开。利用 DNA 分子诊断技术（也称 DNA 分子标记技术），对有关中药进行西医"整体观念"上的鉴定。因为任何生物种或个体都具有特定的 DNA 多态性，通过直接诊断分析 DNA 的多态性，便能避开遗传性表现过程中的环境因素、数量性状遗传，或部分与完全显性的干扰，快速准确地测定 DNA 的差异性。利用 DNA 分子标记技术，开展有关药用动物遗传背景与化学成分相关性的研究，在西医"整体观念"上，有助于实现现代中药质量标准化，寻找和扩大新药源。因为药物作用于机体都有其作用靶点，从基因角度研究中药作用机理，进而找到中药作用靶部位，将对中药治疗提供客观的理论依据，使中药的所谓黑箱作用理论透明化，提高药物疗效，做到对症、对病用药。可见，现代中医的"整体观念"竟然是用西医的"整体观念"逻辑来证明和证实的，而且这种整体观念也不是传统中医的本尊。

　　现代中医的所谓研究，只是充分利用了一切西医的研究手段，以及西医研究的科研思路与实证逻辑。每当西医有一个什么新的流行理论或学说出笼的时候，现代中医就很快将自己的热脸贴在西医的冷屁股上，仿佛一这样，现代中医就有面子了，就是"科学"的了。其实，现代中医也只有这个能耐而已。看看国家自然基金的中医中药项目，哪一个不是如此？

　　再看看西医是否是人与自然的整体：西医早已提出生理—心理—社会的综合研究模式。西医在各种疫病、传染病的疫苗研究方面，更是遥遥领先于现代中医。在发生疫情时，现代中医只会吃点板蓝根、喝点大青叶、点点双黄连，还会什么吗？再有就是所谓的无病不活血、无病不化瘀、无病不清热、无病不解毒，这就是现代中医的伎俩。

　　说到这里，再说一下现代中医认为的人与自然的整体关系，无非就是像祥林嫂一样，将《内经》中的"天人合一"的有关论述反反复复地絮叨 N 遍，却不会一点应用，甚至在心理上都排斥这些所谓的"迷信"的东西，现代中医有几人能解释清楚运气学说？有几人能研究明白神机气立学说？有几个人能看懂内难伤寒？其实，这些才是中医的精华所在。而现代中医们却都在那里闭门造车式地研究症候规范化、症候的动物模型、中药的化学成分、临床治愈率、血清药理学等西医的牙慧、日本人的垃圾，真正在临床上有效的现代中医中药，实在是凤毛麟角，都是作为二线、三线可有可无的辅助用药，甚至是保健品、消毒品在应用。现代中医也看到了这种尴尬局面，最近又为自己找了一个专业的借口，叫作"治未病"。这样，保健品的地位反而吃香了，而"治未病"根本就不是现代中医所理解的那样。

　　有人一说到西医学，便是细胞病理学、局部定位思想、微生物学和特异性病因观念。一说到中医学的研究方法，便是系统论，并强调在中医学中，早已包含系统论的合理内核,是世界上首先把系统方法成功地运用于医学之中。

其实,现代的系统论源于西方,已在现代医学发展中起到重要的作用。神经——内分泌学说、稳态学说、应激学说、受体学说,以及免疫学、环境医学、身心医学、社会医学等学科的建立与发展,以及生物医学模式向生理——心理——社会医学模式的转变,无不说明西医学的"整体观念"越来越高度复杂,越来越高度系统了。

而中医的还原分析论,从《黄帝内经》时代,就已经开始了。

儒家文明是道家文明的入世显学,是中华文明发展成熟的标志。

蔡辉认为,儒家文明在认识自然事物及其规律方面,提出了具有经验论性质的"薄物征知"说和"格物致知"说。

"薄物征知"说是荀子提出的。"心有征知,征知则缘耳而知声可也,缘目而知形可也,然而征明必将待天官之簿(薄)其类然后可也。""薄"即接触、接近。"薄物征知"即耳目等感官通过接触外界事物而感知其声音、颜色、形状、大小,然后,心再加以综合、判断,从而达到对事物及其规律的认识。

"格物致知"说是《大学》首先提出的,"致知在格物。"对于"格物致知",郑玄、二程、朱熹、王阳明、颜元、王夫之等人的解释,都有所不同。其中,朱熹将其解作穷理,与《大学》本义最为相近。虽然朱熹主要是从道德论角度来解释"格物致知",即让人通过格一草一木来穷尽人间伦理,但其中包含了就自然事物而求其规律的科学认识论因素。事实上,后来很多从事自然科学研究的儒家学者,正是在后一意义上使用"格致"二字的。例如,朱熹五传弟子朱震亨将其医学著作称之为《格致余论》;明代熊明遇以《格致草》名其介绍西学的著作;清代陈元龙以《格致镜源》名其自然科学著作。到清末洋务运动时,"格致学"更成为自然科学通称,而"格物致知"也成为自然科学的认识论。而且,中国古代在自然科技方面:天文、力学、光学、电磁学、数学、农学、水利学、地理学、化学、冶金、机械制造等方面,都是有很大建树,以至于李约瑟对古中国的科学史实赞叹不已。

在中医方面,如《黄帝内经》《难经》中,关于人体解剖学的内容,如骨度、脉度、脏腑大小坚脆高下、人体表面解剖学,等等。在脏腑解剖方面,当时也是领先世界。例如,《欧西范五脏图》《存真图》《二景图》《医林改错》,等等。在中医免疫学方面的人痘天花免疫,传染病方面如肺结核杆菌的发现等等,都是领先于当时世界的。在中医外科手术方面、麻醉方面、无菌概念方面、手术器械方面,也都是领先当时的世界水平。这些事实都有力地说明,中医在格物致知方面,在所谓的还原分析论方面,要早于西医上千年。

受到推崇的现代中医"整体观念",暗含着对"局部观念"的轻视。现代中医认为,"局部观念"是西医的治疗方法,即所谓的"头痛医头,脚痛医脚",似乎中医就是头痛医脚,脚痛医头了。我们以中西医治疗学而论,中医的局部治疗方法也很多。许多疾病至今仍然主要靠局部治疗来解决。

比如,老年性白内障,局部手术方法至少已使用了近两千年。中医的经络定位,经筋的走行分布,五官九窍疾病的局部疗法,外科疾病的局部治疗;中医古籍中以器官命名的疾病,如肺胀、胃脘痛、胸痹、心悸、脾瘅、肾着、肝着等,处处体现着中医局部辨病分析。中医人体解剖理论的藏象结构和经络穴位、中药的性味归经等,实际上都是具有中医特色的局部定位还原分析理论。所有的这些中医理论及方法,都证明了中医不仅存在所谓的整体观念,同时,也存在局部分析的还原论与方法。

当然,现代中医所谓的微观辩证,即按照西医生化指标的量化关系,去判定阴阳五行、藏象经络的变化的辩证,纯粹是中医的伪科学化。就不再详细说了。

综上所述,可以看到,现代中医的"整体观念",根本不如西医的系统观来得科学、精确、系统、定量,西医也不是现代中医所贬低的"头疼医头、脚痛医脚"那么弱智。实话实说,现代中医的"整体观念"就是糟粕,一块遮羞布而已。

其实,真正的中医这种整体观念,用"层创时空论"总结更准确。这里"层创"是一种时空理论,时空是分层次的,不是简单的人肉眼所见的三维世界。详见《古中医天文学·无极之镜》。

"全息观"包括三方面:一是中医人体自身的全息现象,如望闻问切四诊、中医人身藏象经络的全息现象等。二是中医人身与自然界的全息现象,如中医人身与天地日月的全息、与五运六气的全息、与时间、空间的全息等。三是中医人体理论的物质基础与时空观的全息,例如形神学说的全息等。不详细论述。这是西医所不具备的特性,也是更能准确反映传统中医理论的特性。

第三乱　辨证论治问难

第六式　利涉大川 断占词（大畜、同人、未济等卦多次出现）同人于野，亨。利涉大川。利君子贞。

需卦：需：有孚，光亨，贞吉。利涉大川。

同人卦：同人：同人于野，亨。利涉大川，利君子贞。

蛊卦：蛊：元亨，利涉大川。先甲三日，后甲三日。

大畜卦：大畜：利贞，不家食吉，利涉大川。

颐卦：象曰：上九：由颐，厉吉，利涉大川。

益卦：益：利有攸往，利涉大川。

涣卦：涣：亨。王假有庙，利涉大川，利贞。

中孚卦：中孚：豚鱼吉，利涉大川，利贞。

未济卦：象曰：六三：未济，征凶，利涉大川。

逼退敌人之招式，用意在于使敌人勿近其身，以为自保。

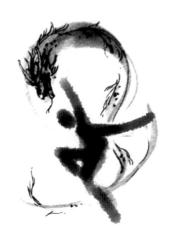

"辨证论治"一词提法最早始见于清代（1829）章楠所著《医门棒喝》。现代中医理论家们最初说不清什么是辨证论治。最早撰文介绍的秦伯未说："辨证论治"是中医普遍应用的一个诊疗规律，从认识症候到给予适当的治疗，包含着完整的极其丰富的知识和经验。任应秋则说："中医的辨证论治，是注意于生体病变的全身症候，务使生体的生活机能恢复其正常状态，也就是说，要把病体整个病理机转一变而为生理机转。"针对当时的现代中医界有一种将"辨证论治"当成"中医最高理论"的错误倾向，秦伯未当时还有一句话很重要，即"辨证论治不是中医的最高理论"。其实，辨证论治不但不是中医的最高理论，也不是一般的理论，它不是理论，只是方法论而已。直至现在，现代中医还在无知地胡说"辨证论治是中医理论的精华"，这是错误理解。辨证论治本身不是理论，它只是对理论的运用，是方法论。秦伯未还有一句话，可以说明中医界那时很担心人们的"误会"。他说："中医辨证是不是光靠症状？这是一般所想提出的问题。"看来，最初现代中医们定义的"辨证论治"实质上就是西医的"对症治疗"，但为了突出现代中医所谓的特色，又竭力故弄玄虚地将现代中医的"对症治疗"穿上一些花哨的不知所云的东西，最后美之名曰"辨证论治"。总之，一开始西医由于不了解中医进而不了解"辨证论治"，中医又不愿意用"对症治疗"来说明"辨证论治"，因为那样就显得中医没有特色了，于是，就在西学中专家们的忽悠下，决定"辨证论治是中医最高理论"了。同时，也暴露了现代中医只懂得所谓的"辨证论治"，却不懂得"辨病论治"比"辨证论治"更重要的事实。

西学中学者中，最先提出特色（特点）说的是孙士荃。他说："辨证论治是中医诊断学和治疗学的基本原则。以证为对象进行治疗，反映了中医在诊断和治疗学上的特点；现代医学则是以病（病源）为对象进行治疗的，也可以说是'辨病论治'。中西医在诊断和治疗学体系上存在着重要的差别。"可见，熟悉"辨病论治"的西医中，很快从较高水平上看到了所谓的"中医特色"。

表3　西医离职学习中医班情况

年份	合计	六个月至不满一年	一年至不满二年	二年以上
1950—1958	303	–	–	303
1958—1962 1963—1965	4490	1845	599	2046
1966—1970	1727	1360	262	105
1971—1975	48810	40454	8192	164
1976—1980	72911	57469	13964	1478
1981—1984	3367	1035	1739	593

随着中西医结合思路轰轰烈烈地实施，"辨证论治"特色论很快普及并得到确认。可见，辨证论治特色论是西学中先提出来的。辨证论治只是一个中医方法，但是，特色不等于理论内涵。西医也有"辨证（因）论治"的概念，如休克、心衰、败血症、炎症及各种综合征等等，意指它们可因多种病因引起，西医诊断证的同时，还要弄清病因，如感染中毒性休克、大肠杆菌性败血症等。然后根据辨识的证据有目的地进行治疗。

按照张效霞发表于《中国中医药报》2015年4月2日第4版的《辨证论治的由来》一文说法，"辨证论治"作为中医固定术语的真正出现是在1955年。该年2月，任应秋在《中医杂志》上发表了《伟大的祖国医学的成就》一文："祖国医学几千年来在临床治疗上能够解决问题，主要就是由于'辨证论治'治疗体系的建立。"时隔两个月后，任应秋又在《中医杂志》刊发了《中医的辨证论治体系》一文。开篇即云："辨证论治，是中医临床上不可缺少的基本知识，所以张仲景的《伤寒论》和《金匮要略》两书数十篇，无一篇不冠以'病脉证并治'或'病脉证治'的题目。但中医的症候绝不同于西医的症状，中医的症候，完全是施治用药的标准，而西医的症状，不过是描写病人的异常状态，殊非诊断治疗上的关键。"

此文一经刊出，立即得到了当时中医学界诸多名家的拥护和响应。被当时的中医学界尊为泰斗的秦伯未先生，于1957年在《江苏中医》上发表了《中医'辨证论治'概说》一文，认定"'辨证论治'是中医普遍应用的一个诊疗规律，从认识症候到给予适当治疗，包含着完整的极其丰富的知识和经验"。既然当时的中医理论和临床大家——任应秋、秦伯未先生都提倡"辨证论治"，因此，"附和"者接踵而至，也就不难理解了。直到1974年出版的《中医学基础》四版教材才将"辨证论治"作为中医的"特色"之一写进了教科书："辨证论治是祖国医学的另一特点。所谓'辨证'，就是分析、辨别、认识疾病的症候。'论治'就是根据辨证的结果，确立相应的治疗法则……辨证论治过程，实际上就是认识疾病和解决疾病的过程。辨证论治之所以是祖国医学的一个特点，是因为它既不同于一般的'对症治疗'，也不同于现代医学的'辨病治疗'。一个病的不同阶段，可以出现不同的症候；不同的疾病，在其发展过程中，可能出现同样的症候。因此，同一疾病的不同症候，治疗方法就不同，而不同疾病只要症候相同，运用同一治疗方法，可以取得良好的疗效。由此可见'辨证'的'证'是疾病的原因、部位、性质，以及致病因素和抗病能力相互斗争情况的概括。"虽然"辨证论治"被认为是现代中医最具特色的学术"理论"，而且作为一种原则、一种技术规范，几乎支配着中医临床实践的全过程，但这种说法的历史却很短暂。实际上是受到西学中学者的影响而提出来的所谓

"辨证论治",是"中医最重要的基础理论之一"的观点,三人成虎,谎话说三遍就成了真理,"辨证论治""理论"就这样成了现代中医的迷魂汤。

20世纪50年代开始的"证"实质研究带动现代中医学术界对"证"的现代解释做了大量探讨。目的在于给"证"下一个定义以界定其内涵和外延。60多年来,学者们从不同的角度给"证"下了一个又一个定义,冠以种种新解,而其弊端与局限,却迫使现代中医界不断地重新审视和思考,到底何为"证"?如何在这纷繁复杂的诸多定义中做出取舍?

按照刘敬伟的统计,到目前为止,对证的表述,归纳起来主要有以下几种:一是证据说:认为证是证据,是现象或疾病的外在临床表现。持有这种观点的人有秦伯未、方药中、姜春华、韦黎、沈自尹、杨维益等。二是症(征)候或症(征)候群说:认为中医的证相当于西医的症候或症候群。持有这种观点的人有朱颜、任应秋、晁恩祥、张家锡、张震、朱文峰等。三是阶段病机说:五版《中医基础理论》对证的解释为:"证,是机体在疾病发展过程中的某一阶段的病理概括……它包括了病变的部位、原因、性质,以及邪正关系,反映出疾病发展过程中某一阶段的病理变化的本质……"。四是综合概括说:言证是对疾病现象所做的本质概括,包括病因、病位、病机、病期、病性、病势等。持有此观点的人有匡萃璋、张琪、孙世荃、王琦、孟庆云等。还有证型说,诊断说等。

此外,日本学者有地滋提出了证与遗传基因相关,还有人从晶体学角度、发生学角度等,对证做了诸多发挥。人们对于"证"的种种解释,已经形成了一些习惯性看法,"甚至成为一种积淀",以至于有时人们在接受某一种解释时,将其视为已经是约定俗成的,理所当然地拿来运用,很少去考虑其是否立得住脚,是否真的被广泛接受。

可见,现代中医界在关于"证"的认识问题上,从科学角度来说,并没有一个客观、真实、统一规范的概念共识。所谓"辨证论治",连"证"是什么都还不知道,能辨什么呢?又治什么呢?

其实,现代中医那个貌似高深的辨证论治,同样也不是中医临床实践的方法论。人类有记载的医疗实践至少有五千年。早先的医疗活动是在积累外治和药物治疗经验为主导的方向上发展着。《内经》中有大量理论而极少收载方药,而稍早于《内经》的《五十二病方》却列有大量方药又不讲辨证论治的理论。直至汉代与《伤寒论》时期相近的《治百病方》中,也鲜见辨证论治的痕迹,而仲景的《伤寒杂病论》也不是所谓的"辨证论治",而是辨病辩机辩六经的方法,仲景的"证"实际上就是"症状"的意思,只是后人无限夸大、无限引申,导致了现代中医搞什么"征候研究",陷入咬文嚼字的境地。当时,并没有所谓的现代中医的"辨证论治"。直到唐宋，即使如孙思邈《千金方》虽也论及诸病辨证，但仍是以注重药物实效，探求治病真方为主导倾向的。明代李时珍《本草纲目》更是以求实著称，评药论治，均有所指。唯有明清，尤其是晚清，随着小学八股之风盛行，中医界某些理论家也将辨证论治从文字上推入一个高潮，并且加进了不少主观夸大之词，使它形成教条，使辨证论治论发展成为一个看来很灵活，实则非常僵化的方法论，这时的中医界却不明就里地称之为"理论"，但是，你翻看一下历代中医经典，有哪一篇哪一节说"辨证论治"是中医理论，甚至连一个方法论都不是。因为传统中医一直在用的方法论是辨病辩机论治，而脉症只是辩机过程中的一个信息提取过程而已，望闻问切及脉症是以辨病辩机为核心的中医手段，望闻问切及脉诊的理论基础是中医基础理论，症则是临床表现症状。相反，"辨证论治"却是西医的方法论，即对症治疗。

杜家和认为，辨证论治是从病体的表象来归纳病的深浅、轻重、部位及机体气血阴阳盛衰状况。在科学尚不发达的古代，它不失为一种指导中药运用的聪明办法。而实际上，现代中医学者们将辨证论治的概念和外延无限扩大，将辨病辩机等中医基本逻辑都一股脑地揉进"辨证论治"这个大筐里，成了万金油，所有的中医基本逻辑都能无限解释，这实际是一种学术无知和耍流氓的表现，反倒弄巧成拙了。辨证论治在现代中医的教科书上虽有理论模式，在临床实践中却五花八门，实际应用时千差万别，许多情况下，会自觉地或不自觉地"违背"现代中医所谓的"辨证论治原则"，因为可塑性很强，以致明明违背了还可用辨证的一些说法来自救其说。事实上，无论过去或现代，无论名家或小辈，有许多情况下，都是在根据经验习惯用药的。即令如张子和善用大黄、张景岳惯用熟地等，亦属于此。所以，辨证论治确实是一个值得我们实事求是地、冷静深入地讨论的问题。

有些病种取得了突出疗效，却并非一般辨证模式所能附会。例如，青蒿素治疗疟疾，并不分寒热牝牡，靛玉红治疗慢性粒细胞性白血病，并不分阴阳虚实。同一痹证按辨证论治应分寒热湿或兼夹型，而雷公藤却正在以一种非辨证状态，普遍推广应用于类风湿及某些其他病种。再如《名医类案》和《续名医类案》中，有许多病例都是在屡经名医辨证论治无效后，而最后经过单方、验方治愈的。即使是辨证论治水平很高的医家，也无不借助于单方、验方。他们自己辨证论治的新经验，也往往通过自制的验方流传开来。如刘完素的地黄饮子、李东垣的补中益气汤、魏玉璜的一贯煎、叶天士的神犀丹，等等。现代中医常说，"只要辨证准确就无不获效"。殊不知，还有许多辨证论治方法未见效果，而非辨证论治的方法反有特效的情况。事实上，有些难治之症是缺少有效药物，而不是辨证不准。辨证论治的一些意外现象只能说明，有些地方这种说法是强加上去的，甚至有的心中已有成方，再附之以辨证论治解释，这些情况都一再说明，现代中医的辨证论治理论，其实就是一个伪中医理论。

"证"概念的争论，源于对"辨证论治"的认识不清。辨证论治不是理论。从认识论和方法论角度看，在辨和论两方面，中西医并无不同，都是运用理论处理所得信息。中西医诊断，都有辨病辨因辨机的基本逻辑。例如古中医的伤寒六经病、五运六气太过不及胜复郁发的病等等，都是古中医辨病辨因辨机的疾病分类与病机分类。当然，也有最基本的症状性疾病分类。西医也是如此，既有病因病机分类，也有症状性疾病分类。西医的基因病就是从病因病机高度来分类疾病。如根据决定某一性状或疾病基因所在染色体不同（常染色体或性染色体），以及该基因性质的不同显性或隐性，可将泌尿生殖系统单基因遗传方式分为以下几种：常染色体遗传，包括常染色体显性遗传（autosomal dominant，AD）和常染色体隐性遗传（autosomal recessive，AR）。前者较常见的泌尿生殖系统单基因病有膀胱外翻、多囊肾（成年型）、肾性糖尿病，后者包括半乳糖血症、多囊肾（婴儿型）、先天性肾病综合征等。X连锁遗传病，也可分为两类疾病：X连锁显性遗传病（X-linkeddorninant，X-LD），如遗传性肾炎。X连锁隐性遗传病（X-linked recessive，X-LR），如Fabry病、脆性X染色体综合征。Y连锁遗传病（Y-linked），此类疾病有11种，如非梗阻性无精子症、XX完全性性腺发育不全、性腺胚细胞瘤等。

这些西医的如基因组学、蛋白组学、代谢组学、分子生物学、神经内分泌学、酶学、血液生化指标、人体解剖结构等等病因病机疾病分类法，相当于古中医的伤寒六经分类法和运气分类法，都是从疾病本体论的发生根源上去描述疾病属性，而症状性分类法，只是古中医与西医认识疾病的最初级、最低级入门分类。这是医学作为一门真正科学意义上的科学的最基本的认识论与方法论。

而目前现代中医的疾病分类标准基本上只剩下症状性疾病分类，如腹痛、胸痛、腹泻、便秘、头痛、浮肿等。现代中医有时也在症状前面加上症型，如心脾两虚、肝郁气滞、脾肾阳虚等，但这些症型的确定又是通过模拟西医量表评分获得，或者这些症型完全按照个人经验推断出来，完全不遵循古中医基本逻辑去认识疾病，完全是说一套做一套，两面三刀二皮脸。更有甚者，现代中医的疾病分类基本上是按照西医分类法进行分类。在各种国家与省市及中医管理局的基金项目中，基本上都是某某方、某某法治疗西医某某病的某某基因组学、蛋白组学、代谢组学、分子生物学、神经内分泌学、酶学、血液生化指标的题目，丝毫看不到古中医的基本逻辑。现代中医将古中医的精华基本上异化、西化殆尽。

彭锦认为，在中医史上，"病"概念的提出要先于"证"的概念。我国现存最古老的一部医学方书《五十二病方》收载方剂280余首，药物240多种，在论治疾病时采用"辨病论治"的原则，而未见征候名称和有关征候概念的记述，书中所载的病名涉及内、外、妇、儿、五官各科的疾病，对某些疾病的认识已达到相当水平。作为中医理论的奠基之作，《黄帝内经》中所载13方，亦采用"辨病用药"原则，全书详略不等地记载了300多个病名，而且非常重视辨病的重要性，如《素问·疏五过论》提到"诊之而疑，不知病名"。被誉为"方术鼻祖"的张仲景，在其所著《伤寒杂病论》中，自谓"虽未能尽愈诸病，庶可见病知源"，举病为纲，病脉证治并重，以六经辨证辨治外感热病，提及约40个病名，以脏腑辨证辨治杂病，在《金匮要略》中，对约160个病种进行了阐述，为后世医家树立了"病证结合"辨治疾病的典范。其实，中医重要的是"辨病论治"，《伤寒论》中条条原文论述某某病如何如何，为什么就有人熟视无睹呢？是弱智，还是别有用心？中医最重要的是"辩机论治"，《素问·至真要大论》里的"病机十九条"就是中医"辩机论治"的纲目，而辩机论治的实质就是阴阳五行、藏象经络、五运六气的具体应用，可惜无人能懂。《内经》大论特论的神机气立，现代中医也是没有几人能懂。

最早的甲骨文中，仅记载了40多个病名，《五十二病方》中记录了53种疾病及其治疗方药，奠定了辨病辨机辨经理论基础的《伤寒论》成书时期大约已记载500余病名，到明清时期，诸如《普济方》《本草纲目》等书中记录的病名已超过3000余种。

1973年出土的马王堆汉墓医书《五十二病方》论述了各种疾病的药物治疗，基本是以药对病的治疗，没有任何辨证。正如王维武所述，《五十二病方》中所见到的最完整的大方剂，方由白蔹、黄芪、芍药、桂枝、干姜、蜀椒、吴茱萸7种药组成，用治疽病。立法处方严谨，但同样没有提及任何"证"的内容。此外，如1997年安徽阜阳汉简《万物》所载"鱼与黄土之已痔也"，"姜叶使人忍寒也"等，反映了更早的春秋时代的对病用药（食）情况。殷商时期的甲骨文就更无"证"之概念，但已有"疒首"等病名记载。医药产生之初，是并不讲"辨证"的，但是讲"辨病"。其他如针灸、按摩导引，其起源殆亦与中药之起源类似。就其产生之初来说，莫不是"对病"而非"对证"。

《黄帝内经》里也是讲辨病论治，同时认为，疾病的产生是由于五运六气的升降失调，胜复郁发，亢害承制所致。《内经》记载："揆度者，切度之也。奇恒者，言奇病也。所谓奇者，使奇病不得以四时死也；恒者，得以四时死也。""愿闻奇邪而不在经者。岐伯曰：血络是也。"按《内经》的表述，奇病是一类非季节性疾病。它易发生于"尊荣人"中。奇邪不同于六淫、七情，有

"厥逆"的属性，它是以引起脏腑中血络病损为特征，最终形成脏器严重病变，预后不良的一种致病因素。

刘语高认为，一般疾病，多有季节性、阶段性、自限性等特点，而奇病则相当于现代医学中一些持续进展的器质性病变，如心血管病、高血压、糖尿病、肾病、肝硬化、肿瘤等病种。奇病主要有以下一些病种：脾瘅，消渴（糖尿病类），肾风（肾病类），鼓胀（肝硬化类），肺厥（肺心病类），厥逆，脑逆（脑瘤类），促心痛（心绞痛类）、息积（肺癌类），伏梁（肝癌类），偏枯（脑血管病类），胆瘅（胆道感染类），肠澼（结肠炎类），尸厥（晕厥类），瘕（肿瘤类），巅（癫痫类），痫厥（癫痫大发作类），胃痈（化脓性胃炎类），狂（精神病类），喑俳（失语类），真脏脉、脉代而钩（心律不齐类），传五脏病（多脏器衰竭类）。其主要病种都是现代多发的如心脑血管病、糖尿病、肿瘤等病种及一些难治性疾病。这些病中，虚症发展为五劳（心劳、肝劳、脾劳、肺劳、肾劳），即脏器劳损；实症发展为五积（伏梁、息贲、肥气、痞气、贲豚），即脏器肿瘤，最终均造成"五络俱竭"，脏器衰竭的严重后果。

即使仲景以其以降，仍是讲"辨病施治"的。《伤寒论》重在运气六经辨病，《金匮要略》重在五运脏腑辨病，流传千年，竟然讹传成辨证，医者多成心障。张仲景杂病专书《金匮要略》是以"病"作为全书的总纲，每篇均冠名曰"论某某病脉证并治"，是以病统脉证的。

《伤寒论》中一共出现了38个疾病，分别是：太阳病、阳明病、少阳病、太阴病、少阴病、厥阴病、伤寒中风、温病、中寒、坏病、如疟状、脏结、藏厥、阳微结、纯阴结、固瘕、谷瘅、亡阳、热入血室、蓄血、水逆、诸经合病、两经并病、阳旦、痉、结胸、寒格、戴阳、阴阳易、奔豚、霍乱、风温、除中、脾约、痛脓。

《金匮要略》中一共出现了40多种病症。重点论述了内科病症，诸如痉、湿、暍、百合病、狐惑病、阴阳毒、疟疾、中风历节、血痹、虚劳、肺痈、咳嗽上气、奔豚气、胸痹、心痛、短气、腹满、寒疝、宿食、风寒积聚、痰饮、消渴、小便不利、淋病、水气、黄疸、惊悸、吐血、下血、胸满、吐血、呕吐哕、下利等40多种病症。同时，还论述外科、伤科，如痈肿、肠痈、浸淫疮、刀斧伤等病症。此外，还设有女科病症的专篇论述。

那种只见其症，不识其病的施治，是误解中医的一种典型错误。仲景于书中虽讲辨证，但专病专方之处不少，如疟母用鳖甲煎丸、历节用乌头汤、血痹用黄芪桂枝五物汤、奔豚气病用奔豚汤、宿食用瓜蒂散、跌蹶用针"刺踹入二寸"等。此外，仲景全书"同症异治""异症同治"之处亦不在少数。如同为湿热症，湿热黄疸用茵陈蒿汤，湿热下痢则用葛根芩连汤。又如小青龙汤，既适于外寒内饮症又适于水饮内停症。这说明虽然辨证重要，但证绝不是唯一的。唐代"药王"孙思邈施治更讲辨病。如"治大腹水肿，气息不通，命在旦夕者方"，"治关格，大便不通方"，"治齿痛"之含漱汤方，"治鼻中息肉方"等，均无辨证可言。其他如外妇儿各科，莫不如是。清代陈士铎《洞天奥旨》："熊脂膏：治数十年鹅掌风。"不知有何证可辨？现代更加重视针对某病的某种药物，并对其药理作用进行研究，于是才有"青蒿素""亚砷酸制剂"等重大的发明出现。青蒿素是世界上唯一公认的由中国人发现其化学结构的药物，而其来源则是《肘后方》，看不出丝毫辨证的痕迹在内。反推，如果"辨证施治"可以包容一切，则以八纲辨证所得之症亦不过寥寥数种，针对湿热、风寒等症各创一方，不就赅尽中医治疗了吗？事实上，临床用方却是千变万化的。而现代中医却对这些事实视而不见或见而不理，确实是别有用心。

由于"辨证施治"被提到过高的地位，所有的教科书中，首先就要提到中医的这一大特色，以至于初学中医者过于迷信辨证施治，认为一辨证，所有问题都解决了，"一叶障目"，竟连病也不辨。在理论上，学术界将之作为诊治疾病的唯一法则，将中医灵活多变的诊治思路和方法全塞进其理论框架之中，导致中医辨证施治泛化、僵化、西化和庸俗化。临床施治，绝没有无辨病的辨证，但可有无辨证的辨病。辨病与辨证不但不矛盾，而且相互补充，一细一粗，共同完成对疾病的认识。而辨病辨证的核心就是辨机论治，病机是疾病病因、病性、病位的发生、发展、象变的综合时间与空间的基本原理，一个病机过程中，可以包括几个症候型，而证仅是疾病发生、发展过程中一定阶段的空间概括而已。

辨病论治不仅是仲景的体系，也是所有中医人无意中自觉不自觉地应用的治病体系，退一万步说，如果辨证论治是中医的方法，那么，也是辨病论治、辨证论治相互结合的诊断体系。况且，我向来不承认辨证论治这种不伦不类的称谓，理由如上。其实，中医的基本逻辑是辨机论治，《素问·至真要大论》所说的病机十九条，那才是中医治病的圭臬，可是某些人一味执着于教科书上的名称，自以为这就是中医真谛，这就是时髦，我真的无话可说，因为学习中医真的需要悟性，就如同修行佛法、道法一样，我在中医学院里浸泡了八年，其间所见所闻之中医乱象，真是令人痛心疾首。报课题要求创新，所以，学院中医们大肆伪造新名词，搞所谓的创新，辨证论治也是这种形式下西学中所产生的。

在临床实践中，若把辨证拔到了绝对的高度，过于强调辨证论治是中医诊断学的唯一特色，而不正确处理好证与病的关系，忽视病的存在，常会导致临床实践中无证可辨的尴尬。对于现代中医的辨证论治论调，这类疾病也是无证可辨。这类疾病按照西医微观辨证的诊断方法和检查手段确诊，如乙肝、隐匿性肾小球肾炎、无症状心肌缺血、高脂血症、高血压、糖尿病、无症状性的结石，各种肿瘤的早期阶段，血管畸形、器官畸形、慢性肾功能不全代偿期等，但按照中医思维，却无任何症状表现，或症状轻微，脉症无明显异常。再如，脱发的年轻患者，生活饮食均正常，只是脱发严重，从何论治？年轻白发患者，排除遗传性的因素，中医多为肾虚所致，可患者并无腰膝酸软，耳鸣头晕等，是否仍可按肾虚论治？粉刺，并无内热症候，亦无湿热证，脏腑辨证无从入手，该如何辨证？青春期痛经，只是行经期腹痛剧烈，而平日并无寒热症候和脏腑气血津液异常，该如何认定痛经的辨证施治？等等诸如此类的无证可辨的病，在日常生活中比比皆是。

在中医理论中，还有一类无症可辨的疾病，即伏气致病。如《素问·生气通天论》说："是以春伤于风，邪气留连，乃为洞泄；夏伤于暑，秋为疟；秋伤于湿，上逆而咳，发为痿厥；冬伤于寒，春必病温。"而在"运气九篇"中，五运六气的胜复郁发，仲景《伤寒杂病论》中的"传经化热，伏气变温"等等，都是伏气致病的内算法则。这些都不是一句"辨证论治"就可以轻松搞定的现实。古中医是干支医学，是可以定量内算的医学，通过患者出生年月日时的五运六气干支定局，结合大运、流年、地理位置等因素，完全可以做到治未病的境界。

《素问·上古天真论》篇提出"法于阴阳，和于术数"的中医内算法，《素问·四气调神大论》篇提出了著名的"治未病"主张："是故圣人不治已病治未病，不治已乱治未乱，此之谓也。夫病已成而后药之，乱已成而后治之，譬犹渴而穿井，斗而铸锥，不亦晚乎！"《素问·八正神明论》篇说："上工救其萌芽，……下工救其已成，救其已败。"《金匮要略》也说，"上工治未病"，即是此意。论治不是靠辨证就能解决的，而是要按照《素问·至真要大论》明确指出的，"谨守病机，各司其属，有者求之，无者求之"。《素问·六节藏象论》云："不知年之所加，气之盛衰虚实之所起，不可以为工矣。"《伤寒杂病论》中关于运气理论也有描述："夫欲候知四时正气为病，及时行疫气之法，皆按斗历占之"，仲景对天人相应与五运六气理论也做出了分析。由此说明，中国古代医家在把握天人相应理论及辨病辨机论治过程中，运气理论是重要的理论模型。而所谓的"辨证论治"不过是西学中学者们将西医的"对症治疗"生搬硬套到中医中来，就形成了现代中医的夹生饭、鸡肋饭了。

其实，辨病也好，辨证也好，都是疾病诊断治疗的过程。它不是理论，只是一种认识论和方法论而已。西医存在辨病与辨症（证），中医也存在辨病与辨证。辨病与辩证是一种认识疾病的思维逻辑方式。但是，二者诊断疾病的理论体系与逻辑依据，是截然不同的两种思维模式。西医在辨病的过程中，已经包含了致病因子、病位、病性、病程等疾病信息，而辨症（证）只是起到了一个提示语引导的作用。现代中医在动态辨证的过程中包含了致病因子、病位、病性、病程等疾病的定量信息，而辨病只是起到了一个定性的作用。这样看来，西医的辨病相当于现代中医的辨证，而现代中医的辨病却相当于西医的辨症（证）。可见，辨病与辨证只是一种思维逻辑而已，一种认识疾病的方法而已，根本就不是什么至高无上的理论。就像我们从上海去北京，西医坐动车去，而中医坐飞机去，最后都到达目的地，但是，来的方式方法不一样，你能说，动车和飞机是西医或中医的基本理论吗？不可能。而思维逻辑外衣包裹下的合理医学内核，才是诊断治疗疾病的基本理论与机制。西医有西医的理论，中医有中医的理论，又回到老路上去了。

而且，在现代中医界还有一种误解，即认为"征候包含病机"的说法。这是违背中医逻辑常识的。张效霞于《中国中医药报》2015年9月16日第4版发表的《违背历史与逻辑的"证包含病机"说》一文，对这个问题做了很明确的说明。

首先，中医在历史上曾经使用过的证、候、症和由它们派生而来的征候、症候、病候、病证、病症、病征、病状等，以及现今使用的征候和症状等，都是在一定历史时期内可以替换使用的同义词，它们之间没有本质差异。对此，无须做过多的论证，只要看看当今权威性的工具书关于"征候"的解释，一切疑惑均迎刃而解。如《汉语大词典》曰："证候，症状。南朝梁陶弘景《肘后百一方序》：'撰《效验方》五卷，具论诸病证候，因药变通。'"可见，传统中医学认为，"证"是指病人自我感觉到的各种异常变化，并足以证明自身患有疾病的证据——症状，引申于广义时，代表病人全部的临床资料；"候"是指医者运用各种诊察手段，对病人进行诊察检查而获得的各种异常征候——体征，引申于广义时，亦代表病人全部的临床资料。故前人或单称"证"，或单称"候"，或"证候"合称。

其次，"证包含病机"的说法发轫于1957年，最终定型于1984年印会河主编的五版教材——《中医基础理论》。1957年2月任应秋在《中医病理学概论》一书中，首先对"辨证论治"进行定义："辨证论治的方法，是依据机体病理变化的若干症候群，辨识为某种性质的症候，而确定其治疗。"与此同时，秦伯未在《江苏中医》1957年第1期发表的《中医"辨证论治"概说》，却提出了与任应秋先生截然相反的认识："'辨证论治'的意义，'辨'是分辨、鉴别，'证'是证据、现象，'论'是讨论、考虑，'治'是治法，就是治疗的方针。"由于"辨证论治"从一开始是中医学界作为区别于西医的特色与优势而提出来的，为了使当时"西医学习中医"的学生尽快接受这一观点和主张，中医老师们反复向他们灌输："中医治病，不重病名的分析，不论有无病菌，或所染何菌，概依'辨证论治'原则来处理。"（朱楚帆《中医治疗基础知识》）1964年由广东中医学院主编，黄星垣、曹鸣高、金寿山、张大钊这四名"系统学习过中医的高级西医"参加修订的二版《中医诊断学讲义》说："征候是辨证的基础。要详细搜集征候资料，就必须四诊合参。""四诊的征候，是依靠医生在病人身上观察得来的。""但辨证的'证'字，它所代表的不仅仅是个别的症状，也不仅是表面的综合症状群。所谓证或症状，既包括四诊检查所得，又包括内外致病因素，全面而又具体地反映了疾病的特征、性质和在这个阶段的主要症结。"但既然说"症候是辨证的基础"，"是依靠医生在病人身上"通过"四诊合参"而得来的，那就只能是症状和体征，而绝对不可能又是"全面而又具体地反映了疾病的特征、性质和在这个阶段的主要症结"的。这是一个简单得不能再简单的，在逻辑上都不能成立的"悖论"。

至1984年，印会河主编的五版教材——《中医基础理论》说："证，是机体在疾病发展过程中的某一阶段的病理概括……所谓辨证，就是将四诊所收集的资料、症状和体征，通过分析、综合，辨清疾病的原因、性质、部位，以及邪正之间的关系，概括、判断为某种性质的证……中医治病主要的不是着眼于'病'的不同，而是着眼于病机的区别。相同的病机，可用基本相同的治法；不同的病机，就必须用不同的治法。所谓'证同治亦同，证异治亦异'，实质上是由于'证'的概念中包含着病机在内的缘故。"最后，导源于五版《中医基础理论》的"证包含病机"的说法，不论从哲学上、逻辑学上讲，还是从中医学理论上讲，都是不能成立的。

李致重在《中国医学学报》1996年第2期发表的《证、征、症、候的沿革和征候定义的研究》一文中说："病机是疾病发生、发展的本质，是临床治疗的根据；而征候是病机的外在表现。对疾病外部表现的辨别或中医理论基础上的抽象思维，即认识疾病病机的辨证过程。如果证是疾病的本质、是病机，则辨证就是多余的了；不经过抽象思维便可一眼看清病机，这在哲学上是不可思议的。如果'证是病机'这一定义可以成立，那么，'辨证论治'则是一个逻辑上讲不通的命题，只有改为'见证治疗'或'对症治疗'才是；倘若坚持这一命题，对是疾病本质的病机再'辨'，其结果则将'是本质'或'非本质'两种可能，逻辑学也不允许这样做。"

总之，由于现代中医学界长期将本来是指症状与体征的"证"与作为疾病本质、根本与关键的"病机"混为一谈，才使得来源于日本、实质上是"废医存药"的所谓"方证相对"说，在现代中医学界大行其道，致使中医学偏离了正确的发展轨道,且越走越远,确实值得中医学界广大同人深思。

所以,整体观念、辨证论治,实际上就是中西医结合的杂说,是个畸胎,不是中医的东西。真正正统中医的方法论就是辨机论治,即根据阴阳五行、五运六气、藏象经络的天人合一原理去分析判别中医人体的有余不足、寒热虚实表里等等。如今的现代中医却当"辨证论治"是祖宗供着,每言必说,尚方宝剑,放之四海而皆准,这就是现代中医最大的悲哀!如果继续这样下去,中医真的就再也没有未来了!

恽铁樵认为,"西医治疗反自然,中医治疗顺自然"。一语见的。中医是通过调整病因病理因素生存的物质环境,从而改善病因的病理状态,使之恢复正常状态。而西医恰恰相反,西医是直接改变病因病理因素的存在状态,而不去管其赖以生存的培养基。这就导致了两种医学体系处理同一件病理因素的不同方法,一文一武。《孙子兵法》曾说,不战而屈人之兵,是为上策。战而屈人之兵,是为下策。对于中西医,亦是如此,高下立分,愚智明辨。智者查同,愚者查异,果真如此。

古中医的基本思维逻辑是辨病论治,病包括病因、病机、病症三部分,病之症状就是现代中医百思不得其解的所谓"征候"。古中医从一开始就是从病因病机的高度与广度,去命名疾病的起名、分类、起源、治疗等科学意义上的天人之学,而症状性命名只是后人在承传中医的过程中,知其然不知其所以然,以讹传讹,直至现代中医界的症状性疾病研究。而现代医学也已经是在病因病机的高度与广度,去命名疾病的起名、分类、起源、治疗,是名副其实的科学意义上的学科。只有现代中医,到现在还没有弄明白什么是疾病的基本概念,一会儿中医、一会儿西医,杂交乱论。这就是现代中医的现实与窘境。辨病的实质是五运六气辨机论治,辨病的第一步信息摄取是辨别临床症状,即辨证,辨证与辨机的有机结合就是辨病的全部。症机是疾病发生、发展、变化的表象与本相,而论治是在病机本相的基础上再结合症状表象,在古中医五运六气、阴阳五行、藏象经络、气血津液的基本逻辑指导下,按照性味归经、君臣佐使的规律配伍用药,这才是完整的辨病论治或辨机论治。而现代中医的辨证论治,充其量就是西医的对症治疗。研究《伤寒论》也是需要在运气上解释,六经病是主气病,六经之为病是客气病,杂病是主运病与客运病,仲景的《伤寒杂病论》,其实,就是五运六气之为病。仲景的证就是现在的症状而已。过多的解释不说了。具体见《无极之镜》《天地之机》《不朽之身》《伤寒之秘》等。

第四乱　中医学的思维模式问难

第七式　突如其来（离卦 九四）突如其来如，焚如，死如，弃如。《象》曰："'突如其来如'，无所容也。"此招功如其名，去势奇快，攻其不备，最易出奇制胜，

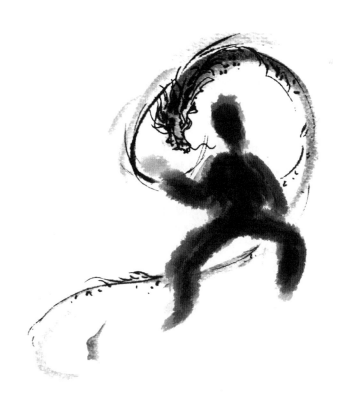

中医学的思维模式问题，实质上，就是如何看待中医基础理论的问题。所以，中医基础理论是什么模式，也就决定了中医思维模式是什么模式。这一点很好理解，你不可能将一个人看成一只狗或其他动物，只能是人，即使是没有四肢的残疾人，你依然能看出人的基本生物特征。

中医也是如此，只要能正确地看待中医基础理论，其实中医思维方式并不是问题。但现实却是，现代中医们却不能正确认识中医的本来面目，反而给她施以各种障眼法，犹如盲人摸象，以管窥豹，所以，中医不能正确认识全璧，中医思维方式自然就成问题了。

将复杂的事情简单化，叫作智慧；将简单的事情复杂化，叫作智商，这就是"智者察同，愚者察异"。

何谓同？《内经》所重视的"同"是什么呢？《素问·五常政大论》言："气始而生化，气散而有形，气布而蕃育，气终而象变，其致一也。"《灵枢·通天》曰："天地之间，六合之内，不离于五，人亦应之，非徒一阴一阳而已也。"阴阳五行便是《内经》用以分度时位气的共同方法，此之谓也。中医之同者，源也、渊薮、阴阳五行理论逻辑、抽象。

何谓异？《素问·五常政大论》言："生化之别，有五气、五味、五色、五类、五宜也"，又《素问·六节藏象论》言："草生五色，五色之变，不可胜视。草生五味，五味之美，不可胜极。"这里的"五色""五味""五气"，即是"不可胜极""不可胜视"的异。异者，流也、支也、具象、格物、具体技术。

《庄子·德充符》言："自其异者视之，肝胆楚越也；自其同者视之，万物皆一也。""和而不同"语出《论语·子路》："君子和而不同，小人同而不和。"孔子也讲"和而不同"，本义在揭示君子与小人对事物的看法不同。君子在内心求取相同的内容，而小人求的是表象的相同。这也就是君子与小人追求的理想不同，价值取向不同，处事的态度不同。此处的"和"同于彼处的"同"，此处的"不同"同于彼处的"异"。无论道家，还是儒家，在异同取象的问题上，观点是一致的。

而中医的传统思维模型正是具有这种"察同"的特征，现代中医的思维逻辑反而没有这种"察同"的能力，只有"察异"的鼠目寸光。

例如，古中医的藏气法时论、五运六气论、象数干支论、藏象经络论、全息论等，都是从天人之源来考察人体的生机与病机。而现代中医恰恰相反，它们往往都是从什么整体思维、意象思维、直觉、辨证思维，甚至现代医学思维来考虑人体的生理与病理变化。而且，古中医的思维模型是理论，现代中医的思维模型是方法论，两者的理论高度与逻辑境界，显然已有分别——霄壤之分、云泥之别，不可同日而语。

古中医思维模型问题

古人云："大匠示人规矩，不能示人以巧。"

"医者，意也"，最早见于东汉名医郭玉。"医之为言，意也。揆理至微，随气用巧，针石之间，毫芒即乖。神存于心手之际，可得解而不可得言也"（《后汉书·郭玉传》）。在《新唐书·本传》亦载："医特意耳，思虑精则得之。"可见，古人认为医家治病全凭心悟。以至于后世"许胤宗善医而不著书，谓意所解者口莫能宣也。"（《济阴纲目·序》）"意""象""言"在中国古代认识论中，是三个非常重要的范畴。魏晋时期王弼对三者给予了精辟的论述："故言者所以明象，得象而忘言；象者所以存意，得意而忘象。"（《周易略例·明象章》）在中华古文明医道、易道的大背景下，可以知道，这里的"意""象""言"是在医道、易道模型前提之下的"意""象""言"，而绝不是经验式的胡思乱想。那么，医道、易道模型是什么呢？

如果将中医思维模型比作太阳，那么，中医思维方法就是太阳光，而以西医思维方式为主的现代中医思维，充其量就是手电光，以管中窥豹、一叶障目、盲人摸象之类的局部之和代替整体思维。不以中医理论模型为核心的中医思维方式都是天马行空、胡思乱想、幻想、胡说和意淫，如现代中医所说的什么意象思维、形象思维、抽象思维、取象思维、运数思维、象数思维、反向思维、类比思维、直觉思维、横向思维、整体思维、辩证思维、逻辑思维、模糊思维、反逻辑思维、诊断思维、临床思维，等等。如果将思维模型比作迷宫，将思维方式比作走迷宫方式，那你是按照要走的迷宫的布局走，还是按照其他迷宫格局，或自己随意开墙凿洞的走呢？很明显，走迷宫就要按照要走的迷宫的模型布局去走，否则，必然撞墙撞到头破血流、撞到脑血管性痴呆。一个居住在中国的美国人，他是遵守中国的法律呢，还是遵守美国的法律呢？不言而喻。同理，只有以中医理论模型为核心的思维方式，才是真正的中医思维模式。

那么，中医理论模型到底是什么？

藏气法时模型

古人从盖天论之七衡六间图的"天圆地方"终极观念出发，按照宇宙发生学思维方式，形成了以数术为空间坐标，以法时为时间坐标的知识体系，是阴阳五行逻辑体系的定量基础。中医的"藏炁法时"思想由此派生。其中，阴阳五行、干支河洛是逻辑骨架，气是时空媒介。也就是董仲舒所说的"天人合一"思想。《素问·上古天真论》所说"其知道者，法于阴阳，和于术数"，就是对藏气法时、五运六气、象数论等中医思维模式的最好概括。而藏气法时理论是古中医在时间层次上的基本原理和基本逻辑。藏气法时理论实际上是四时五行理论，而四时五行理论实际上是扁鹊学派的基本中医理论与中医逻辑思维。与黄帝学派的五运六气理论有渊源、有不同。一切中医研究，如果没有藏气法时逻辑，都是不完整甚至是错误的。

四时，即用二分二至划分四季，它是《内经》普遍采用的一种划分。分至四时的划分源于圭表测日，由日影的方向和长短来确定。《素问·六节藏象论》中所谓"立端于始，表正于中"说的就是这种方法。《灵枢·卫气行》中的"分有多少，日有长短，春秋冬夏，各有分理"是对其特点的认识。

关于"分至"，《素问·至真要大论》有更详细的论述："气至之谓至，气分之谓分，至则气同，分则气异，所谓天地之正纪也。"

张介宾在《类经·运气三十三》中注曰："分言春秋二分，至言冬夏二至。冬夏言至者，阴阳之至极也。……夏至热极凉生，而夜短昼长之极，冬至寒极温生，而昼短夜长之极，此阴阳盈缩之至也。春秋言分者，阴阳之中分也。……春分前寒而后热，前则昼短夜长，后则夜短昼长；秋分前热而后寒，前则夜短昼长，后则昼短夜长，此寒热昼夜之分也。至则纯阴纯阳，故曰气同。分则前后更易，故曰气异。此天地岁气之正纪也。"由此可知分至四分所标示的实为日地运行的四个时空变化关键点。日地时空变化点的差异分布，对地上万物变化是具有宇宙发生特性的，这是日地四时划分之所以重要的原因。

五时，是在日地四时的基础上，加入五星运行元素而对应的"长夏"，以应五星五行之"土"。

《素问·藏气法时论》："肝主春，足厥阴少阳主治，其日甲乙；肝苦急，急食甘以缓之。心主夏，手少阴太阳主治，其日丙丁；心苦缓，急食酸以收之。脾主长夏，足太阴阳明主治，其日戊己；脾苦湿，急食苦以燥之。肺主秋，手太阴阳明主治，其日庚辛；肺苦气上逆，急食苦以泄之。肾主冬，足少阴太阳主治，其日壬癸；肾苦燥，急食辛以润之，开腠理，致津液，通气也。"

这里，将五藏与五时及地平坐标系的五行天干感应，同时又配入经脉，长夏对应于五藏中的脾，十二经脉仅取与五藏相连的十经脉入配，可见，这种分类对应符合四时五行数术化的古中医基本逻辑。

《素问·藏炁法时论》中强调人体气血与四时的变化息息相关，四时五行的变化影响人体气血运动规律："五行者，金木水火土也，更贵更贱，以知死生，以决成败，而定五脏之气，间甚之时，死生之期也。……肝主春，足厥阴少阳主治。主夏，手少阴太阳主治。……脾主长夏，足太阴阳明主治。……肺主秋，手太阴阳明主治。……肾主冬，足少阴太阳主治。……病在肝，愈于夏，夏不愈，甚于秋，秋不死，持于冬，起于春，禁当风。……病在心，愈在长夏，长夏不愈，甚于冬，冬不死，持于春，起于夏，禁温食热衣。……病在脾，愈在秋，秋不愈，甚予春，春不死，持于夏，起于长复，禁温食食、湿地濡衣。……病在肺，愈于冬，冬不愈，甚于夏，夏不死，持于长夏，起于秋，禁寒饮食寒衣。……病在肾，愈在春，春不愈，甚于长夏，长夏不死，持于秋，起于冬，禁犯焠㶼矣热食、温炙衣。"《素问·藏气法时论》还说："肝病者，两胁下痛引小腹，令人善怒；虚则目（目𥉂）（目𥉂）无所见，耳无所闻，善恐如人将捕之。……气逆则头痛，耳聋不聪，颊肿。……心病者，胸中痛，胁支满，胁下痛，膺背肩胛间痛，两臂内痛；虚则胸腹大，胁下与腰相引而痛。……脾病者，身重，善肌肉痿，足不收，行善，脚下痛；虚则腹满肠鸣，泄食不化。……肺病者，喘咳逆气，肩背痛，汗出，尻阴股膝髀腨足皆痛；虚则少气不能报息，耳聋。益干。……肾病者，腹大胫肿，喘咳身重，寝汗出，憎风；虚则胸中痛，大腹小腹痛，清厥，意不乐。"

人体的气血运动规律应四时五行而变化，与主运和主气的变化规律基本一致。在人体的气血运动规律正常即正气充足的情况下，一般不会导致疾病的发生。反之，正气不足或人体的气血运动规律受到其他因素干扰，则容易导致与四时五行相关的疾病发生。而四时五行实际上对应的就是阴阳五行基本日地月五星的时空运行规律，以及天人感应、天人合一的气血运行规律。

《素问·六节藏象论篇》首先讨论了日月五星天体运动，以成六气、成七十二候、成一岁的规律。随后讨论了四时五行星气更迭常与变对人体生理、病理的影响，以及人体的一些主要功能及其与外界环境的关系。其云："心者，……为阳中之太阳，通于夏气。肺者，……，为阳中之太阴，通于秋气。肾者，……为阴中之少阴，通于冬气。肝者，……，此为阳中之少阳，通于春气。脾、胃、大肠、小肠、三焦、膀胱者，……，此至阴之类，通于土气。"

明确指出，心"通于夏气"，肺"通于秋气"，肾"通于冬气"，肝"通于春气"，脾"通于土气"。以此方法推论：肝、心对应于春、夏，为阳，春季阳气初生，夏季阳气至盛，故肝为"阳中之少阳"，心为"阳中之太阳"；肺、肾对应于秋、冬，为阴，秋季阴气初生，冬季阴气至盛，故肺为"阴中之太阴"，肾为"阴中之少阴"；至于脾则对应于长夏，五行属土，是从夏（阳）到秋（阴）的季节，故曰"此至阴之类，通于土气"。《易传·系辞上》第十一章中有一段著名的论述："易有太极，是生两仪，两仪生四象，四象生八卦。"两仪指日月阴阳；四象以阴阳论之，则为少阳、太阳、少阴、太阴；以四季论，则为春、夏、秋、冬四季。仲景又按照斗历将日月阴阳分成三阴三阳、五运六气等，这些，都是藏气法时理论的基本中医逻辑。

五运六气模型

运气，是五运六气的简称。五运，指木运、火运、土运、金运、水运。以象化地的运动规律，与生长化收藏的变化规律相应。六气，指风、寒、暑、湿、燥、火，以象化天的运动规律，与三阴三阳的变化规律相应。五运和六气是日月五星之阴阳五行的黄道坐标系与赤道坐标系在地平坐标系上的投影，即真太阳时的干支定量体系。两种基本运动规律，相互交错，从而产生出常数中的变数。运气学说，正是对天地运动的常与变做出的描述。五运源于五行与四时的相配，即春风属木，夏热属火，长夏湿属土，秋燥属金，冬寒属水，实质上，即概括了一年四时五行的气候与物候变化特征，在此基础上，再结合十天干来演绎气候物候变化。六气本身就是六种不同气候物候变化的概括，与四时五行的变化关系密切，它结合十二地支，配属三阴三阳来演绎气候变化，即子午配少阴君火，寅申配少阳相火，丑未配太阴湿土，卯酉配阳明燥金，巳亥配厥阴风木，辰戌配太阳寒水。

例如，《素问·天元纪大论》说："子午之岁，上见少阴；丑未之岁，上见太阴；寅申之岁，上见少阳；卯酉之岁，上见阳明；辰戌之岁，上见太阳；巳亥之岁，上见厥阴。……厥阴之上，风气主之；少阴之上，热气主之；太阴之上，湿气主之；少阳之上，相火主之；阳明之上，燥气主之；太阳之上，寒气主之。"

以五运演绎气候、物候变化，有三种规律：一、是五年的物候变化规律，称岁运，以甲己之年为土运，乙庚之年为金运，丙辛之年为水运，丁壬之年为木运，戊癸之年为火运，以五行相生次序轮转，每运分主一年，每五年循环一周；二、是一年的物候变化规律，称主运，始于木运而终于水运，按五行相生次序循环，每运分主一年之五时，年年不变，但因主运受年干阴阳属性影响而有太少之别，会出现主运的太过和不及；三、也是一年的物候变化规律，称客运，始于该年岁运所主，再按五行相生次序循环，每运分主一年之五时，年年不同，根据岁运而变。以六气演绎气候变化，有两种规律：一、是一年的气候变化规律，称主气，又称地气，始于初之气即厥阴风木，而终于终之气即太阳寒水，按五行相生次序循环，每运分主一年之中四个气节，年年不变，当中暑火同类，故只保留火并将之分为君火与相火；二、也是一年的气候变化规律，称客气，又称天气，以该年岁支所配三阴三阳，先定三之气即司天之气，再按客气六步次序即厥阴、少阴、太阴、少阳、阳明、太阳分布。其余五步之气，年年不同，根据岁支而变，六年一周期，值年客气称为司天，位三之气上，主管上半年，司天相对之气称为在泉，位终之气上，主管下半年。以上五种规律，是五种以地球为中心周期运动的太阳系或地球系的时空之势，分别以五行和三阴三阳的矢量表征，按照次序循环，具有不同的循环周期，按照层创时空论的观点和天人感应观加以天象化、天人化。因为五种规律都是沿着同一时间轴上，以不同的循环周期不停地同时运动；所以，在时间轴上的任何一点，都有由五种规律相互交错而产生的干支变化格局。即如《素问·至真要大论》说："时有常位，而气无必也。"

即使运气有规律可循，但相应的规律仍然变化多端，如生克制化、胜复郁发、亢害承制、三年化疫、一年三司天，等等。而规律的周期又各有长短，从人体的气血运动规律而言，又应该从哪种层面和规模来看待和应用运气的规律呢？就此，《内经》将层面放在每年的气物候变化即主运主气、客运客气，以及围绕着它们出现的常数与变数，将规模聚焦于主运主气和客运客气的相关变数，对人体气血运动规律的干扰上。也就是前面所说的四时五行理论、藏气法时理论，同时，还有五星对日地月系的天体力学影响而产生的客运客气所形成的变数，加临在主运主气的常数上面，客主加临而共同形成五个齿轮状不同周期的天体运动内算系统。

主运和主气的变化规律，主一年气物候的变化。这里，姑且称它们为运气时空常数。主运和主气的变化次序每年相同，而彼此的变化特点亦相似。五运而言，初运木行于春，二运火行于夏，三运土行于夏秋之间，四运金行于秋，五运水行于冬。六气而言，初之气厥阴风木行于初春，二之气少阴君火行于春末夏初，三之气少阳相火行于夏，四之气太阴湿土行于暮夏初秋，五之气阳明燥金行于秋冬之间，终之气太阳寒水行于严冬。

主运和主气虽然是时空常数，但它们又同时受岁运、客运和客气等不同变数在不同时空层次上不同的影响，从而出现特殊的气物候变化，也就是日月五星不同天体周期的齿轮咬合是否同步共振的问题，姑且称之为变数。

干扰人体运动的变数，大体可分两类，分别由岁运和值年司天在泉之气所引发。

前者涉及岁运的太过和不及，对所胜之脏和所不胜之脏的影响，以及胜复之气对疾病的影响。以壬辰年风运太过和癸卯年火运不及为例，表述其对所胜之脏和所不胜之脏的影响："岁木太过，风气流行，脾土受邪。民病飧泄食减，体重烦冤，肠鸣腹支满，……甚则忽忽善怒，眩冒巅疾。化气不政……，反胁痛而吐甚，冲阳绝者死不治。""岁火不及，寒乃大行，民病胸中痛，胁支满，两胁痛，膺背肩胛间及两臂内痛，郁冒朦昧，心痛暴。瘖，胸腹大，胁下与腰背相引而痛，甚则屈不能伸，髋髀如别。复则……，病鹜溏腹满，食饮不下，寒中肠鸣，泄注腹痛，暴挛痿痹，足不任身。"（《素问·气交变大论》）

后者涉及值年司天在泉分别对上下半年疾病发生的影响，值年司天对值年在泉的影响，以及值年司天在泉的五行相胜关系对疾病的影响。以岁支为子午之年，少阴司天、阳明在泉为例，表述其对所胜之脏的影响："少阴司天，热淫所胜，怫热至，火行其政。民病胸中烦热，嗌干，右胁满，皮肤痛，寒热咳喘，大雨且至，唾血血泄，鼽衄嚏呕，溺色变，甚则疮疡胕肿，肩背臂臑及缺盆中痛，心痛肺（月真），腹大满，膨膨而喘咳，病本于肺。尺泽绝，死不治。""岁阳明在泉，燥淫所胜，则雾雾清瞑。民病喜呕，呕有苦，善太息，心胁痛不能反侧，甚则：嗌干面尘，身无膏泽，足外反热。"(《素问·至真要大论》)

　　主运和主气虽主一年，是常数，对人体的运动，影响较为温和；但岁运太过不及与值年司天在泉，则为主势添加了变数，使气物候出现异于常数的变化，干扰人体的气血运动规律，易导致疾病的发生和流行。甚至还有一年三司天、一年三司地、司天不退位或早退位、司地不退位或早退位、九宫五行与六气生克、三年化疫等等各种大变数的情况，以及太乙运气的阳九百六等等情况。

　　综上所述，运气的常数与变数包含多方面，既与五运相关，又与六气相关，还与天地九宫盘相关。其对人体的影响及疾病的发生，是常数与变数共同作用之下所造成的。当中常数与多种变数的胜复变化，错综复杂，可想而知。再者，影响人体及疾病的因素，不止于运气，还有各式各样人之七情与地之九宫高下南北政的因素。运用古中医象数思维，便会触及整体性的天地人运动变化。应用运气来推测其对人体的影响及疾病的发生，必须通过全面的综合判断，才能得出具有指导意义的中医内算逻辑。

象数干支模型

　　所谓象数模型，通常以层创性、全息性的物质运动轨迹及其运动周期相对比例，以及轨迹与比例之间感应式或齿轮式相互推衍等与物质运行图像和数有关系的象征性认知模型作为内算逻辑，以地球为中心的黄道坐标系、赤道坐标系、极坐标系规范下地平坐标系上的一切坐标投影矢量感应为力学单元，以指代层创与全息时空事物运动变化状态中与象数推衍有联系的天人感应系统。象，有天地之象、星象、卦象、九宫象、应象、心象、河洛之象、干支之象、物候之象、气候之象、炁象等等万物之象、逻辑之象。数，分为两种，一种是实测的、定量的数，一种是表征的、定性的数。而象数思维中的数侧重于定性表征，例如：阳九阴六数、阴阳奇偶数、五行之数、八卦次序数、天地生成数、九宫数、河图数、洛书数、大衍之数、六十花甲数等。上述两种数，在《内经》中都有运用。而且作为实测的、定量的数，如脉度、骨度、肠胃长度容量、营卫运行速度及数学运算等，也都不同程度的与象数相关。实测的数与象数的相关性，在《无极之镜》的"阴阳万象：古日地学"中，论述历法与象数篇章时，说得很清楚，可以参看。

《内经》运用象数思维的例子很多。例如，五脏根据五行之数推出与五体、五色、五音、五声、五窍、五味、五志的关系。例如，根据"天地之至数"（《素问·三部九候论》）推出人有三部九候。五脏六腑按天干地支数、阴阳之数相互联系，三阴三阳尽脏腑之数（五脏六腑加上心包）与五脏、六腑及十二经脉体系联系起来；也有五脏六腑按四时五行之数和三阴三阳之数与五运六气联系起来。再如，俞穴虽然是无形实体，但它们接近体表部位，故有很多俞穴是结合其体表部位的形态或其气血流经的情况，参照或借用天体、地貌、动植物、建筑物等而命名，如太白、承山、太溪、曲池、合谷、然谷、血海（百虫窝）、鱼际、犊鼻、伏兔、天井等。尽管以形象形式给出的意象各式各样，它们最终都与所属的体系相互关联而都含有阴阳或五行属性，等等。

《素问·五运行大论》说："夫数之可数者，人中之阴阳也，然所合，数之可得者也。夫阴阳者，数之可十，推之可百，数之可千，推之可万。天地阴阳者，不可数推，以象之谓也。"

何谓"象"？《素问·五运行大论》言："夫变化之用，天垂象；地成形，七曜讳虚，五行丽地。地者，所以载生成之形类也。虚者，所以列应天之精气也。形精之动，犹根本之与枝叶也。仰观其象，虽远可知也。"有形者可实测度量，无形者只能以象推知。中医主要探测无形气血的变化状态，故而多以象来推知。"形而上者谓之道，形而下者谓之器"，古人为无形之道与有形之器之间建立了天人之间生成变化的连续性，人可以通过气所显的天人生化功能来推知气的情况，所谓"无形之气以象言"。变化隐含了时间矢量和空间格局，而时间与空间又是万物生成秩序的重要内涵。而在古中医体系和逻辑中，乃至中国古文明之中，这个时间矢量和空间格局，是以天干地支的模型出现的。

邓铁涛在五脏相关理论方面进行了深入的研究，他的研究初衷就是看到了阴阳五行逻辑的方向性正确，但在临床实践中又有许多的出入，这一点造成了邓铁涛的疑惑，这一点也是那些否定阴阳五行理论的现代中医们的槽点。其实，就是因为传统中医、现代中医只看到了定性中医，却没有看到定量中医。而定量中医的逻辑体系就在阴阳五行、河洛干支、五运六气之中。这也是邓铁涛所言，"五脏相关理论里面还有大量的内容要充实。例如，理论方面五脏相关取代五行后，与中医其他学说如何协调，有待进一步完善，实践方面五脏与内外环境的联系，在具体的生理和病理上如何体现，有待逐个地总结……"的原因所在。

例如，八卦、六十四卦系统，这一系统是古盖天论理论的定量模型——七衡六间图（包括三衡二间图、五衡四间图等等）在八风、八方、八节坐标系下的日月周流图。这个图实质上就是三百八十四爻的历法，而卦辞和爻辞则是商周之交时期，武王伐纣前后2880天之间的上古历史记录的文字系统。说得再直白一些，卦象是阴阳五行定性系统，卦爻是天干地支定量系统。在卦爻的定量系统中，主要搭配的就是天干地支；而天干地支在年月日时和二十四山向中的各种组合，就是干支系统中的神煞系统，实际上就是各个时间维度、空间尺度上的干支能量组合的大小强弱顺逆等纲量系统与矢量系统。

再如，《脉经》中记载了五藏脉法的年月日时旺衰。例如，"肝象木……其相，冬三月；王，春三月；废，夏三月；死，秋三月；囚，季夏三月。其王日，甲乙；王时，平旦、日出。其困日，戊己；困时，食时、日搏。其死日，庚辛；死时，晡时、日入"。

表4　日月时五脏王废囚死相

时间＼五脏	肝	心	脾	肺	肾
春三月、甲己日、平旦　日出	王	相	死	囚	废
夏三月、丙丁日、禺中　日中	废	王	相	死	囚
季夏月、戊己日、食时　日	囚	废	王	相	死
秋三月、庚辛日、晡时　口入	死	囚	废	王	相
冬三月、壬癸日、人定　夜半	相	死	囚	废	王

《脉经·平人得病所起》中记载："假令肝病者……当以秋时发，得病以庚辛日也……假令脾病，当以春时发，得病以甲乙日也。假令心病……当以冬时发，得病以壬癸日。假令肺病……当以夏时发，得病以丙丁日。假令肾病……当以长夏时发，得病以戊己日也。"即五藏各在其所不胜之五行王时（月、日）发病、得病。换句话说，就是五行各行当王之时，其所克之藏受病发病。

《难经·五十六难》关于"五藏之积"的得病时间的理论认为，肝之积（肥气）得于季夏，戊己日；心之积（伏梁）得于秋，庚辛日；脾之积（痞气）得于冬，壬癸日；肺之积（息贲）得于春，甲乙日；肾之积（奔豚）得于夏，丙丁日。即五藏之积分别在各藏所克之行的王时得病，如肝属木，木克土，土王于季夏、戊己日，故肝之积得于季夏、戊己日。

为什么会这样呢？《难经》解释说："肝之积……以季夏戊己日得之。何以言之？肺病传于肝，肝当传脾，脾季夏适王，王者不受邪，肝复欲还肺，肺不肯受，故留结为积，故知肥气以季夏戊己日得之。"其他四藏之积的得病机理同此。由此可知，五藏之积的发病机制是：五藏之病以相克之序各传于下一藏，若某藏受邪后又适逢其所克之藏当王之日，则其所克之藏因正王而不受邪，该藏又不能将病邪回传给其所不胜之藏，因而病邪便留结在该藏而形成积病。可见，五藏之积是在五藏病传过程中，由于当王之藏不受邪而致邪气留结于上一藏而形成的继发性病变。而《黄帝内经》中，五藏各以其主时受邪而病，均为原发性病变，故其发病时间与五藏之积不同。

那么，在黄帝学派的上古医经《黄帝内经》中，是否也能找到关于五脏六腑病与"干支"相关的记载呢？答案是肯定的。

《刺热篇》说："肝热病者，……庚辛甚，甲乙大汗，气逆则庚辛死。刺足厥阴少阳。心热病者，……壬癸甚，丙丁大汗，气逆则壬癸死。刺手少阴太阳。脾热病者，……甲乙甚，戊己大汗，气逆则甲乙死。刺足太阴阳明。肺热病者，……丙丁甚，庚辛大汗，气逆则丙丁死。刺手太阴阳明，出血如大豆，立已。肾热病者……戊己甚，壬癸大汗，气逆则戊己死。刺足少阴太阳。诸汗者，至其所胜日汗出也。""诸当汗者，至其所胜日，汗大出也。"《腹中论篇》说："夫热气剽悍，药气亦然，二者相遇，恐内伤脾，脾者土也而恶木，服此药者，至甲乙日更论。"

《五禁篇》说："甲乙日自乘，无刺头，无发蒙于耳内。丙丁日自乘，无振埃于肩喉廉泉。戊己日自乘四季，无刺腹去爪泻水。庚辛日自乘，无刺关节于股膝，壬癸日自乘，无刺足胫，是谓五禁。"

《顺气一日分为四时篇》说："春生夏长，秋收冬藏，是气之常也，人亦应之。以一日分为四时，朝则为春，日中为夏，日入为秋，夜半为冬，朝则人气始生，病气衰，故旦慧。日中人气长，长则胜邪，故安。夕则人气始衰，邪气始生，故加。夜半人气入藏，邪气独居于身，故甚也。""肝为牡藏，……其日甲乙。心为牡藏，……其日丙丁。脾为牝藏，……其日戊己。肺为牝藏，……其日庚辛。肾为牝藏，……其日壬癸，是为五变。""藏独主其病者，是必以藏气之所不胜时者甚，以其所胜时者起也。"《平人气象论》说："肝见庚辛死，心见壬癸死，脾见甲乙死，肺见丙丁死，肾见戊己死，是谓真藏见，皆死。"《五运行大论》说："土主甲己，金主乙庚，水主丙辛，木主丁壬，火主戊癸。子午之上，少阴主之；丑未之上，太阴主之；寅申之上，少阳主之；卯酉之上，阳明主之；辰戌之上，太阳主之；巳亥之上，厥阴主之。"

《玉机真脏论》说："五藏受气于其所生，传之于其所胜，气舍于其所生，死于其所不胜。病之且死，必先传行至其所不胜，病乃死。此言气之逆行也，故死。肝受气于心，传之于脾，气舍于肾，至肺而死。心受气于脾，传之于肺，气舍于肝，至肾而死。脾受气于肺，传之于肾，气舍于心，至肝而死。肺受气于肾，传之于肝，气舍于脾，至心而死。肾受气于肝，传之于心，气舍于肺，至脾而死。此皆逆死也。一日一夜五分之，此所以占死生之早暮也。"《咳论篇》说："五藏各以其时受病，非其时，各传以与之。"《风论篇》说："以春甲乙伤于风者为肝风，以夏丙丁伤于风者为心风，以季夏戊己伤于邪者为脾风，以秋庚辛中于邪者为肺风，以冬壬癸中于邪者为肾风。"

《藏气法时论篇》说："五行者，金木水火土也，更贵更贱，以知死生，以决成败，而定五藏之气，间甚之时，死生之期也。"又说"肝主春，……其日甲乙。心主夏，……其日丙丁。脾主长夏，……其日戊己。肺主秋……其日庚辛。肾主冬，……其日壬癸。……肝病者，愈在丙丁，丙丁不愈，加于庚辛，庚辛不死，持于壬癸，起于甲乙。肝病者，平旦慧，下哺甚，夜半静。……心病者，愈在戊己，戊己不愈，加于壬癸，壬癸不死，持于甲乙，起于丙丁。心病者，日中慧，夜半甚，平旦静。……脾病者，愈在庚辛，庚辛不愈，加于甲乙，甲乙不死，持于丙丁，起于戊己。脾病者，日昳慧，日出甚，下哺静。……肺病者，愈在壬癸，壬癸不愈，加于丙丁，丙丁不死，持于戊己，起于庚辛。肺病者，下哺慧，日中甚，夜半静。……肾病者，愈在甲乙，甲乙不愈，甚于戊己，戊己不死，持于庚辛，起于壬癸。肾病者，夜半慧，四季甚，下哺静。……夫邪气之客于身也，以胜相加，至其所生而愈，至其所不胜而甚，至于所生而持，自得其位而起。必先定五藏之脉，乃可言间甚之时，死生之期也。"

表5　五脏月时旺衰表

	愈	甚（加）	持（静）	起（慧）
肝	夏、丙丁、	秋、庚辛下哺	冬、壬癸、夜半	春、甲乙、平旦
心	长夏、戊己	冬、壬癸、夜半	春、甲乙、平旦	夏、丙丁、日中
脾	秋、庚辛	春、甲己、日出	夏、丙丁、下哺	长夏、戊己、日
肺	冬、壬癸	夏、丙丁、日中	长夏、戊己、夜半	秋、庚辛、下哺
肾	春、甲乙、	长夏、戊己、四季	秋、庚辛、下哺	冬、壬癸、夜半

《九针论》说："左足应立春，其日戊寅、己丑。左胁应春分，其日乙卯。左手应立夏，其日戊辰、己巳。膺喉首头应夏至，其日丙午。右手应立秋，其日戊申、己未。右胁应秋分，其日辛酉。右足应立冬，其日戊戌、己亥。腰尻下窍应冬至，其日壬子。六府膈下三藏应中州，其大禁，大禁太乙所在之日，及诸戊己。凡此九者，善候八正所在之处，所主左右上下，身体有痈肿者，欲治之，无以其所直之日溃治之，是谓天忌日也。"

《经脉篇》说："手太阴气绝……丙笃丁死，火胜金也。手少阴气绝……壬笃癸死，水胜火也。足太阴气绝……甲笃乙死，木胜土也。足少阴气绝……戊笃已死，土胜水也。足厥阴气绝……庚笃辛死，金胜木也。"

《岁露论》说："乘年之衰，逢月之空，失时之和，因为贼风所伤，是谓三虚，故论不知三虚，工反为下。"

我们可以设想一下，如果将《黄帝内经》八十一篇经文中，所有包含天干地支字样的经文都去掉，那么，《黄帝内经》还会剩下什么？首先运气九篇去掉，一部《内经》的大半没了，再将"藏气法时论""六节藏象论""阴阳即日月""一日分四时""岁露""九宫八风"，以及上述引用的经文等等都去掉，好像《黄帝内经》就没有什么了。这从客观角度已经说明了，《黄帝内经》里的中医是关于天干地支的中医，也就是关于内算的中医。可是，这一点，现代中医知道吗？

全息模型

天人之象

科学，有两种境界：一种是狭义科学，一种是广义科学。狭义科学就是指的具体科学体系，或学科的汇总，如现代科学。广义科学是指一种实事求是、客观存在的科学精神、科学逻辑。例如，东方科学、中医、古天文学、子学九式存在的逻辑内核，等等。现代人讨论中医是不是科学，恰恰混淆了这两种科学境界的分别，自然讨论不出个子丑寅卯了。

任何一种科学体系的思维逻辑，无非两种方向、五层境界。第一种方向既是宇宙发生学方向，由源到流。我将这种科学体系称作是先验性科学。

第二种方向是还原分析逻辑，就是现代科学的思维逻辑，从流到源，从简单到复杂，从表面到本质，从归纳到总结，从现实到实验室，等等。中国古人将这种思维逻辑称作"格物致知"，格到无穷尽，最后就变成钻牛角尖了。我将这种科学称作经验性科学。很多人还以为现代科学是最科学呢。殊不知，经验性科学而已，其最大的经验性工具就是实验室里总结经验、统计学算经验。看问题的这两种方向，就决定了看问题的人的层次与境界。高下之分立判，异同之别立分。

五层境界，由表入里分别为表象、现象、唯象、抽象、本象。这五种关于象的概念如何理解，这是关键问题。按照还原分析的路径来看，表象，顾名思义，就是表面的象，最直接最暴露最外层的象，这种象是个象，纷纭杂乱无章，随时随地都有的个象，这就是表象。有规律性的表象、大数据的表象，就形成了现象，现象就是一种社会状态了。现象还是一种表象，只不过是一种群体表象，不是个象，是群象了。大数据的现象就变成了唯象，唯象是从现象中寻找逻辑模型的过程，也就是现象级的理论总结阶段，或者是从定性变成定量的过程。对于现代科学来说，就是实验室阶段。大数据的唯象，就成了抽象。抽象是理论的成型逻辑，是可以指导实践的理论模型。所有的表象、现象、唯象、抽象都是人的认识而已，没有人的思维过程，这些"象"就都不存在了。但是，唯一不以人的意志为转移的"象"只有本象，这是宇宙运行的真象，也就是老子说的恍兮惚兮，不知其中有精，不知其中有信的"道"。无论从东方科学来说，还是从西方科学来说，研究物质运动的最终归宿，都是进入了天体物理与微观物理。渺观物理，这些概念在东方科学体系中也都客观存在着，如古天文学、炁等等。所以，归根结底，本象就是天象与粒子之象（炁象）。这是从现代科学还原分析逻辑说的。如果反过来，就是宇宙发生学的科学逻辑。从东方科学宇宙发生学逻辑来看，别的先不说，只说中医，一部《黄帝内经》，只有不断被模仿，从来没有被超越。其实，阴阳五行、河洛干支、子学九式，哪个子学逻辑被现代科学彻底解读通透了呢？没有。解释不清楚，就斥之为"迷信"吧！也就是说，到目前为止，阴阳五行、河洛干支、子学九式是现代科学的学术禁区，而迷信不是现代科学的禁区，现代科学的任务就是破解迷信、解释迷信。按照这样的逻辑看来，子学算不算是谜呢？

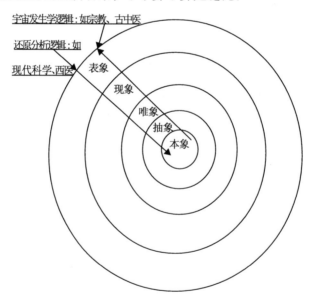

一切科学体系的思维逻辑之逻辑

现代中医的方证相对论属于表象层次，现代中医的症候研究、证型研究、病因研究属于现象层次，现代中医的中药现代化属于唯象层次。现代中医界就是目前这种状态。说它是伪科学，也不是冤枉它了。

"取象比类"或称"援物类比"等，"取象比类"一词出自《周易》。其中，象有两种含义：一是指卦象，即八卦和六十四卦的卦象。二是指物象，即八卦所象征的事物和六十四卦构成的物象。

如《周易·系辞传下》所云："古者庖牺氏之王天下也，仰则观象于天，俯则观法于地，观鸟兽之文与地之宜，近取诸身，远取诸物，于是始作八卦，以通神明之德，以类万物之情。"此"情"即气场。《内经》以"天地万物者，不以数推，以象之谓也"来概括"象"。《素问·示从容论》用"援物比类，化之冥冥"，"不引比类，是知不明"肯定了"比类"的重要，从而衍生出指导中医理论的重要逻辑思维方法——"取象比类"。

取象，"远取诸物，近取诸身"，取共性的"象"，作为推论基础；比类，"援物类推，引而伸之，触类而长之，则天之事能毕矣"，用已知之象，推导未知之象。

《周易》中的阴阳之象是"取象比类"的渊源。其中，八卦象数是《周易》之灵魂，是"万法之宗"。《周易》的象是七衡六间图等古历法的天象逻辑，不是凭空虚拟出来的。《周易》的阴阳之象是古盖天论与浑天论、宣夜论等古历法的精华所在。因此，他孕育着许多物理象数的原胚。《周易》的象数思维是类推法的理论基础。那么，学会以道观象、观物取象、比拟取象是象数思维的起源，也就是"取象比类"的精髓所现，象数思维是对自然界及社会生活的细心观察、理解而抽象出来的源科学结晶。它讲究严谨的象，注重数理的科学逻辑分析，并类推于其他事物及归类于万事万物。例如，自然中的天，人际中的父，五行中的金，气象中的晴，人体部位的首，方位中的西北，季节中的秋冬，动物中的马等，均属乾象，还有坤象、艮象、震象，等等。包括五行、河图、洛书、干支，等等。这就是"取象比类"的由来。而究其根本，这些共性之象之所以可以取象比类，是因为它们有一个共同的象，即形态发生场或炁场是相同的。

所谓"取象"是指从事物的形象（形态、作用、性质）中，找出能反映本质的特有征象，取象是宏观与微观、整体与局部的有形全息；如中医里的脉法与全息诊法，舌针、耳针、面针、腹针，等等。比类是不同物质相同气场的无形全息，如天地之象数、河洛干支，等等。所谓"比类"，是以五行各自的抽象属性为基准，与某种事物所特有的征象相比较，以确定其五行归属。正所谓"物以类聚，人以群分"，中医学将脏腑、五官、形体、情志、五声与外界的五音、五味、五色、五化、五气、五方、五季等归于五行的分类。同时，还有阴阳的属性比类。其基本规律就是阴阳五行的互藏。取象比类也常常互藏互用。

总之，取象比类的根本机制就是取阴阳五行之象，比阴阳五行之类，以及阴阳五行之类象的互藏。其中，中医的藏象经络、病因病机、发病诊治、中药的性味归经，是中医取象比类的重要内容。也可以说，取象比类只是中国古科学观察世界的一种思维、一种逻辑、一种方法。但是，这种思维、这种逻辑、这种方法的内在机制，就是阴阳五行、干支河洛、子学九式的炁场和形态发生场。在中医思维逻辑体系中，五运六气、阴阳五行、藏象经络、河洛干支，就是其合理内核与DNA。中医乃至子学体系中，这种独有的阴阳五行式逻辑思维，《黄帝内经》叫作取象比类，魏伯阳叫参同，而释、儒、道则称作悟性，老百姓就叫灵感。其实，就是一种天人感应、天人合一的逻辑思维。叫灵感也好，叫悟性也罢，叫参同也可，叫取象比类也行，其核心还是人对天地阴阳五行之气场的物理共振。现代物理学将这种以点代体的逻辑体系叫作全息。

《灵枢·阴阳系日月》说："阴阳者，有名而无形。"阴阳是天地之间最大的无形之象，日月轮转，一阴一阳谓之天象，出太极两仪，以类阴阳、男女、寒热、上下、内外、快慢、大小、刚柔，等等。二阴二阳之谓地象，出八卦六爻，以类乾坤坎离震巽艮兑万物。三阴三阳之谓人象，出人身藏象二十四经络，以类脏腑、顺逆、表里、升降、出入，等等。阴阳是以象分类。五行是天地之间最全的类，五星周旋，生克制化、亢害承制、生长壮老已、生长化收藏、升降出入和、气化与力化、互藏等等，创造了一个巨大的太阳系之内的五行比类系统。例如，五色、五虫、五谷、五藏、五华、五德、五政、五畜、五星，等等。五行是以类成象。

《灵枢·病传》有曰："明于阴阳，如惑之解，如醉之醒。"何谓阴阳？《黄帝内经》云："阴阳者，血气之男女也；左右者，阴阳之道路也；水火者，阴阳之征兆也。"形象表述了"阴阳"这一抽象概念。

再如清石寿棠《医原》云："阴为阳之母"，"阳为阴之父"。"父""母"用以象阴阳两者相互变化的根源。唐·王冰《黄帝内经素问注》有云："肝象木而曲直，心象火而炎上，脾象土而安静，肺象金而刚决，肾象水而润下。"此则据五行学说取象五脏的状态变化。历代医家运用五行生克乘侮的规律，制订了很多具体的治疗方法。例如，培土生金、滋水涵木、扶土抑木、壮水制火，等等。

"取象比类"的逻辑方法在中医理论中占有特殊的地位，是基础理论形成的关键所在。古人云"知地者智，知天者圣"。意思是说，通过盖天论观影测天、浑天论观星测天、宣夜论观气测天的方式，用计量和内算的方法直接测度天地日月五星的人是智慧的人，而能结合取象的方法测度天体的人则是大智慧的人。这里的取象不同于单纯、直接的现象，它是在大量天人之象、现象的基础上，依靠思维的抽象活动，对事物的现象和本质进行分析概括、综合归纳，确定它的抽象属性，找出它的共象，并借助于特定的形象加以标识，这就是"立象尽意"和"得意忘象"的思辨过程，这也是古中医逻辑思辨的抽象过程。

《素问·离合真邪论篇》："夫圣人之起度数，必应于天地；故天有宿度，地有经水，人有经脉。天地温和，则经水安静；天寒地冻，则经水凝泣；天暑地热，则经水沸溢，卒风暴起，则经水波涌而陇起。""夫圣人之起度数，必应于天地"，就是中医学理论的产生是岐黄取天地之象类比人体的过程，所以，"天有宿度，地有经水，人有经脉"，而其后则对人体的病理通过取象做了描述。正因为如此，《素问·气交变大论》提出"上知天文，下知地理，中知人事，可以长久"作为对中医的终极要求，这是因为，无论是天文、地理、人事中的每一种取象，都可以成为中医理论发展的突破点和全息点。

取　象

取象，取其气象，即取其形态发生场。象，天地之象，日月之象，五星之象，超越表象之象，本象，炁象。

《周易·系辞传》云："易者，象也。象也者，像也。""夫象，圣人有以见天下之赜，而拟诸其形容，象其物宜，是故谓之象。""援物类推，引而伸之，触类而长之，则天下之能事毕矣。"《内经》给"象"下定义的是在《素问·阴阳应象大论》，该篇是《黄帝内经》中唯一以"象"来命题的文章，文中明确指出"阴阳应象"的重要性及意义，是在取象时必须把握"应象"的原则。在首段之处："阴阳者，天地之道也，万物之纲纪，变化之父母，生杀之本始，神明之府也。"说明自然中万物之象，可以划分为阴阳两象，即阴象和阳象，并且两象又是相互对应之象的"应象"。其中，阴阳的对应之象，既是对象，也是合象。而阴阳是天地之间最大的象。

《内经》屡次用天地日月五星、云雨水火运动变化来解释阴阳、精气，甚至脏腑之气的运动变化。例如，《素问·阴阳应象大论》曰："天气下为雨，地气上为云"，"天气通于肺，地气通于嗌，风气通于肝，雷气通于心，谷气通于脾，雨气通于肾。六经为川，肠胃为海，……故治不法天之纪，不用地之理，则灾害至矣"。这段话体现了中国古代天人感应与合一的思想，精练的言语中蕴涵着深刻的类比。正如景岳所谓："所以先举云雨为言，正欲示人以精气升降之如此耳。"又如道家云："日出没，比精神之衰旺，月盈昃，喻气血之盛衰。"这些天人感应逻辑，皆是"取象比类"思维结合天人感应现象而得出的规律。

李继华认为，从"取象比类"思维来看，《内经》与《易经》的相关论述正可谓相映成趣,互有阐发。例如,《易经》乾卦九五曰:"……同声相应,同气相求,水流湿,火就燥,云从龙,风从虎,圣人作而万物睹,本乎天者亲上,本乎地者亲下,则各从其类也。"

而《素问·太阴阳明论篇》的论述与此有极为相似之处,其曰:"阳者,天气也,主外,阴者,地气也,主内。故阳道实,阴道虚。故犯贼风虚邪者,阳受之;食饮不节起居不时者,阴受之。阳受之则入六腑,阴受之则入五脏。……故伤于风者,上先受之;伤于湿者,下先受之。"二书关于取象比类的基本逻辑都是"同声相应,同气相求"。这也是态场相同的逻辑必然。

《素问·生气通天论》云:"凡阴阳之要,阳密乃固。两者不和,若春无秋,若冬无夏。因而和之,是谓圣度。"此"阴阳"之取象是指维持人体生命活动的总的物质与功能。二者相辅相成,保持平衡,人则不病。一旦阴阳失衡,调谐紊乱,则会出现"阴胜则阳病,阳胜则阴病"之变。犹如一年四季,寒来暑往,循环有序的正常自然现象遭到破坏一样,万物生民收藏规律必受其累,此为阴阳天地四时五行与倮虫之象类。《难经·三十五难》曰:"小肠谓赤肠,大肠谓白肠,胆者谓青肠,胃者谓黄肠,膀胱者谓黑肠。"《释名》:"肠者畅也。"故以"肠"统五腑者,是取"肠"义概括说明腑以通为用,"泻而不藏"的功能与特点。《素问·五脏生成篇》有"青如翠羽,赤如鸡冠,黄如蟹腹,白如豕膏,黑如乌羽"之色的描述,此五者色象均润泽光亮,是正气充盛之象,属有生气之色,纵然有疾亦多轻浅,预后良好,故曰"生"。而"青如草兹,黄如积实,黑如炲,赤如衃血,白如枯骨"之色,则均枯槁无泽,晦暗无神。人若有此,多为人病久病,病情危笃之败象,预后多为不良,故曰"死"。借此之理,类比出人体阴阳失衡及一切疾病产生的根本机制,虽然同类可比,但不同象也是生死有别,这就是有关中医病机的总纲领。

《内经》"取象"天地日月运转的太极图而"比类"出三阴三阳开阖枢的理论。这个理论将人体看作是三阴三阳的时空结构,以三阴三阳、阴阳离合的理论,来说明人体生命的空间阴阳结构与宇宙时空定态结构的关系。《素问·阴阳离合论》描述了人体的空间阴阳格局。谓:"圣人面南而立,前曰广明,后曰太冲,太冲之地,名曰少阴,少阴之上,名曰太阳……中身而上,名曰广明,广明之下,名曰太阴,太阴之前,名曰阳明……厥阴之表,名曰少阳……是故三阳之离合也,太阳为开,阳明为合,少阳为枢。"又说:"外者为阳,内者为阴,然则中为阴,其冲在下,名曰太阴……太阴之后,名曰少阴……少阴之前,名曰厥阴……是故三阴之离合也,太阴为开,厥阴为合,少阴为枢。"

文中以日月之象为准,以感应日月阴阳的多少为度,将人之形体划分为三阴三阳六个区域。人体的外、前、上为阳,内、后、下为阴。三维太阳系中日月的旋转运动变化反映在二维图形上就是阴阳太极图，太极图是作为易学的代表图式，反映了以地球为中心的太阳系生命，在盖天论七衡六间图的感应下，太阳系天体与人相互作用的阴阳五行运动规律。这是太阳系生命"取象"日月五星、"比类"三阴三阳的最佳理论模型。

中医理论的认识论与方法论，就是"取象比类"这一骨架。例如，在理解藏象经络的升降出入和理论中，中枢脾气主升、胃气主降，两仪左升右降，金木交错，水火既济，升降出入正常，才能保持人体的"和"的状态。这种脾升、胃降、左升右降、水火既济的理论，对于非专业人士很难理解，如按"取象比类"的推演联系来加以说明。如天在上属阳，地在下属阴，地气（清）上升为云，天气（浊）下降为雨，而天上须有太阳的照射，地下须有水源的滋润，还需要有风、躁等因素，天地间升降有序，万物就生机盎然。而人的正常生理亦应清升（脾主升清）浊降（胃主降浊），而心火与肾水、风木与燥金都是保证脾胃升清降浊的根本保证。当人体气机的枢纽脾胃发生病变时：中医称之为中气气机紊乱，就像自然灾害一样，人的生命活动就要受其影响。例如，脾虚下陷，清气不升，就会出现泄泻的病症改变。反之，胃气上逆，浊气不降，就会出现脘痞、呕吐的病患变化。这就是"天人合一""万物共象"理论的具体表现，同地球上的水循环模式也基本相似。

而中医的升降出入和理论"取象"取的最大天象是后天赤道八卦。在后天赤道八卦中，坎离居于天地之上下南北，以生中医人体之心火肾水；震巽居于东与东南，以生风木之肝；兑乾居于西与西北，以生燥金之肺；艮生脾，坤生胃，艮随震巽而升，脾随肝木而升；坤随兑乾而降，胃随肺金而降。可知，后天赤道八卦随地球自转而成，中医人体随后天赤道八卦而生，升降出入各司其位，各司其属，各司其类，此谓和矣。故曰升降出入和。清代唐大烈《吴医汇讲》有云："升降出入四字，为一生之橐龠，百病之纲领。""升降出入"是气运动的基本形式，"橐"（风箱）用来取象气机，是生命活动的动力。一旦升降失常，可波及五脏六腑、表里内外、四肢九窍而发生种种病理变化。

《灵枢·邪客》认为，"卫气独卫其外，行于阳，不得入于阴"，"故不瞑"，失眠的原因是阴阳不通，而"饮一半夏汤一剂，阴阳已通，其卧立志"，半夏汤"其方以流水千里以外者八升，扬之万遍，取其清五升煮之，炊以苇薪、火沸，置秫米一升，冶半夏五合"。步瑞兰认为，半夏汤全方体现了滑、通之象：水流千里，扬万遍不滞，苇中空性通，半夏涎滑，熟秫米亦滑，故可通阴阳。这一用药理论一直指导临床，如徐之才曰："滑可去着，冬葵子、榆白皮之属是也。"张从正认为，大便燥结，宜麻仁、郁李之类，小便淋沥宜葵子、滑石之类，此前后不通，两阴俱闭也，取油、滑而通之意。

出自《局方》用治小便淋沥的八正散，也取滑通之象，滑石之滑，山栀仁滑，车前子煮后如秫米之滑，木通性通，甘草之梢尖而通，瞿麦中空自通，灯芯草通导。李时珍曰："着者，有形之邪，留着于经络脏腑之间也，便尿浊带、痰涎、胞胎、痈肿之类是也，皆宜滑药引去其留着之物。"刘完素认为："色则气着，必滑剂以利之，滑能养窍，故润剂也。"也取涎滑之象。

中国传统文化中，卦象是应用取象比类方法的典范。如《左传·昭公元年》中的医和以蛊卦来描述晋侯的病情。认为"疾不可为也，是谓近女室，疾如蛊"。其他也有以卦象命名的方剂。例如，《兰室秘藏》的清震汤，《集验良方》的坤顺丸，《张氏医通》的巽顺丸，《时病论》的清离定巽汤等。借助卦象来研究脉诊，能更好地发挥取象比类的"取象"原理。以左右手寸关尺之脉共有六部，根据《难经》所述五行生克之理，以及《难经》的阴阳脉法，尺部脉生关脉，关脉生寸脉，由阴阳脉法得出脉象对应的阴爻阳爻，分别由下而上对应三个爻，得到对应左右手的两个三爻卦，以左手为先，左手卦为下卦，右手卦为上卦，得出一个六爻卦，再根据《周易》分析脉象特点，等等。

再如，李继华认为，《本草备要》对于龟板与鹿胶的功效论述也颇为形象生动，其中曰："龟、鹿皆灵而有寿。龟首长藏向腹，能通任脉，故取以补心、补肾、补血，以养阴也。鹿鼻长反向尾，能通督脉，故取以补命门、补精、补气，以养阳也。"正是"取象比类"思维之运用。

又如《伤寒瘟疫条辨》作者杨璇对于白僵蚕与蝉蜕的使用颇有心得，其中论白僵蚕曰："味辛咸，性平，气味俱薄，升也，阳中之阳也。……喜燥恶湿，食桑叶而不饮，有大便而无小便。余因其不饮，而用之于不饮之病；因其有大便，而用治大便不通之病。……余因病风之僵，而用治病风之人，古谓因其气相感而以意治之也。"论及蝉蜕，杨氏曰："味甘咸，性寒，土木余气所化，升也，阳中之阳也，夫蜕者退也，脱然无恙也。……因其不食，而用治不食之病，因其有小便，而用治小便不通之病。短赤淋遗亦治之。"升降散即是由以上两味及姜黄、大黄组成，为杨氏所创立的著名方剂。据记载："乙亥、丙子、丁丑，吾邑连歉，温气盛行，死者枕藉。予用此散，救大证、怪证、坏证、危证，得愈者数十人，余无算。"体现了中药"同气相求"的药理类象原则。

药物治疗疾病多具有各不相同的作用特点，而此种特点多与药物自身的"象"具有密切关系。这也是古人推演药物作用特点的依据所在。例如，杨军认为，李时珍推演药物的作用，多从药物的生长部位、形象、结构、颜色、药物气味等自身的"象"特点入手。如通过药物的生长位置，可以推测药物所得之气味厚薄，故而能推断其作用特点。如乌头，形如鸟嘴，其气锋锐。能通经络，利关节，寻蹊达径，气捷利能杀禽兽。而乌头附子用尖，是取其锐气直达病所。侧子散生旁侧，体无定在，其气轻扬，宜其发散四肢，充达皮毛，为治风之药。通过对药物颜色的把握，可以推断药物作用之性质。如豆有五色，各治五脏，黑豆入肾，属水性寒，故能治水消胀下气，制风热而活血解毒，所谓同气相求也。再如荷叶，色青中空，类象震卦风木，为生化万物之根蒂，用此物烧饭，则胃气上升，与白术协力，滋养谷气，则胃厚不致再伤。根据药物具有的特殊气味，取象其在人体作用的途径。如连翘，以其中有仁甚香，故为少阴心经、厥阴包络气分主药也。因此，又能兼治手足少阳手阳明三经气分之热。再如，用春杵头细糠治噎，即是取其春捣之义。而用立春雨水煎药，则多取其具春天升生发之气，故可以煮中气不足，清气不升之药。再如，用屋上败茅治痘疮溃烂，难靥不干，除取其性寒而解毒外，又取其多受雨露霜雪之气，兼能燥湿之功，等等。

  药物的固有形态与其功效存在相关性。赵鹏飞认为，藤本植物青风藤、络石藤、鸡血藤、忍冬藤等，通过"取象"就会类比到人身的经络，进而联想到疏通经络的作用，验之于临床，着实有效。其他如橘核仁、荔枝核形似男性睾丸且具有温阳理气的功效，而用于疝气肿痛；马兜铃、浮海石等体轻中空似肺叶而清肺止咳，芦根、蒲公英管茎中空，而有通利孔窍的功能。桑枝、藕节、松节形似关节，因"枝者通达四肢"，而有治疗痹症的功效；核桃似脑而能补肾益脑；地龙形似血管而软治疗血管硬化之属与风症。一些虫类药，由于它们钻爬穿透的习性，联系到通经活络的药用功效，经过实践，屡试不爽。也因此，中医学还专门将这一类药物称为"虫蚁搜剔之品"。色泽也属于药物的固有特性，历代不少医家以色泽而论述药物功效。如干姜本为生姜之干品，干姜色偏白，偏于入肺，温肺化饮；生姜色偏黄，偏于入胃，暖胃有功。檀香也因色泽分为两种，李时珍在《纲目》亦云："白檀辛温，气分之药也，故能理卫气而调脾肺，利胸膈；紫檀咸寒，血分之药也，故能和营气而消肿毒，治金疮。"

  药物的生长环境可以决定药物的性味，药物在生长过程当中需要克服环境中的某种偏性，进而具有某种特殊功效。

  赵鹏飞认为，生长在水湿沼泽之地的药物，如莲（荷叶、荷梗、莲房、莲子、莲藕、藕节）、菖蒲、泽泻等，具有利湿化湿的功效，水生动物泥鳅、鲫鱼亦是去湿上品。再如，龟板、熟地黄都能滋阴补血，但龟板较熟地黄善潜而又不生湿。雪莲种子在0℃发芽，3℃~5℃生长，所以性温。药物的不同生长季节会影响药物功效，如《神农本草经》记载菊花要"正月采根，三月采叶，五月采茎，九月采花，十一月采实"，取"春生、夏长、秋收、冬藏"之意，对应四气之升降浮沉，如桑叶、泡桐叶常要经霜打之后采收，即取其秋寒肃杀之气。

赵鹏飞还认为，动植物的生理特性，往往是人们最初试探其药用功效的出发点。比如鸡内金，最初通过观察，发现鸡赖啄食沙石瓦砾以助消化，故认为，鸡内金有消食及化石等功能。经方大黄䗪虫丸中使用了四种虫类药物，这四味虫药之习性各不相同，其中䗪虫（即土鳖虫）身体断开后使可自成一体，故有续筋接骨之功；虻虫善飞，狠咬猛吸，苦泄辛开；水蛭善潜，迟缓善入，咸软苦破；蛴螬善钻，虽具为虫蚁搜剔之品，却因习性而功效各有偏胜。中药天麻，其苗又称定风草，为独苗，不随风动摇，由此也是其作为息风药的宏观依据。而花生叶具有"昼开夜合"现象，进而取像花生叶与自然界阴阳消长规律同步，而花生叶制剂治疗失眠症，疗效显著。可见，"取象比类"对现在中药学研究有重要价值；而其背后的机制则是中医所固有的"同气相求"类象原理。

再如，提壶揭盖法之取象。提壶揭盖法本为元代朱丹溪首创，是取象比类的一个成功案例。据赵鹏飞述，《丹溪心法》曰："一男子病小便不通，医治以利药，益甚。翁诊之，右寸颇弦滑，曰：'此积痰病也，积痰在肺。肺为上焦，而膀胱为下焦，上焦闭则下焦塞，譬如滴水之器，必上窍通，而后下窍之水出焉。'乃以法大吐之，吐已，病如失。"

已故温病大家赵绍琴进一步继承发展了"提壶揭盖"的理论，以"开宣肺气"的方法治疗水液代谢的疾病，已在临床上广泛应用治疗各种水液代谢障碍疾病，尤其是肾系疾病。临床中，用济川煎治疗便秘而用升麻一味，意图也是在"提壶揭盖"，手足阳明之气皆以降为顺，足阳明胃气郁闭，故浊阴不降，传导失司，故用升麻走胃，在于辛凉而散，提壶揭盖，以宣阳明气滞，胃气遂下，粪随气降。

同时，清代程国彭《医学心悟·第三卷·大便不通》提到："吾尝治老人虚闭，数至圊而不能便者，用四物汤及滋润药加升麻，屡试屡验，此亦救急之良法也。"中药药性的取象比类，为开发中药的功用提供了思路。结合现代药理研究表明：升麻能够增强消化道的腺体分泌，有类似于中医的"生津润燥"作用，则通过现代药理证实了升麻的通便之效。

再如，郑君所说之肩井穴取象，《会元针灸学》言："肩井一者，在肩部阳气冲出显明之处，而通于五脏，推荡瘀血，而生青阳之气，如泉涌出，以安经络，以实脏腑，而开阴窍。居肩部饭匙骨，与大筋，共肩胛骨，连项骨，四骨之间，如井之状，故名肩井。"但凡为活水井，其井底必应有泉，方能实现"井之为义，汲养而不穷。"那么"肩井"之泉在哪里呢？与肩井穴恰成一条直线的正是足少阴肾经的井穴涌泉（五输穴"所出为井"）。由此，可以推断足少阳胆经的肩井穴与足少阴肾经的涌泉穴应该存在着某种联系。

《素问·上古天真论》说："肾者主水，受五脏六腑之精而藏之。"《素问·

逆调论》说："肾者水脏，主津液。"据五行生克关系，水当生木。此象即有由"肩井"汲取肾中之水以灌溉脏腑及周身之意。在推拿中就存在"肩井穴是大关津，掐此开通血气行，各处推完将此掐，不愁气血不周身"的说法。肩井穴就成为关系"肾水"的"大关津"。而作为"水源"的肾又可以从"五脏六腑"源源不断地得到补充，真可谓"如环无端，周流不息"。明代名医赵献可在《医贯》中亦有此意，"矿中之水银是也，在人身为骨中之髓，至精至贵，人之宝也，木中水者，巽木入于坎水而上出，其水即木中之脂膏。人身足下有涌泉穴，肩上有肩井穴，此暗水潜行之道。凡津液润布于皮肤之内者，皆井泉水也，夫水有如许之不同。总之归于大海，天地之水，以海为宗。人身之水，以肾为源，而其所以能昼夜不息一者，以其有一元之干气为太极耳。"再结合"凡十一脏，取决于胆也"（《素问·六节藏象论》)，这"胆"也可能就是"人身之水源"，——"肾"的"大关津"。而八会穴之髓会"悬钟"也确实处在胆经（属木）上；《灵枢·经脉》记载"胆足少阳之脉主骨所生病"。而我们早已熟知"肾者主骨生髓"。由上看来，肩井与涌泉，足少阳经与足少阴经以及胆与肾之间确实存在着紧密关系。

　　足少阳胆经的同名经是手少阳三焦经（手少阳足少阳交会于肩井穴）。从《灵枢·经脉》，我们可以看到两条少阳脉均与耳关系密切："下耳后循颈行手少阳之前"，"从耳后入耳中，出走耳前，至目锐眦后"（胆经）；"系耳后直上，出耳上角，一从耳后入耳中，出走耳前"（三焦经）。《阴阳十一脉灸经》将手少阳三焦经称之为"耳脉"，《素问·热论》明言"少阳主骨，其脉循胁络于耳，故胸胁痛而耳聋"。而"肾开窍于耳"，并且"脐下肾间动气者，人之生命也，十二经之根本也，故名曰原。三焦者，原气之别使也，主通行三气，经历于五脏六腑"（《难经·六十六难》），说明少阳（三焦、胆）与肾关系极为密切。"三焦"亦可谓"肾"的"大关津"。肾通过少阳与五脏六腑联系起来。由于心为"五脏六腑之大主"，应该说是少阳将肾与心有机联系起来应当更为贴切。

　　可见，如郑君所述，少阳将"受五脏六腑之精而藏之"的肾和"五脏六腑之大主也，精神之所舍也"（《灵枢·邪客》）的"心"沟通起来，起到了重要的"枢纽"作用。可以说，这里的心与肾，均可称得上人体的五脏六腑代表。其中，心代表"火"的一面，而肾代表"水"的一方。水与火通过少阳上下相感而成全人生，正如《周易·系辞》所云"感而遂通天下"。这点从"感"字的造字上也有体现，上"咸"下"心"谓之"感"，即水火交通谓之"感"，感而动谓之"应"，此谓"感应"。正如《庄子·内篇·大宗师》所说"同于大道"、《乐记·乐象》所说"比类以成其行"的同和。《礼记·乐记》曰：

"和，故百物皆化；序，故群物皆别。"心肾各居一方，自成一统，可谓"各归其位，谓之序"，而两者相互生生不息，又可谓"天地一行，谓之和"了。在"和而不同"的思想背景下，形成了"心肾相交"（心肾感应），"水火既济"的和畅局面。少阳成为了"心肾相交"的"大关津"。心经与肾经又是同名经（这又是比类的一种结果）。这样，少阳与少阴相互作用就构成了一种人体中重要的调控机制。三焦与心包（手厥阴）互为表里，胆与肝（足厥阴）互为表里。心包犹如君主之宫城，而代君受邪。肝肾又存在着"乙癸同源""精血同源"的比类关系。因此，厥阴又成了少阳、少阴调控机制的重要补充。

恰如孙思邈在《千金要方》中所言："凡诸孔穴，名不徒设，皆有深意"，肩井与涌泉的命名确有深意，并且腧穴的布局，不仅有经脉式的线性意义，而且还有经络体式的立体全息意义，在藏象经络体系构成的经络体内，同时存在着"升降出入和"的天人构建模式。对于这种模式，中国古代哲人已有认识，如《春秋繁露·五行之义》说："五行之随，各如其序；五行之官，各致其能。"这里所说的随、序，就是时间秩序；这里所说的官、能，是空间格局。各种不同空间结构的事物，在时间秩序的流逝之中，前后相随，构成了绵延的序列，而多层次多周期多齿轮咬合式实现着各自的功能。中医理论体系中的五运六气、子午流注、黄钟大吕、药物类象、针推行气等等各法，无不闪现这种"取象比类"的大智慧。

总之，中医的天地人取象，无论在中医基础理论、病因病机，还是诊断、针灸、方剂等等诸方面的全面体现，都已经成为中医的基本思维逻辑之一。其基本机制与原理就是同气相求、天人互感、阴阳参同、五行互藏、物人合一。但是，老祖宗的这点取象天人的思维逻辑，在现代中医的"扬弃"之下，基本上已经面目全非了。

比　类

比类者，比物类，即物以类聚之意。这些取象比类的本象、本类都是形态发生场的相同相通，表象有时间结构上的相通，有空间结构上的相同相似。这是"取象比类"的根本物理机制与原理，也就是中医的"天人感应"与"同气相求"效应。而比类与取象实为一物两面，比类是时间效应，取象是空间效应。运动的空间构成时间，静止的时间就是空间，时空本为一体，动静而已。可见，运动的取象就构成比类，静止的比类就是取象。这也是天人感应、天人合一过程中功能与结构、时间与空间的太极逻辑使然。

"天人合一""天人相应"乃取象比类的理论基础，人是自然界之一物，与其他事物息息相通，尤其是结构相同或相似者，具有相同的气场、形态发生场，可以相互影响，这也是药物治病的机理之一。五行学说，则更是"取象比类"

的典范，五行本义即指自然界木火土金水五种基本物质，自《尚书·洪范》将其抽象成自然界五类属性，直至《内经》已系统形成学说。从《素问·金匮真言论》所言："东方青色，入通于肝，开窍于目，藏精于肝，其病惊骇，其味酸，其类草木……是以知病之在筋也。"由此可窥见其"取象比类"的框架。"取象比类"思维是古今中医临证中不可缺少的思维方法之一。正如宋代张杲《医说》云："古今论病，多取象比类。"

《素问·阴阳应象大论》云："东方生风，风生木……在脏为肝，在色为苍""南方生热，热生火……在脏为心，在色为赤"等。之所以将风、木、苍与肝相属，热、火、赤与心相配，是因肝主疏泄，性喜条达。而木具生发，性喜冲和条畅，二者有共性之处，故取木类比肝，归肝为苍色。《素问·灵兰秘典论》对各脏腑的生理功能进行比类。综合概括为"心者，君主之官也，神明出焉""脾胃者，仓廪之官，五味出焉"，等等。脾胃为气血生化之源泉，具受纳、腐熟、运化、输布之功。脾胃健运，各种具有营养作用的精微物质才能源源不断地化生。好像司粮官掌管食粮供给、分配一样，管理有方，则能保障供给。心为主宰精神意识、思维活动，推动血行以滋润濡养全身各组织器官之脏，作用十分重要。如同国君主持全国重大要务，维持国家安定统一之责任重大。君主明智，各部门工作配合协调，"主明下安"。其余皆如此比类。

特定的病邪作用于特定的个体及特定的脏腑、组织、器官，影响人体特定的物质和功能，产生特定的疾病和转变，这就是五行五藏的比类。

例如《素问·金匮真言论》曰："八风发邪，以为经风，触五脏，邪气发病……东风生于春，病在肝，俞在颈项；南风生于夏，病在心，俞在胸胁；西风生于秋，病在肺，俞在肩背；北风生于冬，病在肾，俞在腰股；中央为土，病在脾，俞在脊。故春气者病在头，夏气者病在脏，秋气者病在肩背，冬气者病在四肢。故春善病鼽衄，仲夏善病胸胁，民夏善病洞泄寒中，秋善病风疟，冬善病痹厥。"

再如，"风伤肝，暑伤心，湿伤脾，燥伤肺，寒伤肾"，"阳邪从阳，必伤卫气"，"风则伤卫，寒则伤营"。"风为阳邪易袭阳位，湿为阴邪易袭阴位"等。

《素问·至真要大论篇》曰："诸风掉眩，皆属于肝。诸寒收引，皆属于肾。诸气膹郁，皆属于肺。诸湿肿满，皆属于脾。诸热瞀瘛，皆属于火。诸痛痒疮，皆属于心。诸厥固泄，皆属于下。诸痿喘呕，皆属于上。诸禁鼓慄，如丧神守，皆属于火。诸痉项强，皆属于湿。诸逆冲上，皆属于火。诸胀腹大，皆属于热。诸躁狂越，皆属于火。诸暴强直，皆属于风。诸病有声，鼓之如鼓，皆属于热。诸病胕肿，痛酸惊骇，皆属于火。诸转反戾，水液浑浊，皆属于热。

诸病水液，澄澈清冷，皆属于寒。诸呕吐酸，暴注下迫，皆属于热。"

这就是"病机十九条"的核心内容，也就是五运六气与五脏六腑在形态发生场层面上，病因病机及发病取象比类的具体体现。

据耿俊英于1983年对400种常用中药的药味统计分析，现代文献记载的药味与口尝药味相同的仅占35.7%~42%。文献最早记载的药味与口尝药味相同的仅占32%，最早文献记载的药味与现代文献记载的药味相同的只有56%。古今记载的药味与实际味道并非完全一致，相同的不及半数。

据周祯祥于1999年对400种常用中药的药味统计分析显示：现代文献记载的药味与口尝药味不同的占58.0%~64.3%；文献最早记载的药味与口尝药味不同的占68%；最早文献记载与现代文献记载的药味不同的占44%。二者在同与不同两个方面的统计说明，中医的五味归经理论并不是经过口尝等经验方法获得，而是通过中医独有的天人感应、取象比类法则，以定药物的性味归经。这一点，对于理解中医理论的发生学逻辑来说，非常重要。

可见，中医学通过"取象比类"等所建立的，实际上，并不是中药的色味等与具体病因或者器官组织等的联系；而是以这些概念为桥梁，在中医基础理论层面上，在天人感应层面上，在形态发生场层面上，将药物的实际作用与疾病的不同病机状态相联系在一起。其间不仅具有必然联系，而且由于这种联系是在天人感应和临床实践中所建立的，其更贴近真实，也更具有实用性。这也就是为什么根据现代中医、现代医学的试验观点来看，其认识不仅是不可思议，而且简直就是"错误百出"，但其理论体系指导临床却是十分有效的，尤其是还能显著地提高现代西药的临床疗效。而相反，西医学主要在实验室条件下所建立的各种联系，看起来很精确，但却是一种简单化、经验式、机械式的线性二维认识与把握，在不同的情况下，与实际有不同的出入，也导致了其有效性存在着一定的或然性。这一点，只有在貌似简单的天人感应之"取象比类"的复杂科学的前提下，才能有一个更准确、客观的认识。

在天人感应的原则和逻辑下，药物外在形态、物质状态与人体脏腑组织结构相似者，一般与相应的器官组织具有相似的"气场"，也就是具有相同或相似的形态发生场，并通过此"气场"入相应的脏腑组织器官而发挥相应的共振治疗作用，亦即相应的归经效应。

如杨军所述，连翘，状似人心，两片合成，故为少阴心经、厥阴包络药也。诸痛痒疮疡皆属心火，故为十二经疮家圣药。又如，葱茎白，外实中空，肺之菜也，肺病宜食之，肺主气，外应皮毛，其合阳明。故所治之症多属太阴、阳明，皆取其发散通气之功。再如，马兜铃，体轻而虚，熟则悬而四开，有肺之象，故能入肺。再如，芦茎叶，芦中空虚，故能入心肺，治上焦虚热诸病。物有质地轻重之分，故有不同的升降趋向，也由此影响了其归经效应。如谷精草，体清上浮，能上行阳明分野。凡目中诸病，加而用之甚良。再如马勃，因质地轻虚，故能入肺经，为上焦药。如豇豆，开花结荚，两两并垂，有习坎之意，且豆子微曲，如人肾形，故此豆为肾之谷，多入肾发挥治疗作用。如旋花，"根细如筋，藤蔓之属像人之筋，故多治筋病"。又如荔枝核，其实双结，而核肖睾丸，故入厥阴，行散滞气，治㿉疝卵肿。再如丝瓜老者，"筋络贯串，房隔连属。故能入脉络脏腑，而祛风解毒，消肿化痰，祛痛杀虫，及治诸血病也"。

归经理论，是中医药学特有的理论之一，其产生与取象比类法关系，密不可分。升降浮沉是药物在人体的作用趋势，不同性质和质地的药物，其作用趋势也遵从了同气相求的规律。如刘明所述，以质地而言，花、叶和轻清的药物，大都能升而浮，如辛夷、荷叶、升麻等，这类药物多入上焦，可治上焦疾病，或引气血而上行。子、实及厚重的药物，大多为沉降，如苏子、枳实、熟地黄、磁石等，此类药物多入下焦，可治下焦疾病，或引气血下行。中医学就有"诸花皆升，旋复独降；诸子皆降，蔓荆独升"的说法。诚如后世补土派的医家李杲《说药录》所言："轻清成象（味薄者茶之类），本乎天者亲上；重浊成形（味厚者大黄之类），本乎地者亲下也。"清代温病大家吴塘在《温病条辨·治病治法》中提出："治上焦如羽，非轻不举；治中焦如衡，非平不安；治下焦如权，非重不沉。"不同质地的药物作用于疾病的部位不同，若出现某些类似的征象，那么，在药物的选取上也是不同的。

药物不仅各有形状的差异，其生活习性也各不相同，动物药尤其如此，可以据此判断其治疗作用的特点。据杨军述，李时珍推演药物作用，常通过药物习性入手。例如，海马，雌雄成对，其性温暖，有交感之义，故难产及阳虚多用之。鳝善穿穴，无足而窜，与蛇性同，故能走经脉疗十二风邪，及口、耳目诸窍之病。药物在生长形成过程中，常常受到周围环境的影响，所谓气感各有所宜，因而会产生不同的治疗作用。李时珍从药物生成环境推测药物具有的作用，如船底苔，水之精气渍船板木中，累见风日，久则变为青色，盖因太阳晒之，中感阴阳之气，故服之能分阴阳，去邪热，调脏腑。再如炉甘石，阳明经药也，受金银之气，故治目病为要药。

再如，刘明认为，银杏叶被广泛用于抗衰老，理论根据可能与银杏为中生代的活化石，其生命力旺盛有关；穿山甲能软坚散结在于这种动物本身就能掘洞穿山；合欢花能疏肝解郁在于花儿能移情悦心；霜桑叶能清肺止咳在于霜本性寒。至于五子衍宗九能补肾种子，与这五味药均为种子关联紧密。而清宫秘方玉容散能美白养颜，与所选药物为白牵牛、白蔹、白细辛、白芨、白莲心、白茯苓、白芷、白术、白僵蚕、白附子、白扁豆、白丁香、珍珠等有关。

因此，中医有"皮以治皮，节以治节，核以治核，子能明目，藤蔓者治筋脉，血肉者补血肉，各以其类也"的说法。吴塘立清宫汤（玄参心、莲子心、竹叶卷心、连翘心、犀角尖、麦门冬连心）"以心治心"疗热入心包，当代名医赵炳南创"多皮饮"（地骨皮、五加皮、桑白皮、干姜皮、大腹皮、白鲜皮、牡丹皮、赤苓皮、冬瓜皮、扁豆皮、川槿皮）"以皮治皮"治疗慢性荨麻疹等。上述治疗方法皆是按照"同气相求"的比类法用药，无疑大大拓展了中医药的治疗范围。

李宁认为，中医用药上常采用鸡磨石头的鸡内金来消瘤散结；女贞子呈倒卵形、椭圆形或近肾形，功擅补肾，冬至之日，一阳初动，此时采集，可得四季初生之阳，对于补益先天之本的肾脏，自有独特之妙处。历代医家也多采用此种思维指导临床用药。

例如，清代张隐庵论牛膝："《易》曰：乾为马，坤为牛。牛之力在筋，取名牛膝者，秉太阴湿土之气化，而能滋养筋骨也。"所以，牛膝"主治寒湿痿痹，言或因于寒，或因于湿，而成痿痹之证也。痿痹则四肢拘挛，四肢拘挛则膝痛不可屈伸，牛膝秉湿土柔和之化，而滋养筋骨，故能治之。"

清代唐宗海在其著《本草问答》中，对中药的取象比类用药思维多有阐发。如其论述夏枯草、款冬花的药性时讲："夏枯草生于冬末，长于三春，是正得水木之气。遇夏则枯者，木当火令则其气退谢，故用以退肝胆经之火。款冬花生于冬月冰雪之中，而花又在根下，乃坎中含阳之象，故能引肺中阳气下行，而为利痰止咳之药。二物皆以时名，皆得其时之妙用也。"

近代名医张锡纯在临床用药思路上，亦体现着取象比类的思维特点。例如，其认为柏子仁能涵濡肝木，可治肝气横恣胁痛，是因为取象于柏树独向西北，西北者，金水合并之方也，且其实成于秋而采于冬，饱经霜露，和得金水之气尤多。故比类柏子仁禀金水之气，水能滋木，金能镇木，滋水镇木，则肝木得其养，兼得其平，故可以治肝气横恣胁痛。

在中药的归经理论中，有些中药就是根据同气相求的思维方法所产生的。根据五脏与五行相关理论，五色归五脏，一些具有不同颜色的药物对于相应的脏腑也具有不同的疗效。张挺认为，五色入五脏，每一种颜色具有对相关脏腑的特定作用；结合对药物的质地观察，则能更好地认识其对相应脏腑的作用机理。如青黛色青入肝经，丹参色赤如心经，黄土色黄入脾经，石膏色白入肺经，黑豆色黑入肾经。再如，通脱木，色白气寒，又味淡体轻，故入太阴肺经，引热下降而利小便。又如蒲公英，因其属土，开黄花，可入阳明、太阴经，解食毒，散滞气。如浮石，水沫结成，色白而体轻，其质玲珑，肺之象也。气味咸寒，润下之用也。故入肺除上焦痰热，止咳嗽而软坚。又如白扁豆，"色白而微黄，其气腥香，其性温平，得乎中和，脾之谷也，入太阴气分，通利三焦，能化清降浊，故专治中宫之病，消暑除湿而解毒也"（《本草纲目》）。

蜘蛛散出自东汉医家张仲景所著《金匮要略》："阴狐疝气者，偏有小大，时时上下，蜘蛛散主之。"阴狐疝气简称"狐疝"，与现在之腹股沟斜疝相似。

李宁认为，如果疝囊未发生嵌顿的，可参考蜘蛛散的思路采取保守治疗。一般认为，本病的病机为寒气凝结厥阴肝经所致，因厥阴肝经循行路线是绕阴器而过，所以，本病发病与巳亥厥阴肝经相关。关于此方之精神，诸如魏念庭、尤怡、黄元御、唐容川、曹颖甫等前辈，都有专门的论述。譬如，清代黄元御在《金匮悬解》中认为，本病为"少阴厥阴两经之病，由水寒木陷，肝气下郁而发"蜘蛛散中"蜘蛛破瘀而消肿，桂枝疏木而升陷"。

医者，意也。在对蜘蛛散的应用上，体现了中医学天人感应之取象比类的思维。据李宁述，《本草乘雅半偈》中"蜘蛛"条下述："蜘蛛喷泄放丝，磨旋右转，结网以网飞虫，知物触而遂诛之，地以阳杀阴藏之谓乎。易曰：结绳网罟，以佃以渔盖取诸离。象曰：明两作离继明照于四方之火德欤，重门击柝，以待暴客，盖取诸豫。"陆懋修在《文十六卷·述先》中谓此方："盖谓蜘蛛临风结网，长于定风，炙焦则微变其寒性为温，有开散之力。佐以肉桂，木得桂而枯，使风先息而木自平。"

除上述医家所论述之外，从狐疝发病时病囊经过腹股沟管进入阴囊的临床表现，及现代医学采取的修补手术治疗方法理解，蜘蛛结网也是修补治疗之意象的阐释。

仲景还有治疗阴阳易的烧裈散也是取象比类用法。《伤寒论》392 条："伤寒阴阳易之为病，其人身体重，少气，少腹里急，或引阴中拘挛，热上冲胸，头重不欲举，眼中生花，膝胫拘急者，烧裈散主之。"仲景还曰："妇人中裈，近隐处，取烧作灰。上一味，水服方寸匕，日三服，小便即利，阴头微肿，此为愈矣。妇人病取男子裈烧服。"

此阴阳易类似于当今之艾滋病、性病之类的范畴。其基本机制就是根据中医天人感应之同气相求原理来取象比类，从男女交欢得的病，就从男女生殖器来治疗。以男女比类，以生殖器取其气象，在临床上基本是一剂知、二剂已。

如新疆昌吉州老中医何复东治案：24 岁女患出现原因不明而致头晕、颈项困重无力，自感身体困乏，少腹拘急，四肢麻木不适，严重时自感有一股热气从腹部上冲至胸，同时，伴心慌、气短，四肢拘挛不能舒展，经西医检查，均未见异常。又到某医院专家处服中药 6 剂，未见寸功。西医排除低钙血症，诊断为癔症，中医诊断为奔豚。先后予以桂枝加桂汤、百合地黄汤治疗一周，但患者病情如故，四肢拘挛，少腹拘急时作。仔细问病人后得知，患者发病于房事之后，根据临床症状，参阅《伤寒论》条文，符合《伤寒论》中阴阳易之诊断，可用烧裈散治疗。遂嘱患者丈夫剪下房室后的内裤前档处，烧灰，开水冲服，日一次，并停服其他中西药。用药两天后，患者上述症状明显减轻，精神振作，四天后诸症消失，后经调理痊愈出院。半年后偶遇患者，知出院后病情再未复发。何复东用烧裈散治疗阴阳易差后劳复病30例有满意疗效（97%）。他提到，烧裈散制用方法应为：取患者交欢之人穿用未洗之内裤近隐处一块如掌大，烧作灰，开水调服。说明临床上确有阴阳易之病，烧裈散也确可治此病。然用烧裈散治疗阴阳易，在现代中医、现代医学看来，简直就是无稽之谈。现代中医的中医学院每学及于此，皆斥之为荒诞不经，中医药大学的学生读《伤寒论》，每及于此，亦讥笑不已。

《医宗金鉴》云："男女裈档，浊败之物也。烧灰用者，取其通散，亦同气相求之义耳。"然而，中裈不可直接服，而是烧之然后服。有人认为，是利用中裈污浊之物、男女生殖器分泌物之类云云。但是，烧灰之后还能剩下什么分泌物呢？显然无法自圆其说。也可见到，中医取象比类的法则，在天人感应之下，是现代中医、现代医学无法理解的。你让现代中医们去研究一下，烧裈散中的分子生物学原理、代谢组学、蛋白组学、基因组学、表观遗传学的结构，靶器官在哪里，作用机制是什么，说起来就像笑话一般。

以脏养脏法是中医学临床治疗的理论之一。常采用动物的脏器来调补人体之相应器官，以达到治愈疾病的目的。如张挺述，该疗法在"五十二病方"中已初见端倪，如鸡血疗法等。在唐代孙思邈的《千金要方》中，以脏养脏疗法得到了具体的运用和泛化。《千金要方》设食治篇论食治原理，可谓中医脏器疗法最早的集大成者。中西医汇通派的代表人物张锡纯正式提出"脏器疗法"一词。如以猪脬治疗膀胱之遗尿，黄狗肾治疗肾阳虚衰之阳痿，猪血、羊肝治疗血虚，猪骨髓补脑益智，鹿筋、虎骨强筋健骨等。毋庸置疑，这种以脏养脏的方法，正是同气相求的思想内涵、取象比类方法的外延。

再如，吴元洁所述，临床中用"比类"思维创立了中医许多令人称奇的治法，譬若治湿，湿象水类，可弥漫三焦，自然界水湿在上，应开窗通气散湿气，中医"取象比类"，选择了发汗、芳香化湿，以藿香正气之属；水湿在中，需填石灰令其干燥，中医则取苦温燥湿之剂，《局方》平胃散如是；水湿在下，宜挖水渠疏通之，中医亦淡渗利水，仲景五苓散应之。另外，像提壶揭盖法、增水行舟法、釜底抽薪法等等，均是取象比类的产物。例如，浙江近代名医范文甫的案例：其治某君，年40余，患寒热，缠绵年余，时盛夏犹着棉衣，诊时知某君嗜饮以经露荷叶自制的香茗已数载，便嘱其每日细嚼上好葵花子数枚，半月后，某君经年宿疾竟霍然而愈。此案例范医运用"取象比类"，认为葵花向阳而开，其子得太阳之精气，而荷叶露清凉阴寒，故以阳攻阴，而获佳效。

关于五腧穴，即四肢肘、膝关节以下有井、荥、输、经、合五种特定作用的穴位。十二经脉中，每一条经都有各自相应的五腧穴。如手太阴肺经的五输穴，分别为少商、鱼际、太渊、经渠、尺泽。如刘明所述，这些穴位之所以取名井、荥、输、经、合，在《灵枢》中就有明确的答案，即"所出为井，所流为荥，所注为输，所行为经，所入为合"。井，为水出之源，少商穴是肺经之气始发部位，故命此穴为井穴。荥，水流细小貌，鱼际穴是肺经之气流注微弱部位，故命此为荥穴。腧穴处经气渐盛，像若水流灌注盈满而转输到他处一样。经穴处为经气隆盛，好似水流滚滚，激波逐浪。合穴处为经气汇合部位，如同百川汇集，归流大海。故知井荥输经合五输穴命名之意，是取水流从源到流，由小到大的自然现象，来比喻人体内营卫气血流注这五个不同部位的盛衰情况，借以说明营卫气血运行和分布的规律。不同病症在针刺的时候，选取相应的腧穴配伍，可明显提高针刺效果。以上还只是空间结构的"同气相求"；同时，按照阴阳五行时间结构的"同气相求"效应，又衍生出子午流注、灵龟八法、飞腾八法，等等。再结合五行生克制化、亢害承制等规律，整个中医人体，无论在藏象经络宇宙发生学，还是病因病机、诊断、治疗等等全方位上，无不遵循着阴阳五行、五运六气所衍生的"司物备化""各司其属""气化与力化""同气相求""取象比类"。

实际上可以看出，在天人感应的逻辑之下，取气象与比物类是同一事物、同一逻辑的不同角度、不同时空、不同层次、不同方面而已。也就是说，取象与比类是同一回事。取象按照比类原则去取气象，比类按照取象原则去比物类，二者不能分别，就犹如阴阳与五行是不可分别的一个天人感应系统一样。哪一物没有性，哪一物没有味，人的性味就是形神归根，物的性味就是四气五味归经。而性即可取气象，味即可比物类，象中有类，类中有象，象类相生，类象相成，互藏互用，互感互应。象类所应，天人感应，悟性使然。

论悟性——眼见为虚

如是我闻。

常言说"眼见为实"，从低层次时空看，这确实没有错。但一个人的境界与世界要想升华，"眼见为虚"才是真功夫。"眼见为虚"不是骗人的谎言，而是颠扑不破的真理，是孔子、释迦、老子、耶稣一再劝诫世人务必要掌握的真识。孔子教导说："巧言令色，鲜仁矣。"释迦教导说："色即是空，空即是色。"老子教导说："信言不美，美言不信；知者不博，博者不知。"耶稣教导说："我所讲的道，是人们眼睛所不能看见，耳朵所不能听见的。"

"眼见为虚"在中国的历史上经常被注解。比如，刘备去请诸葛亮出山，诸葛亮故意不见刘备，刘备不得不"三顾茅庐"。张飞因为"眼见为实"，以为诸葛亮架子大，给自己的大哥不给面子，居然想一把火烧了人家的房子。最经典的"眼见为虚"非周文王莫属。周文王看见姜子牙钓鱼，既不把鱼钩沉入水下，还不把鱼钩弄弯，而是把一根针悬在半空来钓鱼。周文王就问子牙"这怎么能钓到鱼呢？"姜子牙说，"愿者上钩"。周文王闻言即刻拜姜子牙为相。可姜子牙还不买账，非要周文王亲自给自己驾车不可。在常人眼里，这姜子牙不是傻子就是疯子，成心找死。可是，周文王何许人也？《易经》的作者，"眼见为虚"的鼻祖。他听闻此言，不但没有怒气，反而更加钦佩姜子牙的才华，负车 808 步。此典故遂成千古佳话，也体现了"眼见为虚"的最高境界。

"眼见为虚"，也是东西方哲学家研究的核心课题。

我们知道，哲学家研究的核心问题是"世界是什么？"，或者"世界的本质是什么？""人是什么？"，或者"人的本质是什么？"诸如此类的问题。这些问题对于抱着"眼见为实"观点的人来说，简直是大笑话。世界不就是太阳、月亮、大地、河流吗？人不就是能吃能睡的动物吗？这些司空见惯的常理，还用问吗？但是，对于抱有"眼见为虚"的哲学家、宗教学者来说，问题可没有这么容易回答。他们有些人终其一生都在思索，甚至放弃了荣华富贵。如释迦；甚至放弃了生命，如耶稣；或者隐居山野穷思竭虑，如老子；或者到处游说如丧家犬，如孔子。

对于"眼见为虚"，中国人有着超乎所有民族的洞察力。早在 2500 年前，姜子牙的徒孙——军事家孙武（姜子牙封地为齐国，孙武为齐国人）就以"眼见为虚"为理论依据，提出了"兵者，诡道也，能而示之不能，用而视之不用"的观点，成就了驰名中外的《孙子兵法》，至今位列世界十大军事名著之首。中国还有个《三十六计》，则把"眼见为虚"演绎成 36 种可以应用于实际工作和生活的计谋，流传了 2000 多年，以至于到了 19 世纪发展出了"厚黑学"。

这"眼见为虚"是什么真功夫，其实就是悟性！

悟，是人对宇宙天体运行规律的感知与体悟。这种感知在人心中清净之后，才能获得。如果你的心不清净，心中就没有容纳真知的地方。而人一旦得到这种真知，生命就会获得巨大的潜能。

空，是悟的高层次。《西游记》里唐僧有三个徒弟：猪悟能、沙悟净、孙悟空。悟能是人着眼于可视之物，而悟于表象；悟净则不为事物所迷、所动，但尚寻不到事物的根源；悟空则悟出事物的本源，所以一眼可看清妖怪。猪为亥水，好色多能，北黑是应；心猿悟空，万里一蹦，行者懒能，但得约束以箍；

西方肺净一担挑，任劳任怨功劳高，辅之心肾去行事，试想，一旦呼吸停了，那可不得了。东土唐朝和尚，白龙神马驮行，五行参悟一团队，有景有验有成功。

老子根据悟的不同程度，把人分成三个层次。他说："上士闻道勤而行之，中士闻道若存若亡，下士闻道大笑之，不笑不足以为道。"悟性高的人发现道的踪迹紧随不舍，因而他终生无险，病不入身；中层次悟性的人略知"道"的伟大，但认识不清，所以，觉得道似真似幻，若有若无，因而在处事方面患得患失，难有大的作为；缺少悟性的人，见识浅薄，根本不晓得道为何物，甚至连听见合乎于道的话都会哈哈大笑，以为荒诞不经。此种人的嘲笑，正说明道的高深，这些人如果不耻笑道，道就不成为道了。道是宇宙运行规律，只能为少数觉悟之人所认识。

人不分贵贱，但悟性却有上下之分。无论中国人还是外国人，无论古人还是现代人，谁具有悟性，谁才能将自己置于时空中的相对最佳位置，这是风水宝地。一些人最相信自己所看到的物质世界，声称眼见为实。实际上，这恰恰是一些人的悲剧所在。因为人的眼睛所能看到的东西非常有限，它局限了人的思维，并最终将人置于无法解脱的境地。智者仁人则用心性、心念去感知世界，因为这种感知的力量是无限的。正如释迦牟尼在两千五百年前感知到宇宙无限大，同时又无限小。

悟如此重要，悟在哪里？悟在脚下，悟在不言中。悟不能赠予，不能继承，只能用心去体会，去探寻。有个哲学故事说，天帝对一人讲："在你危难时，我可以救你三次。"事后，这个人果然遇到了危难，他被困在洪水之中。突然，一条渡船经过，船上的人说："上来吧！"他说："天帝会管我的。"过了一段时间，漂来一段圆木，上面有人喊："上来吧！"他说："天帝会管我的。"又过了好长时间，一只大木盆远远漂来，他想去抓，转念想："天帝会管我的。"最后，他终于支撑不住，落水淹死了。他的灵魂去找天帝，问："你为什么说话不算数？"天帝讲："我讲话是算数的，已救你三次，可惜你缺乏悟性，在劫难逃。"

"悟"是深不可测的，但又简单得不能再简单了。人要得到悟性，必须抛弃狂妄的自以为是。一旦进入空的境界，悟也就在其中了。

学习中医也是如此。医道不只是靠学习，更需要悟性。靠一些雕虫小技以炫耀、吸引患者、学徒的做法，对于中医的发展无益。这样的中医也只能是中医江湖的一个流派，但这毕竟也是纯粹中医，比那些披着中医外衣，实为西医的狼，挂羊头卖狗肉之徒要强得多了。

其实，对于地球人来说，空已经算是高境界了。殊不知，山外有山，人外有人，天外有天，突破了空的境界，还有更辉煌的境界，那些境界又是"有"的更高境界，即仙、佛、道的世界，或称为法界，或经书中所说的几层天几层天的，那就是更大更高更美好的世界，所以，"空"算什么，什么也不是！只是看穿红尘，出六道的一扇门而已，新的世界又有新的法则、新的道、新的理、新的生命形式与状态了，那是修炼的道、理、术，是另外的生命体系与时空了，古中医又算得了什么呢？也是小儿科，小能小术而已！

现代中医思维方式

现代中医论中医思维的特点是，就思维而论思维形式本身，不知道思维是由理论模型的特性所决定的思维方式。如果将理论模型比作太阳，那么，思维就是太阳之光。没有太阳，哪有太阳光？没有中医理论模型，何来中医思维？再比如，一束光照射到一个物体表面，那么这束光的反射路径取决于这个物体表面的光滑程度与形状规则程度，如果是光滑平面，光就垂直反射回来，如果是形状粗糙不规则，那么，光就会发生散射。同样道理，对于任何事物的正确的思维具体方式，取决于思维对象本身，而不是思维本身。庄子以多个比喻对此观点做了形象的阐释："筌者所以在鱼，得鱼而忘筌，碲者所以在兔，得兔而忘碲；言者所以在意，得意而忘言。"意思是说，"筌""碲""言"都只是用于借助的工具，而"鱼""兔""意"则是唯一的目的。对于中医思维逻辑来说，"鱼""兔""意"是中医理论模型本身，而"筌""碲""言"则是中医思维方式，若直接从中医理论模型通过内算而实现目的，前者即中医思维方式都可以直接放弃。其言外之意就是：若能直接获得目的后者，前者途径根本不需要出现。一时间，庄子自己也不禁发出无限慨叹："夫道，迥然难言哉！""道不可见，见而非也；道不可言，言而非也……"（《庄子·知北游》）

所以，执着于思维形式本身的现代中医，就出现了各种奇奇怪怪的关于中医思维的说法。例如，意象思维、形象思维、抽象思维、取象思维、数思维、象思维、反向思维、类比思维、直觉思维、横向思维、整体思维、辩证思维、逻辑思维、模糊思维、反逻辑思维、诊断思维、临床思维等。实际上，这些思维方式不只在中医体系中存在，在西医体系中也同样存在，甚至在科学乃至日常生活中都存在着，这能叫作中医思维吗？显然不能。现代中医研究中医思维，一上来，基点就错了，基点一错，坐标系、参考系就错了，那么，最后一切都是不着调了。究其根本，现代中医犯的还是理论与方法论、理论与认识论不分的低级错误。

具有中医思维者方为中医。

现代中医界一直以来，就有一个根深蒂固的认识，即传统中医理论是朴素的、经验的，阴阳五行理论是机械的、愚昧的。但现实客观事实是，现代中医界已经按照这种自以为是的思维定式、先入为主的逻辑定式走下去，而且走进死胡同了。越研究越混乱，越没有头绪，越自相矛盾。包括所谓的藏象经络研究、阴阳五行研究、证候研究、方证研究、体质研究、中药现代化研究，等等。现代中医界的研究成果与传统中医理论体系简直就是风马牛不相及、驴唇不对马嘴。如果说传统中医是"愚昧的"，我们可不可以这样理解，"先进"的现代中医理论、现代科技连这个"愚昧的""经验的""机械的""朴素的"东西都解释不清、研究不明，是不是这个"先进"的现代中医、现代科技更愚昧?!

现代中医思维基本上只有两种，一种是唯象思维论，一种是现代科技思维论。所谓唯象思维，就是从人体的现象、表象中去提取一种类似于传统中医的逻辑思维，但实际上，这种唯象思维同真正的中医思维完全是两回事。这种现代中医思维叫唯象中医学。如张其成认为，取象运数是中医思维的主要方法，所谓"取象"中的"象"指直观可察的形象，即客观事物的外在表现。取"象"是为了归类或类比，取象比类即将动态属性、功能关系、行为方式相同、相近或相互感应的"象"归为同类，按照这个原则可以类推世界的万事万物。唯象之象与前述中医取象之象不是同一概念，此象非彼象。唯象之象是个象、表象，取象之象是烝象、本象。唯象之象是方法论，取象之象是本体论。唯象之象是实证经验论，取象之象是发生学理论。

现代中医的唯象思维包括意象思维、辨证思维、整体思维、经验思维四种模式。现代科技思维，在现代中医思维中表现为废医存药思维、现代医学思维、微观辩证思维三种。而且，现代中医关于中医思维方式方法的研究还有一个弊端，那就是只注重研究思维方式方法本身的特点，却忽略了中医思维方式方法的目的是干什么的。如果将中医思维比作一把斧子，现代中医只是研究这把斧子如何漂亮、斧柄多长多粗多硬，什么材质，怎么加工而成的，什么颜色，等等，却忘了唯一重要的一个目的，即这把斧子是如何最快、最省力气地劈柴，此其一。其二，现代中医基本上将传统中医的思维模型"扬弃"殆尽，只是在论文中、文字里回顾一下而已，在临床上看不到他们自己文章中丝毫的精神逻辑。完全是自己独自开发出一套自以为是的中西医结合思维逻辑和语言系统，还美其名曰为"研究成果"。

如有的专家对中医意象诊疗模式进行现代解读，最后概括出意象诊疗模式具有唯象性、思辨性和动态性特点。

再如，张天奉在总结了"国医大师"们的临床思维后，提出中医临床过程中常见的辩证思维模式六种：一是求同思维支配下的模型辩证模式。即把患一者的症状、体征和已有的理论模型进行比较，根据二者之间的吻合度或相近度进行辩证，包括传统辩证模型、方证模型，以及经验模型。二是在求异思维支配下的分析辩证模式。即通过对主诉症状的病机分析来确定症候类型的方法。三是在类比思维支配下的类比辩证模式。即在辩证过程中，把未知的"象"与已知的"象"进行类比，以启发思路，提供线索。四是直觉性思维支配下的直觉辩证模式。即跳过了许多推理的中间环节，在短时间内通过一两个临床表现抓住疾病的本质，得出辩证的结论。五是在否定思维支配下的否定辩证模式。即通过对相似症候的否定而达到确定症候类型的辩证方法。六是在静态思维支配下的体质辩证模式。其实，这些所谓的中医思维有多少成分是实用、有多少成分是水分，都不最重要的，最重要的是这些思维都是经验思维，而现代中医又不承认这些是经验思维！哪有一点科学求同的逻辑。

文字游戏写的如哲学蒙太奇，毫无中医逻辑，也是一种中医逻辑，不仔细阅读，真容易陷入混乱之中，但这就是现代中医思维逻辑的现状。现代中医总是在方法论、认识论层面上研究中医思维，而不去从中医本体论、理论层面研究中医思维，这就是现代中医思维难题始终不能圆满解决的症结所在。

唯象思维论

什么叫唯象？"唯象"这个词是钱学森提出来的。唯象就是界于经验与科学之间的一种知其然不知其所以然的阶段。是一种科学的前阶段，也可以说，是一种统计学意义上的经验之谈，其所唯的只不过是大数据级别的现象、表象，以及实验现象的概括与臆想。唯象只是一种思维逻辑方式，并不是什么科学。只是一种定语，不是主语。

据徐月英研究，现代中医的"唯象思维"目前还没有统一的表述方式，根据近年来的文献记载，大体上有"取象思维""意象思维""形象思维""象征思维""象数思维""形象逻辑思维"等称谓。新世纪全国高等中医药院校七年制规划教材《中医哲学基础》表述为："象思维就是一个由'物象'提炼'意象'，再由'意象'反推'物象'的过程。""象数思维，指运用带有直观、形象、感性的图像、符号、数字等象数工具，来揭示认知世界的本质规律，通过类比、象征等手段，把握认知世界的联系，从而构建宇宙统一模式的思维方法。"21世纪高等中医药院校研究生试用教材《黄帝内经》理论与方法论中说："取象思维是古人在观察事物获得直接经验的基础上，运用客观世界具体的形象及其象征性符号进行表述，依靠比喻、象征、联想、推类等方法进行思维，反映事物普遍联系及其规律性的一种思维方法。"

于春海认为："取象思维的本质是一种比附推论的逻辑方法。所谓比附推论是指通过想象，由具体事物直接推知一个抽象事理的逻辑方法。"形象思维是在对形象信息传递的客观形象体系进行感受、储存的基础上，结合主观的认识和情感进行识别（包括审美判断和科学判断等），并用一定的形式、手段和工具（包括文学语言、绘画线条色彩、音响节奏旋律及操作工具等）创造和描述形象（包括艺术形象和科学形象）的一种基本的思维形式。李泽厚在《美学论集》中认为："不脱离形象想象和情感的思维叫形象思维。"刘庚祥称其为形象逻辑思维，认为，"在象形文化中形象思维是人类认知世界的主要思维方式，但这种形象思维并不是以往认为的那种非逻辑、非理性或艺术性的思维，形象思维是一种对客体形态的再认识与内在实质的理解相统一的认识活动。是人类认识世界重要的思维与逻辑形式之一，因此，把它也称为形象逻辑思维"。

还有现代中医学者认为，意象思维是"意"与"象"二元合一的思维方式，"意"指主体的思想意识、主观意念、主观情意、精神气韵等。总之，是主体的思想、思维、认识情感活动，属主观范畴；"象"即自然、社会中的客观形象与现象，是认识的对象、客体，属客观范畴。客观存在之"象"，一旦被觉察，就与主体的"意"结合而成为"意象"，再以意象为材料进一步展开一系列思辨活动，这就是所谓的"意象思维"。谢清果认为，象征思维又称意象性思维，是一种从具体形象的符号中把握抽象意义的思维活动，云云。

根据上述现代中医学者对"取象思维""意象思维""形象思维""象征思维""象数思维"所做的定义看，虽然其切入角度、表述方式、使用语句略有差别，但实质上所描述的都是以不脱离客观之物"表象"与主观之"想象"为基本特点的思维方式，其共性都是以"现象""表象"作为思维的细胞，着眼于不断运动变化的事物现象，将考察重点放在"现象""表象"的自然时间过程中，主要依靠意象思维和综合方法，以抽象方法为辅，由自然整体之"现象""表象"决定部分之"现象""表象"，不对世界进行个别和一般、本质和现象的分割，而在主客互动中寻找现象和想象的规律，整个思维过程均不脱离"现象""表象""想象"，并用"唯象""意象"统摄思维的各个环节。因此，将其称为"唯象思维"。可以想象，这种"唯象思维"，首先，是脱离了中医本体论的基本逻辑，其次，它只是局限于"现象""表象"，这种思维方式对于中医本身来说，不亚于一场灾难。

依据文献报道的内容，现代中医大体有如下几种表述方法：如意象思维、形象思维、抽象思维、取象思维、运数思维、象数思维、反向思维、类比思维、直觉思维、横向思维、整体思维、辩证思维、逻辑思维、模糊思维、反逻辑思维、诊断思维、临床思维等。虽然说法很多，究其根本，现代中医只是在认识论和方法论层次上说说而已；不过，唯象思维、整体思维、辩证思维和经验思维这四大种，在第二乱、第三乱中已经说了，所谓的整体思维和辩证思维，不但中医有，西医也有，所以这种思维不是中医的特色和独有，此处不再赘言。经验思维，说实话，也不能严格说是中医的特色。因为经验思维是人类进行各种社会活动的一种思维本能、逻辑本能。

如现代中医学者在总结中风病的病因病机上，根据经验及现代医学知识，提出了"毒损脑络"的病机假说，认为中风发病是由于毒邪损伤脑络，络脉破损，或络脉拘挛瘀闭，气血渗灌失常，致脑神失养，神机失守，形成神昏闭厥、半身不遂的病理状态。毒之来源，因于脏腑虚损，阴阳失衡，内风丛起，风火上扰，鼓荡气血，气逆血乱，上冲于脑，或风火夹内生瘀血、痰浊上犯于脑，交结阻于脑络等，终致营卫失和而壅滞，则毒邪内生云云。什么是脑神？什么是毒邪？什么是络脉？什么是神机？这里实际上涉及了脑与心谁主神明的问题。总之，都是一些模棱两可、毫无中医逻辑的文学化语言，让人看了感觉是在读金庸武侠小说。

现代中医学者指出，该假说提出的理论与实践依据有三：一是脏腑虚损为本，瘀、痰、火化毒损络，这个病因在现代中医理论中，几乎是所有慢性病、疑难病的万能病因。二是现代中医认为，对中风病理机制的现代中医的研究，为"毒损脑络"病机假说提供了现代生物学依据。三是泄毒治法的实践发展，而清热解毒、活血化瘀、补阴补阳、化痰散结之类的现代中医治法也几乎是所有慢性病、疑难病的唯一和万能治法。而现代中医用解毒治法治疗脑中风，也是效仿20世纪80年代后期日本人用黄连解毒汤治疗中风的经验，继而国内也有大量运用黄连解毒汤加减治疗中风的报道。可见，现代中医的所谓经验思维，实质上也是在现代医学对中风病缺血性损害的病理生理基础上，作为现代中医"毒损脑络"假说提出的首要依据。而这种不伦不类的病因病机在现代中医的疾病谱中比比皆是。还有一种方式，对于一些疑难杂病、疑似症的诊断，常无确切依据，只有参照名老中医或自己曾经诊治类似病症的办法，采取经验再现的思维方法进行诊治。

总之，不出痰、瘀、毒三因，如"无形之痰"的痰证、"久病入络"的血瘀证等，一切病因病机都是这三个字的随意组合、随意意象（臆想），最后，现代中医关于一切疑难病的治疗大法就是化痰、逐瘀、解毒，再点缀点清热、补虚的佐料，一锅没有任何新意和营养的现代中医快餐文化——解毒化痰逐瘀之汤就诞生了，万病一方。更可悲的是，这些现代中医自以为是的"先进成果""现代中医精华"在患者疑难病的治疗中，现实是始终处于可有可无的辅助治疗地位，从来没有起到过主导作用。现代中医唯一的"先进"和"显效"只在它们不知所云、束之高阁的论文和统计数据中"熠熠发光"。

黄煌曾说："中医的当务之急，是与玄学绝交，尽快沿着自然科学的轨道运行。"其实，黄煌这里所说的"玄学"基本上都是中医的基础思维方式，是中医阴阳五行、五运六气理论模型的具体体现。很难想象，抛弃了这些中医的基本思维模型，单单依靠经验思维、现代科学思维，如何才能"按照中医自身发展规律研究中医"？单单依靠经验思维、现代科学思维，如何才能建立起现代科学都发现不了任何物质基础的藏象经络系统？单单依靠经验思维、现代科学思维，如何才能总结出营卫之气的五十周的运行规律？单单依靠经验思维、现代科学思维，如何才能发现中药的性味归经？单单依靠经验思维、现代科学思维，如何才能发现井荥俞经合、子午流注、灵龟八法、飞腾八法？

我曾说过，如果将《黄帝内经》《难经》《伤寒杂病论》，以及后世中医古籍里所有关于"阴阳五行""天干地支""五运六气""河图洛书""八卦九宫""禁咒"等子学文字的章节（现代中医称之为"玄学""糟粕"的东西）全部去掉，再看看这些中医经典还能剩下什么?！估计只剩下一地鸡毛了。

现代中医们真是太高估他们自己的经验思维、现代科学思维的能力了！

现代中医认为，临床实践经验是中医理论建构与不断发展的动力，中医学术发展史上各种流派的形成，莫不是临床实践经验的总结和升华，中医学在现代社会的存在、发展，也以临床实践所取得的疗效与经验为根本保障。故邓铁涛指出：中医学的传统研究方法是继承前人的理论——进行临床实践——总结提高——创立新论。现代中医还认为，临床实践是现代中医研究的最重要一环，在继承前人理论的指导下诊察病人、治疗病人，给病人以治疗信息，进而收集接受治疗后反馈的信息，如是循环往复，总结提高上升为"理论"，以"修改""补充"前人的论述。可以看到，事实是，临床经验的前提是前人的理论，而前人的中医理论最终来自哪里？还不是岐黄卢扁这些基础性的东西？

现代中医将"玄学"的中医逻辑扬弃了之后，对于其中玄学的逻辑应用感到迷惑不解，用它们自诩的神逻辑——现代科学思维和经验逻辑也无法解释，于是，就又编造出来一个万能神逻辑——不可知论——黑箱论。按照现代中医的说法，"黑箱论"是理所当然的不明白，遇到解释不清的疑问，用一个"黑箱论"就可以挡住一切质疑。这种现代中医的方法论，实在是毫无道理、不思进取、不求上进。这种黑箱论的观点冠冕堂皇地成为现代中医界"我不知道我有理""我是流氓我怕谁"的无知逻辑，一切现代科学思维和经验思维解释不了的中医现象，都一股脑地划到黑箱论中，已经成了现代中医界的理所当然。

而且现代中医认为，不只是现代中医，甚至金元四大家、明清医家等等，都是在发展《内经》《难经》《伤寒杂病论》的理论。其实，哪一家的"发展"，跳出来内难伤寒的范围？无非是提出了几个观点而已，临床实践出了几个验方而已，而这一切所谓的"发展"还都是以"经曰""仲景曰"为尊为荣。而后世医家们也都一直在膜拜内难伤寒，有谁敢说超越内难伤寒了的？在释家的经典中，有经律论之分，经是经典，律是戒律，论是个人所悟，而论永远是不能与经和律相提并论的。对于中医来说，内难伤寒以下的所有"发展"，几乎都是"论"这个级别的小儿科。

可见，无论现代中医如何继承先人中医理论，最后都是以自己总结出来的临床经验为中心，提出所谓新的理论，以模仿现代科学在否定之否定的螺旋曲线中进步。但事实是，所有的中医理论发展都没有跳出《黄帝内经》的手掌心，即使到了天边撒泡尿，定睛一看，还是岐黄的手掌心。继承都没有继承全面，翻译都没有翻译明白。其实，都是验证，没有发展，包括金元四大家、明清医家，等等。

现代中医学者刑玉瑞认为，中医理论从某种角度而言，是一个贮存和再现经验事实的工具系统，其对病、症的认识，由于搜集的材料局限于表象经验范围内，故病与症也只能以临床表现的排列组合或主症兼挟来构造，内在机制则靠推测来填充和弥补，这样构造的病与症的模型，无疑仍然是经验型的，辨证论治也是对众多经验的分类捆绑。作为工具的中医理论，只联络有关临床事实，并不表达真实机制，或此或彼无须考察是否符合客观实在。中医理论的这种工具性特征，表明中医学仍停留在经验水平，这种貌似理论的经验工具，极大地妨碍了中医经验的理性化、客观化、科学化要求。可见，刑玉瑞基本上否定了传统中医流传了2000多年的《黄帝内经》的真实性，因为他认为，以《黄帝内经》为代表的中医理论"只联络有关临床事实""并不表达真实机制，或此或彼无须考察是否符合客观实在"。按照这种现代中医的思维逻辑，我不知道《黄帝内经》《难经》《伤寒杂病论》《诸病源候论》《神农本草经》等等，是如何以主观虚假的机制联络有关临床客观事实的？

中医是不是经验医学，其实，明白一个道理就知道了。凡是经验医学，都是经验跟着人走，凡是理论医学，都是人跟着理论走。再回头看看中医，从古到今，有这样的领着中医走的人吗？除了岐黄卢扁之外，好像没有。所有中医人都是在跟着《黄帝内经》《难经》《神农本草经》《伤寒杂病论》走，还不求甚解。到现在，自诩科学昌明的现代中医对于2000年前的中医典籍还是一头雾水、不知所以。这已经说明一切了。

基本上可以看出，现代中医学者们这种"唯象思维"就是一种唯经验思维，是一种望文生义、随意联系、经验式的思维，可以说，毫无中医逻辑和中医章法可言。对于前述的中医思维模型，基本上一无所知、亦无所用。如果说有关的话，也只是在文字里涉猎而已，在临床实践中，就是你说你的，我玩我的，井水不犯河水。意象乎？臆想乎？

现代科学思维论

现代科学思维，在现代中医思维中，表现为废医存药思维、现代医学思维、微观辩证思维三种。这三种医学思维方式实际上是一种思维逻辑，即西医思维模式。这种医学模式实质上就是所谓的中西医结合模式。诊断靠西医微观医学指标，治疗靠西医药理学指导下的"现代中药"，只不过用的药物载体不是化学合成药，而是植物药。但是，其药理则是完全按照西医药理去应用的。如动脉硬化就活血化瘀、炎症就清热解毒等。其实质就是在西医逻辑的外面穿上了一件中医外套而已，具有很强的迷惑性。

天津中医药大学医史文献研究中心的于铁成主任讲过一则笑话：几位现代中医学者野外郊游，看见一只羊在树上，感到非常好奇，于是就"羊是怎样上树的"这个话题争论起来。有人认为，应该从进化论的角度，设想这只羊是不是有返祖现象，或许羊是从松鼠进化来的也未可知；有人认为，应该从羊蹄子的结构进行研究，这只羊的蹄子结构是不是有特异性；有人认为，应该从羊的智能方面进行研究……正当他们苦苦思索，热烈争论的时候，来了一个小孩，当小孩弄明白他们为什么争论以后笑着说，是我把它抱上去的。众学者听后愕然，原本简单的问题被复杂化了。《周易·系辞》说："仁者见之谓之仁，知（智）者见之谓之知（智），百姓日用而不知，故君子之道鲜矣。"在面对一个客观事实时（例如，中医理论指导下的中医疗效的客观性），现代中医界往往舍近求远，不走阳关道，偏绕独木桥。虽是笑话，也是事实。

近几十年来，中医科研一直用西医的思维来研究中医，中医临床也日益按照西医的思维应用中医方药。李卫民认为，主要表现就是，中医人临证没有中医思维。目前，有些中医在治疗方面，忽视了辨病辨机施治和理法方药的完整性。观当今某些中医临床，常弃中医思维逻辑而不用，一诊断冠心病，就用丹参；一有结石就用大剂金钱草；遇免疫机能减退，就用大剂黄芪；一查白细胞升高，就用大剂清热解毒之品；妇人病，月经失调、痛经，投以大剂活血化瘀之品。癌症必用抗癌中药，炎症则必用清热解毒中药，感冒则用抗病毒的药；红斑狼疮则用类激素的中药。而治风寒感冒之麻黄汤、桂枝汤，治高热之白虎汤、麻杏石甘汤等千古效方，到了我们的时代，则日渐少人会用、敢用。如此中医，已经不是真正意义上的中医了，背离了中医学的科学体系。不具备中医思维者不是真正的中医。现代中医这些西医方虽由中药组成，但并非在中医的辨机论治下开出的处方，缺乏中医思维的处方只能叫作"中药的处方，西医的灵魂"。其作用于人体的药物效应已不能体现中医的辨机论治的效果，而副作用却大大彰显。如日本小柴胡汤事件、英美马兜铃事件，其原因是不懂中药的医生不辨机论治，仅辨病使用中成药造成的后果。

对于掌握了现代医学知识的现代中医临床医生来说，他们的思维判断已经不完全停留于中医思维逻辑的结果上了。诸如水肿（脾肾阳虚症）、腹痛（虚寒型）等，现代中医医者往往还要进一步弄清西医病理实质究竟是什么。对于患者来说，也不满足于诸如喘症（肾不纳气型）、眩晕（肝阳上亢症）、咳嗽（热邪犯肺症）等诊断结论，他还要求对自己的病做出一个诸如肺心病、高血压病、肺炎等比较明晰的现代病名诊断。这虽然是现代中医医生在临床上所不能回避的事实，但是，对于疾病本身来说，按照中医思维逻辑考虑疾病的治疗，也成了一种中医临床奢求。现实是完完全全按照西医实证逻辑来抗炎、抗癌、降压、降糖等等，只不过用的药物是西医药理的植物药而已。也就是说，对于中医来说，依靠西医检查诊断不是错误，错误的是按照西医药理去用"中药"。这是没有按照中医思维逻辑出牌的主要表现，这就是现代中医的思维逻辑。

现代中医院的医生，基本上脖子上都挂着一个听诊器，患者一进入诊室，开化验单、抽血检查、影像学检查一套，都已经成了规范流程。至于中医那一套望闻问切只是摆设，甚至很多中医院早就省略了。现代中医们经常"想当然"，认为如果从病人的痰中培养出结核杆菌就是肺结核，肺结核就是肺痨，肺痨就是肺阴虚。所以，痰中有结核杆菌就是肺阴虚。血糖升高就是糖尿病，糖尿病就是消渴，消渴就是阴虚燥热。所以，血糖升高就是阴虚燥热。这样的思维显然是错误的，无论是理论还是临床实践都表明，糖尿病并不等于消渴，特别是有些形体肥胖的糖尿病或代谢综合征的患者，既没有多饮、多食、多尿，也没有阴虚燥热的其他征象，如果简单地认为就是消渴病，就难免会张冠李戴，难怪有些治疗糖尿病的"中成药"对他们无效，而有些经研究证明没有降血糖作用的中药却对他们有效。

我们再来看看现代中医著名学者郭振球是如何解释现代中医的所谓微观辩证的。他认为，冠状动脉粥样硬化性心脏病（CHD），临床以痰浊、瘀血、气虚三症为常见。多由痰浊→瘀血阻络→心气亏虚。以 6 - 酮前列腺素（6 - Keto - PGF_{1a}）、血栓素 B_2（TXB_2）为指标发现：痰、瘀、虚症，均与二者平衡失调有关，都表现为 PGF_{1a} 的降低和 TXB_2 的升高。其中，又以瘀血阻络、痰浊最轻，而心气虚介乎轻重二者之间。$PGF_{1a} - TXB_2$ 之间的平衡，是内皮血液兼容性或内皮细胞与血小板功能平衡的典型反映。当血管内皮细胞损伤，则 PGF_{1a} 合成减少，$PGF_{1a} - TXB_2$ 平衡发生紊乱。高脂及脂质过氧化损伤等，均可损伤内皮细胞。$PGF_{1a} - TXB_2$ 平衡一旦破坏，则导致瘀血形成，痰浊凝结，刺激小动脉收缩，刺激血管平滑肌细胞增生，由此而加重动脉粥样硬化及冠心病的病变，而痰浊、瘀血、心气虚三证亦因之而成。如果按照这种现代中医的所谓微观逻辑，是不是所有胸痹都是这种逻辑，仲景说的胸痹"阳微阴弦""胸阳不振"又当如何解释？看到斑块就是痰浊，看到血栓就是瘀血，看到心悸就气虚，这就是现代中医的逻辑。

广东省名中医王伯章教授就看不惯这种现代中医的做法。他认为，目前中医临床存在一些思维误区：一是对中医思维的原理、对中医思维的基本出发点认识不足，以致有"阴阳五行玄而玄"或"脑主神明"之争议。二是仅以辨证论治概括中医思维，并作为唯一正确的思维，或是遵循中西医结合辨病与辨证相结合的现代思维，否定采纳其他思维方式。三是中医到现代仍有"千方易得，一效难求"与"熟读王叔和，不如临床多"的客观现象存在。

中医教育必须构建中医思维，不能仅用西医的思维方式来教育、学习、认识和研究中医。李卫民认为，这一根本性的问题，数十年来不仅没有成为中医教育界的基本出发点，反而背道而驰。中医的"科学化"演变成了"西医化"，使中医的后继人才倒向了西医。目前中医思维的缺失现象，普遍存在于中医界，包括了中医在校学生、临床医师、科研人员，甚至大部分中医教育工作者和管理者。如果说，前者缺乏中医思维会导致专业思想不稳定，难以成长为合格中医人才，临床疗效降低，科研方向偏离中医方向和轨道等问题的出现，那么，后者缺乏中医思维或者未认识中医思维重要性的中医教育者，从某种意义上说，则是这些问题的制造者。因此，需构建中医思维的对象不仅包括受教育者，更应该包括中医教育工作者。中医教育者如能从历史的高度认识中医、西医两种思维方式截然不同，中医、西医是两个完全不同的科学体系，认识到中医思维是中医教育众多问题的根源及其重要性，并把构建中医思维作为头等大事来抓，将可从源头上解决中医教育的根源问题，使现代中医教育少走弯路，不失为现代中医教育回归传统中医思维的一条捷径。

思维的内核与思维的外延是相互统一、顺序不悖的。思维外延是思维内核的物化与逻辑化，思维内核是决定思维外延的唯一因素。思维内核就是思维模型，思维外延就是思维方法。在中医理论体系中，中医理论模型就是思维内核，中医思维方法就是思维外延。在当前的现代中医学术大背景下，要讲清楚中医理论模型的内核基因，是很难被现代中医们接受的。

我们用另外一种方式来说明这个问题。前面我已经说了，一个严密的科学逻辑体系需要两个系统，一个是定性系统，一个是定量系统。定性系统与定量系统的有机有效客观联系，以及二者共同构成的生产力与生产关系的总和，就叫作科学。现代中医一直在争论，中医到底是不是科学，它们连什么是科学，都还没有搞明白，确实叫人抹一把汗。

两千多年以来，在官方承认的中医史上，一直都是中医定性系统的描述，如阴阳五行、藏象经络、性味归经、升降出入、虚实寒热、表里内外，等等。但是，都是在病人的客观症状表象上自以为是的想当然。所以就出现了对同一个病人千人千方、千人千脉、千人千法的怪现象，就出现了"医者，意也"的怪腔调，就出现了"古方不能今用"的外行话，即出现了寒温大讨论、中医流派大混乱的历史局面，就出现了阴阳五行是"机械论""朴素论"等等自己都不知道什么叫"机械论""朴素论"的论调。产生这些历史现象的根本原因，都是因为这套人体科学系统的定量系统丢了、失传了。而中医体系的定量系统一直存在着，并没有灭绝，只是成了绝学而已，犹如中国古天文学一般。我在《古中医天文学·无极之镜》中，已经复原了古中医天文学的逻辑体系，其实，何止古中医天文学，国学、子学的根本天象逻辑都已经厘清、厘正。如阴阳五行、河洛干支的天象机制，等等。可以说，在中医史上，甚至国学史上，都是划时代的事件，只是时人还没有认识到这份古中医 IP 的巨大价值。

我们应该全面客观认识到古中医体系有两种思维。一种是定性思维，就是我在前文所说的中医思维模型，不再赘言啰唆。一种是定量思维，就是中医理论中天干地支、五运六气、四时五行理论在年月日时的时间与空间层次上的内算系统，这也是我要在后续的《古中医运气学·天地之机》《古中医藏象学·不朽之身》《古中医内算学·伤寒之术》《古中医宇宙学·众妙之门》《古中医史·天毉之门》中所要详细说到的。这两种思维模式的有机互应、有效结合，就是古中医体系的本来面目，这个认识过程就是真正的古中医思维方法。那些连西医都看不上眼的什么意象思维、形象思维、抽象思维、取象思维、象思维、反向思维、类比思维、直觉思维、横向思维、整体思维、辩证思维、逻辑思维、模糊思维、反逻辑思维、诊断思维、临床思维等等现代中医的说辞，都是和稀泥、过家家、文字游戏而已，烂泥怎么能建造起古中医的宏伟大厦呢！

现代中医思维背景

我说过，中医的发展呈现两极化趋势，庙堂中医"左倾"西化，草根中医右倾江湖化，但都找不到中医之根髓。现代中医学界庙堂中医西化的学术思维逻辑，是源于在西学中大背景下，使得中药现代化、中医现代化、中西医结合、中医科学化的研究思路，异化为西医思维与现代科学逻辑，最后变成走投无路的后果与现实。

据黄永秋所述，1954 年 6 月，毛泽东指示开展西学中，并设想西医学习中医后"就可以把中西医界限取消，成为中国统一的医学"。开展西学中的目的是继承发扬祖国的医学遗产，目标是"创造中国新医学"。1958年，毛泽东又指出，离职西学中的培养方式将产生"中西结合的高明医生"，使这个构想进一步具体化。此后，"中西医结合"作为替代"创造中国新医学"的专用名词而成为西学中的直接目标，西学中成为培养"中西医结合"人才的主要途径。1960年2月22日至3月4日，卫生部在北京召开全国西医学习中医经验交流会。卫生部副部长徐运北在会议总结提出，今后中医工作要以西医学习中医为中心，带动中西医结合临床治疗、整理研究等各项中医工作的深入开展。至此，西学中纳入了中西医结合工作。

表6 1956—1984年全国离职西学中人数一览表

年份	合计	六个月至不满一年	一年至不满二年	二年以上
1955~1958	303	-	-	303
1958~1962	4490	1840	599	2046
1963~1965				
1966~1970	1727	1360	262	105
1971~1975	48810	40454	8192	164
1976~1980	72911	57469	13964	1478
1981~1984	3367	1035	1739	593

注：此表引用黄永秋统计。

需要指出的是，西学中人员带来的西医学的思维方法和实验方法，对此后中医学术研究的思路和方法造成了很大的局限和影响，乃至于灭顶灾难，使中医的传统诊疗特色从根上受到了转基因式的负面冲击，直接就使古中医变成了另外一个物种体系。当然，西学中人士是不承认这种说法的，他们认为，中西医结合事业取得了辉煌成就，如青蒿素、砷剂等。

西学中运动，为中国培养了一大批西学中人员，他们经过正规医学院校的学习，拥有西医学的知识和现代科学研究方法，经过学习，又了解和掌握中医学的一些皮毛知识。在这种只掌握了中医皮毛的前提下，他们就把现代科学研究方法和技术手段引进中医学术领域，并在此后数十年的科、教、研都延续和使用了这样的方法，极大地误导着以中医学为对象的科学研究。

例如，1956年参加上海离职西学中班学习的沈自尹，首次应用实验方法，对中医"肾"的本质进行研究的探讨，结果发现"肾阳虚"的"主要发病环节"是下丘脑的神经内分泌调节功能紊乱，用现代科学方法"证实"肾阳虚有特定的"物质基础"。这种在实验室中进行中医理论的研究方式，与天人合一、天人感应的中医思维模式与方法背道而驰。据黄永秋统计，西学中人员毕业后分配到各个医院、医学院校和中医科研机构，基本上成了中医科研力量的主流；而西学中人员却忽视了中医与西医认识人体的根本区别，西医将人看作是一台超级精密的机器，最终还是一个器物；而中医看人不只是器物，更是天人。人与天人的分别完全是两个层次上的云泥之别、霄壤之分。大多数西学中们只在器物之形而下中和稀泥，对于器物之形而上的天人却一概污蔑为迷信、糟粕，不管明白不明白，直接打倒、倒掉。这种先入为主的思维模式直接导致了中医本色继承与研究的土崩瓦解、灰飞烟灭。因为西学中们一上来就没有抓住中医的根和关键之点，古中医成过眼云烟，也就是情理之中的事了。

在一个特定的历史时期，西学中对于中医的科学认识和总结，在科学性、实证性上起到了一定的积极作用。新中国成立初期，中医刚刚参加医院工作，缺乏在现代医院体制下开展中医临床和科研工作的经验，西学中人员的加盟，带领中医开展临床、科研、教学工作，为中医学研究工作带来了新的气象。

全国第一届离职西学中班的学员吕维柏，毕业后运用中医中药进行肝炎和艾滋病研究，开展了我国运用中医中药治疗艾滋病的早期研究工作。全国第一届离职西学中班的周霭祥，从事中医和中西医结合治疗血液病研究工作，用中药砷剂治疗白血病取得了初步的成功。还有其他许许多多的西学中人员，如肝胆病专家俞荣青、王宁，骨科教授段胜如、李祖谟，舌诊专家陈泽霖，肾病专家黄星垣等。他们经过努力，大多数成为各个现代中医学科的技术骨干或学科带头人，带动了现代中医学科研的发展。

如黄永秋所述，一部分西学中人员，尤其是离职西学中人员，如尚天裕、吴咸中、沈自尹、陈可冀等，他们学习了中医学的初级理论和诊疗方法，毕业以后运用西医学知识和现代科学手段研究中医，此后经年的反复实践，他们或发现了一些既优于单纯运用中医疗法或单纯运用西医疗法的中西医结合治疗疾病的方法，或提出了一些新的医学理论和治病方法。例如，小夹板治疗骨折的发明、急腹症的非手术疗法、活血祛瘀法治疗老年性疾病的方法等，都是有一定影响的中西医结合治疗疾病的"成果"。这些早期的西学中人员，为嗣后的中西医结合事业的发展做了大量的前期工作，奠定了中西医结合作为一个学科、学派产生和发展的基础。但严格地来说，青蒿素、三氧化二砷等这些所谓的"中西医结合研究成果"，已经不是真正意义上的中医中药了，这些药物同地高辛、奎宁、银杏叶提取物、阿司匹林这些西药没有任何区别，只不过是从中医那里得来了灵感而已。

中医要发展，必须引进现代化的科学技术和研究方法，但不能简单套用西医的模式和实验科研逻辑。囿于历史的原因，西学中带来了中医的现代化发展，但也造成对中医传统诊疗特色和方法的负面冲击，对中医学的发展产生了既积极又消极的两面的影响。

在大批早期的西学中人员之中，有三位脱颖而出，分别被选为中国科学院院士和中国工程院院士。中西医结合外科专家吴咸中运用中西医结合方法治疗急腹症获得成功，提出了诊治阑尾炎的"瘀滞期阑尾炎""蕴热期阑尾炎""毒热期阑尾炎"的中西医结合诊断命名，从不同层次上阐明了通里攻下、清热解毒及活血化瘀等治则的"新理论"。中西医结合肾病专家沈自尹率先提出"微观辨证"的新概念，认为"弥补"了"司外揣内"的宏观辨证方法的不足，"解决"了"无证可辨"的辨证论治的缺陷。中国科学院院士、中西医结合心血管病专家陈可冀，"确证"中医传统"血瘀症"及活血化瘀理论与血小板超微结构及功能间的联系。

虽然后来现代中医界也认识到某些中西医结合的研究成果的不确定性和局限性，但是，这时中西医结合的还原分析的研究思维已经彻底变成了中医研究、中医现代化、中药现代化的唯一手段和逻辑。想要回归到正常的中医本色思维与中医逻辑体系中来，已经为时过晚了。须知，方向错了，就会渐行渐远，南辕北辙。

中医与西医是两个不同的医学体系，两者对人体和疾病研究的角度、层次、方法都不同。新中国成立后由国家制定了"中西医结合""中医现代化"战略，中医研究基本上按照此思路而行。从研究成果来看，并不尽如人意，尚未有任何突破性的成果，而且出现了严重的中医西医化倾向，即中医西化。西学中运动的开展，使越来越多的西学中人员，把现代科学技术、手段和实验研究方法引进中医学术领域，并导致这些方法和手段，在此后数十年的中医学科研领域占主导地位，也逐渐淡化了中医学术传统特色；同时，还受到日本汉方研究的西医化影响，使中医学不断地走向了西化、异化的道路。

1978年，中医司司长吕炳奎在反复思考和寻找中医工作中遇到的重重困难时认为，"以往'西医学习中医是关键'的提法，有否定中医学自身发展规律及其能动作用的偏向。以往'中西医结合创造统一的新医学'的提法，忽视了现代医学与中医学两个不同的理论体系的客观性，在理论上尚未能结合的情况下，必然是以西医理论检验中医、改造中医"。

中医泰斗邓铁涛认为，半个多世纪以来，在"要发扬中医，必须用西医的模式理论去帮助中医"这一观点的影响下，中医无论教学、科研、临床都借鉴了西医的模式，但最终却束缚了中医的发展。

而实际上，研究中医采用现代医学、现代科学的手段并没有错，错的是采用了现代医学、现代科学的逻辑思维和逻辑方式，这才是背离中医本色的罪魁祸首。研究中医，我们可以借鉴现代医学的认识论和方法论。但是，这些都是在不能改变中医本体论的前提下的借鉴与运用。而现代中医的事实却是，以借研究中医之名，行变异中医本体论之实，巧立名目、偷换概念、瞒天过海、生搬硬套、削足适履、买椟还珠、刻舟求剑，最后就变成了现在的甚至还在为一个基本生存权而呼号呐喊的中医了！可怜之人必有可恨之处，可恨之人必有可悲之处，可悲之人必有可怜之处。现代中医不正是如此嘛！

鉴于现代中医的苟延残喘，中医界有识之士提出"保持与发扬中医特色"的口号。1997年出版的《中医沉思录》，引起中医界的强烈反响，即"中医存亡大论争"，成为学术界的热点。

2002年，北京中医药大学聚集了被称为"小五老"的第二代中医药专家王洪图、高学敏、苏宝钢、李庆业、鲁兆麟等人，就"中医药现状与未来"的专题，也进行了激烈的探讨。他们一致认为，中医药学的本质特色就是中国传统文化的思维方式，中医药的发展创新，必须在保持中医药本质特色前提之下，中医现代化绝不是中医西医化或中西医结合，而是以中医为主体，广泛吸收现代医学、科学、哲学最好、最新的成果，充实、完善中医自身。

2004年，李致重在《中医沉思录》的基础上出版了《中医复兴论》，力求修正学术界的中医西医化的路线，要摆脱"中医百年困惑"的中医衰弱的情况……一直到后来的"取消中医"的声音甚嚣尘上……虽然2017年7月《中医法》就要施行了，这在中医编年史上是一件好事，毕竟中医的地位在巩固和提高。但是，我们也要清醒地知道，我们肯定中医，肯定的是什么？难道给一个社会地位就是最终目的吗？以德服人、以理服人、以医服人才是正途，嗟来之食不好吃！只从认识论和方法论角度来研究和肯定中医，对于中医来说，未必是一件好事。打靶却找不到靶子，研究中医却不知道中医是什么，肯定中医却不知道肯定什么，这不是笑话吗？中医研究从原来的学术性中医西化到现在的政策性中医西化，中医本色研究渐行渐远……

深刻永远被肤浅所埋藏。

第五乱　中医藏象经络问难

第八式　震惊百里（震卦 象辞）《象》曰：辞曰："震惊百里，不丧匕鬯（鬯：一种酒）""'震，亨。震来虩虩'，恐致福也。'震惊百里'，惊远而惧迩也。出可以守宗庙社稷，以为祭主也。"《象》曰："洊雷，震。君子以恐惧修省。"震来虩虩，笑言哑哑。震惊百里，不丧匕鬯。双掌向前平推，这是降龙十八掌中威力极大的一招。

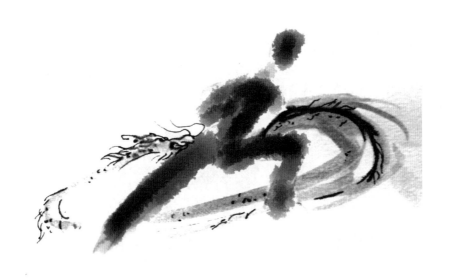

藏象体

藏炁与脏器

中医的人是天人，不同于西医的蛋白质机器人，中医的天人源于天体。中医人体包括两个部分，一部分是经络体或称作神体、神机、炁化体都行，另一部分是人体或称作肉体。即中医解剖学包括两部分，一是藏炁经络系统，一是脏器结构系统。这两套生命系统经过天人感应、天人合一而合为一体，即《黄帝内经》所说的"天地合炁，命之曰人"。所有脏器结构系统的病变根本原因，都是随着藏炁经络系统的改变而改变，即经络体决定肉体的一切变化。这里的病变包括六淫七情、饮食劳倦、房劳虫积、外伤人事等。所以，古中医治病的根本是在藏炁经络结构上，而不是脏器结构系统上。现代中医、西医恰恰相反，它们只注重形而下的脏器结构，完全不懂形而上的藏炁经络的重要性、原生性与基础性。

中医的藏象与西医的脏腑有着根本的不同，但又是同一器官的不同层次、不同方面、不同角度。这一点，大家都知道，但是，究竟如何不同，却是仁者见仁，智者见智。这主要还是因为对中医基础理论的理解有问题。《黄帝内经》中，已经明确说明了人是怎么产生的，"天地合炁，命之曰人"。由于中医与西医对宇宙运行原理认识的不同，所以，就决定了中医与西医对生命体形式认识的不同。中医认为，天炁是盖天论、浑天论、宣夜论，天炁是阴阳五行、五运六气、河图洛书、天干地支，地炁是司岁备物、河洛分野、在泉之气等，而中医的地炁也是天炁的衍化，"天地合炁，命之曰人"，所以中医的人是天人，是阴阳五行、河洛干支、日月五星支配下的经络人，是形神合一的人，是倮虫。而西医的人，是由猴子进化来的人，是各种器官、微量元素、组织、系统、蛋白质、基因等等构成的超级复杂的机器人，是由各种不同空间尺度的宏观与微观结构的蛋白质（基因、酶、器官、组织、系统）构成的一块大的蛋白质机器人。

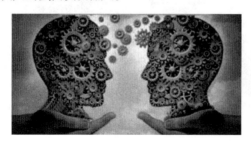
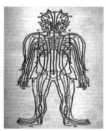

这两种生命观是完全不同的。中医的天人观决定了中医人体结构包括藏炁与脏器两部分，也就是《内经》中说的"神机气立"与"八尺之士"，神机气立就是五运六气中阴阳五行的升降出入和，而八尺之士就是内难中关于人体结构的解剖，如骨度、脉度、脏腑大小长短厚薄坚脆，等等。中医的天人观决定了人体最关键的天人感应是"粗守形，上守神"，一切都以经络体、神气、神机为准，形体只是一个媒介、一件衣服而已。

而西医的机器人观，则决定了西医人体只是一部机器，顶多算是一部超级精密、超级复杂的机器而已，还是机器。机器人是没有情感和思维，机器人只有不同空间尺度的零件，哪个零件坏了，就修理，修理不好，换掉，查缺补漏、疏通管道，仅此而已。看看西医的治疗手法和治病逻辑，就是如此。

西医认为，心理性疾病、精神性疾病也只是蛋白质机器人零件发生故障的表现而已。西医蛋白质机器人观与中医天人观的生命观是完全相反的，中医天人观是从源到流，西医机器人观是从流到源，这一点与二者的宇宙观、世界观、价值观是完全吻合的。而现代中医就完全趋炎附势了西医的机器人观。

中医人体生命的基本结构是天人：形态发生场（元神）→藏炁经络（识神）→脏器组织（无神）。这也是基本的中医解剖结构，但此处的解剖与西医的解剖完全是两回事。西医的解剖是手术刀下的肉眼解剖，而中医的解剖完全是内证内视的超视觉解剖。在整个光谱范围内，可见光的光谱是非常狭窄的一小段，其余的光谱频段，人类视觉根本就无法直接看到，这就是超视觉的最基本意思，超视觉可不仅仅就是这些，现代物理学中的高能粒子，例如，量子、波色子、费米子等等，都是超视觉的范畴。之所以用了"解剖"这个词，主要是想要告诉大家，西医有的，中医都有，西医没有的，中医也都有，只是物质基础的能级和放射性、光谱、声频等等不同而已。所以，中医人体结构具有超视性、超感性、超生化性和放射性。

中医天人结构与西医解剖结果关系图

宇宙天体→日月五星、二十八宿……大穹
　↓
天　人→阴阳五行、河洛干支、古盖天论、古浑天论、古宣夜论
　↓
藏炁经络→32条大经、15条大络、365大穴、经炁
　↓
脉筋分皮→骨度、脉度、脏器度、神经、血管、内分泌、血脉

中医的人是天人，这个天人的天是先天黄道八卦、后天赤道八卦图与河洛干支，而这一切又都源于古盖天论的七衡六间图的天人感应（关于"感应"，现代中医不理解，认为是迷信和糟粕，我们也不多说什么了，建议现代中医们

去脑补一下"量子纠缠""量子隐形传态""电磁感应"等等现代物理概念吧)。西医的人是蛋白质构成的机器人,顶多算一个超级复杂的精密的机器人。这个机器人也是中医天人的人的部分,但中医不仅认识到机器人,而且还认识到机器人背后的人,所以,《素问·三部九候论》提出"形脏"与"神脏"的观点。而现代中医们也认识到,这一点不同于西医的蛋白质机器人,所以现代中医就提出来,中医藏象是个"气化结构",是个"功能结构",但具体是什么,则不得而知了。天人结构是什么,对于现代中医来说,不太好理解,按照中医的藏象经络理论来说,人活着,他的藏象经络都在,人一旦生命结束,那么,藏象经络也就没有了。西医就不一样,人死了,他的肝还在,他的心还在;但是,对于中医来说,人死后他的心就不存在了,就没办法主血脉、主神明了,肝的疏泄、藏血功能也没了,脾的运化、升清也没了,所以,中医人体是个活体的结构、气化的结构,功能占了大部分,绝不能和西医一一对应。那么,到底这个中医的人体结构是什么呢?就是藏象经络构成的人体,我称之为人体的经络体——形态发生场,这个场叠加到蛋白质机器人身上,这个机器人就活了,这个场离开蛋白质机器人,人体就死了。这个形态发生场就相当于蛋白质机器人的能量之源或电源。

现代科学认识到,人体可以发光,不同的人、不同的人体结构、不同的时间,人体发出的光也是不同的,人体发光现象在基利安摄影技术下可以显现,现代医学将这种人体发光现象解释为人体辉光、生物电发光等等各种假说。这种生物体发光现象在自然界随处可见。例如,萤火虫、发光鱼、发电鱼,甚至动物的眼睛在夜间都可以发光。而人眼也可以发光,人的目光就是这个形态发生场的直接表现。对于人体来说,最明显的发光现象,就是通过红外线仪器观察到的人体红外线的发光现象。现代科学用各种声光电磁热力等科技手段,已经发现和证实了中医人体的经络线及经络物理效应。这些客观现象都说明了一个事实,中医人体的藏象经络场是不同于人体组织器官的另外一种生命现象,这种生命现象是人体组织器官具有活性的关键因素。这种生命体的形态发生场,在现代医学、现代科学中是逐渐发现的,而在中医体系中,这种生命体的形态发生场却从一开始就成熟地存在着,其基本物理结构就是藏象经络形式。这种生命体的形态发生场来源于天人感应的古中医天文学,即天人之学的逻辑。

所以说,中医和自然界是一体的,恽铁樵就讲过"中医之五脏非血肉之五脏,乃四时之五脏",肝气通于春,心气通于夏,脾气通于长夏,肺气通于秋,肾气通于冬。中医不能把人体看成自身的物质结构,而是天地人一体的"气化结构",每一时刻经络体都是和天地宇宙相通感应的,如春夏养阳、秋冬养阴,不同时间段不同的经络穴位的开阖,五运六气的主客,天候与人候、物候的对应等等,都是根据四时五行变化去感应变化的。所以,不要把中医的藏焘和西医的脏器去同等对应,我们说中医的"肝藏",就知道是主疏泄、主藏血的"肝",而不只是说肝炎、肝硬化的"肝脏";讲到"心藏",我们就知道心主血脉,主神明,开窍于舌,汗为心之液,而不只是可以放支架的那个心脏;讲到"脾藏",就知道是主升清,主运化的,是气血生化之源,而不仅仅是个免疫器官。

心、脑谁主神明

关于识神与元神的问题。我在《古中医史·天毉之门》中说过,古中医实际上分为天毉、巫毉、方仙毉、丹毉、道毉、走方毉、儒医、传统中医、国医、现代中医等十个阶段和分期,而道毉是古中医的主流,也是古中医的精髓。古中医学与道家实为一家,道家修炼之前为了净化身体,就用古中医的方法祛病健身,甚至用古中医的方法帮助修炼,通过改变藏象经络的功能,以达到修炼所需要的目的。纵观《黄帝内经》的养生原则、方法及有关真人、至人、圣人、贤人的论述,都是道家思想。许多中医学家,如葛弘、陶弘景、王冰等皆为道家,著名的道家经典《道藏》中,含多种中医药学著作,两者实为一家。

道家认为,人的神有先天、后天之分,先天之神是元神,后天之神是识神。《素问遗篇·刺法论》提出的脑想五色之气以护身之说,就是道家之修炼术。明·朱棣《普济方头门》:"头者,诸阳之会,上丹产于泥丸宫,百神所聚。"更与道家所论,相差无几。李时珍提出的"元神"及张锡纯多次提到的"元神""识神",就是源于道家论神之说,但他们提出的"元神"与"识神"与道家所论不尽相同,正好反过来了。其实,中医人体结构中,何止元神与识神,何止神魂魄意志五神,百神、千神不止。这里的神是指古中医理论体系中特有的各种生命体形式的形态发生场。

李时珍说"脑为元神之府",《黄帝内经》说"心者,五脏六腑之大主,精神之所舍也""心者,君主之官,神明出焉""心藏神"。实际上,这里李时珍所说的"元神"是真正的识神,而《内经》里所说的"神明"才是真正的元神。什么是识神?什么是元神?识神就是后天之神,主动学习之神,就是西医认为的大脑主宰的神经中枢的精神意识思维活动的神。元神就是先天之神,是人们在生活中所经历的灵感、预感、第六感、梦境等等,这些现代医学不能解释清楚的"精神意识思维活动"的神。在中医人体结构中,这部分神明就是元神,也叫源神或原神。这些先天之神,即元神,是分布在五脏六腑、四肢百骸、大脑九宫等,无处不在的,如道家修炼中婴孩等等,都是元神范畴。由于大脑为五脏六腑之全息元,所以在大脑中也有元神的宫,如脑干、小脑、间脑、胼胝体、海马、垂体等，都是五脏六腑之元神全息于大脑的部位。而大脑皮层部位是识神真正的宫。元神表现为神魂魄意志，识神表现为七情、怨恨恼怒烦、贪嗔痴慢疑等。

元神系统。对元神的认识，《灵枢·本神第八》曰："……故生之来谓之精，两精相搏谓之神，随神往来者谓之魂，并精而出入者谓之魄"，何谓"本神"？即是"元神"矣。可见，魂与魄乃与"神""精"往来出入，是"神"活动的两种不同形式，其"神"的物质基础是精，来自"两精相搏""两精"何也？"注释有三：一谓先天之精，……二是包括先、后天之精，……三指营卫之气……"；又曰："所以任物者谓之心，心有所忆谓之意，意之所存谓之志，因志而存变谓之思，因思而远慕谓之虑，因虑而处物谓之智"，而意志思虑智，都是在"心神"之后派生而出的。可见，两者是有所差别的，不可并论。魂藏于血，故又由肝脏所主，魄藏于气，故又由肺脏所主，而心又是"五脏六腑之大主，精神之所舍也"，心所舍藏之"神"涵盖了它脏之所属，集意志思虑智而藏，使得"元神"与"五藏神"有机地联系起来而不可分割，而且，这些神思都是本能或下意识、潜意识之类的范畴。《周易》将由郁闷成疾等病称之为"心病"；《国语》有谓："心狠败国"；《荀子》将心与国之统治者类比，谓："心者，形之君也，而神明之主也，出令而无所受令"；《孟子》谓："心之官则思。"由此可知，《内经》之心主神明论在脑为髓海的背景下一直是中医的主要观点。

在《列子·汤问》里，记载了战国名医扁鹊为鲁公扈、赵齐婴二人做互换心脏手术的经过。一次，公扈、齐婴一齐求诊于扁鹊，经药物治疗病愈，然后扁鹊对他们说："你们二人还有一种与身体同生同长的疾病，难以用药物治疗，现在让我设法替你们进行根治，好不好？"二人反问道："不知先生采取何法治疗？"扁鹊对公扈说："你思维能力强而缺乏胆量和勇气，所以善于谋略而不善于决断；齐婴则相反，思维能力差而很有胆量和勇气，故不善于思考却有些独断专行，倘若将你们二人的心脏互换过来，则彼此都能处于最佳状态。"二人表示同意。于是扁鹊让二人喝下"毒酒"即麻醉药，使之昏迷三日，因而"剖胸探心，易而置之，投以神药，既悟如初。"他给二人做了互换心脏的手术，敷上特制药膏，待醒过来以后，很快得到康复，二人随即辞别归家。然而，鲁公扈却返回到了赵齐婴的家里，而赵齐婴则又返回到了鲁公扈的家里。二人的妻子都不认识，感到十分惊讶，相互发生诉讼，待找到扁鹊之后才弄清其真相。

据报道，1988年5月，美国康涅狄格州的耶鲁大学纽黑文医院，曾为一位患严重肺源性心脏病的47岁女教师西尔维亚做了一次成功的心肺移植手术。五天以后，患者在接受记者采访时说，她非常想喝啤酒，而以前她是滴酒不沾的。

五个星期以后当她出院时，首先不是回家，而是直奔炸鸡店，一心想吃炸鸡，可她以前是从不光顾炸鸡店的；在街上行走时，她竟然像男人一般地注视着女人，而以往的情况则相反；她以前爱好的是粉红、大红和金色，如今却喜欢起绿色和蓝色来了。后来她才知道，原来捐赠器官给她的是一位因车祸死亡的十八岁的小伙子，名字叫蒂姆·拉米兰特。西尔维亚因此就去拉米兰特家进行拜访，得知蒂姆生前确实喜欢喝啤酒，也很爱吃炸鸡，他所喜爱的颜色正是绿色和蓝色。西尔维亚坚信，在接受心肺移植后，她获得了器官原有者的某些心理和性格特征。从美国女教师接受心肺器官移植后兴趣爱好发生变化的情况来看，主宰人体思维的器官恐怕不仅仅是大脑，心肺特别是心脏与思维，也可能存在着某种内在联系。现代医学也发现，心脏移植手术后的病人可出现精神障碍，以及心磁可以干扰脑磁的研究，也为这一观点提供了佐证。由此看来，中医所说的"心藏神"是有其特殊道理的。

英国《每日邮报》《每日明星报》2006年3月13日报道，人类的记忆和个性可否通过器官移植"遗传"到另一个人的身上，一直是个富有争议的医学话题。然而，美国亚利桑那州大学著名心理学教授盖里·希瓦兹历经20多年研究调查，得出惊人结论：至少十分之一的器官移植患者都性格大变，"继承"了器官捐赠者的性格。一个最极端的例子是，一名7岁美国小女孩移植了另一名被谋杀的10岁女孩的心脏，尽管她根本不知道心脏的来源，但此后却经常做噩梦，梦见自己被谋杀。令人震惊的是，这名7岁女孩对梦中的凶手进行了详细的描述。美国警方靠她提供的"凶手线索"，竟然一举逮住了那名谋杀10岁女孩的凶手！

后世医家则不明就里，随文解字。自从明代李时珍提出"脑为元神之府"后，100多年来，中医界围绕心主神明还是脑主神明一直争论不休，近十几年来又日趋激烈。如中西医结合学派的西学中者陈士奎强烈呼吁"再不能继续维系错误的心主神明说"，认为"心主神明说的实质是脑主神明"，并坚决主张"变革心主神明为脑主神明"，认为"这是中医脑科学理性发展的前提条件，具有重大的历史和现实的科学意义"。张挺、李其忠则直言"神明孰主之争毫无继续进行的必要"，坚持传统的心主神明论。许振国和张继东则相继提出"心脑共主神明论"，试图缓解上述两种观点的矛盾。争论的焦点，不外乎是谁主神明，谁就具有主宰人体五脏六腑的功能，谁就是人体的君主之官。现代中医更是如此，或随着李时珍的"脑为元神之府"而肆意发挥，或按照西医逻辑思维直接否定"心主神明"的说法，明目张胆地附和西医而提出"脑主神明"论。如陈大舜"论脑属脏——为五脏之主"，程昭寰"论脑为元神之脏"之论点，都是以脑元神来立论脑的主宰地位，有违于真正识神、元神之分。

识神系统。脑是人体全息之府,为识神系统与元神系统同在的奇恒之府。《素问·本病》已明确地提出了脑与神的关系,谓:"神失守位,即神游上丹田,在帝太乙君泥丸宫下。"张景岳注云:"人之脑为髓海,是谓上丹田,太乙帝君所居,亦曰泥丸宫君,总众神者也。"这说明了脑是元神与识神等诸神之统帅,为神明所藏之处。另外,在《素问遗篇·刺法》中,说明了脑与思维的关系,谓"气出于脑,即室先想心如日",文中所描述之内容属五行的形象思维范畴。脑所以能"想心如日",是因气出于脑,与道家修炼的意念治病、祛邪类似。古中医认为,脑为髓海,对其功能,《灵枢·海论》从病理方面做了说明。其云:"髓海有余,则轻劲多力,自过其度;髓海不足,则脑转耳鸣,胫酸眩冒,目无所见,懈怠安卧。"即脑髓与人的精神思维意志活动有关。又如认为、头脑为"精明之府"。《素问·脉要精微论》云:"头者,精明之府,头倾视深,精神将夺矣。"张介宾《类经·疾病类》注云:"五脏六腑之精气,皆上升于头,以成七窍之用,故头为精明之府。"即认为,头主五官之感知觉等。只可惜《内经》这段有关脑主思维功能的论述未引起人们之重视。另外,《素问·脉要精微论》云:"精明者,所以视物,别黑白,审短长。"《灵枢·大惑》有谓:"目者……神气之所生也。"说明脑有主视觉功能,目为脑神外显之窗。

隋代之《黄帝内经太素》中提出:"头者,心神所注。""七窍者,精神之户牖。"儒家纬书之《春秋元命苞》也谓:"人精在脑。""头者神所居。"晋代我国第一部有关脑的专著《黄庭经》谓:"泥丸百节皆有神。"申锦林认为,所谓泥丸即指脑,百节可能指现代医学所谓脑之沟回而言,而在其另一段文中提到"头有九宫,脑有九瓣",据其"九瓣"之语,说明古人确已看到脑之沟回。

唐代之《千金要方》谓:"头者人之元首,人神之所注,气血精明三百六十五络,皆上归于头,故头痛必宜审之,灸其穴不得乱,灸过多则伤神。"说明当时医学对脑主神明及脑在人体的重要性已有相当的了解。宋代之《三因极一病证方论》云:"头者,诸阳之会……百神所聚。"明确指出脑是百神会聚的器官。《颅囟经》也谓:"太乙元真在头……总众神也。"说明在西方医学传入我国之前,就有脑主神明的提法了;但是,这里的"众神"实际上是指识神与元神之总称。

据申锦林述,自明清以降,诸多医家继承了前代的有关脑神学说理论,通过自己的医疗实践,也明确提出了脑主神明论。明代李时珍《本草纲目》云:"脑为元神之府"对后世影响较大。清初汪昂《本草备要》说:"人之记性皆在脑中,小儿善忘者,脑未满也;老人健忘者,脑渐空也。"王学权之《重庆堂随笔》记载一脑外伤失忆之医案谓:"后宫礼部侍郎,坠马脑破……愈后尽忘所记,不能握笔。……盖脑为髓之海,又名元神之府,水足则髓充,则元神精湛而强记不忘矣。"令人信服地证明脑主记忆的观点。赵彦晖之《存存斋医话稿》云："脑散动觉之气，厥用在筋。……筋自脑者六偶……导气于五官，或令之动，或令之觉。"提出了脑有司动觉之功能，并在中医学古籍中第一次描述脑之十二对脑神经之半数。王清任之《医林改错·脑髓》说，对后世影响最大。例如，"灵机记性在脑者，因饮食生气血，长肌肉，精汁之清者，化而为髓，由脊骨上行入脑，名曰脑髓。盛脑髓者，名曰髓海。其上之骨，名曰天灵盖。两耳通脑，所听之声归于脑。脑气虚，脑缩小，脑气与耳窍之气不相接，故耳虚聋；耳窍通脑之道路中若有阻滞，故耳实聋。两耳即脑汁所生，两目系如线，长于脑，所见之物归于脑，瞳仁白色，是脑汁下注，名曰脑汁入目。鼻通于脑，所闻香臭归于脑，脑受风热，脑汁从鼻流出，涕浊气臭，名曰脑漏。看小儿初生时，脑未全，囟门软，目不灵动，耳不知听，鼻不知闻，舌不言。至周岁，脑渐生，囟门渐长，耳稍知听，目稍有灵动，鼻微知香臭，舌能言一二字。至三四岁，脑髓渐满，囟门长全，耳能听，目有灵动，鼻知香臭，言误成句。所以小儿无记性者，脑髓未满；高年无记性者，脑髓渐空。小儿久病，元气虚抽风，大人暴得气厥，皆是脑中无气。"并将五官五觉与脑联系起来，这是中医脑科学难得的文献。清代医科教材《医宗金鉴》明言"脑为元神之府，以统全身也"。

脑不但与心有关，而且与五脏六腑都相关，因脑是一个无储备物质能量的器官，其主神明物质基础即气血津液，均赖五脏六腑的化生及供输。故此，一脏有病即可影响脑的功能，如临床上的肺性脑病、肝性脑病、尿毒症脑病等，无不表现为神志方面的改变；反之，脑的器质性或功能性病变，又必然影响脏腑功能。如中风病人出现偏瘫失语、脑髓病变可出现二便失控，这些病理表现都是脑主神明、统辖全身之功能失调的体现。又如，间脑、小脑和脑干的一些生命中枢，这些都说明，脑不但具有识神的功能，而且还有元神的功能。

这一点，我们如何在古中医体系框架下去理解呢？脑与心、识神与元神、情志与神志，到底是什么关系呢？

脑为五藏全息之开窍。按照中医的全息理论，人的大脑是一个完整的全息元，五官就是五藏的全息再现，面相也是五藏的全息再现，其实，在大脑里面也是五藏的全息再现，道家早就有关于大脑内部的九宫全息图像了。心藏在大脑内部的全息元对应于大脑皮层，肾藏全息元对应于脑干区域，肝藏全息元对应于小脑区域，肺藏全息元对应于脑桥、脑干区域，脾藏全息元对应于丘脑、胼胝体等区域，等等。这么重要的大脑在中医中只算一个奇恒之府，这不是中医的疏忽，而是中医的高明之处，《内经》将大脑归结为五脏六腑精气之全息藏象。其实，中医关于人体解剖也是非常详细的，甚至连大肠、小肠的长度、结带的个数都数得清清楚楚，骨关节的数量、结构，经筋的走形附着点都准确无误，脏器的重量、大小、结构、位置都清清楚楚，这么重要的一个大脑怎么会不知道呢。

　　脑在脏腑中的全息效应也体现于经络体系方面。人体脏腑，全身各部，通过经络，上通于脑，脑也通过经络联络全身，调节全身的功能。如《灵枢·大惑论》云："五脏六腑之精气，皆上注于目而为之精，……而与脉并于系，上属于脑"，即指此意。"十二经脉，三百六十五络，其血气皆上于面而走空窍"，"五脏六腑之气，皆上注于目而为之精……裹撷筋骨血气之精而与目并为系，上属于脑。"可见，脑与脏腑经脉相连，气血相通，脑髓充盈与否，与脏腑功能活动密切相关。如《灵枢·经脉》云："膀胱足太阳之脉，起于目内眦，上额交巅……其直者，从巅入络脑，还出别项，循肩膊内，挟脊抵腰中，入循膂，络肾属膀胱。"可见，足太阳膀胱经将肾与脑直接联系。肾为先天之本，内藏精生髓，充于脑，是脑髓的重要组成部分。《灵枢·经脉》曰："胃足阳明之脉，……上耳前，过客主人，循发际，至额颅，其支者，从大迎前下人迎，循喉咙，入缺盆，下膈属胃络脾。"足阳明胃经络脾入额颅，将脾与脑相连，脾为后天之本，气血生化之源，主运化升清，主统血。饮食物消化吸收，气血精微物质化生、分布均赖于脾。脾为脑髓滋养补充的主要来源。《灵枢·经脉》云："肝足厥阴之脉，起于大趾丛毛之际，……连目系，上出额，与督脉会于巅。"肝藏贯通人体上下两端，与脑相连。肝主流泄，调畅气机，推动脏腑功能活动及气血津液的转化输布，肝调节情志，与脑主神明密切相关，相互协调，肝为血海，脑为髓海，血上荣于脑，以充髓海。肾、肝，与脑在生理上密切相关，肝肾同居下焦，肝藏血，肾藏精，肝肾同源；脾为后天，生化气血，三脏功能协调，以维护脑筋充盈。在病变过程中，多相互影响，以致"虚则同虚"。同时，由于脏腑功能失调，风、痰、瘀内生，或阻滞脑脉，脑髓失荣，或上扰清窍，脑失清灵，以促使脑病变的进展。再者，督脉、任脉等，都和脑有着经络上的联系。总之，通过十二经脉，络脉，经别，经筋，奇经八脉等，脑联络全身脏腑器官，从而脑为全息之府提供依据。

　　《素问·阴阳应象大论》所言"天有四时五行，以生长化收藏，以生寒暑燥湿风。人有五脏化五气，以生喜怒悲忧恐"，从一开始就从天人相应的基本出发点建立五脏六腑的象数，否定了"以头为脏"的观点。因此，现代有人从解剖生理出发，提出"脑主神明"的问题，显然并未注意到此神明为元神、识神之众神，人为割裂开神明的元神、识神之分；同时，也不知道心（包括五藏）主元神、脑为识神和元神之官的具体分属，因为这是道家道鳖的秘密。而且也不懂得《内经》从阴阳五行、五运六气象数到五脏六腑分类的这一基本的天地合气之观点。

五藏结构问题

中医人体包括两个部分，一部分是经络体或称作神体，一部分是人体或称作肉体。即中医解剖学包括两部分，一是藏炁经络系统，一是脏器结构系统。这两套生命系统经过天人感应、天人合一而合为一体，即《黄帝内经》所说的"天地合炁，命之曰人"。而且所有脏器结构系统的病变，根本原因都是随着藏炁经络系统的改变而改变，这里的病变包括六淫七情、饮食劳倦、房劳虫积、外伤人事，等等。所以，古中医治病的根本是在藏炁经络结构上，而不是脏器结构系统上。现代中医与西医恰恰相反，它们只注重形而下的脏器结构，完全不懂形而上的藏炁经络的重要性与基础性。也就是说，中医治病，治的是经络体，西医治病，治的是肉体，两者的差别就在这里。由于现代中医没有客观的认识藏炁经络系统的超视性、基础性与物理效应，导致藏炁经络研究只看到有形组织结构（如血管神经内分泌等），而无视有形实体背后的经络体的场效应结构，从而派生出一系列的错误学术观点和学术盲区。

那么，中医的天人结构——藏象体到底是什么样的？按照中国古文明的天人感应、天人合一的基本逻辑，后天八卦与九宫结构就是中医人体的基本天人结构。无论是人体部位的空间对应，还是经络体的时间感应，中医人体都与九宫八卦严格合一。这主要是因为《内经》所说的"天地合炁，命之曰人"的基本原理，后天八卦作为赤道坐标系的日地感应场，九宫作为白道坐标系的月地感应场，以日月地为核心的太阳系力场，无时无刻不作用于地球表面的万物，五虫之一的倮虫自然不能例外。而且，按照这种九宫八卦的古中医逻辑去认识疾病，在临床上是百试不爽的，这是2000多年来中医实践的结果。从这幅图中可以看到，左肝木右肺金、上心火下肾水、中州脾土的中医人体结构就是天地合炁所生，一切都是那么自然而生、而成。具体内容请见《古中医藏象学·不朽之身》。

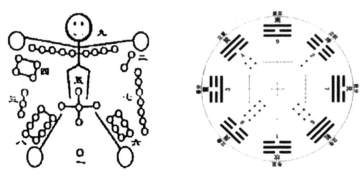

古中医人体天人结构——藏象体与经络体天人感应图

作为现代中医对中国传统主流医学的认识成果，中医学教材可以典型地反映该学科的发展水平和基本的学术观点。经过20世纪60年代较为深入的研讨，"藏象"被普遍地看作《内经》理论体系的核心，也成为《中医基础理论》的重要组成部分。但如何历史地把握"藏象"内涵，以继承中医学；如何对其做出现代科学的理解、以促进中医学发展，仍未得到满意的解答。认识上的缺陷突出地反映在教材当中，并且，这种状况已经延续了至少100年而没有多大改观。不但给教学带来困难，而且从逻辑上制约着整个中医学的发展。如左肝右肺就是一个不能回避的问题。

"左肝右肺"的提法缘于《素问·刺禁论》："脏有要害，不可不察，肝生于左，肺藏于右，心部于表，肾治于里，脾为之使，胃为之市……"关于"肝生左，肺藏于右"，历代医家多有阐发。如王冰谓："肝象木，王于春，春阳发生，故生于左也；肺象金，王于秋，秋阴收杀，故藏于右也。"马莳谓："肝象木，木主东方，故肝生于左，肺象金，金主西方，故肺藏于右，虽其形五脏之华盖，而其用则在于右也。肝为少阳，阳主于生，故曰生，肺为太阴，阴主于藏，故曰藏。"对于左右的确立，张志聪说："圣人面南而立，前为广明，后曰太冲，左东而右西，是以肝左而肺右也。曰生曰藏者，谓脏体藏于内，藏炁之从左右而出于外也。"

正如丁雨所述，在两汉之前，有关肺脏解剖方面之论述颇多，如《灵枢·顺气篇》："肺为牝藏，其色白。"《素问·藏气法时论》："肺色白。"又如《素问·病能论》："肺者，脏之盖也。"《灵枢·师传》："五脏六腑者，肺为之盖。"《素问·痿论》："肺者，脏之长也，为心之盖也。"《难经·三十二难》"五脏俱等，而心肺独在膈上"等论。从中可以体会到，肺脏色白，位居五脏最高，与心相邻近，同处膈上。在《灵枢·本脏》中，又有"巨肩反膺陷喉者，肺高；合腋张胁者，肺下"等关于肺脏位置受胸廓形态影响的描述，反映出古人对肺脏与胸廓间的关系已有了明确的认识。《难经·四十二难》进一步指出："肺重三斤三两，六叶两耳。凡八叶，主藏魄。"既明确了肺脏的重量，又指明了肺是分叶的器官。现代医学证实：《难经》所载肺之重量数值与现代13～17岁青少年人的数值较为接近。但文中所称"六叶"与今日解剖所见左肺两叶，右肺三叶，共五叶，不完全符合。旁出为耳，故此"两耳"当是指左、右肺尖而言。《素问·太阴阳明论》和《难经·三十三难》均称："肺得水而浮"，并且后者又称："肺熟而复沉。"这一结论，必是将肺切取后，放置水中，实际观察而得，完全符合现代解剖学"肺质软而轻，呈海绵状，富有弹性，内含空气，比重小于1，故浮水不沉；而未经呼吸的肺，内部不含空气，质实而重，密度大于1，入水则沉"的观点。

古人在解剖过程中，由于发现肺上连气道，与口鼻相通，故《素问·阴阳应象大论》曰："天气通于肺。"《灵枢·脉度篇》称："肺气通于鼻。"说明在当时已认识到，肺是人体的呼吸器官，通过口鼻，使体内外气体得以不断地交换。《素问·刺禁论》中尚称："脏有要害，不可不察……刺膺中陷，中肺，为喘逆仰息。"就指出针刺胸膺部太深则伤及肺脏，可致病人出现气喘上逆、仰面呼吸之状。据此，可以肯定：这种治误的后果判断，必是建立在相当的解剖实践和细致的临床观察基础上的。同时也说明，古代中医对于人体结构解剖知识已是十分谙熟，并非如现代中医所认识的那样处于混沌状态，只是古代中医的重点没有放在有形人体之上，还有比肉体更重要的经络体与藏象体结构，经络体与藏象体结构，才是中医人体的能量源与电源。

古中医对于肝脏的解剖结构亦是了如指掌。《难经·四十一难》："肝独有两叶，以何应也？……去太阴尚近，离太阳不远，犹有两心，故有两叶，亦应木叶也。"《难经·四十二难》："肝重二斤四两，左三叶右四叶，凡七叶，主藏魂。"还有有关肝实体脏器颜色、密度等现象的观察：《难经·三十三难》"肝青象木"，"肝得水而沉，木得水而浮"，"故令肝得水而沉也"，"肝熟而复浮者"。肝的形态和质地决定机体对疾病的易感性，如《灵枢·本脏》："肝坚则脏安难伤"，"肝脆则善病消瘅易伤"，"肝端正则和利难伤。"从肌肤纹理可判断肝脏大小，如《灵枢·本脏》"青色小理者肝小，粗理者肝大"，等等。

在《难经·四十二难》中，记载了肝、心、脾、肺、肾的局解资料，明确了肺、肝是分叶性器官。其中，关于肝分七叶的记载，与 Glisson 氏的肝脏分区一致。首次记载了胰脏（"散膏半斤"）并归之于脾，发现肾有左右两枚。对各脏器的颜色、重量、体积、容积均有详细记录。查阅两汉前中国各类著作中有关脏器结构的解剖学认识，我们可以清晰地认识到，早在两汉之前，人体解剖活动不仅普遍地存在着，并且已取得了相当的成就，远超同时期的西方医学成就。

表7　古今人体五脏重量对照表

五脏	《难经》记载	按战国衡制折算结果	全国脏器重量协作组统计结果	
肝	四斤四两	1063 克	男：1069 克	女：1102 克
心	十二两	188 克	男：201 克	女：194 克
脾	二斤二两	547 克	男：115 克	女：115 克
肺	三斤三两	797 克	男：727 克	女：689 克
肾	一斤一两	266 克	男：226 克	女：225 克

既然中医已经有了如此超前的人体解剖实践和脏器空间位置的客观认识，

为什么会有肝肺左右分不清的低级错误呢？其实，按照中医的形神理论，一切都是那么自然，古中医的形神理论认为，中医人身有两部分组成，一部分是肉体，即形而下，一部分是经络体（神体、神机、炁化体），即形而上，就是形态发生场，而中医的一切藏炁经络理论所针对的都是经络体，形态发生场而已。

中医讲五脏的结构是左肝右肺，心上肾下，脾居中央。这显然不可能是人体解剖部位，而是象数结构模式，就是炁化的天人经络体结构模型，这是做实验做不出来的，是按照后天赤道八卦模型天人感应而来。后天赤道八卦模型源于孔子问道楼观于老子后写的十翼之《周易·说卦传》，上为离卦、为火，下为坎卦、为水，左为震卦、为木，右为兑卦、为金，是描述地球自转的升降运动规律模型。左边是阳气上升到一半，右边是阴气下降到一半。《黄帝内经》没有受到地球公转的先天黄道八卦的影响，但是，受到了地球自转的后天赤道八卦的影响。

根据《内经》，人类居于天地"气交"之中。天地阴阳二气是按照"上者右行，下者左行"（《素问·五运行大论》）气交运动。所谓"上者右行"，言天气向右旋，自东而西以降于地；所谓"下者左行"，言地气向左转，自西而东以升于天。

所以，《素问·阴阳应象大论》说："左右者，阴阳之道路也。"根据《灵枢·岁露》，"人与天地相应也"。说明人体脏腑之间也存在着藏炁升降相交运动。人出生后，人体已由先天转入后天，《周易》八卦也由先天黄道八卦转入后天赤道八卦。《灵枢·九宫八风》中所应用的"九宫八风图"，就是说地球自转的后天赤道八卦方位图。

这个后天赤道八卦方位图与月行九道之洛书又暗合于人身之经络体。洛书为人体藏象方位学奠定了基础：正北方为坎卦属水，水性寒，寒气通于肾，故肾位正北方；正南方为离卦为火性热，热气通于心，故心位正南方；正东方为震卦，秉风雷之性，风气通于肝，故肝应正东方；正西方为兑卦属泽性凉燥，燥气通于肺，故肺位正西方；中央属坤土性阴属湿，湿气通于脾，故脾居正中。洛书不但为人身经络体之藏象方位学奠定了基础，而且为藏炁升降确定了其运行方向。因水为至阴，故居于下；火为至阳，则居于上；木主升发故居于左，方位在东；金主收降，则位于右，方位在西；土为成数之母，故居于中。如此，藏炁升降图为：心火下降，肾水上济，肝木左升，肺金右降。脾胃居中，为升降之枢纽：脾之所以升，肝升之也；肺气降胃气亦随之降也。

从上述藏象气机升降图，完全可以得出结论："左肝右肺"，不是指肉体之肝居于左、肺居于右。而是指经络体之肝升于左，肺降于右，代表着中医特有的天人合一之经络体结构，是全身阴阳、气血升降之通道。

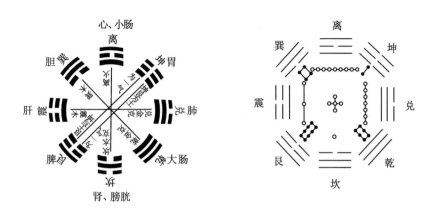

古中医天人之经络体结构之后天升降出入和衍化图

现代中医以"肝生于左,肺藏于右"用现代医学解剖学的观点来指责《内经》的"谬误"。实际上,马莳、张志聪等,已从肝、肺"其形""其用",及"脏体""藏炁"认识了肝左、肺右的实质。今人任应秋氏则根据《素问·阴阳应象大论》所言"左右者,阴阳之道路也",及杨上善"阴气右行,阳气左行"的论点明确指出:肝生于左,是言肝木生升之气著于左;肺藏于右,是指肺的清肃之气藏于右。所以,"肝生于左,肺藏于右"实际上是以中医特有的天人藏象学理论来释明肝、肺的生理功能特点及病理改变的。而胃之受纳水谷比如"市"场;脾之转输功能比作"使"役;心主阳气的卫外趋向视为"部于表";肾主水的向下向里谓之"治于里",均同此理。

肝左,肺右,肝升,肺降,肝肺之气在天人之经络体中升降出入这一基本生命过程中,起着举足轻重的作用。刘采倩认为,营卫通达,气血周流,无不与肝之疏泄条达,肺之宣发肃降有关。无升则无降,无出则无入。肝之升,肺之降,协调配合,升降不已,维持着人体正常的生命活动。这一认识,在辨机时,人体左右两侧各部分所表现的不同病理征象,可以从肝肺功能不调去辨识;机体升降功能失调,失血、营卫失畅所致之病症,从调理肝肺升降入手,往往取得意想不到的效果。历代医籍中不乏如此案例,如清代医家叶天士在《临证指南医案·虚劳·王案》中所说:"人身左升属肝,右降属肺,当两和气血,使升降得宜。"《临证指南医案》中治"虚劳气血痹阻者","思人身左升属肝,右降属肺","用理气活血,使升降得宜"。又如治久咳,"百日未痊,形肌消烁者",以其"咳呛未已""左常闪烁""倏热之来,升至左颊",辨为"肺病主降日迟,肝气司升日速",而以清寒滋润之阿胶、鸡子黄、生地、天冬、女贞子、糯稻根治疗等。

《素问·刺热论》曰："肝热病者，左颊先赤……肺热病者，右颊先赤。"杨文思认为，这两句是说，内因五志之热病，必先见于色，五色之见，各有其部。肝属木而位居东方，故左颊先赤；肺属金而位居西方，故右颊先赤。《素问·脏气法时论》："肝欲散，急食辛以散之，用辛补之，酸泻之。……肺欲收，急食酸以收之，用酸补之，辛泻之。"肝肺用药的选择以向上升散的辛味药和向下收敛的酸味药为常用，有调理气机左升右降的用意。《难经·五十六难》据"右肺"论，认为"肺之积，名曰息贲，在右胁下，覆大如杯，久不已，令人洒淅寒热，喘咳，发肺壅"。陈复正《幼幼集成》谓"左颊青龙属肝，右颊白虎属肺"。元代滑伯仁在《校注十四经发挥》曰："肝之为脏，左三叶，右四叶，其治在左。其藏在右胁右肾之前，并胃著脊之第九椎"，这说明了肝脏在人体右，而其朵在经络体左的特点。《诸病源候论》中有"肺之积气在于右胁，肝之积气在于左胁"。《备急千金要方》也有"肝咳者，其状左胁痛，甚者不能转侧"的记述。

在古代医著、医案中，身体左侧病变或症状从肝论治的记载还有很多。如陈慧娟引述，元代朱丹溪在《金匮钩玄》卷一"中风"条目中提出："半身不遂，大率多痰。在左属死血、无血；在右属痰、有热、气虚。病若在左者，四物汤等加桃仁、红花、竹沥、姜汁；在右者，二陈汤、四君子等加竹沥、姜汁。"采用"左肝右肺"的理论，根据疾病所在部位进行辨证，决定临床用药，对半身不遂病进行治疗。明代李中梓在《医宗必读·卷八·头痛门》说："偏头痛，左为血虚，右属气虚。"《张氏医通·胁痛》曰："肝主阴血而属于左胁。……左胁多怒伤或留血作痛。右胁多痰积或气郁作痛。……虽然痰气也有流于左胁者，然必与血相持而痛，血积也有伤于右胁者，然必因脾气衰而致。"薛立斋、龚廷贤等医家均从左为血、右为气论治头痛、胁痛、足痛等。《幼科释谜·耳目鼻口舌齿咽喉》谓，"若左腮色青赤，肝胆风热也"。《医学启源·小儿》谓："目连闪，肝热……若左腮红，是肝风。"《张氏医通·面》提及"左半边而及耳热耳鸣，觉从少腹左胁冲上者，属肝火"。《石室秘录·卷一》言，"病在左者，如两胁胀满，不可左卧者，此病在肝也"等等，比比皆是。

清代叶天士、民国张锡纯等，也非常重视左右的诊断意义。据陈慧娟统计，仅从《临证指南医案》一书来看，载有身体左侧病变的医案就达60多条，所涉及的症状有偏枯在左、左肢麻木、左眠咳甚、左目珠痛、左胁不耐卧着、左胁痛、左颊赤、脐左动气、左腹膨、左肢痛、左鼻窍有血、左胁有疟母、左指胀痛引肩、左偏头痛、左耳鸣甚等，绝大多数病例从肝辨治。张锡纯在《医学衷中参西录》中，也多次提及躯体左侧病变从肝论治。他曾治一少妇，心中寒凉，饮食减少，坐时觉左半身下坠，寝时不敢向左侧，服温补兼理气之药，年余不效。张氏根据其左脉微弱不起，诊为肝气虚，予黄芪、干姜、川芎等品，须臾左侧即可安卧，**数剂诸病皆愈**。

近代名医施今墨总结多年的临床经验，提出"郁金行右，橘叶行左；陈皮行肺闭以右胁为宜，青皮行肝滞以左胁痛为宜"的观点。沪上儿科名家董廷瑶治疗小儿咳喘，对伴有面颊红赤以左侧为著者，在常规治疗的同时参以疏泄肝木之品，取得良好效果。

再拿脉诊来说，"左关应肝"也是"肝生于左"之明证。近代张锡纯谓"肝之体居于右，而其气化之用先行于左，故肝脉见于左关"，并说"按此诊脉治病则效，不按此诊脉治病则不效"。肝藏血，肺主气。因此，古中医的天人经络体的"左血右气"与"左肝右肺"是一致的。

可以看出来，现代中医不理解左肝右肺的中医观点，其根本原因就是，现代中医没有透彻理解中医基础理论，没有认识到人肉体与经络体的区别，没有认识到天人与机器人的分别，所以就闹出了许多低级的学术笑话。实际上，现代中医的思维方式是有问题的，现代中医的微观辨证、西医辨证、方证相对是罪魁祸首。目前，中医临床存在一些思维误区：一是对中医思维的原理、对中医思维的基本出发点认识不足，以致有"阴阳五行是玄学"或"左肝右肺"之争议；二是仅以辨证论治概括中医思维，并作为唯一正确的思维，或是遵循中西医结合辨病与辨证相结合的现代医学思维，否定采纳其他思维方式；三是中医到现代仍有"千方易得，一效难求"与"熟读王叔和，不如临床多"的追求经验中医的客观现象存在。以为得一药而得中医，得一方而得天下的中医人，大有人在。在中医基础理论方面不下功夫，不求甚解，学术眼光狭隘，囿于西医实体解剖范围内，所以导致中医的理论思维与临床实践严重脱节。

心火为上，肾水为下，无论是在天地模型中，还是在中医人体结构中，都是毫无异议的事情，但心肾之间的既济与不济，却是现代医学至今认识不到的关联。正如吴同玉述，早在《内经》中就讨论了水火升降的问题，为心肾相交理论形成打下了基础。《素问·阴阳应象大论》曰："天地者，万物之上下也；水火者，阴阳之征兆也。"阐明了天地上下阴阳水火之间相互关系。《素问·六微旨大论》曰："升已而降，降者为天，降已而升，升者为地，天气下降，气流于地，地气上升，气腾于天。"从自然界范围说明天地之间阴阳水火升降的自然规律，为以后的心火下降肾水上升奠定了理论基础。《中藏经》提出"水火相交，阴阳相应，乃为和平"的观点，指出阴阳相交相应才属正常，此观点进步于《内经》唐代孙思邈提出的心肾相交理论。据《易经》《类经》《中藏经》精神，用子学术语提出心肾水火相济理论。八卦中泰卦指天地交，万物通，上下交，其志同；否卦指天地不交万物不通，上下不交，而万物无帮。《易经》

观点引入医学领域，用来解释五脏之间的关系，得出"位于上者，下降为和，位于下者，以上升为顺"的观点。后世医家对心肾相交理论亦有所发挥。明代周慎斋曰："肾水之中有真阳，心火之中有真阴。"心肾中真气理论用于临床得出了"欲补心必先实肾，欲补肾必先宁心"的经验。元代朱丹溪《格致余论》曰："人之有生，心为之火居上，肾为之水居下，水能升而火能降，一升一降，无有穷矣，故生意存也。"清代《傅青主女科》曰："肾无心火则水寒，心无肾水则火炙，心必得肾水以滋润，肾必得心火以温暖。"中医具体指出心肾之间上下交通水火相济，方能维持机体的协调平衡，这一点是现代医学不能理解的。

湿为天地氤氲之气，土备厚德载物之性，而脾胃为人体后天生化、补益、强基之本，其气厚性顺，禀湿润溽蒸之体，承载四时生长收藏之政令德施，化修丰满四脏，故曰其"不得独主于时也"，各十八日寄治于四季之末，在四时五运六气更替中发挥启承枢转之用。《管子·四时》言："中央曰土，土德实辅四时。"李东垣《脾胃论》："五行相生木火土金水循环无端，唯脾无正形十四季之末各旺一十八日以生四脏，四季者一辰戌丑未是也，人身形以应九野，左足主立春丑位是也，左手主立夏辰位是也，右手主立秋未位是也，右足主立冬戌位是也。"一年之中，寅卯辰为春三月，巳午未为夏三月，申酉戌为秋三月，亥子丑为冬三月，故四季之末一十八日之土分别对应辰、未、戌及丑月。如谢胜所述，"辰未戌丑"不仅指时间，同时含空间方位的意义在其中。明·张介宾《类经·九卷·经络类三十瓦乡》："九野，八卦九宫之位也"，即东、西、南、北四方，东南、西南、东北、西北四隅及中央。卯午酉子：为、南西北四正位，其气纯正，不偏不倚，不变气节。寅巳申亥：东北、东南、西南、西北四隅位，其位不正，其性驳杂不令，能从能化。辰未戌丑：性属土，寄居于"四隅"之位，于五行中主收藏、吐纳。可见，寅巳申亥与辰未戌丑偏隅一方，互为包含浸用。周慎斋《医家秘奥》："水有土，则不泛；木有土，则不偏；火有土，则艳艳增光；金有土，而生生不息。而木、火、金、水四物，俱随土而生旺。"《素问·六微旨大论》："出入废则神机化灭，升降息则气立孤危。"脾为五脏之轴枢，功擅运转。脾胃转枢即心肝肺肾位于四旁，脾胃斡旋气机居中，构成五脏气机协调的基本模式。其"冲和"之德，防其余四脏气的太过与不及，以达"气归于权衡""以平为期"的生理要求，这就是脾胃为枢的调衡作用。谢胜应用经络红外热成像检测，也观察到在四时脾胃主令阶段的经络红外热像图有其特殊性，明显不同于四时主令。

在《内经》中，对藏象时间结构的划分，大致有四分法、五分法、九分法、十分法四种。在四分法中，一种看法是：东配春、肝、木，南配夏、心、火，西配秋、肺、金，北配冬、肾、水，中配脾土，不独主于时。这种配属关系中，四季中都包含脾气，脾土为万物之源，世间万物都离不开土的滋养和调节；在人体，无论是水谷精微还是药物有效成分的运化和转输，都要通过脾土的作用才能实现。另一种看法是，脾土旺于四季之末，如《素问·太阴阳明论篇》所说："脾者，土也，治中央，常以四时养四脏，各十八日寄治，不得独主于时。"也就是说，三月、六月、九月、十二月各十二日后，属于脾土。从四分法来看，无论哪种说法，其共同的特点是脾土的特性在四季都存在，脾的特点无不例外地融合到四季中。

在五分法中，脾虽也归位于中央，但有单独的时令与之相配，这就是长夏。

关于长夏的时间长短，也有两种说法：其一，与其他四脏平分一年，即七十二日；第二是长夏为农历六月，如《灵枢·五音五味论》："足太阴，脏脾，色黄，味甘，时季夏。"尽管脾可独主于长夏，但对于四季而言，脾土仍然居于非常重要的部位，土为厚土，具敦厚之性，故能辅助四时以生长收藏，凡万物之生长、壮衰、消亡，无不以土为载体发生。升降出入分别配属于木金水火四性四藏，而中州脾土一转，"冲气以为和"。我把这个升降出入的过程完善为升降出入和。而这种五行状态适合于所有四分法、五分法、九分法和十分法的藏象体天人结构。

在九分法中，脾数为五，实为九宫之中宫，西汉时的《黄帝九宫经》谓："戴九履一，左三右七，二四为肩，六八为足，五居中央，总御得失。其数则坎一、坤二、震三、巽四、中宫五、乾六、兑七、艮八、离九。太一行九宫，从一始，以少之多，则其数也。"《灵枢·九针论》则提出身形应九宫、九野之说："岐伯曰：请言身形之应九野也，左足应立春，其日戊寅己丑；左胁应春分，其日乙卯；左手应立夏，其日戊辰己巳；膺喉首头应夏至，其日丙午；右手应立秋，其日戊申己未；右胁应秋分，其日辛酉；右足应立冬，其日戊戌己亥；腰尻下窍应冬至，其日壬子；六腑膈下三脏应中州，其大禁，大禁太一所在之日及诸戊己。凡此九者，善候八正所在之处，所主左右上下身体有痈肿者，欲治之，无以其所直之日溃治之，是谓天忌日也。"凡此种种，都是用九宫法定义中宫脾胃之时间与空间定位。

在十分法中，脾胃数分成生数五和成数十，仍是居于中宫位置。《内经》中五藏之数，均是由河图洛书中五行生成数推衍出来的。如《素问·金匮真言论》曰："东方青色，入通于肝，开窍于目，其数八；南方青色，入通于心，开窍于舌，其数七；西方白色，入通于肺，开窍于鼻，其数九；北方黑色，入通于肾，开窍于二阴，其数六；中央黄色，入通于脾，开窍于口，其数五。"可见，在古中医的藏象生成论中，心"其数七"、肝"其数八"、脾"其数五"、肺"其数九"、肾"其数六"是应河图之数而成。河图五行模式，不仅在《内经》中被广泛采用，对后世医家的影响亦是相当深远。

　　升降出入分别配属于木金水火四性四藏，而中州脾土一转，"冲气以为和"。我把这个升降出入的天地升降过程完善为天人升降出入和过程。如何理解这个"和"的状态？我们知道，五行学说是按五行的特性，用取象比类法，将心归火、肾归水、脾归土、肝归木、肺归金。《素问·五运行大论》云："气有余，则制己所胜而侮所不胜；其不及，则己所不胜侮乘之，己所胜而侮之。"其木、火、土、金、水之间存在着有序的间隔递相克制与制约关系，即木克土、土克水、水克火、火克金、金克木。若按五行规律，心火下温肾水的这种生理作用则属于五行中火侮水的病理状态。于是有人质疑，这既不能解释心肾相交，又与五行相克的有序性、递相克制相矛盾。又如肝升肺降为彼此相因相从的一对升降运动，但是从五行属性上来说，是金克木或木侮金的状态。再比如，脾土寄于四时各十八天，从天文历法和气候物候上历验，但是从五行属性上却说不通，火生土、土生金、土克水、木克土，这个土行寄于四时各十八天，到底是按照什么逻辑来寄四时的？其实，如果我们从五行生克乘侮、胜复郁发角度来看，这只是从二行或三行的局部看五行。如果从五行整体角度来看五行，那么，五行之间的生克乘侮、胜复郁发状态，就会升华为升降出入和的状态。就如同单独的发动机、变速器、底盘、化油器、火花塞等，都不能称之为一辆完整的汽车，只能叫汽车零件，而一辆完整的汽车却是由这些零部件组装而成的。同样道理，二行或三行的生克规律与五行整体的生克规律是不同层次上的理。正常的五行一体运行状态就叫作"和"态，也就是我一直在说的经络体和藏象体。如《养生秘录》按九宫八卦之法，取天地之正气，纳归中宫，交感成丹后"非止延年，可以驻世……体力不衰，发鬓不白，日行百里，举动轻便"。重点在于"水火既济，又为坎离交会之法。久而行之，可以成丹"。《养生导引门·补益门》也说："发功猛练，用意大过……必然会影响体内的阴阳平衡、水火既济。"这就不是仅在二行或三行的层面上，而是在五行层面上，让"和"态升华了。其实也就是《素问·上古天真论》中的真人、至人、圣人、贤人等。

　　可见，在古中医理论体系中，中医人体形而上藏炁的时间结构与空间结构，不完全同于现代医学形而下的脏器。中医人体藏炁结构，不但有自己独特的理论体系与逻辑关系，而且还有独特的物质基础。它包括了现代医学在解剖意义上和神经内分泌意义上的脏器，但又不完全同于这些有形脏器。而且在脏器之间的关系上，也完全不同于现代医学的理解，古中医有自己基于天人感应、天人合一的藏炁间逻辑。这一切都说明了，不能用现代医学的人体观点去认识古中医的问题，必须按照古中医自身逻辑来认识、继承、研究古中医，这个自身逻辑就是日月五星等天体，在地球地平坐标系上投影的阴阳五行、河洛干支、子学九式等力学体系。

经络体

现代中医关于经络的研究在20世纪八九十年代达到一个高峰，"十五"以后逐渐降温，最后只剩下中医临床家们还关注一下经络，其余的现代中医们都已经转向去研究西医逻辑下的中医了。但是，无论如何，从国内外的科学家们研究经络的证据当中，从中医临床取得神奇疗效的事实当中，我们可以看到一条基本事实，那就是：经络是独立于神经血管内分泌之外的信息能量通道，是客观存在的事实。

结合中医的藏炁经络理论，我们可以归纳出中医经络系统具有七大特性：一是具有物种的普遍性。经络现象不仅存在于人等高级灵长类动物，而且低级动物，甚至植物、无机物都存在经络现象。二是具有高能粒子性。几乎涉及所有的声光电热磁力及放射性元素的科学试验，都证明了经络系统具有现代医学还没有发现的人体信息能量交换的物理通道。三是具有独立的自组织性。经络的这种独立自组织性主要体现在，活的生物体组织器官有经络现象，而死的生物体组织器官则没有这种经络现象。鉴于现代医学已经发展到微观分子生物学、甚至纳米级生物学尺度，依然没有发现任何类似于"已知结构的未知功能"，可以断定，经络现象提示经络系统是独立于组织器官之外的生命现象。四是具有系统性。中医的经络系统不单单是指经络现象，经络衍生体系中还有经脉、经筋、经分、皮部等。这些脉筋分皮部等，是对应神经淋巴血管内分泌等等系统的。五是具有全息性。中医藏炁经络系统中独特的面诊、尺肤诊、脉诊、第二侧掌骨诊、舌针、耳针、腹针、眼针等全息特性，是中医所独有的人体生命现象，具有分维、分形特点，是神经淋巴血管内分泌等无法解释的生命现象。六是具有周期性。藏炁经络系统的周期性，除了具有周期性"循环无端"的特性，更重要的是具有时间上的周期性，如子午流注、灵龟八法、飞腾八法、四时五行、五运六气、河洛干支的特性。这是现代医学、现代中医们都无法解释的生命现象。七是可感知性。事实表明，中医人体的经络现象具有可感知性、可视性，这是现代中医神经淋巴血管内分泌观点无法解释的现象。

现代中医的经络观点

现代中医经络研究的核心问题是循行路线的验证检测和实质的探索。据孟庆云统计，从20世纪50年代至60年代，主要进行关于循行路线的验证检测及经络、穴位形态观察，70年代以后主要进行循经感传及经络实质的研究。根据经络、穴位的电学特征，20世纪从50年代便开始研制"经络测定仪"，以检测皮肤的导电量和电阻。较为一致的见解是，沿经络循行线呈低阻抗的特征。20世纪从50年代起，国内陆续出现有关循经感传的报道。从70年代开始，即1972—1978年，在全国20多个省市、自治区的30多个单位进行关于循经感传的人群调查，按统一标准共调查了20万人，发现感传现象3000多例，其中，经络敏感人500多例。这一现象是经络的客观依据，并在调查中发现了诱发感传的方法。通过动物实验，还开展了经穴脏腑相关等研究。在经络研究中，已采用了声、光、电、热、放射核素等物理检测方法。对经络提出的假说也最多，除最早的神经血管体液学说、低阻抗学说外，有经络皮层内脏相关说、第三平衡系统论、波导论，还有液晶态学说等，以及经络研究可否列入国家攀登计划的争论等。在研究经络的同时又引发了耳穴的理论。现代中医经过60多年轰轰烈烈的经络研究，但至今仍毫无建树，仍然陷在关于经络实质是"已知结构的未知功能"，还是"未知结构的已知功能"的吵闹中。经络实质研究方面，由于对古典经络内涵缺乏理性的理解，并先设定与经典理论相吻合，其验证工作（围绕古典经络穴位线，运用现代科技手段去寻找经络的现代物质基础）"经络的研究"中期评估专家组组长季钟朴认为，新中国成立以来的经络研究均告失败。

正如张长琳所述，新中国成立60多年以来，世界各国的学者对经络的物质基础和针灸的机理做了大量的细致的、严肃的研究，由于经络系统与已知的神经系统、淋巴系统或血液循环系统都不重叠，所以最初人们寄予很大的希望发现新的解剖系统，并与经络系统对应。虽然从解剖角度研究经络系统的努力从未中断，并在许多腧穴处发现神经密集，或血管密集，或有腔状结构，但研究表明，经穴位置的这些结构与身体的其他区域相比，并没有统计学上的差异。在经络线低电阻研究方面，祝总骧等在截下的肢体上也测到与经络对应的非均匀电导分布，所以很难用神经系统或循环系统来解释经络系统。又由于体液的电导性能非常好，所以也不能从体液的角度来解释非均匀电导的来源。测量表明，腧穴处的电导可以比其他区域高一个数量级以上。这样，腧穴处的角质层和皮肤结构就可能会与其他区域大不一样，但解剖学研究也不支持这样的观点。然而，无论是用角质层的厚度，还是用皮肤下的电介质的极化过程，这都是局域性的解释。这些解释都能说明一些局部的皮肤电荷分布和电导的变化，但对于脏器病变和穴位上电导的相应改变，还是无法做出合理的说明，更无法对耳针、鼻针、脚针、掌针等所表现出来的所谓"全息现象"或"自相似嵌套结构"现象，尤其是病理状态下相应穴位上电导的变化做出解释，这就需要寻找物质结构背后的物理因素，尤其是产生经络、经穴全息现象的物理基础。

现代中医学界自己将经络研究分为五大主流学派：神经生理学派、生理生化学派、生物场学派、结缔组织结构学派、血液循环派。神经生理学派认为，经络现象是神经系统的一种功能表现，研究涉及大脑皮层、海马、下丘脑、脑干网状结构、脊髓及周围神经和植物神经，但显然不能解释循经感传的慢速度，双向传递，低电阻，高氧分压等现象。生理生化学派发现，经络与多种流动的理化成分和生化物质相关，如神经激肽、P 物质、降钙素基因相关肽、五羟色胺、组织胺等多种递质和多种离子等。该理论与神经论相似，涵盖面很广，但却不能单独解释经络现象。生物场学派虽然也提出了类似于现代物理学派研究经络的声、光、电、热、磁等相关证据，但研究深度不够，方向不明确，以及仅限于证实经络客观性方面，并且存在学术分歧，这方面的经络研究主要以现代中医界之外的现代物理学派为主。结缔组织结构学派认为，结缔组织中的筋膜是经络的物质基础。经脉是附着于筋膜组织，借助神经、血管、淋巴管，调整人体机能的带状结构，络脉是小血管，借助神经、血管、淋巴管，调整人体机能的网状结构。血液循环派的基本观点就是，经络现象是由血液循环系统，甚至包括淋巴等体液、气液循环系统在皮下的综合效应。这一派的观点解释不了隐性感传、双向传递、跨体节传导、低阻高导、高振动声、传输示踪物质、发光和发热、Ca^{2+} 浓度增加、经穴－脏腑相关、针刺麻醉、离体存在，刺激后产生高频振动和低频振动传导等。

表 8　经络实质主要假说

时间	假说内容或主要观点	假说提出者姓名或单位
1959	中枢兴奋扩散说	上海第一医学院、周佳音
1961	经络的电通路假说	福建省经络针灸协作研究委员会
1963	经络本质生物电说	刘绍虎
1963	外周动因激动说	陆瘦燕
1977	二重反射假说	汪桐
1979	经络与血管、淋巴管相关说	龚启华
1980	经络本质的低频机械波波导线路说	王德舫
1980	经络链	陈同丰
1980	经络系统是沿着隐性感传线下面的多层次的立体空间结构	祝总骧
1981	经穴－脏腑相关学说	季钟朴
1983	第三平衡系统学说	孟昭威

续　表

时间	假说内容或主要观点	假说提出者姓名或单位
1983	经络－皮层－内脏相关说	张锡均
1985	轴索反射接力联动假说	张保真
1986	经络与结缔组织相关说	蔚迟静
1988	经络波导假说	张秉武
1988	经络的组织间隙结构说	谢浩然
1990	经络实质的溶致液晶学说	张绍光
1991	经穴的线粒体三磷腺苷说	高震
1993	经络与血管神经密不可分论	文琛
1994	经络的原始子午干神经系统说	刘燕明
1994	经络本质的生物信息网络学说	李子才
1995	经络本质的蛋白质压电传感效应假说	胡云章
1996	经络就是人体间隙维系统假说	张声闳、陈静
1997	经络的体液通道假说	张维波
1998	循经感传的脊髓脑干神经网络假说	林文注
1998	经络的骨骼肌链假说	朱兵
1998	"经络穴位结缔组织连带血管、神经丛和淋巴管结构"学说	费伦
2001	"人体组织液定向流动"的经络实质学说	丁光宏
2003	"经络蛋白耦联带"假说	周立华

注：上表引用闵友江统计结果（1996年经络观点系作者加入）

　　"九五"及其后的经络研究，主要表现在循经感传、经脉循行部位的生物物理特性及机制、经脉－内脏相关等方面。但这些研究结果，基本上局限在现代医学的神经、血液、内分泌及分子生物学的框架内，如循经感传与外周神经、骨骼肌链、脊髓运动神经元柱和大脑皮层等结构与有规律性的功能活动密切相关；针刺经脉穴位对相应脏腑功能活动的相对特异性作用有其相关的神经生物学物质基础；经脉循行线上出现的各种生物物理现象包括红外辐射轨迹、液晶等与机体生物信息的特殊传递活动密不可分；等等。

　　"十五"经络研究被拿下，中医药的重大课题改为"中药复方的作用机理"，"十一五"又改为"亚健康的中医研究"，"十二五"的"痴呆""肝纤维化""高血压"，这就是现代中医的研究思路。经络研究实际上已取得了阶段性成果，如证实了循经感传线的普遍存在，在活体内经络线有发光、发声、高振动音、低阻抗等特性。人死后，这些特性基本消失，如果细胞没有溶解，低阻抗的特性仍然存在，体表和内脏有相关性，等等。这些都是中医研究最有价值、最有特色的、最具中医原理的成果，但并没有引起现代中医界足够的重视。如果说，基因是现代医学的一部天书，那么，藏炁经络无疑是中医学的一部天书。这部天书能阐释中医学原理，也能解决人类医学的许多难题，遗憾的是，现代中医界却把经络抛弃了。中医研究失去了方向，只会跟着西医思路去搞"中药复方作用机理"和"亚健康""高血压"的研究，连名字都是西医化，注定了不会产生比经络研究更有中医学意义的成果。这一现象至今没有引起现代中医学术界和管理层的反思和重视。

现代中医认为，经络是由点到线形成的。即古人在劳动实践中，偶然发现了特定的点（穴位），这类经验积累得多了，就由穴位的"点"联结成了经络的"线"。而史实证明，是先有脉（"线"）的描述，后才有穴位（"点"）的记载，穴位概念是出现在脉的概念形成之后。战国时期，是对于穴位认识的萌发、酝酿时期，而此时关于脉的认识已颇成系统了。马王堆出土医书中《阴阳十一脉》《足臂十一脉》两篇关于脉的文献，充分肯定了这一点。而且，先秦时期的针刺治疗并不普遍，砭石主要是用于切割、排脓、放血，主要作用于病变部位，一般不会引起感传。关于灸熨又不足以产生沿点传导的感受，因为灸是作用于较大的一个区域。故由"点"到"线"说缺乏充分的依据。出土战国初年的文物《行气玉佩铭》记载了先秦时期道家在导引、吐纳的状态下可以感知到经气运行。这在历代道家、养生家的著作中有丰富的记载，"内景反观"也是明证，而这种内视方式就可以内证出藏象经络结构体系的走行分布。

而且谈到经络与血管神经的关系问题，有一个人不得不提，这个人就是中国中医研究院研究员黄龙祥。他于2016年出版了一本《经脉理论还原与重构大纲》，认为经络就是血脉，是主观随意联系之脉，是树形结构，包括一些心齿、手齿、乳宫联系的问题。黄龙祥在书中写道："在汉以前，任何人任何时候都可以为解释任一表现为远隔关联的病症，或针灸治疗经验，构建一条新脉——如果不能采用当时已有的脉加以解释的话。"他还说："西医产科医生在处理产妇难产和产后恢复的实践中，发现了乳房与子宫关联现象，西医至今也不清楚这二者之间究竟是通过什么途径实现的关联，但丝毫不影响他们相信：是通过神经体液途径实现的。如果中国古人同时也发现了乳房与子宫之间的关联，会毫不犹豫地在任脉或胞脉上设一条行至乳房的分支。因为在古人眼中，人体的远隔联系都是通过脉介导，内脏器官的功能也通过脉实现：在乳房有乳脉，在子宫有胞脉，主妊娠还有任脉，主月经有经脉（或称月脉）。"他最后关于经络得出的结论是:"由此可见,中国古代的经脉学说一点也不神秘,经脉学说就是古人对其所发现的人体特定部位间纵向关联现象的一种直观解释;所谓脉或络,就是古人对于针灸作用途径,即特定刺激部位与效应部位之间联系路径的基本假设。""经络是什么?……而且这个问题可以得到非常确定的答案:经脉、络脉本是古代血脉理论关于气血运行'潮汐说'的核心概念。换言之,经脉、络脉原本是古人关于血脉分类的术语,本章将为这一答案提供充分而确凿的证据。"在汉代,即《内经》成书的年代,人们已能分清楚经络与血管了,《内经》里只说"心主血脉",却没有说"心主经脉",这里面是有深意的。长沙汉墓出土的《阴阳十一脉灸经》和《足臂十一脉灸经》所描画的十一条经络循行路线,显然不是血管。而《灵枢》中对于经络循行起止的描述异常清晰,并且与脏腑相络属,深浅内外有别。如此清晰的描画,显然不是基于对血管系统的解剖所得。

可以看出,西医虽然"至今也不清楚这二者之间究竟是通过什么途径实现的关联",但是,"丝毫不影响他们相信:是通过神经体液途径实现的",黄龙祥认为,这是理所当然的正确。而"如果中国古人同时也发现了乳房与子宫之间的关联,会毫不犹豫地在任脉或胞脉上设一条行至乳房的分支。因为在古人眼中,人体的远隔联系都是通过脉介导,内脏器官的功能也通过脉实现:在乳房有乳脉,在子宫有胞脉,主妊娠还有任脉,主月经有经脉(或称月脉)",其实质就是"通过神经体液途径实现的。"这种想当然的思维逻辑在黄龙祥的书中比比皆是,将一些毫无必然联系的证据,依靠这种想当然联系成必然,这种必然却是在"我认为"的偶然逻辑下形成的,所以,也就没有什么说服力了!

而且,这种所谓的"联系之脉"其实,并不是随意联系,用中医经络理论完全可以解释得通。如乳宫关联,本是足厥阴肝经环阴抵小腹……布胁肋;心齿关联,本是手少阴心经及经别挟咽系舌本之所过;手齿关联,本是手阳明大肠经及经别入齿之故等。黄龙祥在书中全然不顾中医藏象经络理论的天人观、形神观、时空观,完全是在断章取义。从针灸的治病效果来看,例如,内庭能治疗牙痛,光明能治疗目疾。然而,迄今为止,还没有发现一根神经和血管是从头走足的。有些体表和内脏之间的特殊联系,诸如特定穴的作用等等,用目前已知的解剖生理学知识也还不能圆满解释。如果按照黄龙祥的主观随意"联系之脉"的逻辑,足太阳膀胱经,膀胱有尿,是不是还要后背五脏腧穴关联?足厥阴肝经,生个气、肝区痛,是不是还要太冲穴关联一下?足太阴脾经,消化个食物,是不是还要太白穴关联一下?足少阴肾经,腰痛,是不是还要太溪穴关联一下?足少阳胆经,寒热往来,是不是还要阳陵泉关联一下?足阳明胃经,胃痛是不是还要跌阳脉关联一下?如果排尿性晕厥,是不是就出现一条阴茎脑脉？国外有报道，有一个人剪发时头发会流血，按照黄龙祥先生的逻辑，是不是就会有一条发心脉或发脾脉或发肝脉？五更泻，泻后痛减，是不是就会有一条肛腹脉？

研究经络问题，首先要明白经络的概念与体系。从中医角度出发，经络体系应该包括如下几个方面的基本概念：经络的巡行路线、经络与三阴三阳、经络与藏象的连接、经络与穴位的关系、经络的时间特性、经络的临床效应等几个方面。前四个基本经络概念是经络的空间物理属性，第五个是经络的时间物理属性，最后一项是经络的空间属性与时间属性的综合运用，所有这些经络的基本概念加起来，才能完整地表达和表述经络体系的基本轮廓。

而黄龙祥只从文字表面研究了一下经络的巡行路线，就将五千年的中医藏象经络理论给"还原与重构"了，完全置经络的三阴三阳、藏象、穴位、干支（子午流注、龟腾八法）、临床体系于不顾，自话自说，起码在学术层面上有重大缺陷。按照黄龙祥自己的说法，不是"大智"，就是"大愚"啊。经络的同位素示踪、低电阻、循经传感、子午流注、灵龟八法、飞腾八法、营卫巡行等等一系列大量的临床及实验室证据，已经说明了经络存在的客观性，是免疫—血管—神经等西医说辞完全不能解释的。他的主观随意"联系之脉""经脉就是血脉"的观点和逻辑，是站不住脚的，他的"还原"是肤浅的，他的"重构"是混乱的。关于藏象经络的"还原与重构"，我会在《古中医运气学·天地之机》《古中医藏象学·不朽之身》《古中医内算学·伤寒之术》中详述。

现代中医关于经络的解释还有一种论调，那就是所谓的筋膜学、间隙维等。关玲于2016年1月7日在《中国中医药报》发表署名文章《从结构整合看中医疗法的道与术》认为，"经络学说其实并非针灸学所必需的理论"，"中医描述的'气帅血行'指的就是力"，"中医针灸中很多有效方法是经验的积累，在原理上并没有说得十分明确，而从纤维力网、结构整合方面，往往能够得到很好的解释"，"针灸医生只有走出针灸圈，才能看到自己的优势和不足，才能发现和发展出新的疗法"。这种观点在现代中医界也很具有代表性。

巩昌镇认为，身体的某一个系统要想成为解释针灸作用和机理的理论基础，需要具备五个条件：第一，必须找到一个遍布人体全身的网络系统。第二，这个网络系统有通路对针刺有传导作用。第三，在这个网络系统中有传导的载体。第四，这个网络系统有生理功能，也有病理反应。第五，针灸对这个网络系统的刺激和传导经过反复实践，有确凿的治病防病作用。读者们可自行对照，更深入的论证先不说了，我们只用临床效应这个最直观的表现来说，神经血管内分泌理论和筋膜理论、间隙维理论等，如何来解释艾灸至阴穴来治疗胎位不正呢？怎么解释针刺合谷穴来治疗口眼歪斜呢？如何说明指压内关穴来治疗妊娠呕吐呢？怎么说明针刺太冲穴来治疗血压升高呢？如何说明董氏针灸的种种奇特反应呢？如何解释子午流注、灵龟八法、飞腾八法？对专业中医针灸医生来讲，这个清单可以无限延长。

未发现证据并不等于不存在。世界上能看见的物质只有10%左右，宇宙还有90%左右看不见的暗物质。从引力我们知道有暗物质存在，可是人眼却看不见，即便是红外、紫外、X光也都看不见，现有的技术尚无法看得见这些暗物质。量子纠缠、量子隐形传态已经在高能物理实验室中实现了，可是，又有多少人真的理解这种类似于神话的物理现象呢！另一个典型的例子是微生物，尽管人类对微生物的利用已有几千年的历史，现代微生物学也经历了一个多世纪的发展，但至今，为人们所认识的微生物种类仍仅占自然界中微生物总数的1%~5%，人类生产和生活中开发利用的则更少。但有一点可以肯定的是，无论是暗物质，还是微生物，它们并没有因为人们看不见，人们不能提供足够证据而消失。这说明，根据看不见、摸不着就否认其客观存在的做法，是不一定可靠的。找不到证据，可以存疑，但不能轻易否定。

经络体的物种普遍性

现代经络科学研究发现，经络现象是自然界有机物种中普遍存在的一种生命现象。这种生命现象不是人和动物所特有，植物等也具有经络现象。仅此一点，就足以证明，现代中医关于经络是神经血管内分泌体液微晶体间隙维等等各种基于人体组织器官结构的臆测是错误的。植物具有比较复杂的调节功能，许多植物（如向日葵、合欢、睡莲）能感受光线，有的（如电信草、舞树）能感受声波，有的（如含羞草、食肉草）能感受触动。另外，一些植物对温度、地心引力、气压、气味等理化因素也有感应。值得注意的是，在植物体内却找不到相应的组织结构，这说明植物可能也具备动物一样的形态发生场。经络现象的这种物种的普遍性，提出了一个严峻的问题，经络现象的物质基础到底是什么？

据马晓蕾记述，1987年，中国科学院生物物理研究所的祝总骧教授用低阻抗和高振动声波的方法，在很多植物的果实上探测出纵行于体表的有规律的线。在西瓜、哈密瓜、香蕉等体表都测出了纵向贯穿于果实的蒂脐之间的体表低阻抗线和高振动声线，而且这两组线完全地重合在一起（如图所示）。1988年10月25日，在北京召开的国际经络生物物理研讨会上，祝总骧等首次向国内外公布了我国在人体、高级灵长类动物、低等动物，以及植物体内都发现了经络存在的科学证据。中国新疆林科所和匈牙利生物物理研究所的科学家测定了树木表面的电导，并把高电导点定义为腧穴，再把毫针刺入这一点内，10分钟后，树木的温度就升高了 0.3℃~0.4℃。两周以后，该树木的生长明显快于对照组。可见，植物也是存在经络分布的。1993 年，周美力经过植物经络生理研究发现，植物也有经络。通过对香蕉和哈密瓜体态 1057 次测试，测出香蕉体态的线路为 5 条，哈密瓜为 12 条。利用针刺原理，在植物界显示出神奇疗效，不少树木经过针刺后生长茂盛，果实倍增。在病西瓜茎中部，插两根竹针，就能"针到病除"。这种针刺给植物治病，与针刺可以给人治病、调节人体机能一样，具有经络腧穴的相似性。2002 年，我国著名的农业科学家侯天祯教授根据植物经络学说、以此为基础研制出植物声频发生器，使农作物产量达到高质高产的新高度。

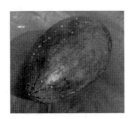 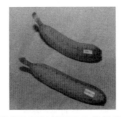

A 哈密瓜的循经低阻线和高振动声线　　B 香蕉的循经低阻线和高振动声线
植物低阻抗线和高振动声线

两获鲁迅文学奖的作家阎连科，曾于《新华每日电讯》（2012 年 4 月 20 日第 16 版）发表了一篇他与植物之间情感交流的文章：

> 为了证明植物的确是有感情并有语言、能发出"声音"的，我用我的物理常识和 860 元钱，外加三次到中关村大街电子城的恳求与谦逊，把测量电流的仪表改装成了一台记录测量仪，然后把一棵菠菜拔下来，趁它最为鲜嫩、生动、青春年少时，把菠菜和测量仪的正负电极相连接，然后把火柴点燃后，在菠菜的上空晃了晃，我发现测量仪的指针有轻微的摆动感。我完全把火柴烧在那棵菠菜的叶尖上，那指针的晃动就明显而迅速。这一有趣的实验发现，让我惊奇而兴奋，于是，我把测量仪完全搬到厨房内，又拔来了一棵充满青春活力的大菠菜，将一片叶子连着测量仪，把对面那片叶子丢在烧成沸水的锅里煮。这时候，记录测量仪上暗红的表针摇摆不止，而且振幅极高，频率极快，完全如一个人受到了惊吓或恐吓的紧张和不安，直到那棵菠菜最终在沸水里死亡，那针摆都还没有停下来。
>
> 这表明，菠菜的恐惧在一片菜叶煮死后，即便无法再用生命给别的菜叶传递被开水煮沸的酷刑的疼痛，而那惊惧的心理还留在绿色鲜活的菠菜生理中。为了证明植物不仅有惊惧、兴奋、欢乐，而且还有

"语言"的传递和交流，我又把连着莴苣的测量仪边上端来一盆水，把几只活虾放进去，当活虾在盆里游来游去时，那测量仪的表针是静止不动的，可当我在虾盆下面点上火，盆里的水由热到沸，那河虾在水里先是翻滚跳跃，而最终被沸水煮死时，连接着莴苣的表针就又一次疯狂地摆动跳跃了，并且从那棵莴苣叶上发出了明显哀伤的"吱吱吱"的哭泣声——这表明，河虾在死之前有过自己语言的"惊叫"，而莴苣听到这种"惊叫"，担心煮虾的沸水下一步等待的就是自己到那水里的刑熬，于是也在某种惊叫声中而惊恐不安地"悲鸣"了。

那年夏天间，我有很长一段时间都沉耽于证明植物是有情感和语言的试验中。我又把测量仪接到黄瓜上，接在四季豆棵上，还把那线源接到一棵楝树发出的小芽上，然后把锯、斧子和绳子全都拿出来，做出要把楝树伐倒的样子。在不见测量仪的表针有什么摆动后，就把我的上衣脱下来，再上手"呸呸"吐两下，接着把斧子举在半空中，装出立马就要砍下斧子的举动来。这时候，我看那表盘，就见那表针左右晃动，摇个不停，直到我朝那楝树笑一下，把锯和斧头送回屋里，针摆也才歇下来。

这篇文章的试验结果，实际上，与国外许多植物学家和科学家做过的类似试验的结果相同，他们都得出了一个共同的结论：植物和动物一样是有感情的。这种情感的物理表达实际上与植物经络的关系密切相关。

人与高等哺乳动物有许多共同生命现象。因此，动物也必然存在经络与穴位，兽医针灸就证明了这点，近代许多实验研究也证明了这点。动物针灸并非当今之创举，家畜疾病用针灸治疗，在我国已有悠久的历史。据周美启述，周朝《周礼》有"兽医掌疗兽病、疗兽疡"的记载，用砭石、骨针刺疡放血和用烤火温灸止痛成了最古老的兽医针灸技术，而那些施行刺激的部位，就是后来人们逐渐发现的针灸"穴位"。周穆王（前947—前928）时，畜牧兽医名人造父用放马头血来治疗热病。即现今民间习惯于春季给予针刺放静脉血以减少马之热性病的发生。有些地区也常给耕牛洗口开针以增进食欲，用的是舌底通关穴。而在西汉（前206—前23）刘向所撰的《列仙传》马师皇篇中："马师皇，皇帝时兽医也……有龙下，向之垂耳张口，师皇知其有病，针其唇及口，甘草汤饮之而愈。"其后一些医者在兽医针灸术方面又各有建树。

据高靓述，东晋葛洪的《肘后备急方》中，载有针治马黄黑汗风及用灸熨治羯骨胀的方法，书中提到《明堂流注偃侧图》。这是指关于经穴的前、侧、后图形，简称"明堂图"。北魏贾思勰《齐民要术》中也提到马病的灸法及放血疗法所用穴位。唐末李石编成《司牧安骥集》，成为现存最古的兽医经典著作。书中所载的《马师皇五脏论》《造父八十一难经》《伯乐针经》(秦穆公时期，孙阳著)等，是我们现在能见到的最早且较完整的针灸资料。《司牧安骥集·六阴六阳之图》是唐代关于相马、医马、动物经络研究的一篇重要文献，也是古代记载马十二经脉现存最早的一篇文献。历代兽医经典著作《新编集成马医方牛医方》《新刻马书》《元亨疗马集》《新刻注释马牛驼经大全集》中均有转载。后三本著作将其改名为"三阴三阳之图"。宋元时期(907—1368)，南宋《新刊校正司牧安骥集》和元代的《痊骥通玄论》等兽医专著，都有针灸穴位、手法、主治、禁忌等记载。

表9 《伯乐针经》中记录的马的74个穴位

分布部位	穴位名称
头部	眼脉穴、大风门穴、通关穴、玉堂穴、开关穴、喉门穴、骨眼穴、血堂穴、三江穴、垂睛穴、锁口穴、耳中穴
躯干及尾部	鹘脉穴、带脉穴、尾本穴、上上委穴、上中委穴、上下委穴、中上委穴、中中委穴、中下委穴、下上委穴、下中委穴、下下委穴、八髎穴、肾棚穴、肾腧穴、肾角穴、百会穴、肝腧穴、脾腧穴、肺腧穴、风门穴、喉腧穴、云门穴、伏兔穴、心腧穴、尾尖穴、肚口穴、胁癖穴、鬐甲穴、阴腧穴
前肢部	胸膛穴、同筋穴、夜眼穴、膝脉穴、膊尖穴、膊栏穴、冲天穴、抢风穴、肺门穴、肺攀穴、掩肘穴、乘橙穴、弓子穴、板筋穴、外乘重穴
后肢部	督穴、曲池穴、巴山穴、路股穴、大胯穴、小胯穴、汗沟穴、仰瓦穴、邪气穴、牵肾穴、鹿节骨穴、掠草穴
前后肢共有	缠腕穴、蹄头穴、蹄门穴、天白穴、垂泉穴

注：上表引用王春兰总结

据高靓述，明清时期(1368—1911)，公元1608年，喻本元与喻本亨兄弟出版了《元亨疗马集》，这本书综合了明末之前马、牛、骆驼的饲养管理及治疗知识，是一本中兽医学集大成之经典。卷二的"伯乐明堂论""明堂歌""针穴""伯乐画烙图歌"，详尽地记载了兽医针灸技术经验。该书将穴位分为五类：血针经脉：有眼脉、胸膛等。火针络脉：有喉门、伏兔等。脏腑俞穴：如肺俞、胆俞等。巧治穴位：如开天、抽筋等。不定穴：在患部或其附近行针采用的穴位，多以痛为腧。其中，"明堂歌"记载马的穴名78个，耳内一穴未命名；"针牛穴法名图"标注了33个穴名及其位置；"驼经"介绍了驼病的针药治疗。《元亨疗马集》中列出的马的79个穴位，46个用于火针，16个用于血针,只有3个建议用于毫针。穴位归经在《明堂歌》中也有记载,"……眼脉厥阴经,肝火善能泄……同筋泻小肠,太阳心火灭……",不仅指出了十二经的基础主穴,还说明了各经阴阳属性和主治疾病。书中所载:"针皮勿令伤肉,针肉勿令伤筋、伤骨,隔一毫如隔泰山,偏一丝不如不针。"讲的则是准确取穴的重要性。明代的《便民图纂》卷十四"牧养类"叙述了马、猪等家畜的饲养和疾病的防治。其中,对于猪、羊的疾病只提到"割去尾尖,出血即愈""先以瓦片刮疗处令赤"的针灸治疗,却没有点明穴位,而对马的针灸治疗提到了穴位。清代民间兽医傅述凤著的《养耕集》是一部专论牛病的书,列有牛图40余穴,开陈穴道,令知某病应在何处下针等等。

20世纪50年代以来,学者们先后在猴、羊、兔、狗、马、猪、豚鼠、大鼠、小鼠和蟾蜍等动物身上进行了低阻点测定,均得到了经络线存在的实验结果,至今我国已将针灸用于治疗马、骡、牛、猪、兔、鸡、鸭等动物的疾病。

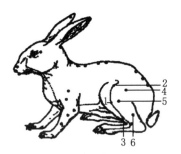

家兔的足阳明胃经

据高靓统计,1959年,中国农业科学院组织编写了《中兽医针灸学》,总结出马167个、牛85个、猪67个、骆驼40个针灸穴位,统一了穴位名称,初步确定了穴位的局部解剖。1984年,中国畜牧兽医学会出版的《中国兽医针灸学》是一部集大成之作。该书记载了马173个、牛103个、猪85个、骆驼77个、羊75个、犬76个、兔51个、猫32个、鸡34个、鸭35个穴位。1980年,江西和浙江提出了犬、兔、猫等实验动物的针灸穴位。1997年,农业出版社出版的《比较针灸学》从形态解剖、生理、病理等方面,比较动物经络、腧穴、针灸方法和作用等与人的异同,对照人体相应位置的腧穴,采用中医针灸文献使用的、国际公认的经穴编号法,将动物穴位归入十四经脉。1993年,谢仲权等编著《兽医针灸穴名解》,对马、牛、猪、羊、驼、鹿、犬、猫、兔、鸡、鸥、鹅等301个穴名和经络名称的缘由、字义、含意等做了探解。耳穴及尾针穴位也是在此时期丰富完善起来的。1959年,北京科普形象厂制出了马、牛、猪、鸡的石膏穴位模型。1960年,上海创制了"经络经穴玻璃猪模型",接通电源，可在经脉走行闪光同时配音讲解。

那么，无机物中有没有经络现象的存在呢？实际上，所有元素的惰性、导电性、离子态性，以及放射性，都是无机元素经络现象的表现，只不过这种元素的经络现象已经深入到微观粒子世界，其表现方式与有机物不同而已。这种元素经络现象还可以以超导态、量子态、同构态表现出来，如石墨烯、超导体、纳米等概念。

这些翔实的数据说明了一个关键问题，经络不只是存在于人体内部，而且还存在于低级动物体内，甚至在植物体内也存在着经络系统。按照黄龙祥们的说法，这些经络现象是那些植物和低等动物们在生产劳动实践中自己总结出来的吗？是这些植物与动物的神经血管内分泌间隙维液晶体等等的表现吗？显然不是。这说明，经络系统，既不是神经系统，也不是循环系统，更不是其他人体独有的已知信息能量系统。经络现象在高级动物、低级动物甚至植物体内都存在着的这种客观事实证明，这只能是生命物质的一种原始的高级的信息能量系统。但对于动物，尤其是人体来说，藏象经络系统，不仅包括了神经系统和循环系统的信息能量系统，而且也包括了除此之外的目前还不为科学所知的信息能量系统——藏象经络体系统。

经络体的高能粒子性

通常认为，经络研究是属于中医学的范畴。但真正学中医出身的人，很少从事经络研究。其原因主要有三个方面：第一，是知识结构。中医学五年的本科教育多偏重于对中医经典理论的继承，其与现代科学体系的融合上还有较大差距。这一现象虽然在研究生训练阶段有所改善，但很难从根本上改变"先天不足"的局面。第二，是思维方法。因为中医从理论到实践，基本遵循经验黑箱理论，即重视干预方法和干预结果，淡化中间环节。而经络研究恰恰就是要研究针效的中间过程，这与传统的中医思想并不吻合。第三，是由经络研究的内容决定的，由研究什么决定什么样的人去研究。即问题的科学属性决定适当的人选。

那么，经络研究的内容是什么？实际上，经络研究发展到今天，早已超出中医理论范畴。从经络研究方向来看，现代中医的经络研究属于经络学说的研究，既包括经络理论指导下的临床实践，也包括经络学说对针灸作用原理的解释，以及在中医古典文献中去寻找经络的真相；而现代中医界之外的研究，则是现代物理学派在生物学领域的经络研究，在中医经络理论的启示下，发现了与古典经络循行路线相吻合的、可在现代技术条件下能重复出现的可见"经络现象"，这一部分已经超出了现代中医所理解的经络研究了。现代中医界内外的经络研究，目的是不同的，现代物理学派的经络研究，研究对象是可被认知的"经络现象"，其研究方法是利用物理学技术手段，其研究目的是解释这些经络现象的物理学基础，国外经络研究进展迅速的恰恰是这个层面的经络研究。而现代中医领域内的经络研究，必然与现代医学的发展结合，研究针灸治疗疾病的机制，其目的是解释针灸的作用原理，其结果只是对现代医学治疗疾病的补充。

祝总骧认为，经络现代研究大体可分为三个阶段。第一阶段（20世纪50—70年代）是经络现象的再度发现，第二阶段（20世纪80年代）是从经络的主观感觉现象到客观证实，第三阶段（20世纪90年代）研究重点转入经络运行血气的原理和物质基础。

20世纪50年代经络研究有两项重大突破。一是日本长浜善夫发现了循经感传现象，后经承淡安先生传入我国。二是日本的中谷义雄和法国的Niboyet，发现了经穴的低电阻现象，也很快引起我国针灸界和科学界的兴趣。系统的有计划的经络学的研究，是从70年代开始，解放军309医院的协作组对循经感传现象进行普查，在1000例受试者中发现13例经络感传显著者（即经络敏感人）出现率为1.3%。这一结果公布后立即引起全国学者的重视，到1977年，全国各地已调查了17万人。结果表明，循经感传现象不是偶然出现，而是在人群中有一定比例分布的。中国科学院生物物理研究所的祝总骧首次发现了隐性循经感传现象。这种经络现象的特点是：定位性强，和古典经络图谱吻合，在人群中普遍存在（98%以上），全程都有低阻抗特性。

20世纪80年代（"七五"计划），我国经络学研究在国家科委、卫生部和国家中医药管理局领导下，开展了有计划的关于"十四经脉的客观检测"研究。如辽宁的王品山首先用声发射的手段发现，在压迫穴位后该经的其他穴位可以检测出一种低频的声波，并在人群中有普遍意义。中国科学院生物物理所则发现隐性循经感传线皮肤表面的发光强度高于非经脉线皮肤，解放军总医院应用红外线热像仪记录到针刺时循经的温度变化。中国中医研究院用伏安曲线法显示并证实经脉线低阻抗线特性。法国的Vernejoul利用γ照相技术发现放射核素注入人体的某些穴位后，放射性循传统经络路线运行。这一现象立即引起我国学者的重视，中国中医研究院课题组应用这种方法，在人体十四经脉进行普查，结果证明这种方法能够反映经络循行路线的特异性（70%实验例核素的运行与传统经脉线吻合）。中国科学院生物物理研究所的祝总骧用隐性感传、低阻抗和高振动声三种综合生物物理学方法对经脉进行定位，发现三种方法检测的实验经脉线相互重合，其宽度在1mm以内，并与古典十四经图谱惊人地吻合。同时，还发现经脉的三种生物物理学特性和四种形态学特征密切相关，从而提出经脉是"多层次、多功能、多形态的立体调控系统"的理论。

"八五"期间（20世纪90年代），"经络的研究"被我国列为攀登项目，学者们在证实经脉客观存在的基础上，把研究目标放在各种能量和物质在经脉线上的动态变化，即经络运行血气和物质基础的研究。通过生物物理、生理和神经解剖的研究，可以说明经络运行血气的功能与外周神经和血管，以及中枢神经系统有重要联系，表明这些神经和血管是经络效应器之一。北京经络研究中心"八五"期间一项重要进展是放射性核素注入经脉后是沿着1mm的实验经脉线运行的，放射自显影实验表明，其运行途径有形态学根据。实验事先在大鼠后肢、股部和胸部测出胃经1mm的实验经脉线，然后在该线的小腿一点注入微量放射性锝或碘，立即在γ照相机下监测，10秒钟后荧光屏显示核素路线后立即将整个动物在-78℃干冰乙醇液急冻，然后进行整体切片，经低温干燥后，按接触法自显影。实验结果，17只动物在多数实验例（75%）可以监测到核素的运行是沿着1mm EML进行的，而全部动物的冰冻切片放射自显影显示核素的运行是沿着1mm EML下面的皮下和肌肉组织运行的，这是首次在动物体内验证放射核素循经运行，并有效应器形态学根据，是经络运行血气另一个重要科学根据。中国中医研究院课题组又进一步用流体力学方法发现经脉线下的组织间隙中存在一种低流阻通道，为同位素的循经运行揭示客观的根据。祝总骧利用声发射探测和计算机结合频谱技术，发现经络敏感具有特殊的导音性，利用振动的方法，证明经络线像琴弦一样能发出高亢而宏大的声谱（"经络音"）来，发出的光子较非经络线高2.5倍，说明经络线还是一条善于发光的线。

2002年9月，解放军总医院核医学科、炎黄经络研究中心陈英茂等人，报道了用正电子发射断层扫描仪的透射扫描图像和发射扫描图像的融合技术显示出示踪剂循经迁移线在体内的三维断层图像及立体透视图像，利用科技手段初步证实了经络的存在及其在体内局部的空间位置及走向（见下图）。

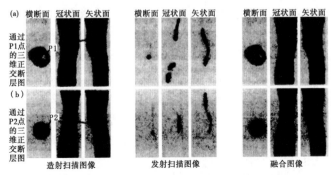

PET循经迁移线的透射、发射及融合图像的三维断层图

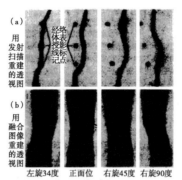

循经迁移在不同角度的透视图像

　　放射核素循经脉运行表明，经络运行气血并不能用现代生理学的神经、血管、淋巴、内分泌等生理功能完全加以解释。因为放射性粒子是在现代科学穷尽研究手段也没有发现的物理通道中，以不同于神经、血液、淋巴等传导的速度、方向、分区、感应、效应、临床反应等客观证据循行，证实了放射性粒子循行的物理通道是不同于血管、神经、淋巴管、脏器以外的与放射性粒子具有相同物质基础的信息能量通道，这个物理通道就是经络。这就说明，经络是高能放射性粒子在中医人体结构中运行的主要通道系统，即藏炁经络结构具有可控的生物高能放射性粒子的物理属性，这就与量子纠缠、量子隐形传态、能级跃迁等等高能物理属性紧密联系在一起了。从而也证实了经络所运行的经炁同样具有可控的生物量子纠缠、量子隐形传态、能级跃迁等高能物理属性，而神经、血管、淋巴、内分泌，则只是这些高能粒子的低端与末端效应器而已。

　　这些事实几千年来，在中国的释儒道家的修行中，一直在实践着。包括20世纪八九十年代流行的气功热，以及以钱学森为代表的中国科学家们，在物理实验室中观测到的气功师发出的各种高能量粒子的证据，都确凿无误地说明，经络就是高能放射性粒子在中医人体结构中运行的主要通道，藏炁经络结构具有可控的生物高能放射性粒子的物理属性。如严新与中科院高能物理所合作进行的"气功外气对放射源镅－241衰变计数率影响"的试验。从1987年9月到1988年3月，7个月内进行了6轮实验，发气功外炁40次，并且后4轮32次实验是在昆明、深圳、广州、成都等地向北京发炁，发功距离在1500～2000公里，实验结果证明：严新2000公里超距发功，影响了镅－241原子核（此试验严新在美国距北京万里之遥，又重复成功）。放射性元素镅－241的半衰期是458年，目前，所有的物理和化学手段都无法改变，但严新发放的外炁使其半衰期发生相当大的改变。有人对此可能怀疑，但科学上的问题应由科学家来说明。钱学森就高度赞扬了这次测定气功外炁的科研活动，称这是中医人体科学研究的"一个重大突破",指出"这是科学的新发现,是科学革命的先声"。

据清华大学的李升平记录,1990年4月的一天,由中国气功科学研究会学术委员会主持的,以我国著名科学家贝时璋、方心芳、胡海昌为首组成的一个专家委员会,认真听取并审查了"气功诱变工业微生物菌种可行性实验研究"的系列论文。这些论文向世界披露了一件令科学界震惊的结果:严新同清华大学、中国科学院微生物所及华北制药厂的科学家们合作,历时三年,用新型的生物处理方法选育出了高产菌株,有些菌具有世界一流水平。我国著名的生物物理学的奠基人贝时璋教授和方心芳教授共同命名该技术为"生物处理技术"。我国著名的微生物学老前辈,国家菌种保藏委员会主任,前中国科学院微生物研究所所长,学部委员,当时已88岁高龄的方心芳教授盛赞:"这种方法是中国人首创的新技术,它肯定是一种新型的生物处理方法。由于它面对的是整个微生物界,所以,我衷心地希望我们中国人能在生命科学研究领域内走在世界的前列!"国内其他著名学者也对此项研究成果给予高度评价,指出它的意义不仅在于为中国的人体科学研究拓展了一条新路,更在于它为世人提供了一个由基础研究迅速转化为生产技术的令人信服的范例。

1988年夏天,解放军军事医学科学院组织了有专家、教授和科技、医务人员参加的科研队伍,在军事医学科学院对丁静进行了为期30天的严格监督和检测,证实了辟谷的客观性、真实性。丁静前后共连续辟谷8年不进食,只是偶尔喝点水,还要维持人体正常的基础代谢,人体又不能像植物那样进行光合作用,能量哪里来的,就是这套中医人体的藏炁经络系统与外界的能量信息交流,这正是《黄帝内经》说的"天地合炁,命之曰人"。

北京经络研究中心"八五"期间还观察到针刺EML后,经线上的CO_2释出量上升、阻抗下降、体表温度上升、钙离子浓度升高和低频振动波的循经传导等共八个指标,都显示1mm宽度的实验经脉线下的立体藏炁经络结构,确实具有非常活跃的能量和物质的运行,说明古典经络学说认为,经络有"行血气,营阴阳"作用,是有高能粒子物理属性的科学根据。血气运行的经络属性与藏象功能,以及与疾病治疗的关系,在"八五"期间取得重大进展。现代科学领域的基本情况是,不仅证明了经穴而且整条经脉都有和相关的藏象功能有特异性的循经联系和调整作用,从而论证经络确有行血气营阴阳的科学根据。而且也间接地证明了经络之源——藏象之炁,也同样具有可控的量子纠缠、量子隐形传态、能级跃迁等高能物理粒子属性。无论从最末端的神经、血管、淋巴、内分泌,还是到生物化学、物理层次,甚至到高能物理层次,都证实了藏炁经络系统是一个具有生物发生学特性的物理场效应结构,,而且这个生物物理场效应结构不仅存在于人类,乃至于一切动物、植物都源生具有,这就提出一个问题,生命到底是怎么来的?

经络体的独立自组织性

早在1911年,英国一名叫华尔德·基尔纳的医生采用双花青染料涂刷玻璃瓶时,就首次意外地发现了环绕在人体周围宽约7毫米的发光边缘。更为直观的实验当属高频辐射场摄影术。辐射场摄影术最初由 N. Tesla(1856-1943)所发现,由高频高压发生器产生一个高频电场,当被摄物体置于此场中时,周围就会出现可见光。1939年,苏联工程师基利安夫妇(S. V. Kirlian)再次研究此现象,他们发现人体某些部位比其周围地区发出的光要强,而这些点正与中国古代经络理论中的741个针灸穴位相吻合,人体体表12条强发光线与十二经络循行路线相吻合。基利安夫妇的发现,在世界上引起轰动。他们发现的这种人体发光现象被称为"基利安效应"。基于"基利安效应"发展起来的摄影术叫辐射场摄影术,又称为"基利安摄影术"。当人把手放在高达25000伏高压和100千赫高频环境中,手阳明大肠经的部位会出现一连串明亮光斑。该发现反映出经络的存在,一目了然,变虚无为可见,为藏冞经络结构形态发生场的存在找到了直接证据。

据蒋兴慧述,1954年,意大利人 Colli 等利用装有光电倍增管的仪器,首次科学地证明了超微弱发光现象,并证实了只要是活的生物体都有自发的光子辐射。生物的这种光发射极其微弱,大约在101~104个光子/($cm^2 \cdot s$),已超出人眼的感觉范围,波长为200nm~800nm。超微弱发光是机体代谢状态的一种正常生理现象。但普通人的超弱发光是一种低水平的发光,发光强度极其微弱,量子效率也很低,约为$10^{-14} \sim 10^{-9}$。因此,光电探测技术的研究水平决定了对生物超微弱发光信号的研究水平。但是,在历史上一些修炼人的身体周围和脑后,会有很大的光影和光圈,这一点也证明了人体发光强度是可调的。

池旭升等观察了人体不同部位的超微弱自发发光,发现手指具有较强的发光,且高于手心和手背。郑荣容等发现正常人同名手指发光值左右对称,病理状态下与其相应脏腑有关的经络循行所过的手指呈不对称性反应,对称和不对称都具有稳定性。而性别、季节、血流状态,亦是影响穴位超微弱发光的因素。对称性显示经络平衡、阴阳调和、气血通畅的特征,而在急性支气管炎病人的发病期,左右拇指(肺经)光子数显著不对称,预后又恢复了对称,显示了"肺气"失调在肺经上的反应。严智强等的一系列研究表明,人体经线的超微弱发光强度与机体的代谢密切相关。杨文英等对健康人的四肢及躯干部位的经穴发光进行了探测,发现四肢经穴发光明显高于其他经穴,上肢高于下肢,左右同名经均值基本相似,三阳经与三阴经也基本相似,成人高于儿童,与成人五脏坚实，气血旺盛有关。杨文英等发现，健康人左右两侧同名腧穴发光值无明显差异，处于平衡状态，而患者相应腧穴两侧发光强度在发作期有明显差异，显示失衡状态，缓解期呈现恢复趋势。孙克兴等进一步研究发现，不同参数的电针刺激效应在经穴超微弱发光强度上有特征性的改变，认为经穴发光强度可以反映性质不同的针刺效应过程。

1900 年，苏联的研究人员发现，当向经络的一个穴位中照射一束激光，通过一定的偏光检测系统，在十几厘米外的另一处穴位上可检测到光的信号。沈费伦等发现穴处组织对 $10\mu m \sim 20\mu m$ 波段红外光具有较高的透过率，透光率达 62%。韩国的 Choi C H 等对于厥阴心包经上的光传导特性进行了测量，辐照内关及其旁开对照点，探测点为心包经上的距内关分别为 1 厘米、2 厘米、3 厘米的三个点及其非经线上的对照点，发现光沿心包经与非经线上的衰减强度有显著性差异，证明光波有沿心包经传输的趋势。如果将整个藏忎经络系统，都通上激光或高能级、高振幅、高频率的物理光，让这个藏忎经络系统按照自组织系统运行，那这是什么？这不就是由高能量物理光构成的中医人体——经络体吗！而事实是这种区别于并支配肉体的人体自组织光结构——经络体（神体），在中医人体的理论与实践中一直存在着。

明代医学家李时珍在《奇经八脉考》中谈及阴跷脉时，引用了宋代张伯端（字平叔，一名用成，号紫阳真人）《八脉经》的记载，并说："……而紫阳《八脉经》所载经脉，稍与医家之说不同，然内景隧道，唯返观者能照察之，其言必不谬也。"从这段话看，李时珍无疑认为，经络可以通过内视的方法观察到。这为经络的发现提出了另一认识途径，考虑到经络的繁杂及古时科技尚未出现，这也是经络发现的最合理的解释。那么，内视真的存在吗？对此古代有许多有关记载。例如，扁鹊为齐桓侯治病的记载。扁鹊见齐桓侯并未切脉，也未问闻，而是一望而知其疾病的位置、深浅和预后，《史记·扁鹊仓公列传》中说他"扁鹊者，渤海郡郑人也，姓秦氏，名越人。少时为人舍长。舍客长桑君过，扁鹊独奇之，常谨遇之。长桑君亦知扁鹊非常人也。出入十余年，乃呼扁鹊私坐，间与语曰：'我有禁方，年老，欲传与公，公毋泄。'扁鹊曰：'敬诺。'乃出其怀中药予扁鹊：'饮是以上池水，三十日当知物矣。'乃悉取其禁方书尽与扁鹊。忽然不见，殆非人也。扁鹊以其言饮药三十日，视见垣一方人。以此视病，尽见五脏症结"。道出了扁鹊的内视功能。另一记载是发明麻沸散的华佗，一望而知曹操脑内有病，愿为其开颅治疗。在当时的年代，对各种疾病并无 X 线检查或 CT、MRI、PET，扁鹊、华佗若无超常的感知能力，如何在一望之下就能明确其诊断呢？可见，内视、内证是存在的。

中国地质大学人体科学研究所对此也进行了很多试验。2000 年，中国地质大学人体科学研究所沈今川等发表了一篇题为"天目意影实验研究"的科研文章,在20世纪80年代末期取得成功的Rs人体场摄影术的基础上,在严密的实验条件下,取得一系列更加令人震惊的意识成像实验的成功,获得了一百张以上的极具研究价值的、内容丰富多彩、高清晰度的意影照片,即将天目中的影像用意念投射到底片上,使其感光经冲洗而成,天目中的影像目标为与其相距很远的实物而不是幻想或虚拟出的物体,从而揭示了宇宙各种物体之间存在着无形的能量传输通道,人体具有感应能量传输的能力,用科学实验方法证实了天目的客观存在及其所具有的真实反映事物的能力。

这个生物物理场效应结构,实际上就是我常说的创造和支配生命体的形态发生场。每一物种都具有自己独特的形状及能级的形态发生场。这个生物体的形态发生场就是中医经典中所说的神藏、神体、神机等等概念。现代物理学已经完成了数百个光子的量子隐形传态试验,而且,可以预测的是,将来还会有越来越多的光子实现量子隐形传态。这就如同当年计算机刚被发明出来的时候一样,为了破译德军密码的图灵机占据整个一个大房间,而且只能进行低端简单的计算。再看看现在的计算机,天河二号的计算能力已经远远超越人类能想象的极限,我们手中的智能手机已经成了我们的玩具。按照人类文明的这种速度发展下去,一个光子人体结构的生物量子纠缠、量子隐形传态、能级跃迁的诞生,只是时间的问题。从理论上来说,中医的藏焱经络结构的生物物理再现,也只是时间的问题,只要逻辑方向不错的话。而这个人体藏焱经络结构与我们肉眼或显微镜看到的组织器官,是完全不同时间与空间的物质信息能量结构。

现代医学认为,截肢术后仍有已截肢的手或脚的幻觉即幻肢,约50%～80%的截肢患者伴有幻肢感及幻肢痛。幻肢痛多为持续性疼痛,表现为针刺痛、挤压痛、烧灼痛、痒、冰冷感,以夜间明显。幻肢痛的西医发病机制尚无定论,西医认为,可能是不适应性神经重塑或心因性导致,从而采取神经阻滞技术、镜面技术(MT)或功能假肢的方法,但收效都不甚理想。其实,这种幻肢感及幻肢痛,就是人对藏焱经络系统的形态发生场的感知。不同形状物体周围的电磁场形状是不一样的,这个好理解,但是,一说人体的形态发生场,有人就不理解了,这是人的问题,不是形态发生场的问题。

据李勤述,1970年,美国的奥斯特兰与施罗德,利用基利安摄影技术研究动植物的发光现象。他们把一片新摘下的叶子切去一小部分,大约占它本身的2%～10%,然后将这片叶子展平并用两片玻璃夹好,为了使整个叶子所受的压力一样,再盖上一片薄铜片,然后将这个"三明治"似的植物叶片样品放到电场中极板上的胶片上,打开电源,静候三秒钟,取下胶片经过显影之后,获得了一张照片。但这张照片竟然是一张完整的叶子照片,与真实的叶子相比,它的边缘部分出现了许多毛刷状的亮线,像是由许许多多光亮的小球组成,被切掉的那一部分的形态发生场也同样被显现了出来。其实,这种现象就是叶片的形态发生场现象,虽然局部切掉了,但是,整片叶子的形状不会缺损,因为叶子就应该是这个形状的,这就是形态发生场的物理显像。

生物形态发生场与人体组织结构器官之间的生化关系,还体现在器官移植上。据陈新淦统计,目前,全球各类器官移植已突破百万例次,2015 年,我国实施器官移植手术达到 10057 例,其中包括肾移植、肝移植、心移植、胰肾联合移植、胰腺移植、肺移植、骨髓移植及脸移植等,大多器官移植女受者能正常怀孕。器官切除,一侧摘除的有肺、肾、乳腺、眼球等,全切的有脾、子宫、胆囊等,大部切除的有胃、甲状腺等,部分切除的有肝、胰腺、肠等。组织器官再植,包括肢、指(趾)、乳腺等。异物置入,包括假体、金属支架,以及不同材料的人工关节置换等。这些人体器官或组织的移植、部分切除、置换、材料代替等等,并不影响人体生命活动的正常进行,其根本原因就是因为,人体生命活动的根本原动力是形态发生场,而并不是什么心肝脾肺肾脑等等有形的器官组织结构,有形的器官组织结构只是末端效应器而已。治疗和改变形体疾病的根本方法,只要改变形态发生场的异常状态,组织器官改变的效果立现。

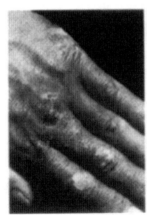 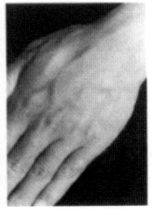

陈××,女,34 岁,病期 2 年,反复发作,其痒(治疗前)　　陈××,经穴挑治 1 个月皮疹消失,皮肤光滑,变白,变细(治疗后)

北京第六医院的李定忠通过经穴治疗的组织新生功能试验前后对比图

经络体的系统性

中医人体生命基本结构:形态发生场(元神)→藏焱经络(识神)→脏器组织(无神),这是基本的中医系统性。对于古中医来说,形态发生场、藏焱经络结构是发生器、本体论,神经血管内分泌筋膜间隙维等等,只是效应器、末端靶器官、方法论。人体能看到，人的思维却看不到，但人的思维是客观存在。同理，人体神经血管内分泌筋膜间隙维可以看到，人的形态发生场用肉眼却看不到，但它是客观存在的。就是这个逻辑。而且中医的藏象经络系统，除了以藏象藏炁为中心的32条基本经络结构和15条大络以外，还有经脉、络脉、经筋、根结、经分、皮部等等不同层次的人体组织结构，这些都是现代医学中的神经血管内分泌筋膜间隙维的范畴。按照现代中医关于经络是神经血管内分泌筋膜间隙维的理解的话，按照中医"经络通、百病通"的实际疗效来推理，神经血管内分泌筋膜间隙维的关系一通，百病就通了吗？显然不可能。如果是那样的话，西医就没有必要再发展了，因为已经发展完全了。不用现代中医耗费巨大人力、物力、财力去证实，我们只一个证伪就终结了现代中医的所有荒唐逻辑。可见，中医经络系统是一个不同空间层次综合的人体生命现象，不能单纯地以某一方面的逻辑去否定全部或误解全部，不能再犯一叶障目、管中窥豹、盲人摸象的低级错误了。

据日本《帝国文库·名家漫笔》记载：元保十五年，在东京永代桥换架竣工仪式上，请当地最长者水泉村村民满平氏先过此桥。时值满平242岁，其妻221岁，儿子196岁，儿媳193岁，孙子151岁，孙媳138岁，其下近百岁者多人。如此长寿之家，令世人惊叹不已。问其长生之术，答曰：祖传每月月初连灸三里穴八天，始终不渝，仅此而已。试想，如果经络就是神经、血管、内分泌、筋膜、间隙维之类的现代中医说辞，能达到这种健康长寿吗？显然不可能。中医的藏炁经络系统形态发生场的时空特性，确实需要现代中医换一个角度重新认识了。经络的系统性即是经络体现象。

经络体的全息性

中医理论中有无数的全息现象。例如，阴阳五行的互藏和无限可分论，就是全息的理论基础。再如，中医诊法中的尺肤诊、脉诊、望诊、触诊等等，都是利用了中医全息理论。而这一切的物质基础，都是在藏象经络体的全息基础之上来实现的。如，张颖清的生物全息律揭示出人的第二掌骨侧系统的穴位分布规律，同人体整体空间有序结构相对应。其空间有序分布位：头→颈→上肢→肺、心→肝→胃→十二指肠→肾→腰→下腹→腿→足。同样，在人的其他节肢，其穴位分布都有上述相同的空间有序结构。生物全息研究进一步指出，动物及人体中任何一相对独立的节肢穴位分布，也与整体相同，是整体空间分布形式在任一节肢上分布的重复。当把节肢当作全息胚，全息胚之间的相似、全息胚与整体的自相似全息对应关系，就为全息胚上穴位点分布的空间有序所确定，这就为第二掌骨侧穴位群诊疗系统奠定了应用基础。耳针、鼻针、脚针、眼针、腹针、舌针等等"全息现象"与"自相似嵌套结构"相对应，长期以来，研究人员都只用 DNA 的全息性、细胞的全能性和胚胎发育过程，来理解全息现象的起源，这当然可以解释定态全息结构的形成，但无法解释为什么在病理情况下，全身所有相应穴位上的电导都会同时发生改变的客观现象。

经络体的周期性

空间周期的循环无端。经络系统中各要素空间排列呈现一定的有序性，即依据经络的大小、位置，可分为经脉和络脉；经脉在里，络脉在表；经脉可分为十二经脉、奇经八脉、十二经别、十二经筋和十二皮部，而络脉又可分为十五络脉、孙络和浮络；十二经脉循环传递，如环无端，周而复始。《素问·举痛论》说，"经脉流行不止，环周不休"。《灵枢·邪气藏府病形》说："阴之与阳也，异名同类，上下相会，经络之相贯，如环无端。"经络现象的研究结果表明，在经络敏感人身上刺激井穴或原穴，即可有感传贯通全经，同时，许多地方观察到与中医医籍中有关经脉交会、流注等描述，颇为相似。

时间周期的子午流注。中医学以阴阳五行为理论核心。而阴阳源于古盖天论太阳出没的七衡六间图，其实质是时间。五行的核心是四时，四时统领五方，五行归类也以万物与四时的相应关系而定，故五行的本质同样是时间。这就决定了整个经络藏象学说，以及全部中医理论，必定成为一门时间属性支配空间属性的人体生命科学。《内经》对经络运行在昼夜、四时、十二月中周期性的节律变化有十分细致的考察。《灵枢·根结》说："九针之玄，要在终始。故能知终始，一言而毕。不知终始，针道咸绝。"《灵枢·痈疽》说："夫血脉营卫，周流不休，上应星宿，下应经数。"《灵枢·终始》说："凡刺之道，毕于终始。明知终始，五藏为纪，阴阳定矣……故泻者迎之，补者随之。知迎知随，气可令和。""谨奉天道，请言终始，终始者，经脉为经。"到了金元时期，则在时间经络理论的基础上，形成了系统的时辰针法，主张针灸取穴不仅要考虑月日，而且要考虑时辰，如子午流注针法、灵龟八法、飞腾八法等，充分说明了经络的时间特征。

卫气是人体的一种正气，起着"温分肉，充皮肤，肥腠理，司开阖，保卫机体抗御外邪"的作用，其在一日之内具有明显的昼夜运行规律。《灵枢·卫气行篇》曰："阳主昼，阴主夜，故卫气之行，一日一夜五十周于身，昼日行于阴二十五周，夜行于阳二十五周，周于五脏。"营气行脉中，也按一定时间周而复始而循行。《灵枢·邪客篇》就指出："营气者，泌其津液，注之于脉，化以为血，以荣四末，以注五脏六腑，以应刻数焉。"其运行规律为每日寅时由手太阴肺经开始生旺，以后每一个时辰依次转换至大肠、胃、脾、心、小肠、膀胱、肾、心包、三焦、胆，最后至肝经，如此如环无端，循环不息。手太阴肺经（3—5点）→手阳明大肠经（5—7点）→足阳明胃经（7—9点）→足太阴脾经（9—11点）→手少阴心经（11—13点）→手太阳小肠经（13—15点）→足太阳膀胱经（15—17点）→足少阴肾经（17—19点）→手厥阴心包经（19—21点）→手少阳三焦经（21—23点）→足少阳胆经（23—1点）→足厥阴肝经（1—3点）→手太阴肺经（3—5点）（阴阳相贯，如环无端）。五输穴分布于十二经脉上，本有与十二经脉相同的气血生旺节律，某经当值的时间内，其所属的五腧穴亦相应生旺，然五腧穴还有特殊的纳甲十日为周期的时间节律。

关于十二经脉气血盛衰的昼夜节律，大量的实验资料证明其科学性，如南京中医学院选择于三阳脉的经穴阳溪、阳谷、支沟，按子午流注纳子法择时，观察一天内不同经脉的经穴皮肤微循环状态，存在着与各所属经脉气血旺盛与衰落时相关的节律性变化。在经脉各自处于开穴时辰内，其经穴部位皮肤微血管袢数目明显增多；在经脉处于闭穴时辰，其经穴部位皮肤微血管袢数目明显减少。两者相比，有非常显著性差异，表明局部皮肤微循环的变化具有时间节律，与十二经经脉气血流注顺序及各经脉气血盛衰在十二时辰内的变化节律具有明显相似性。广西中医学院通过对63例健康人和疾病患者进行4184次穴位导电量测量，也证实了子午流注开穴和闭穴的客观性。

奇经八脉与十二正经一样，也有本经脉气血生旺节律周期，呈现甲子记时一周六十时辰为周期的五日律和甲子六十日为周期的节律。其五胜旺节律从飞腾八法卦气纳时得知，而六十日周期的气血生旺节律与灵龟八法卦气相应。中国中医研究院西苑医院针灸科曾采用飞腾八法对63例缺血性中风患者进行针刺治疗，系统地观察其疗效发现，总治愈率明显高于辨证取穴法。广东省中医院和昆明市中医医院等单位，运用灵龟八法针刺治疗血管性头痛、痛证、小儿痿证、周围性面瘫和软组织损伤等疾病，疗效突出。此外，冲、任脉的脉节律亦呈现周期性变化，并与月亮的月变化周期密切相关。在一个月中，冲任二脉气血有亏虚、渐盛和满盈的变化过程，从而控制月经的来潮。

经络体的可感知性

可感性。据陈刚统计，1972年至1978年，由卫生部组织在全国20多个省、市、自治区的30多个单位，对20多万人按着统一的标准和方法进行的"循经感传"现象调查结果发现，"循经感传"是客观存在的，并且对"循经感传"现象的特征、规律、检测方法、客观指标及病理、生理的特性进行了深入研究，取得了一定进展。以后中国学者又分别在国外对英美德法等白种人（110 例）、塞内加尔人（193 例）、尼日利亚人（182 例）、莫桑比克人（203 例）的"循经感传"进行了观察，证明"循经感传"在人类当中，无人种和地域的差别。在不同性别、年龄、地域、种族、健康和文化水平的受试者身上都能观察到"循经感传"现象。实验证明，这种"循经感传"是有普遍性的，这一结果是可重复验证的。也就是说，人们感知到了经络现象的客观存在。而且这种"循经感传"所表现出的感觉迁移路线，与古代医学文献所记载经脉循行路线有吻合性。

经络"循经感传"的路线与古典经络图基本相符，但与现代医学解剖上的神经、血管、淋巴管的分布却不大一致。循经感传常常可以跨越身体的好几个部分，不可能相当于皮肤下面的任何一个单一的神经干、大血管或淋巴管。而且人体经络循经感传的速度只有每秒钟十几厘米，大大慢于神经传导速度（每秒钟几十米），更远远慢于电磁波的速度（每秒钟二十几万千米）。这表明，经络之中的经气传导不是血液或神经，也不能简单的定义为电磁波传导。况且，神经的传递的神经冲动、血液流动，都是不能被感知的（循经感传却是能被感知的），与循经感传的速度差异也很大（神经传导快速，经络感传缓慢）。人群中仅有 15%~20% 的人具有经络循经感传现象，只有 1% 的人具有显著经络循经感传现象，而 1% 的显著者，青少年所占比例远远高于其他年龄组。这说明在人群中，绝大多数人的经络感传功能已经退化或处于被抑制状态。

可视性。这些"经络敏感人"经过针灸刺激后，会沿经出现红线、白线、皮疹、脱毛、色素沉着、阳性结节等。据李定忠述，某些先天性循经皮肤病，即患者的病损具有沿某条经络间断排布的特征，如皮疹、虎状痣、色素痣、贫血痣、鲜红斑痣等，按照某一条或某几条经络的走向分布，这种皮肤病除了循经排布的特征外，其他与普通皮肤病并无区别。如 20 世纪 50 年代初，匈牙利曾报道过一名急性附件炎的女患者，其化脓性皮疹从额部一直延伸至足趾部，几乎完全沿膀胱经的路线整齐排列。个别人当刺激井、原穴位后，会沿经络线出现皮下出血现象，感传性质上多为虫行、流水、水银柱或酸麻感，感传线上局部加压不能阻滞感传，普鲁卡因皮下和肌肉注射也不能阻断感传，但使感传速度可降低。这些经络循经感传现象只能用经络现象来解释，不能用其他任何现代医学的理论解释，如神经、血管、淋巴、内分泌、体液、微晶体、电磁感应等。

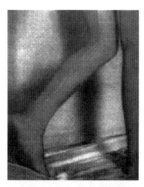 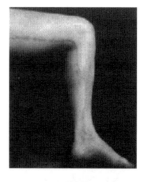

右肾经针灸刺激后经络显现　　左肝经扁平苔藓（后天）

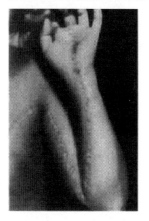 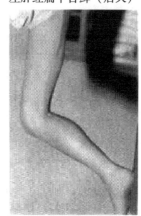

心包经炎性线状表皮痣（先天）　　肾经贫血痣（先天）

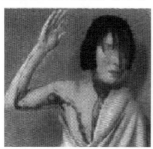 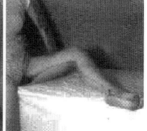

皮脂腺痣（先天）显示心与肾同名经交叉对应联系的内在规律

　　历史告诉我们，总有一些坚信自己是百分之百的真理拥有者的人，而事实上，他却是谬误的坚持者。现代科学的发展史就是这样一路走来，现代中医也是这样一路走去。

　　说有易，说无难！

第六乱　中医体质学说的问难

第九式　或跃在渊（乾卦 九四）《象》曰："'或跃在渊'，进'无咎'也。"先提一口气，然后以气化掌，左掌前探，右掌嗖地从左掌下穿了出去，直击对手小腹，此招由下而上的攻敌之术，与飞龙在天相为反生，是一种败中求胜之道，属于一种至刚至阳的正面攻势。

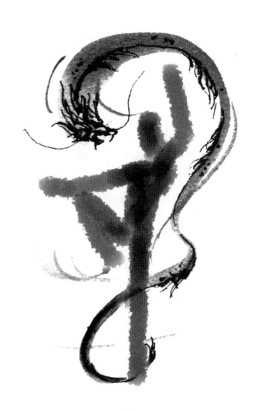

现代中医所谓的体质，是指人体生命过程中，在先天禀赋和后天获得的基础上所形成的形态结构、生理功能和心理状态方面综合的、相对稳定的固有物质。现代中医学对体质的分型研究，一般是从临床角度，根据疾病群体中的体质变化、表现特征及与疾病的关系等方面对体质做出分类。主要有匡调元的六分法（正常质、晦涩质、腻滞质、燥红质、迟冷质及倦㿠质）、母国光的九分法（无力质〈气虚〉、苍白质〈血虚〉、黏液质〈痰湿〉、紫滞质〈瘀血〉、迟弱质〈阳虚〉、盗热质〈阴虚〉、冷激质〈阴盛〉、奋力质〈阳盛〉、结障质〈气滞〉类型）、赵健伟的六分法（正常质、气虚质、血虚质、阴虚质、阳虚质、瘀血质）、何裕民的六分法（强壮型、虚弱型、偏寒型、偏热型、偏湿型和瘀迟型）、田代华的十二分法（阴虚型、阴寒型、阳虚型、阳热型、气虚型、气滞型、血虚型、血淤型、津亏型、痰湿型、动风型、蕴毒型）、胡文俊的四分法（协调型、功能偏亢型、功能偏弱型、偏亢与偏弱兼挟型）、王大鹏的五分法（心虚体质、肝旺体质、脾虚体质、肺虚体质、肾虚体质）、戴永生的五分法（心型质、肝型质、脾型质、肺型质、肾型质）、林齐鸣的九分法（正常质、阳热质、阴虚质、阳虚质、气血亏虚质、精亏质、气郁质、血滞质、痰湿质）、张翠红关于肥胖的六分法（胃热滞脾、脾虚不运、痰浊内盛、脾肾阳虚、气滞血瘀、阴虚内热）、王琦的九分法（正常质、阴虚质、阳虚质、痰湿质、湿热质、气虚质、瘀血质、气郁质、特禀质）等。

现代中医认为，不同的儿童人群，也有不同的体质分类法。如现代中医研究古籍认为，小儿体质学说的中医观点有纯阳学说、稚阴稚阳学说、少阳学说和五脏有余不足学说等。陈立翠等根据小儿生理和体质特点，通过临床观察，将小儿体质分为正常质、阴虚燥红质、阳虚迟冷质、痰湿腻滞质、气血两虚倦怠质、阳盛质六种类型；王明明从脏腑角度，将初生儿体质类型分为七类：正常质、脾禀不足质、肾禀不足质、肺禀不足质、心禀不足质、肝禀不足质、胎热质。温振英等将小儿体质分为阴阳平和型、滞热型、脾胃气虚型、脾胃阴虚型、脾胃气阴两虚型等五种类型。可见，现代中医的体质分类不但没有固定明确的分类标准，而且根据不同的人群，还有不同的变化。这种分类法实在是算不上体质学的先天与禀赋特性。

现代中医还认为，不同的特殊人群也可以分成不同的体质。如陈慧珍将妇女体质分为正常质、阴虚质、阳虚质、肾虚质、气血虚弱质、痰湿质、瘀滞质七种类型。李云端将妇人体质大体分为五种类型，即平常质、虚寒质、燥热质、痰湿质和瘀郁质。牛宝玉等将单纯性肥胖患者的体质分为失调质、协调质、紧张质、虚弱质四个主型。其中，失调质又分为瘀滞质、内热、肝郁质、痰湿质、瘀阻质，虚弱质又分为阳虚质、气虚质、精亏质、津亏质、肺虚质、脾虚质、心血虚质等亚型。单纯性肥胖患者的体质分型主要是瘀滞质、内热质、气虚质、阳虚质、精亏质，等等。没有统一的分类标准，想当然的想怎么分就怎么分。而实际上，这些所谓的体质分型，就是现代中医们所谓的证型分类。它们口口声声说体质学与证型有分别，但在实际中往往是混为一谈。

中医体质究竟应该如何分类？其类型多少为宜？古代中医的体质分类未能沿用，目前的分类又各依所据，难成体系，各家根据个人经验推测而成，或自拟一些标准做一些调研，实际上，此类研究方法的结果早已包含于研究前提之中，如此富有个人经验色彩而衍生出来的体质分型，显然不能得到广泛认同。现代中医缺乏统一的分类标准。而分类标准对于体质分类来说，是最重要的概念。没有分类标准，所有一切的所谓现代中医体质学分类，都是无意义的理论与研究，严格地说，没有任何科学意义，也就是说，现代中医体质学说，实际上是一门伪科学。

《黄帝内经》按照天人的不同层次，依次从阴阳五行、五运六气、形神合一、勇怯及形志苦乐的角度，采用以纲带目的分类方法。《灵枢·阴阳二十五人》划分出二十五种体质类型，运气七篇按照六十甲子的天人感应划分出六十甲子人的生理与病理，《灵枢·通天》划分出五种体质类型，《灵枢·卫气失常》划分出三种体质类型。在此之后，《伤寒论》又将人划分为强人、羸人、盛人、虚家等类型，主要体现了对临床禀赋体质的认识。明清医家对体质的分类趋于简单、实用。如明代张景岳将体质分为阴脏、阳脏及平脏三型；清代叶天士、华岫云将体质分为阴、阳两型；此后，章虚谷又将体质分为阳旺阴虚、阴阳俱盛、阴盛阳虚、阴阳两弱四种类型；此外，吴达、周学海、陆晋生等，也都有不同的分类方法。可以看出，古代医家们对于人体体质的分类是有明确的分类标准和分级的，既有病因病机分类标准，又有症状性分类标准，还有禀赋标准及心理学标准，等等。但基本上都不离阴阳五行的大方向。

而现代中医体质分类常见的有四分法、五分法、六分法、七分法、九分法及十二分法等，没有任何分类标准，唯一的标准就是想当然地按照疾病发展过程中某一病理阶段的病理因素去意淫分类，还美其名曰经过大规模临床流行病学调查而来的数据。而按照现代中医的逻辑，体质分类以临床实用性为出发点，采用大样本的流行病学调研，筛选不同体质典型表现，结合现代实验技术，如选用生理、生化、遗传、免疫、分子生物等相关方法，对不同体质类型进行研究建立常模，使现代中医体质分类西医化。可以看到，如果真的按照现代中医的逻辑研究下去，其实，已经不是那些中医大师们呼吁的"按照中医自身规律去发展中医"了。这种现代中医，我们叫他伪中医也好、伪西医也罢，反正就是经不起中医逻辑细细的推敲，只要轻轻一碰，就会塌了。为什么呢？

按照这个逻辑，从西医角度来说，先天禀赋包括基因组学、蛋白组学、表观遗传学、代谢组学、分子生物学等方方面面的生物物理化学概念，后天获得方面则是衣食住行、喜怒哀乐等方面，而形态结构、生理功能都不是后天可以获得的，先天禀赋与后天获得共同形成的固有物质，实则还是先天禀赋所带来的那点东西，这其中绝不包括正常人体发育或生理功能在不同时期所产生的生理变化，而且心理状态与固有物质或固有形体是两个完全对立的概念。可见，西医的体质概念，主要是遗传与变异、基因与蛋白表达这块范畴。

按照中医逻辑，中医理论体系中也有体质的范畴，但是，不是这个叫法，中医理论称之为"禀赋""先天"等。如《素问·宝命全角论》中说："人以天地之气生，四时之法成。"《灵枢·天年》认为：人之始生，"以母为基，以父为楯"，《灵枢·寿夭刚柔》中所说，"人之生也，有刚有柔，有弱有强，有短有长，有阴有阳"，"形有缓急，气有盛衰，骨有大小，肉有坚脆，皮有厚薄，其以立寿夭"，等等。但按照中医理论，中医人体的生长化收藏、生长壮老已，都是按照四时五经、五运六气理论逻辑轨迹来走的，这也是天人合一的逻辑。所以，如果要分先天类型或禀赋类型的话，也是在四时五经、五运六气的逻辑体系中去考虑先天禀赋问题。而且在中医理论体系中，天人合一、形神合一是一体的，不会只考虑固有形体或固有物质方面，而忽视忽略另外一面更主要的中医因素。这么看的话，现代中医的所谓体质概念，同西医相比，就是小儿科、一个笑话。同中医相比，又南辕北辙、片面机械，鸡同鸭讲，对不上频道。

中医的"禀赋""先天"直接用中医概念分型。例如，《灵枢·阴阳二十五人》中，根据人的体形、肤色、性格、态度和对自然界的适应力，把人体归纳为木、金、火、土、水五种不同的体质类型；该篇中在五行属性分类的基础上，又与五音（角、征、宫、商、羽）相结合，根据五音太少、阴阳属性，以及手足三阳经的左右上下、气血多少的差异，将上述木、火、土、金、水五型中的每一类型再分为五个亚型，即成为"五五二十五"种体质类型，即"阴阳二十五人"。《灵枢·通天》将人分为太阴之人、少阴之人、太阳之人、少阳之人、阴阳和平之人等五类。这些分法是按照四时五经、五运六气、五藏六经的病位进行体质分类的。当然，还有更细分的禀赋与先天，详细见古中医书·第三卷《不朽之身》。

所谓"中医体质学"，据说，是为了"养生"和"治未病"而提出了关于"中国人的九种体质"说，本质上是把中医学早已熟知且较常见的七种"征候"（气虚、阳虚、阴虚、痰湿、湿热、气郁、血瘀等证）改名为七种"体质"；又把现代医学的"过敏体质"，改名为"特禀体质"，还把中医原来说的"平人"

改称为"平和体质"。其作为体质的"气虚、阳虚"等与作为征候的"气虚、阳虚"等的内涵并无不同，因此，这七种"体质"既有已病，也有未病。本来，中医辨证就不仅可以用于治病，也可以用于"治未病"，中医学家并不是说，必须先要把未病者的"证"说成是"体质"，才能去按中医的"理、法、方、药"加以调理。现代中医体质论者讲的那些"辨体论治"的"故事"，其实大都是"辨证论治"。所以，对现代中医学者来说，把七种症候改称为体质，首先是未增加其临床意义，进一步则有可能混淆了体质与症候的界线。

现代中医们以为，中医实在是脱不开阴、阳、气、血、寒、热、虚、实（盛、亢）、郁（滞、瘀）、湿、燥、痰等病理因素，无非是病位包括心、神（脑）、肺、脾、肝、肾、胃等，病性包括（外）风、寒、暑、湿、血虚、阴虚、亡阴、阳虚等。只要将它们任意地排列组合，就穷尽了中医临床上见到的所有病症，然后就可以照猫画虎、鹦鹉学舌式地治病了。王琦提出了体质九分法：平和质、抑虚质、阳虚质、阴虚质、痰湿质、湿热质、血瘀质、气郁质、特禀质。这些实际上都是按照病性病理进行体质分类的，而病理因素只是疾病发展过程中阶段性病理产物，但现代中医却按照阶段性的病理产物去给正常人以终身性的病理定位定性，这本身在逻辑上就是不合理的，不过是在玩一个貌似高深的文字游戏而已；而真正的中医，还不止要考虑上述那些致病因素，还有天干地支、远近高下、禀赋胎生等等更重要的时间与空间因素。而真正的中医体质（姑且承认体质这种说法）也应该是以形成这种病理分型的病因病机来描述，而在中医体系中，发病的病因病机就是四时五经、五运六气、六淫七情等等。好比一个人，出生在北京，少年、青年、中年、老年走了好多地方，如上海、武汉、三亚等等，那你说这个人原籍是哪儿，明显就是北京人，而现代中医就说他是上海人、武汉人、海南人等等，这不就是胡说嘛！

无论中西医都认为"体质"应有如下一些重要特点：即其相对的内在性、固有性、稳定（难调）性和动态平衡性。中医体质体现了机体阴阳五行、藏象经络之气的平衡水平，而且多数人应是相对正常体质。也就是说，体质是一个生理性概念。而现代中医体质论则以症候概念来定性人体体质，而现代中医的症候概念恰恰是一个病理性概念，即"症候"是现代中医对各种症状、体征信息浓缩后的病理概括。体质是症候的载体或基础，症候的出现是以体质为基础，以阴阳五行、藏象经络的太过不及的偏性为决定因素；但是，这两个概念的内涵与外延是不同的，一个是生理性概念，一个是病理性概念，二者不能相互代替和通约。故只言其相关性，不重视其不可以完全通约性，就简单化地给部分病理性"症候"穿上一件件生理性"体质"的"马甲"，这样搞出来的"现代中医体质学的标准"就是乱弹琴，其结果并未将辨证论治"进步"到"辨体论治"，反而造成了学术逻辑上的许多混乱。我在前面已经说明白了"辨证论治"是什么货色，而现代中医的"体质论"同"征候论"实际上是互为马甲，互相吹捧而已。我是不承认"中医体质论"这种说法的，中医最基本的物质基础是炁，是阴阳五行，是藏象经络，是六淫七情，是五运六气，是性味归经，等等。所以，真正的"中医体质论"应该是中医气质论（详见《古中医藏象学·不朽之身》）。

众所周知，中医的"八纲辨证"绝非是说"中国人的症候分类为八种"。王强认为，所谓"现代中医体质分类"为有数的几种，而症候可能有无数种。中医讲"辨"证论治，不讲"分类"论治，为什么？因为辨识不等于分类，所谓"九种体质分类"与"多证相兼辨识"有内在的矛盾性。当把"症候"完全通约成"体质"，随之而来的必然是"兼证可有千百种"与"体质九种"的互相矛盾。如王琦说："从中医的九种体质分类来讲，气虚体质与阳虚体质是完全不同的两个体质。"他强调"分类"，好比把人参与党参区分为"完全不同的两种"药，就排除了党参与人参的相兼性。而从临床辨治的实际，见到的却是一人可以兼有气虚与阳虚两种症候，也就是可以亦此亦彼。气分阴阳六经，气分五行五藏，二者本无截然分界。

王强认为，中医的阴、阳、气、血属人体正气；痰、湿、郁、瘀、寒、热皆属邪气。体质主要应按人体的正气性质、水平分类，而症候则可以有各种各样的辨识方法和标准。如"痰湿""湿热"只能是某些体质环节的薄弱导致湿、热邪盛之实，或邪盛又产生了"痰"这种病理产物的症候。正气性质、水平的分类方法与邪气性质、内外和强弱的分类方法不同；在一次分类中，只能按一种标准分类，如果一次同时按两种或两种以上标准分类，就犯了分类学上的大忌，等于没了标准。现代中医体质学的"分类表"中，有三种是按正气水平分类（其中，又包括"阴阳"和"气血"两个不同层次），另四种则按邪气性质分类，还有一种又按西医的病症（过敏）分类。所以，其分类标准前提就是极其混乱的，毫无逻辑可言。有时，毫无逻辑也是一种逻辑。

现代中医体质类型是对个体在未发病状态下所表现的阴阳气血津液偏颇状态的病理性描述，中医症候是对人体已发病状态下，脏腑气血阴阳盛衰情况及病因、病位等方面的病理概括。可见，体质与症候在界定前提、形成因素、形成特点、表现特点、信息表达、涵盖范围、指向目标、诊察内容和干预目的等方面没有本质区别，只是疾病发病前后的不同病理时期、病理阶段而已。证与个体的体质特征、病邪性质、受邪轻重、病邪部位等密切相关，起决定作用的是个体的病理因素，并不是体质特征（相同体质的人发病状况截然不同，这就是因为不同的病理因素的原因）。这样看来，现代中医的体质学说与现代中医的症候研究，基本上是重复研究而已，却还自成一派，大张旗鼓地在中医院校里误人子弟。此事，元芳，你怎么看？

中医有各种辨证方法，如脏腑辨证、八纲辨证等，若按证分体质，种类就太多了，何止"九种"。例如，中医常说，不明脏腑表里，开口动手便错。"肺气虚""脾气虚""心气虚"就是三种常见征候，"表气虚"和"里气虚"又有所不同，要分别按不同理、法、方、药调理，都归为"气短"一"派"，显然不妥。看来"九种体质说"首先是把中医的繁杂的辨证学简单化、机械化、量表化了。所谓"辨九种体质论治"与"辨证论治"相比，在整个所谓的辩体——辨病——辩证的链条上，只能算是学术上的一大退步。

再如，现代中医们经常引用的《灵枢·寿夭刚柔篇》说："人之生也，有刚有柔，有弱有强，有长有短，有阴有阳。"说明古人已经认识到由于先天禀赋不同，可以形成个体的体质差异。王强认为，古人对这种差异的分类是各个方面性质（刚柔性、强弱性、长短性、阴阳性）并列，每一方面性质又分为对立的两种情况（如长与短）。而不是把"柔"性与"强"性、"短"性、"阳"性并列为"四种"。正如我们不能把"高个子"和"胖子""聪明人""女人"说成"四种人"一样。"现代中医的九种体质"说，则有类似将"矮子"和"胖子"说成"两种"人的错误逻辑。例如，从逻辑学的角度来看，"气虚"与"特禀"两个概念就可能有交叉关系，不一定是"两种体质"。这种逻辑错误在现代中医体质学说中比比皆是，随处可见。

"现代中医体质学"中，又涉及许多西医的病名，还引进了西医说的"某某体质"概念，或者说，是对中医部分概念的西医化。那么，掌握正确的中西结合方法就是必要的，而简单地把西医的病与中医的证（被改称为七种偏颇体质）对号入座或以偏概全，则就是错误的。王强认为，"九种体质说"一方面把西医的"过敏性体质"归为"特禀体质"，却又把西医的过敏性疾病湿疹归为"湿热体质"。这样一来，就又违背了"互不交叉性原则"。所谓"特禀体质"，按说，应与其为矛盾关系的"非特禀体质"并列而论，这两种体质的外延就包括了全部中国人。无论"特禀质""非特禀质"都还有可能"气虚""气郁"等，故与其他七种"证体质"的外延也是相互包含或交叉，这也是"九种体质说"在分类学上经不起推敲的原因。例如，某人有"阳虚"征候又兼见"痰湿"征候，按说，应判定为"阳虚"兼"痰湿"，既有别于"阳虚"，又有别于"痰湿"，不在"九种"之列。某些人属"过敏体质"，又可兼见"阴虚"或"阳亢""血虚"等"征候"。这种十分常见的"两面派"或"多面派"不能仅用"九种体质"概括之。又如常见的"瘢痕体质"也难在"九种体质说"里找到位置，不够明确。

在传统中医理论中，与"体质"说最为相关的应当是《灵枢经》关于"阴阳二十五人"说。此说以"天地之间，太极分为阴阳，阴阳分为五行"，故"六合之内，不离有五，人亦应之"。此说在五行定性分类的基础上，又以五音的阴阳属性及左右上下进一步做出定性、定量的分类。其分类虽繁杂但不乱，因为这二十五种人各自的外延没有发生"交叉关系"，完全符合分类学方法的要求。这比"现代中医九种体质"说的分类，要高明和科学得多。而"现代中医九种体质说"，既无统一标准，又违反了分类学上的穷尽性原则，还不按分类各项的互不交叉性原则办事，所以用来指导临床就会发生错误，不实用。而且，在现实中，综合体质占据人群中的多数，体质分类不能很好地得到单一体质的个体。

传统中医临床辨证论治一般是通过望、闻、问、切四诊，将收集到的主、客观资料经过中医的理、法、方、药的处理。王强认为，"现代中医九种体质说"及"分类表"则仅靠"问诊"一诊就得出结论，难道不是有些太简单化了吗？而且"分类表"中每一"类"的七、八个"条目"的分值都是最少1分至多5分，也不符合实际。因为对各种征象，中医历来有主次之分，与西医"权重"不同。中医辨证，有时，"但见一症便是，不必悉具"，有时，又舍征从脉、舍脉从征，而有时又必须四诊合参，以别先后、真假、虚实。中医辨治博大精深的内容在"分类表"里变成了简单化数字游戏。这对于没学过医的人来说，可能感到新鲜，但对中医或中西结合医生来说，的确难以苟同。因为如果根据"九种说"去"自测"，患者则有可能把自己的"已病"甚至难调治的"重病"当成了"体质可调"问题。这是混淆病与不病的大问题，其根本原因就是现代中医的体质学说将生理性概念与病理性概念混为一谈。例如，"分类表"中判定"血瘀质"的第一条"皮下出血"与第五条"黑眼圈"、第六条"健忘"等，如果皆为"总是（非常）"，都是5分（权重相同）时，你是否会同等对待？估计临床医师大都会首先把"非常"重的"总是皮下出血"当回事，赶快先让你去化验血常规、凝血系列再说。如果真是得了血小板减少症、再障，甚或是白血病，医生还在嘱你按"体质可调论"去调理"体质"，就会贻误了病情。人不是机器，简单的数学方法应当谨慎使用。

现代中医们还不止编逻辑陷阱，它们还故弄玄虚地玩一种叫作"泛体质化"的文字游戏。高矮胖瘦赢强盛衰等等都算作是体质，这其实就是一种"泛体质化"了。如现代中医们认为，《灵枢·逆顺肥瘦》中，根据体形的肥瘦、年龄的壮幼，就是把体质划分为"肥人""瘦人""常人"三种类型，并根据常人的不同体质特征，将其进一步划分为"端正敦厚者""壮士真骨者"，以及"婴儿"等不同体质类型（婴儿都能算作是体质，真是天下奇闻）。《灵枢·卫气失常》中,又把肥胖的人按皮肤纹理及皮下肌肉的特性进一步分为"膏""肉"和"脂"三种类型,并且指出这三种人的体态结构、气血多少、寒温的特征各不相同。《灵枢·论勇》中,根据人格心理特征,在勇怯方面的典型差异,将体质分为"勇"和"怯"两种类型,并论述了"勇士"和"怯士"两种体质类型的人在外部特征、心理特征以及脏腑组织的形志结构等方面的差异。《素问·血气形志》中,还根据心理特征的差异,将体质划分为五种形态类型,即现代中医体质的"五形志"特征:"形乐志乐""形苦志乐""形苦志苦""形乐志苦""形数惊恐"。《灵枢·逆顺肥瘦篇》指出:"婴儿者,其肉脆血少气弱",概括了小儿脏腑娇嫩、形气未充、筋骨未坚的生理特点,现代中医就认为,这是说明了其发育阶段中的体质特点。还认为青壮年则不同,如《灵枢·营卫生会篇》说道:"壮者之气血盛,其肌肉滑、气道通、营卫之行不失其常。"老年人又不一样,《灵枢·营卫生会篇》亦云:"老者之气血衰,其肌肉枯,气道涩。"老年人之所以容易发病,这都是由于体质因素决定的。按照现代中医的这种神逻辑,我觉得,最应该分别的体质,应该是男人体质和女人体质,其次,才是儿童体质、青年体质、中年体质、老年体质,高兴体质、悲伤体质、牢骚体质、嫉妒体质、胖人体质、瘦人体质、小人体质、君子体质、流氓体质、英雄体质、北京体质、广州体质、亚洲体质、非洲体质、地球体质、月球体质、农民体质、官员体质、中医体质、西医体质等,简直就是在说相声,郭德纲都得甘拜下风!

现代中医还真的认为,现代中医体质学说应该分为男人体质和女人体质。它们认为,《素问·上古天真论》以肾精肾气盛衰为主,论述了在人的生长、发育、生殖、衰老这个生命过程中,男性与女性之间存在着"男八女七"的个体体质的差异,男性每个过程的周期要比女性的长,并且提出男性的衰老始于肾,女性的衰老始于阳明的体质观点,说这就是体质的根本原因。另外,《灵枢·五音五味》在概括女子体质的特点时明确指出:"今妇人之生,有余于气,不足于血,以其数脱血也。"即认为妇女因为有经、孕、产、乳的生理特点,数脱于血,因而体质特征是气盛血虚。《素问·疏五过论》中还指出,由于不同社会地位和经济状况而形成的生活环境的差异,对体质的形成和改变也具有重要的影响。那些曾经历过"尝贵后贱""尝富后贫""暴乐暴苦,始乐后苦"的人,很容易出现体质虚衰的情况,"身体日减,气虚无精""精气竭绝,形体毁沮"。也就是说,从优越到衰败,从富有到贫穷,只要是波动起伏较大,就会影响到其体质和适应能力。

写到这里的时候,我才发现我真的是才疏学浅、井底之蛙,我已经不知道现代中医的体质到底是几个意思了?而且,现代中医学者们在大段引述了《黄帝内经》《伤寒杂病论》等等中医典籍，以及阴阳二十五人、五行人等等中医体质论，来证明自己现代中医体质学的合法身份上有师承后，话锋一转，分出四种、六种、九种、十二种等等现代中医体质分类，却与上述中医典籍中的体质逻辑毫无关系，还自诩为发展、创新，川剧变脸功夫实在了得！

旁观者清，当局者迷。

现代中医研究表明，阳虚体质的基因组学中，表达上调的基因，主要涉及炎症相关等基因，而湿热质的基因组学中表达上调的基因也涉及炎症相关等基因，痰湿体质基因表达也与免疫及炎性反应上调相关，但究竟哪一型的体质才是特异性较高的呢？再如，血瘀体质表达下调的基因主要参与蛋白合成、核酸合成、类固醇激素合成、基因转录等生物学功能；部分与生长发育相关的基因表达下调，以及与二氢嘧啶脱氢酶、甲基转移酶、蛋白精氨酸甲基转移酶、UDP葡萄糖焦磷酸化酶、转磷酸胆碱酶、1-磷酸半乳糖尿苷酸转移酶、钙蛋白酶、内酰胺酶等酶活性相关的基因下调相关，而中医的瘀血似乎与人体的生长发育没有直接关系。现代中医的体质学说研究表明，气虚体质在不同人群中的分布状态不同，具有性格偏于内向、情绪不稳定的特征，但这些临床表现在中医理论中恰恰是肝气郁滞的表现，与气虚表现完全不同。现代中医关于自然人群横断面现状调查表明，九种体质在人群中的分布存在一定的差异性，兼夹体质在人群中占有相当比例，临床上这又如何去区分和辨别呢？这些似是而非的现代中医研究，往往在基础方面都是漏洞百出、自相矛盾的。

现代中医认为，高脂血、高血压、糖尿病、心理因素等，是冠心病的危险因素，"湿热内蕴"是其重要病机，湿热体质是这些危险因素共有的体质基础，与冠心病具有内在的相关性，这就是典型的西医系中医专业的观点嘛。仲景在胸痹和真心痛章节已经明确说了，"胸阳不振"是基本病机，现代中医这么做，让仲景怎么想？王琦在《中医体质学》教材中说，痰湿质的发病倾向是易患消渴、中风、胸痹等病症，湿热质的发病倾向是易患疮疖、黄疸、火热等病症。那么，在现代中医逻辑中，冠心病到底是痰湿质、还是湿热质，抑或两者兼而有之？

现代中医的研究表明，具有过敏家族史的患者，中医体质频数由高到低依次是气虚质、阳虚质、阴虚质、特禀质、痰湿质、气郁质、瘀血质、湿热质、平和质。病程两年的患者体质频数的百分比由高到低依次为气虚质、阳虚质、阴虚质、特禀质、气郁质、痰湿质、瘀血质、气虚质、湿热质；病程十年以上的依次为气虚质、阳虚质、气郁质、特禀质、阴虚质、痰湿质、瘀血质、湿热质。而王琦在《中医体质学说》的教材中，又说特禀质表现为一种特异性体质，多指由于先天性和遗传因素造成的一种体质缺陷，包括先天性、遗传性的生理缺陷，先天性、遗传性疾病，过敏反应，原发性免疫缺陷等。其中，对过敏体质概念的表述是：在禀赋遗传的基础上形成的一种特异体质，在外界因子的作用下，生理机能和自我调适力低下，反应性增强，其敏感倾向表现为对不同过敏源的亲和性和反应性呈现个体体质的差异性和家族聚集的倾向性。同时，现代中医关于特禀体质（过敏体质）的基因组学研究也表明，过敏体质与平和体质外周血基因表达谱比较结果显示：其中 FOS、IL-16 基因表达的上调与对过敏的相关研究结果相一致，表明过敏体质者与平和体质者相比，FOS、IL-16 等基因表达的差异，是其基因水平的重要特征；而其它他表达差异的基因中，涉及的生物信息学通路与过敏关系密切的有 IL-4 signaling pathway 及 P38 MAPK signaling pathway，通过过敏体质与平和体质相比表达差异基因在上述通路中所起的作用，认为过敏体质发生过敏性疾病的基因调节机制，为过敏体质的防治能提供实验依据。但在前述的过敏家族史的体质分型中，所谓特禀质这一分型仅仅排在第四位，远不及所谓的气虚质、阳虚质、阴虚质等多发。这种临床与实验室研究的互相证伪现象，在现代中医的研究过程中，比比皆是。

　　现代中医认为，结合体质研究个体诊疗，以疾病为系统，研究如何在治疗疾病时，根据体质的差异恰当地选择药物的种类和确定药物剂量，以体质为背景研究如何用药物改善病理性体质，将有助于减少药物不良反应和增强治疗效果。但在前述种种弊端和错误的前提下，这种论调还有多少可信度，已经不得而知了。现代中医认为，现代中医药的整体调节作用，不仅表现在影响疾病的病理过程，而且表现在对体质偏颇有良好改善作用。如王琦主持的痰湿课题组动物药理实验研究发现，轻健胶囊可促进脂质代谢，降低血脂、血液黏稠度，并可使脂肪肝得以逆转，防止肝纤维变性。但是，这种以所谓中医体质为特定出发点来考虑疾病的诊断与治疗的方法，明显是以不变应万变的做法，现代中医美其名曰"异病同治"，但事实上，在现代中医理论中，这种做法在临床上根本行不通。正如王琦的轻健胶囊。王琦在《中医体质学》教材中说，痰湿质的发病倾向是易患消渴、中风、胸痹等病症，他的轻健胶囊能解决一切痰湿体质疾病的病理因素吗？事实证明，这是不可能的。这明显是"弃医存药"派的翻版，也就是伪中医和伪西医的路数。

　　以王琦为组长的 973 计划项目《基于因人制宜思想的中医体质理论基础研究》课题组编制中医体质量表，形成了标准化量表；并研究制订了《中医体质分类判定标准》，作为中华中医药学会标准（试行），据说，可直接应用于健康评估。对于西医来说，各种量表已经司空见惯了，这是西医临床诊断量化的一个必不可少的手段；但是，对于中医来说，中医讲究个体化诊断与治疗，在不同的干支年份，其五运六气的加临与胜复郁发是不同的，而且不同的地点也有不同的病理因素与症状表现。单单依靠几张机械式量表，是否能代替中医诊断的定性，这是值得反思的。

现代中医的量表同现代中医的体质学说一样，不是用病机给疾病定性与定位，而是单纯的用症状代替病机，来按图索骥、照猫画虎。中医临床上存在"同病异证""异病同证""多证兼挟"的现象，单一病症的量表并不能解决这些问题。虽然中医也是按照望闻问切、四诊合参的模式，去判断疾病的定性与定位，但是，这其中有医者按照不同的天时、不同地理、不同人情来综合判断疾病，而非机械式的评分中医。这同阿尔法狗与李世石下围棋一样，机器人的智商再高，但是有一点是需要明白，那就是智商与情商、智商与智慧是不在同一个层次上的！

近20年来中医量表的类型，完全引用国外西医量表，研究中医课题的占52%，引用西医量表同时结合中医特点或中医诊断标准的占30%，自制量表的占18%。某"中医专家"甚至直接就说："基于中医症、证量化评定在中医征候研究中的重要性及以往研究中采用心理测量学方法的研究结果，不难看出，将西医学中大量成熟的量表移植于中医药研究领域，不仅可作为疗效评定的依据，而且通过与传统中医辨证的对照研究，可丰富、完善中医症状学与征候学的内容。"这都是受西医"循证医学"的影响，而只注重表面症状，忽视症状背后的病因病机的原因。一个疾病发病的步骤始终遵循着病因、病机、病理、症状这四个步骤，病因病机是疾病的始动因子，是疾病的核心因素。这其中包括阴阳五行、五运六气、六淫七情、藏象经络、八风九宫等等中医逻辑；病理是疾病的中间过程产物，由病因病机产生，又是产生疾病症状的原因；最后才是表现为症状。症状是表象、病因病机是抽象，抽象是真实的病因病机，而表象又分假象与真象，所以，症状的取舍就要结合天时、地利、人情，需要综合分析。而在中医体质辨识量表中，存在大量不确定的定量词语，如有时、偶尔、经常等，这些词语每个人的理解不同，必然在体质判定时，出现误差。而现代中医研究者依据西医量表编制的现代中医量表，主要是某一证或某病的若干征候的症状评定量表，此类量表主要用于判断病人是否符合某一证的诊断标准及其严重程度，用以诊断及疗效评定，明显缺乏对疾病征候的全面判断和综合分析。至于"但见一症便是，不必悉具"，舍证从脉、舍脉从证等等，更是不用说了，用量表根本就量不出来。

现代中医们甚至也是可以算病了，如现代中医们提出的"辨证元"模型，其核心是将若干个辨证因子（症状、体征等）有机地组合形成一个辨证单元，即"辨证元"，并以辨证元作为最小的运算单元，探索辨证元与证型之间的关系。"辨证元"思想尝试使现代中医"辨证论治"与"整体观念"两大基本特点融为一体，使征候与证型之间的离散映射转变为辨证元与证型之间的整体映射。辨证元的基本性质包括完全性、唯一性、整体性、等效性。通过辨证元权值的设计与运算，使证型的总权值产生变化而对证型做出判定。这些把戏完全是西医经验统计学中的一些最基本的小玩意儿。中医按照子学逻辑算病是迷信，现代中医按照现代数理及统计学原理算病就是"科学"，现代中医的迷信已经无可救药了。

王琦将中医体质学说的基本原理概括为：体质过程论——体质是一种按时相展开的生命过程；心身构成论——体质是特定躯体素质与一定心理素质的综合体；环境制约论——环境、社会对体质的形成与发展始终起着重要的制约作用；禀赋遗传论——先天禀赋与遗传是决定并影响体质形成和发展的内在重要因素，并认为以上四个基本原理奠定了中医体质学研究的出发点和理论背景。而事实上，按照中医基础理论，所谓的体质过程论，就是按照出生时的五运六气年月日时的时间与空间格局所定下来的一个人的"运气种子模式"，随着时间与空间的延展与变换，随着不同的大运、流年、地理的高下方位等等，运气种子会有不同的生长化收藏、生长壮老已的模式，按照六十甲子、二十四山向来计算，起码有1440种运气种子格局，这与简单片面机械的九种体质模式相比，有霄壤之别。所谓心身构成论，与中医形神理论、五藏藏神理论也无法相提并论，基本上是西医心理学的抄袭、翻版、牙慧与嚼蜡而已。所谓环境制约论，与中医五运六气理论的天人观相比，基本上不值一提。所谓禀赋遗传论，与前面说的"运气种子模式"和西医的分子生物学相比较，瞬间就会被秒杀，根本就不是一个档次上的学术。就是这四个基本原理奠定了中医体质学研究的出发点和理论背景，皮之不存，毛将焉附？而且现代中医体质理论按照上述四个基本观点，基本囊括了一切疾病病因病机病理病症的变化，甚至包括人体不同阶段的生理变化，都装到"体质"这个大筐里去了。这种"泛体质论"对于中医研究没有任何好处和积极意义。

以王琦为首的现代中医界对中医体质学经过30多年研究，提出了现代中医体质研究的所谓的体系：三个"关键科学问题"（体质可分、体病相关、体质可调），阐明了四个"基本原理"（体质过程论、心身构成论、环境制约论、禀赋遗传论），构建了含有四个子系统的个体差异系统（生物差异因子系统、个体遗传差异因子系统、个体心理差异因子系统、自然社会适应差异因子系统），表述了四个个体差异特征群（形态结构、生理机能、心理特点、反应状态），发现了九种"基本"体质类型（平和质、气虚质、阴虚质、阳虚质、痰湿质、湿热质、血瘀质、气郁质、特禀质），形成了两个体质辨识方法和工具（《中医体质量表》《中医体质分类判定标准》），提出了三辨诊疗"模式"（"辨体-辨病-辨证"相结合的诊疗模式），确立了体质三级预防"理论"（未病先防、欲病早治、既病防变），创建了一门所谓新的现代中医学科。其实，不过还是西医那一套，只是披上了中医语言的外衣而已。如前所述，貌似很强大、很系统，但是基础性、关键性的环节却经不起真正的中医和现代医学的推敲，不但在科学事实上是这样，在学术逻辑上也是如此，在整个"体系"的各个环节中，处处都有彼此证伪的证据存在，互相交叉、循环论证、偷换概念等。稍微认真一下，较真一下，这个现代中医界所谓的体质学系统就摇摇欲坠了。事实上，现代中医体质学说不过是在现代中医学术界无中生有地再造了那么一个文字体系、造梦系统，在事实的基础上用错误的逻辑罗列出了一个学术的海市蜃楼，夕阳无限好，只是近黄昏。在这个"谎话说三遍就变成了真理"的年代，现代中医们用认真的态度、不知所云的实验数据、错误的学术逻辑，如祥林嫂般反复说着一个事。

如王琦等在"中医痰湿体质的基因表达谱研究"课题中，对痰湿肥胖人和非痰湿肥胖人之间的 115 个差异表达基因的生物功能主题进行分析，发现 ATP 结合基因在两组间差异有显著性，为痰湿体质的判定，临床上对此类病理体质的调整、改善提供了初步的客观生物学依据。高洁等研究发现，瘀血质与 DRB1 · 15011、DRB1 · 04051、DRB1 · 1405、DRB1 · 14071、DQB1 · 05021、DQB1 · 03032 关联，进一步"提示"HLA 基因型与中医体质分型有一定的关系。王琦主持的痰湿课题组复制了肥胖大鼠模型对利痰化湿方剂——轻健胶囊进行动物药理实验研究，结果发现轻健胶囊可促进脂质代谢，降低血脂、血液黏稠度，并可使脂肪肝得以逆转，防止肝纤维变性。孙国强等以血常规、血小板计数、免疫球蛋白、白细胞中碱性磷酸酶活性，以及体温、脉搏、呼吸、血压等为观测指标，观察了偏阴虚证、偏阳虚证、偏湿盛证者，结果发现，阴虚、阳虚间的区别不明显，在一定条件下，体质可以转变，等等。

从上述的现代中医体质研究中，我们可以看到三点：一、看不到任何中医理论的指导作用与逻辑规范，唯一的中医元素就是几个装门面的中医名词；二、看到的都是现代医学分子生物学的貌似高大上的概念与名词；三、现代中医的体质学研究与现代中医的症候研究没有任何区别，却改头换面地起了一个新名词，继续忽悠中医学术界，抑或是自忽悠。从中医角度来说，现代中医体质学完全不按照中医套路出牌，但现代中医自己不承认，它们认为，这是按照中医体质学说的中医量表量出来的中医，是所谓科学的中医，但是不是中医，每个人心中都有一个标准。而且中医量表也是西医的牙慧，基本上是在剽窃了西医量表的基础上，罗列一些中医名词，就成了著名的中医量表，其客观性与真实性不得而知，但其机械性、片面性、主观性却是显而易见的。客观地说，现代中医就是伪中医。

实际上,现代中医体质学说,基本上是受到民族医学体质理论与西方医学体质理论的启发,而引起现代中医的比附和抄袭。如藏医学将体质划分为三种基本类型:"朗""赤巴""培根"。蒙医学将不同个体划分为七种体质类型,即赫易型、希日型、达巴干型、赫易希日合并型、希日达巴干合并型、达巴干赫易合并型和赫易希日达巴干合并型。而维医学将人的气质总结归纳为四种类型:干热型、湿热型、湿寒型、干寒型。布依族根据五脏生理功能不同,把人的体质分为心型质、肝型质、脾型质、肺型质、肾型质五类。佛教医学的土、水、火、风四大理论。古希腊希波克拉底参考佛教四大学说而发明的多血质、黏液质、胆汁质和抑郁质学说。朝鲜族主要运用"四象医学",等等。再如1900年,奥地利维也纳病理研究所的研究人员K. Landsteiner发现人类血型后,很快便被用于人体类型的划分。古川竹三在1927年时根据血型,把人区别为A、B、AB、O四种气质类型。A型血的人多温和、焦虑、怕羞、依赖性强、自由散漫、感情易冲动;B型血的人敏感、思路广、刚愎自用、拓展力强、怕受拘束;O型血的人意志坚强、好胜霸道、坦诚、善良、踏实苦干;AB型比B型、O型更自行其是。

美国的心理学家谢尔顿(W. H. Sheldon)将人的体型分为三种:内胚型(内脏型):消化系统及内脏较为发达。体型肥胖,乐观,善交际,宽以待人,遇事从容不迫,好美食而消化功能好,好逸。中胚型(肌肉型):骨骼肌肉及结缔组织发达,体型健壮,大胆而直率,冲动好斗,富于竞争,体态线条鲜明。外胚型(头脑型):大脑及中枢神经较发达,体形瘦高,思考周密,个性内向,感觉过敏,睡眠不好,不善交际,体态呆板,容易疲劳。

美国心理学家家柏尔曼(L. Berman)根据人的某种内分泌腺发达程度,而把人划分为甲状腺型、肾上腺型、脑下垂体型、副甲状腺型,以及性腺过分活动型五种类型。例如,甲状腺型,其体态为身体健康,头发茂密,双眼明辉,其气质特征是知觉灵敏,意志坚强,不易疲劳;脑下垂体型,其体态为发育较好,体格纤细,其气质特征是性格柔和、自制力强等。

德国教育学家和哲学家Spranger把生活领域分为好几种,按照对各种生活领域的兴趣不同分为理论型、经济型、心美型、宗教型、权力型、社会型等。

可以看出,异域及少数民族医学的体质分型在体质与发病、体质与治疗等问题基本理论上,与现代中医体质学说认识有许多相似之处。而且,西医已经认识到:"不同体格的生理特点,特别是神经类型,在疾病的发生上起着重要作用。不同体型的人代谢过程、机能的反应性和对疾病的感受性都不同。因此,他们的病理改变、临床症状、病程经过及治疗效果等,也可能有差别。"其实,现代中医的体质学说同上述西医观点，或民族医学的体质观点对比，并没有任何优势及临床意义，反而距离中医的核心逻辑越来越远。

在现实中，这个现代中医体质学到底能有多大作用，也只有现代中医专家们自己知道了。北京中医药大学王琦任主编，组织全国19所院校和研究单位编写的全国高等中医药院校创新教材《中医体质学》，集中医体质研究之"大成"，2005年由人民卫生出版社出版发行。随后，《中医体质学》课程先后在北京中医药大学等多所中医院校开设，中医体质学理论正式纳入中医药院校的教学体系，毁人不倦，为真中医在歧途上的远行又加了一把火。

第七乱　中医病因病机问难

第十式　双龙取水　出处：佛经。类似于周伯通的左右互搏术。双掌齐发，一左旋，一右旋。

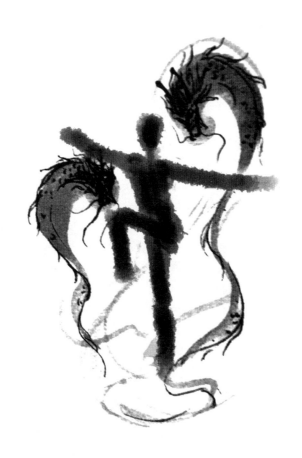

病因

关于病因的认识，《黄帝内经》的观点是非常明确的。所有疾病的产生都是由于四时五行、五运六气的太过不及或非其时而有其气，与藏象经络之人气抗争这一矛盾对抗的结果。相对于正常人体健康机能的"正气"而言，致病的原因统属于"邪气"。凡属四时五行、五运六气之太过不及而感者是谓病因，四时有春夏秋冬，五行有金木水火土，五运有甲己土运、乙庚金运、丙辛水运、丁壬木运、戊癸火运，六气有己亥厥阴风木、辰戌太阳寒水、子午少阴君火、丑未太阴湿土、卯酉阳明燥金、寅申少阳相火之暑六种。关于四时五行、五运六气的病因理论，在运气九篇、《藏气法时论》《六节藏象论》《阴阳离合论》《阴阳应象大论》《四气调神大论》《岁露篇》《九宫八风论》《金匮真言论》等等篇章之中都有明确论述，这就是源出于《黄帝内经》的定性定量之病因学说。但是，后世医家并没有全面传承下来《内经》中关于病因的定量之法，只是片面地传承了关于病因的定性说法，如"风为百病之长""风性善行数变""寒性凝滞收引""火性炎上"等一些所谓"意象思维"的说法。《黄帝内经》《难经》《伤寒杂病论》之中医本是"象数之法"。但是，不知由于何种原因，是秘传、还是不懂，数法竟然失传了，传下来的只是"象法"，即《素问》与《灵枢》，经方与条文的东西。自从王冰传出来"运气七篇"，刘温舒传出来"刺法论""本病论"两篇后，加上《难经》的甲子运气论，仲景斗历运气论等，古中医"数法"才开始璧于世；而后世中医只继承了"象"法，却丢了"数"法。这不仅是后世中医的诟病，也是现代中医的缺陷之处。

四时五行之六淫是《内经》之象法，五运六气之六淫是《内经》之数法，二者是源于四时五气、五运六气的太过不及。六气是正常的自然界气候变化，自然四时五气，各不相同，是形成六淫病因的天人之象的基础，故《灵枢·四时论》说："四时之气，各不同形，百病之起，皆有所生。"具体地说，四时之气的不同，又有风、寒、暑、湿、燥、火六种。其太过不及则成为病因，所以《素问·至真要大论》明确指出："夫百病之生也，皆生于风、寒、暑、湿、燥、火，以之化之变也。"对于"淫"的含义，《内经》非常明确指出是太过不及、乘侮淫胜的意思，并常常以"胜"字论述相关六气太过不及，或"淫胜""乘侮"并举。如《素问·阴阳应象大论》说："风胜则动，热胜则肿，寒胜则浮，湿胜则濡泄。"是举出六气过胜。《素问·至真要大论》指出的"风淫所胜""寒淫所胜""热淫所胜"等，是淫胜并举，说明六气淫胜而成外感病因的概念，在《内经》确立无疑。

四时五行层次之六淫病因学说的理论基础是"四时五脏阴阳"理论，尤其是天人相应、气候季节环境阴阳相应等观点。

《素问·阴阳应象大论》说："天有四时五行，以生长收藏，以生寒暑燥湿风；人有五脏化五气，以生喜怒悲忧恐。"因人体五脏阴阳通应于自然四时阴阳，在自然阴阳相对平衡的环境中，五脏的机能活动相互生克制化保持着正常的协调平衡。如果自然界气候反常，或者人体正气亏虚不能适应正常的自然气候变化，人与自然间的协调平衡就被破坏，五脏之气的协调平衡亦被扰乱，于是产生疾病。故《素问·金匮真言论》说："八风发邪，以为经风，触五藏，邪气发病。"指出了四时气候异常的虚邪贼风六淫邪气致病的机理。《内经》六淫病因学说还认为，人体五脏与外界自然环境存在着"通应""感应""收受"关系，风、暑、湿、燥、寒内应肝、心、脾、肺、肾五脏，并与春、夏、长夏、秋、冬五季相应，因而在五行系统相类的六淫之气和五脏之间存在有特殊的易感性，表现为"四时之气，更伤五脏"之时有其本身的特点。

如《素问·四气调神大论》所说："逆春气则少阳不生，肝气内变；逆夏气，则太阳不长，心气内洞；逆秋气，则太阴不收，肺气焦满；逆冬气，则少阴不藏，肾气独沉。"指出了四时不正之气伤五脏之形的不同病症。

六淫之气成为病邪，一方面，是由于自然界阴阳运动出现了阴阳失序，"与道相失"的结果。如《素问·四气调神大论》说："云雾不精，则上应白露不下，交通不表，万物命故不施，不施则名木多死。恶气不发，风雨不节，白露不下，则苑藁不荣。贼风数至，暴雨数起，天地四时不相保，与道相失，则未央绝灭。"另一方面也是由于人体正气不足，不能耐受自然气候变化的结果，《灵枢·百病始生》所谓的"风雨寒热，不得虚，邪不能独伤人"。当气血不足，腠理开合失常，卫气虚弱的情况下，更易感邪致病，或由于宿邪留于体内不去，导致对于六淫新邪特殊的易感性而致病等。

如《灵枢·贼风》所说："今有其不离屏蔽，不出空穴之中，卒然病者，非不离贼风邪气，其故何也……虽不遇贼风邪气，必有因加而发焉。"天地四时不相保与道相失则有因；天地四时相保，四时正常更序，而正气不足，故邪久留也有因。"有因加而发焉"可以说是六淫致病原理的"象法"概括。

而且，四时五行思想在其他古籍中也有记载。

如《周礼·天官》曰："疾医掌养万民之疾病。四时皆有疠疾：春时有痟首疾，夏时有痒疥疾，秋时有疟寒疾，冬时有嗽上气疾。"《礼记·郊特牲》曰："天地之道，寒暑不时则疾。"《礼记·月令》，"孟春……行秋令，则民其大疫。季春……行夏令，则民多疾疫。仲夏……行秋令，……民殃于疫。孟秋……行夏令，则国多火灾，寒热不节，民多疟疾。季秋行夏令，则其国大水，冬藏殃败，民多鼽嚏；……行春令则暖风来至，民气解惰，师兴不居"等。

五运六气层次之六淫的发病在"数法"上进一步明确了，六气如何在数量上通过太过不及达到六淫。如《灵枢·顺气一日分为四时》曰："人有五脏，五脏有五变，五变有五输，故五五二十五输，以应五时。肝为牡藏，其色青，其时春，其音角，其味酸，其日甲乙。心为牡藏，其色赤，其时夏，其日丙丁，其音徵，其味苦。脾为牝藏，其色黄，其时长夏，其日戊己，其音宫，其味甘。肺为牝藏，其色白，其音商，其时秋，其日庚辛，其味辛。肾为牝藏，其色黑，其时冬，其日壬癸，其音羽，其味咸，是为五变。"

还有六经配六淫的，如《素问·至真要大论》曰："厥阴司天，其化以风；少阴司天，其化以热；太阴司天，其化以湿；少阳司天，其化以火；阳明司天，其化以燥；太阳司天，其化以寒。"运气九篇中这种六淫数法概念体系，俯拾即是。可现代中医界却不承认《黄帝内经》的中医体系里有"数法"，其实，你只要将《黄帝内经》八十一篇经文中所有带有阴阳五行、天干地支、九宫八风字样的经文去掉，就会发现，《内经》马上变得什么也不是了，不仅篇幅大幅缩水，文字量急剧减少，而且经文逻辑支离破碎，《内经》的骨架就没了，这就是《内经》中医"数法"的事实和真相。

《素问》"运气九篇"在"六气主时"理论的基础上，形成了较系统的六淫致病说。六气，指风、热、火（暑）、湿、燥、寒六种不同的气候。运气学说把一年分为六步（六季），分别以风、热、火（暑）、湿、燥、寒概括各季的气候特征。六气是天地人之气变化的本源，三阴三阳是六气产生的表象。标本相合，就是风化厥阴，热化少阴，湿化太阴，火化少阳，燥化阳明，寒化太阳。正如《素问·天元纪大论》所说："厥阴之上，风气主之；少阴之上，热气主之；太阴之上，湿气主之；少阳之上，相火主之；阳明之上，燥气主之；太阳之上，寒气主之。"《素问·五运行大论》对于六气的特性和作用进行了阐述，曰："燥以干之，暑以蒸之，风以动之，湿以润之，寒以坚之，火以温之。"《素问·至真要大论》则明确提出了六气淫胜发生的各种变化，"岁厥阴在泉，风淫所胜，……民病洒洒振寒，善伸数欠，心痛支满，两胁里急，饮食不下，膈咽不通，食则呕，腹胀善噫，得后与气，则快然如衰，身体皆重。……风淫所胜，平以辛凉，佐以苦甘，以甘缓之，以酸泻之。……"这才是六淫学说"数法"的理论框架基本结构。

天干地支"数法"之"运气九篇"等，论述了己亥厥阴风木等六气之司天、在泉、胜复郁发的人体病症表现。如认为风淫所胜，内应肝木，导致木气太过，克伐脾土，出现肝旺脾虚的病症，等等。《素问·至真要大论》说的："寒气大来，水之胜也，火热受邪，心病生焉。"为辰戌太阳寒水之寒淫所胜，内应肾水，寒水乘火，水气凌心，而能致发心病。湿邪秽浊黏滞，可阻碍气机，困遏清阳。如《素问·气交变大论》说，"雨湿流行，……中满食减"；因困遏清阳，上可见清阳不升之"首如裹"，外可见不实四肢之倦怠。例如，《素问·气交变大论》云："雨湿流行……民病腹痛，清厥，意不乐，体重烦冤。"湿淫所胜，首先犯脾，困阻脾阳而影响运化出现腹满腹痛纳呆难泄等证，如《素问·六元正纪大论》所说："湿胜则濡泄，甚则水闭胕肿。"再如《素问·六元正纪大论》说："燥令行……咳喘，甚则血溢。"燥淫所胜，内应肺金，燥金太过则乘肝木，论见于《素问·至真要大论》和《素问·气交变大论》等。

《素问·至真要大论》说："热淫所胜，怫热至，火行其政……民病胸中烦热，嗌干，右胠满，皮肤痛，寒热咳喘……甚则疮疡胕肿。"火性燔灼怫热，易伤津液，耗伤阴液的同时常见正气损伤，甚或影响心神而出现"诸禁鼓慄，如丧神守"，以及"诸热瞀瘛""诸躁狂越"等现象。火邪致病还容易生风动血，生疮成痈。《素问·五常政大论》说："赫曦之纪……其变炎热沸腾……血流狂妄……其病痓。"火热炽盛，迫血妄行出现各种出血症状，热邪灼伤筋脉，拘挛抽搐发为痓病。《灵枢·痈疽》篇说："大热不止，热胜则肉腐，肉腐则为脓。"火热邪气留滞经脉之内，腐肉败血以致化为脓血疮疡，并出现"诸痛痒疮""诸转反戾，水液混浊"的变证。《素问·五运行大论》明确指出："其在天为热，在地为火……其性为暑。"如果暑热之气不能完全疏散，郁于膻中，内陷心包，则可见心神闷乱、烦躁不安的懊憹瞀闷之症。如其急速败绝真阴，又往往可使病者突然暴死。故《素问·六元正纪大论》云："炎火行，大暑至，甚则瞀闷，懊憹善暴死。"《素问·热论》篇所说："先夏至日为病温，后夏至日为病暑。"同为温热病，以夏至为界，前者属于温病，后者属于暑病。若夹湿邪，前者为湿热，后者为暑湿。可见，暑热之邪是有严格的时间属性的。而这些藏象经络的各种临床症状表现，都是在干支定量内算的基础上，即中运、主运、客运、主气、客气、司天、在泉、间气、太过、不及、天甲子、地甲子等等古中医内算体系概念的基础上出现的。这本身就已经说明了，从"数法"的角度上，再次印证了天人感应、天人合一的古中医内算体系的客观性。

四时五行、五运六气之六淫病因学说的生克制化、亢害乘侮、胜复郁发等定量机制，在病因学的发展中，具有十分重要的意义。《内经》六淫病因的季节性、环境性、转化性、相关性，以及伏邪致病、阴阳分类等内容，对病因学的演变与发展都有明确的阴阳五行、天干地支特性。实际上，我们发现，四时五行的病因病机理论，就是五运六气的五运系统，包括其中的主运、客运系统，也是扁鹊学派的外经内容。而五运六气的六气系统，包括司天、在泉、间气、主气、客气、天甲子、地甲子等等，是运气九篇中主要讲的病因病机系统，也是黄帝学派的外经内容。

六淫为病每与季节环境有关，因六淫病因本为四时五运的客运太过不及淫胜，故而其致病容易形成季节多发病。如《素问·金匮真言论》说："春善病鼽衄，仲夏善病胸胁，长夏善病洞泄寒中，秋善病风疟，冬善病痹厥。"推究其致病邪气，皆因春季多风，长夏多湿，冬季多寒等季节特点之故。而另一方面，环境失宜也能导致六淫邪气偏胜。例如，西北多风寒，南方多湿热，以及居处潮湿以水为事，易致湿邪外候，高温作业容易中暑，等等。

由于六气之主气、客气、司天、在泉、间气的亢害乘侮、胜复郁发，导致六淫致病多具相兼相合的特点，既可单独致病，又可两种以上相合致病，如风寒感冒、湿热泄泻，等等。其中，尤以风邪为最，能够全兼五气而为病，故《内经》有"风为百病之长"的说法。六淫在一定的条件下，通过胜复郁发机制，还可以相互转化，如寒邪化热、湿邪化燥、燥邪化火，等等。《素问·水热穴论》说："人伤于寒而传为热何也？夫寒盛则生热也。"后世刘完素提出的六气皆从火化等理论，就是六淫邪气转化性的充分发挥。

根据五运六气的空间层次，按照客气→主气→中运→客运→主运的顺序，天人感应之力度的影响逐渐深入。六淫外邪还有由外入里，由浅入深，层层相传，内合相应脏腑的特点。如《素问·缪刺论》说："夫邪之客于形也，必先舍于皮毛；留而不去，入舍于孙脉；留而不去，入舍于络脉；留而不去，入舍于经脉；内连五藏，散于肠胃，阴阳俱感，五藏乃伤。此邪之从皮毛而入，极于五藏之次也。"说明了病邪外感由皮毛层层深入，最后导致脏腑机能失调的六淫致病特点。同时，所内合致病者尤以相应内脏为主，带有季节的特征。这也是扁鹊学派及华佗等关于伤寒温病六部传变的发病规律。

根据五运六气的胜复郁发规律，六淫邪气致病有时并不立即发病，而是内伏体内适时致病，因而具有伏邪的特点。

《素问·生气通天论》说："是以春伤于风，邪气流连，乃为洞泄；夏伤于暑，秋为痎疟；秋伤于湿，上逆而咳，发为痿厥；冬伤于寒，春必病温。"邪气留连，即是潜伏体内，缠绵不解之义，说明《内经》已经认识到六淫邪气具有潜伏性，它为后世"伏邪学说"的创立奠定了理论基础。相似的论述还见于《素问·阴阳应象大论》和《灵枢·论疾诊尺》等篇章。

根据五运六气的亢害乘侮、生克制化规律，《内经》还认为，一种邪气致病还可以因其诱因的不同，导致邪气在体内淫胜变化"更伤五脏"。如《素问·生气通天论》说："风客淫气，精乃亡，邪伤肝也。因而饱食，筋脉横解，肠澼为痔；因而大饮，则气逆；因而强力，肾气乃伤，高骨乃坏。"可见其致病的广泛性。同时，还指出，一种病因所致疾病在五脏中的传变，往往是按照五行相克的顺序"移皆有次"的，提出了六淫致病传入于五藏，有其固有的内在传变规律，如《素问·玉机真藏论》在论述有关风寒致病的规律时，就指出风寒客于人，首先，"使人毫毛毕直，皮肤闭而为热"；其次，"或痹不仁、肿痛"；其次，"人舍于肺，名曰肺痹，发咳上气"；其次，"传而行之肝""肝传之脾""脾传之肾""肾传之心"；最后，"心即复反传而行之肺，发寒热，法当三岁死，此病之次也。"这是六淫逐渐深入影响到五运五藏的病变规律。究其根本，还是六淫之微逐渐引起的蝴蝶效应和多米诺骨牌效应。

但传统中医传承下来的只是"象法"层次上的风寒暑湿燥火这六个字，而认识这些病象、症候要依靠所谓的"医者，意也"的方式，这其实就是经验的方式，也是历代中医要靠师带徒的方式才能传承下来的原因。因为"数法"的失传，"象法"只能靠"医者，意也"了。现代中医药大学的教材关于中医病因的认识，也就仅限于此。

例如，风性善动不居为百病之长。风邪致病善行而数变，其变化迅速多端。故《素问·风论》说："风者，善行而数变。……故风者，百病之长也，至其变化乃为他病也。无常方，然致有风气也。"风邪致病时常先侵犯表部上部，出现太阳经的症状。例如，《素问·骨空论》所描述的："风从外入，令人振寒，汗出头痛，身重恶寒。"在《素问·风论》中更是强调这一特点。寒性收引凝滞易损伤阳气。阴寒之邪侵犯人体导致气机收敛，于是在表则卫阳不得宣散。即《素问·玉机真藏》所说的"今风寒客于人，使人毫毛毕直，皮肤闭而为热"的急性外感热病。在里则"寒气客于肠胃，厥逆上出，故痛而呕也""寒气客于小肠，小肠不得成聚，故后泄腹痛矣"（《素问·举痛论》）。乃是寒邪直中入里影响肠胃阳气运转之故，亦即外感病的"中寒"病症。寒性凝结阻滞，影响气血津液的流行，导致气血流行不畅、涩滞不通而发生疼痛。故《素问·举痛论》说："寒气入经而稽迟，泣而不行，客于脉外则血少，客于脉中则气不通，故卒然而痛。"

再如，暑性炎热升散能伤津耗气。暑仅见于夏季，其性质炎热而升散，故其致病，一方面，导致腠理汗孔开张发散，另一方面，暑热之邪迫津外出，出现如《素问·生气通天论》所说的"因于暑，汗，烦则喘喝，静则多言"。又由于"皮肤缓而腠理开"（《灵枢·岁露》），大汗泄后，正气随津外泄耗散，可见伤津耗气之症，轻则头晕乏力、神疲气短，重则手足发软、昏迷不醒等，即《素问·举痛论》所说的"暑则腠理开，汗大泄，故气泄矣"。暑性升散，故夏月季节，人体应当相应地开张腠理以宣散暑热，如果汗出不透，暑热内伏，延至秋令，暑欲出而凉欲入，便常见寒热往来之变。故《素问·金匮真言论》说，"夏暑汗不出者，秋成风疟"，《素问·生气通天论》亦说："夏伤于暑，秋为痎疟。"湿性重浊黏滞易阻遏气机。湿为水气所化，水性流下，沉重下聚，故其致病，下先受之。"感则害人皮肉筋脉"（《素问·阴阳应象大论》），出现足部浮肿，下肢重滞，皮肤麻木，筋骨关节疼痛等。燥性肃敛少津易伤及肺脏。燥邪肃敛少津，肺脏清肃喜润，燥邪伤人，内合肺脏，故首犯肺脏，易致"病咳""喘喝胸闷仰息"。火性怫热燔灼易伤风动血。由于正气的耗散并有"壮火散气"（《素问·阴阳应象大论》），"炅则气泄"（《素问·举痛论》）等有关论述云云。

我们再看看，现代中医是怎么样研究六淫的。以湿邪为例，现代中医认为，湿邪并非单指水湿，湿邪还包括需要一定湿度生长繁殖的病原微生物，与免疫、能量代谢、胃肠道功能，水液代谢等密切相关。潮湿环境影响病原微生物的繁殖和传播，可能是湿邪致病的途径之一。现代中医发现外湿、寒湿、湿热大鼠双歧杆菌数明显减少，屏障作用减弱，引起需氧或兼性厌氧菌增加，导致某些肠道致病菌在肠黏膜上繁殖而引起腹泻。对胃炎患者辩证规律的研究表明，湿阻症与幽门螺旋杆菌（HP）感染有关。湿症的病理基础为机体全身或局部水液代谢失调，组织细胞含水量过剩，造成细胞或组织间隙水肿，渗出增加。

也有现代中医学者认为，湿邪可能是免疫异常与病毒相互作用的复合产品。湿邪致病可引起细胞免疫功能的降低，使外湿症大鼠免疫系统功能紊乱，白细胞介素-2（IL-2）活性降低。湿热症模型大鼠红细胞免疫异常。湿邪还可导致大鼠处于低能消耗状态，出现骨骼肌线粒体氧化磷酸化效率及呼吸控制率降低，ATP生成减少等变化；湿热症大鼠超氧化物歧化酶（SOD）活力降低，丙二醛（MDA）水平升高，与机体氧化与抗氧化失调有关。湿阻症患者T淋巴细胞亚群、IL-2受体、红细胞免疫功能、尿木糖排泄率等指标变化。此外，湿邪可引起胃肠消化、吸收及运动功能减弱等。

中医认为，六淫是因外界六气的太过不及或非其时有其气，导致人体内各种微生物生存的内环境发生改变，从而引起人体的病变，这也解释了为什么在同一六气六淫条件下，有的人发病，有的人却不发病，而且瘟疫的流行也有这种选择性。西医和现代中医却不这样认为，它们认为，疾病的变化完全是由病原微生物本身引起的病变。举一个最简单的例子，地里庄稼在正常播种发芽生长的前提下，其能否正常生长成熟收获，主要取决于土壤、天气、日照、温度、湿度、大气压等等这些气象环境。同理，人体内的微生物的正常与否，也取决于人体内环境的正常与否。而中医认为，天人合一，即人体内环境实际上也就与人体外环境密切相关。

这里的内环境，现代中医有一个名词，叫作"内生五邪"。是指脏腑和气血津液等生理功能异常，而产生的类似风、寒、暑、湿、燥、火六淫外邪致病的病理现象，由于起病于内，故称之为内风、内寒、内湿、内燥、内火，统称为内生五邪。现代研究证明,在人体的体表、与外界相通的腔道中以及体内,寄居着大量不同种类和数量的微生物,这些微生物通常对人体无害,称之为正常菌群。正常菌群与人体,以及菌群中各种微生物之间相互制约、相互依存,构成了一种生态平衡,对人体具有多种有利作用。这些微生物在机体正常情况下并不引起疾病。但是,一旦由于机体免疫功能降低,或受到其他因素影响,便能引起疾病,成为条件致病微生物。这与中医学理论中由于机体脏腑和气血津液等生理功能异常而产生的某些内生邪气很相似。例如,在恶性肿瘤、血液性疾患、糖尿病、艾滋病等慢性消耗性疾病患者的晚期,出现的白色念珠菌、卡氏肺孢子菌等条件致病微生物感染,表现出肺肾阴虚、虚火内生的症状;久病伤阳耗液,内生燥邪等,应归属于内生五邪所致疾病的范畴;由于肾阳不足、气化失常导致的下焦虚寒时出现的女子带下清稀、五更泻;湿浊下注引起的大便溏泄、带下病;以及一些"内火"所致的病症等都与某些条件致病微生物感染有关。可惜的是,现代中医已经摸到中医君子之治的内核了,又擦肩而过,实在是令人无法琢磨。

所以,现代中医认为,外风作为病因,除气候等自然界因素外,还应包含某些病原微生物和条件致病微生物。如在常见的外风症中,"伤风""风寒""风热"部分相当于现代医学的上呼吸道感染等微生物感染所致的疾病。现代医学证明,它主要由鼻病毒、冠状病毒、腺病毒、流感病毒、副流感病毒、呼吸道合胞病毒、埃可病毒、柯萨奇病毒等病毒,以及某些链球菌、肺炎双球菌、流感嗜血杆菌等细菌所致。风水多由风邪袭表,肺失宣降,通调失职,水气不行所致。现代中医认为,应包括某些病原微生物引起的超敏反应性肾小球肾炎在内的疾病。风疹多因气血不足,复感风邪,郁于肺卫,发于肌肤而成,现代中医认为,应包含感染某些微生物引起的皮疹。现代中医还认为,寒邪犯表,应包括某些呼吸道病毒、细菌或条件致病微生物引起的感冒。寒邪束肺,应包含某些微生物引起的呼吸道感染。乙型脑炎病毒所致的流行性乙型脑炎,应属"暑温""暑风""暑厥""暑痉"的范畴。湿毒浸淫多由肌体气血不和,外感湿毒,侵于皮肤,所致皮肤疮疡、疱疹、糜烂流水、痒痛肿胀等。现代医学证明这些病症证多由微生物所引起,故现代中医就想当然地认为,湿毒应包括某些病原微生物或条件致病微生物。此外,某些微生物引起的淋病、痢疾、肠炎、妇科感染等疾病,某些痹症包括微生物引起的类风湿性关节炎在内,现代中医学亦认为与湿邪有关。现代中医认为,燥邪所致的温燥、凉燥、肺燥津伤等病症,应包括微生物所致的某些呼吸道感染在内。多种外感温热症和内伤火热症与某些病原微生物或条件致病微生物感染密切相关,痈肿疮疡主要是由金黄色葡萄球菌、乙型溶血性链球菌等细菌所致,等等。以至于现在都出现了超级细菌，以及包括细菌能耐药等一系列问题，实际上，都是因为微生物生存的外部环境出现复杂的有毒变化，从而引起这一系列的微生物邪气进化现象。

中医认为，人体是一个小宇宙，人体内存在着无数的生命体。现代医学也认识到，人体是一个包括细菌在内的各种微生物的集合体，如果没有细菌等微生物的存在，人体的各种生命活动就不能正常进行。而中医的六淫致病的病因理论，正是抓住了疾病的本质，即体内微生物的生存环境发生异常变化，从而引起人体各种疾病的病理变化。六淫病因事实上包含了六种不同的致病邪气，在后世中医的发展中，甚至推而广之，包括一切外界的物理、化学、生物致病因素。治疗上，通过调整人体内各种细菌，以及其他微生物的生存内环境，进而调整人体内微生物的生存状态，达到风寒暑湿燥火六气之生理平衡，从而达到治病的目的。这完全遵循了中庸之道，以和为医，不同于现代医学的直接杀灭微生物的做法。现代医学的治病之法是机械式的平衡，细菌感染就灭菌，病毒感染就抗病毒，按照生化指标的高低直接调其平衡，往往是按下葫芦浮起了瓢，顾此失彼，却没有进一步想一想，为什么生化指标会异常。因为对病因认识的不同，继而导致治疗方法的迥异。《论语·子路》说，"君子和而不同，小人同而不和"，中医治病与西医治病，就是君子之治和小人之治。

病　机

何谓机？何谓天机？何谓生机？何谓病机？

机，源自《周易》。"机"原作"几"。据孟庆云述，甲骨文之"几"字，上为脐带下有剪刀之形状，示初萌婴儿断脐以为关键。春秋以后，演为"机"字，讲事件的发生，万变发于一机。钱钟书引《法华玄义》解："机有三义：机是微义，是关义，是宜义。"(《管锥篇·周易正义·论易之三名》) 以"机"论病，源自《周易》。《系辞上》有言："《易》，圣人之所以极深而研几也。"晋之王弼注曰："适动微之念则曰机。"唐代孔颖达《周易正义》："几者，离无入有，是有初之微。"又说："在有无之际。"钱钟书认为，"二疏和观'几'义益明。"先秦《老子》也论"几"，如第十四章"视之不见名曰几"（另一版本作"夷"），《道德经古本集注》引唐代傅奕之语云："几者幽而无象也。"宋代张载《正蒙·坤化》："几者，象见而未形也。"也说几是处于已有微变之象而未具形之际。

《黄帝内经》有多篇论述把握恍惚之数的"机"的重要性。如《素问·天元纪大论》："至数之机，迫迮以微，其来可见，其往可追。"先秦时代重视从无形无象之机兆把握全局。如《鬼谷子·揣》讲求"几之势"，《阴符经》下篇：" 心生于物，死于物，机在目。"《素问·至真要大论》以机论病，旨在"至道在微"，意在从无形无象之机把握疾病，以为上工。

"机"又以其"动义、宜义"，在医学中示为"机要"，进而发展为"机理"。《灵枢·九针十二原》云："知机之道，不可挂以发，不知机道，叩之不发。"《神农本草经·序录》也言："凡欲治病，先察其源，先候病机。"《说文解字》言："主发谓之机。"张载《正蒙·参两篇》："凡圜转之物，动必有机，既谓之机，则动非自外也。"在《内经》病机十九条中以"机"言病象病候之外，又有病之机源、病之机制、病之机理的含义，也是情理之中的事了。但孟庆云的认识，也只仅限于古医籍之内的范畴，"机"背后的原理却是未曾涉及。我在《古中医天文学·无极之镜》中所论的中国古天文历法体系的天人之应，实际上，就是这个"机"背后的原理。所以，我也一直在说，中医的根是《黄帝内经》，《黄帝内经》的根是阴阳五行和藏象经络，而阴阳五行和藏象经络的根却是中国古历法，中国古历法的根则是古盖天论、古浑天论、古宣夜论。这样看来，何谓机？何谓天机？何谓生机？何谓病机？

可见，无论如何理解"机"，不外三点：一、无形无象；二、有形有象；三、若形若象。说其无形无象，按照《无极之镜》的天象来说，无形无象谓之形而上之象与形而下之形至大、至远、至深，七曜九星二十八宿时空之形、层创时空之象，都是后人无法理解的物质运动规律，所以老子说了那么多的恍兮惚兮的话，此谓之天机天象也。说其有形有象，老子曾说"有生于无"，一切有形有象都是生于无形无象，气化成天地有形物象，这就是物理，正常的物理叫生机，异常的物理叫病机。其实，又何止人呢？万事万物都有生机与病机，因为人只是运气造物的五虫之一。最后，说其若形若象，有无相生，一切有形有象的变化都是源于无形无象，换句话说，就是一切有形物理均来源于其背后的形态发生场，或曰天象天机。此天象天机即为七曜九星二十八宿时空之形、层创时空之象。其实，万物都有藏象经络，一切植物、一切动物都有形态发生场的能量通道，此形态发生场的根本机制就是源于地球的古球面天文学——古盖天论、古浑天论、古宣夜论。

现代中医界的人都很怀念"原汁原味"的中医。可是，"原汁原味"在哪里？"原汁"是什么汁？"原味"是什么味？谁也不知道。只知道内难伤寒论是好，但是究竟怎么好？不知道。《灵枢·百病始生》说，"夫百病之始生也，皆生于风雨寒暑"。《素问·六节藏象论篇》说，"未至而至，此谓太过，……至而不至，此谓不及"。即是说，六气的太过不及导致异常的五运六气变化，则成为致病之邪，继而成病，这种五运六气致病的机制就是病机。而五运六气就是"原汁原味"的滋味。

病机一词源自运气七篇之《素问·至真要大论》和《神农本草经》，病机体系源于五运六气体系。病机之名首见于《素问·至真要大论》："审察病机，无失气宜，此之谓也。帝曰：愿闻病机何如？岐伯曰：诸风掉眩，皆属于肝。……故大要曰：谨守病机，各司其属。"《大要》曰："谨守病机，各司其属，有者求之，无者求之，盛者责之，虚者责之，必先五脏，疏其血气，令其调达，而致和平。"意思是，有症状者求此病机，无症状者也要求此病机，症状轻重都要求此病机，此病机为运气之机。《神农本草经》卷一序录中也言及"病机"："凡欲疗病，先察其源，先候病机。"由是"病机"一词不断为后世医家援用引申，并演成病机之学。看一个概念的体系及原理，一定要看这个概念出现的语境及体系。而对于"病机"来说，"病机"的概念就是出自于五运六气体系之中，"病机"是五运六气体系中的一个基本概念，如司天、在泉、间气一样。为什么十九条病机中有九条都是火与热，为什么不将这九条火热病机合为一条？为什么火热病机中还有"诸禁鼓栗""诸病胕肿""诸病有声""诸胀腹大""诸转反戾，水液浑浊"的症状表现？其实，《素问·至真要大论》中已经明确说了"夫百病之生也，皆生于风寒暑湿燥火，以之化之变也。"又各论"病机"之"审察"，即以各种症作为机兆，言其所"生于"何年、"属"为何干支；又论有、无、虚、实之治则。原因就是病机十九条的风寒暑湿燥火，本来就是五运六气的司天、在泉、胜复郁发、亢害承制的病因。这些病因在五运六气体系中的胜复郁发、亢害承制就产生了疾病症状。这才是中医真正的病因病机，"谨守病机，各司其属"，属的是什么？就是属于哪一年的干支、司天、在泉，等等。

病机十九条既然出自《素问·至真要大论》，该篇又是论述五运六气的，即应该把病机十九条放在《素问·至真要大论》全文语境中去理解。《素问》七篇大论是论述五运六气的，《至真要大论》是七篇大论的最后一篇，主要是论述六气的。六气即把四年（以现在公元纪年来看是三个 365 日加上一个闰年 366 日，共计 1461 日）等分为二十四分，每六个等分（3651/4 日）为一年。每年六气的推算，始于上年的大寒日，每一步主四个节气，计六十天零八十七刻半。有主气、客气之分，主气：初气始于己亥厥阴风木，终气于辰戌太阳寒水。客气亦分六步，其时间段同主气，但每一步年年有不同，包括司天之气、在泉之气、左右四间气六步。即每一步气有主气、客气同时作用，并且，主气、客气又各有太过、不及之分，由于太过、不及又可引起复气，在诸多气中，每一种气均可产生一系列相应的物候、天气、病变表现，自然也有相应的治法。在如此繁多的病变症状，自然就会有一些症状出现在许多不同的气中，给人以六气变化纷纭，难以把握运用的感觉。病机十九条就是针对上述情况而论述的。

所谓"经言盛者写之,虚者补之,余赐以方士,而方士用之,尚未能十全"。意为依六气推算,某一时令某气或太过或不及,按文中所列相应的治法,如"诸气在泉,风淫于内,治以辛凉,佐以苦,以甘缓之,以辛散之;热淫于内,治以咸寒,佐以甘苦,以酸收之,以苦发之","司天之气,风淫所胜,平以辛凉,佐以苦甘,以甘缓之,以酸泻之。热淫所胜,平以咸寒,佐以苦甘,以酸收之",云云。

"诸""皆"不是现代中医所理解的不定、多数之义,"诸"应为全部之义,"皆"是"都"之义。

以第一条"诸风掉眩,皆属于肝"说明之。所谓"诸风"即己亥厥阴风木不论是在主气中的初之气,或客气在六步中的或司天或在泉或左右四间,并且又有太过、不及、复气之别,即己亥厥阴风木引起的病变;或丁壬木运及主客的太过、不及、复气之别引起的病变。由于《内经》有"风气通于肝"之论,能否说,己亥厥阴风木或丁壬木运引起的病变都在肝呢?从《素问》七篇大论,以及整个《内经》来看,显然不能。故经文曰"诸风掉眩,皆属于肝",文义为,在所有己亥厥阴风木之风淫引起的病变中,如果有"掉眩"的病症,那么,都一定涉及了肝。在整个病机十九条中,均是这种格式。

第二条"诸寒收引,皆属于肾",是谓在所有的辰戌太阳寒水、丙辛水运之水淫引起的病变中,只有出现了"收引"症状时,才能说涉及了肾。

第三条"诸气膹郁,皆属于肺",历来对此条的解释,多从肺主气而论,认为"诸气"是人体各种气。实则不然,按照五运六气病机逻辑,应该是各种主客五运、六气变化引起的病变,如"诸气在泉""诸气司天",等等。故本条的意思为,当是在各种五运太过不及、三阴三阳六气之六淫产生的病变中,如果有"膹郁"(气喘与胸闷)的症状,该六淫之邪气一定影响到了肺。

第四条"诸湿肿满,皆属于脾"意为,各种丑未太阴湿土、甲己土运之湿淫引起的病变时,如果有"肿满"的症状时,就一定影响到了脾。

第五条"诸热瞀瘛,皆属于火",作者以为此处"火"当为"心",前述四条分别为肝、肾、肺、脾,第五条理应为心,而此处贸然出现"火"字,于理于逻辑皆为不通,应为衍文。本意应为,当各种子午少阴君火、戊癸火运之热淫之邪致病时,如果出现"瞀瘛"的症状,就一定影响到了心。

第六条"诸痛痒疮,皆属于心",对本句,周发祥认为,应该有两处需要改动。一是"痒"字当为"疡"字,因为在整个《内经》中,"痒"字只出现这1次,而"疡"出现28次,其中25次是出现在《至真要大论》,"疮疡"出现了15次,故本句意为,各种疼痛疮疡,均与火有关。第二处是"心"应改为"火"字,鉴于第五条为心,而且红肿热痛等症状都是火热的表现,故本条当为"诸痛疡疮,皆属于火",即当各种火淫之邪致病时,如果出现"痛疡疮"的症状,就一定属于寅申少阳相火。

第七条"诸厥固泄,皆属于下",《内经》在《厥论》《本神》等篇,明确说明"厥"是"下虚""肾虚"引起,但临床上有的"厥"可能不完全属于下焦。此处的"下"应为各种在泉之气引起的"诸厥固泄",故本句意为各种厥证,如果有固泄(大小便异常)时,就一定与在泉之气有关。

第八条"诸痿喘呕,皆属于上",在《痿论》明确强调了"肺热叶焦""阳明",临床有的"痿"可能不完全在肺、阳明,但如果有"喘呕"的症状,就一定在上部的"肺""阳明胃"。此处的"上"当为司天之气,意为如果出现"痿喘呕"的症状时,应该考虑司天之气的六淫属性。

第九条"诸禁鼓栗,如丧神守,皆属于火","禁鼓栗",本来是寒邪常引起此类症状,但如果有"如丧神守"的症状,就一定是寅申少阳相火之火淫所致,如后世温病中火邪内陷,则有"禁鼓栗"的症状,又有神昏的症状。

第十条"诸痉项强,皆属于湿"意为各种颈项、关节、身体有强直不舒的病证,则应是丑未太阴湿土之湿邪引起的。其机制湿邪黏滞关节可引起痹症,湿土太过反侮风木也可引起"痉项强"等症状。在病机十九条中有关肢体强直动风的还有"诸热瞀瘛""诸禁鼓栗""诸暴强直""诸转反戾""诸风掉眩""诸寒收引"6 条,各条所述的肢体强直动风,均有各自的特点。综观《金匮要略·痉湿暍篇》关于痉症 12 条,第 7 条"寒湿相得",在整个论述痉病候中可谓最详,其曰,"病者身热足寒,颈项强急,恶寒,时头热,面赤,目赤,独头动摇,卒口噤,背反张者,痉病也。若发其汗者,寒湿相得,其表益虚,即恶寒甚。发其汗已,其脉如蛇"。因此湿为痉病病因病机之一。临床上也是有病例可证的,罗文明治疗乙脑后遗症,郭某,男,5 岁,患乙脑,经西医治疗两周后热退,神志稍清,但仍有抽搐,角弓反张,吞咽困难,肢体瘫痪,痴呆失语等。见病情如上,且有低热,烦躁,舌红绛,脉濡数,给大定风珠汤 7 剂,低热烦躁减,仍项背强急,抽搐,角弓反张,每日发作 5～7 次。思之《内经》有"诸痉项强皆属于湿"一文,观其症有神疲、食欲缺乏、脉濡之湿象,于上方加羌活、苍术、厚朴,服 2 剂则痉减为每日 2 次,服 4 剂则痉除,再于上方合参苓白术散加减,用药 15 剂,诸痉已愈。半年随访,除智力稍逊外,其他与健康同龄儿无异。又治破伤风一例,黎某,女,45 岁。左手食指刀伤一月,发作破伤风,先用玉真散 3 剂无效,改用五虎追风散 3 剂也无效。思之再三,又遵"诸痉项强皆属于湿",于五虎追风散内加苍术、羌活、木瓜等试治之,一剂则抽搐已。这些都说明,"诸痉项强,皆属于湿"是有客观依据的。

第十一条"诸逆冲上,皆属于火"意为各种的逆乱,如果有冲上逆上炎上的特点，则一定是寅申少阳之火邪引起的。

第十二条"诸胀腹大，皆属于热"，意为各种肢体发胀的病证，如果有腹部胀大的，就一定是各种子午少阴君火之热邪为患，此为母病及子的虚邪为病。

第十三条"诸躁狂越，皆属于火"，狂证一般是火淫引起神志浮越，躁证一般为心肺之病，一定为各种主客间杂之寅申少阳相火为患，此为正邪、微邪为病。

第十四条"诸暴强直，皆属于风"，意为突然的肢体强直，一定是各种己亥厥阴风淫为患，此为正邪为病。

第十五条"诸病有声，鼓之如鼓，皆属于热"意为各种因病发出声响的病证，如果有腹部"鼓之如鼓"的症状，就一定有各种子午少阴君火之热淫为病，此为虚邪为病。

第十六条"诸病胕肿，疼酸惊骇，皆属于火"，意为各种肢体胕肿的病证，如果有"疼酸惊骇"的症状，就一定是各种寅申少阳相火之火淫为患，此为虚邪、实邪为病。

第十七条"诸转反戾，水液混浊，皆属于热"，"转反戾"的病证，临床上来看多为寒邪所致，但如果有"水液混浊"的症状，就一定有子午少阴君火之热淫，此为贼邪为病。

第十八条"诸病水液，澄澈清冷，皆属于寒"，意为有水液病变（分泌物、排泄物异常），如果"水液"是"澄澈清冷"的，就一定是各种辰戌太阳寒水之寒淫为病，为正邪发病。

第十九条"诸呕吐酸，暴注下迫，皆属于热"本句意为各种呕吐的病变，如果有吐酸的症状，就一定有子午少阴君火之热淫；各种"暴注"的病变，如果有"下迫"等里急后重的症状，就一定有子午少阴君火之热淫。此为实邪发病。

《素问·至真要大论》中提出的"谨守病机，各司其属"已经鲜明地强调了，病机才是辨病辨证论治的核心问题。即"谨守病机"是核心，"各司其属"是具体方法，通过干支和临床症状察"其属"何运何气之机？有、无、虚、实均指运气审察病机而求之责之。对病机十九条后面的"有者求之，无者求之，盛者责之，虚者责之"皆是考虑与五运六气有关。举"诸风掉眩，皆属于肝"说明之，"有者求之"意为按五运六气推算，若有"掉眩"，又有"风"，就可求之于肝。"无者求之"意为按五运六气推算，若无"掉眩"，但有"风"，那么，亦可求之于肝。"盛者责之，虚者责之"意为按五运六气推算，不论己亥厥阴风木是太过或不及，如果有"掉眩"的症状，均可责之于肝。《至真要大论》主要是论述五运六气的，在考虑五运六气的各种复杂性的同时，一定还要考虑到五运六气的变化，此即文中"必先五胜"之义。具体详见《古中医藏象学·不朽之身》一书。

可以说，病机十九条是在运气学说的基础上，高度概括疾病规律而得出的。从病机原义来看，"机"就是一个点。例如，《素问·六元正纪大论篇》曰："凡此定期之纪，胜复正化，皆有常数，不可不察，故知其要一者，一言而终，不知其要，流散无穷，此之谓也。"要言不烦，病机就是病之根本，病起于风、寒、湿、火、热；对应于人身，则为肝、心、肺、脾、肾。《内经》中病机原义即为此。故《素问·至真要大论篇》反复说"审查病机，无失气宜"，"谨候气宜，无失病机"。《素问·至真要大论篇》病机十九条之后的"有者求之，无者求之，盛者责之，虚者责之"，是指导进一步对病机进行细化，如何细化，则要深入判断五运五脏之虚实，六气六经之盛衰。

病机十九条大体可分两部分：一是肝、肾、肺、脾、心、上和下；二是风、热、火、湿和寒。前者为五运五藏病机，后者为六气六经转化而来的六淫病因。《素问·至真要大论》是论六气司天、六气在泉、正化胜复、标本寒热、调治逆从、五味阴阳、制方奇偶、病机气宜、言天应人的专篇。文称："百病之生也，皆生于风寒暑湿燥火，以之化之变也"，侧重论述天气（六气）之变对人体的不良影响。本篇先后两处要求"审察病机，无失气宜"，一处云："谨候气宜，无失病机"，反复强调病机与气宜对认识疾病发生和演变规律具有同等重要的地位，强调两者之间的密切关系。而风、热、火、湿、寒正是气宜的基本内容，十九条中风、热、火、湿、寒是六气转化而来的六淫，属病因。而"有者求之，无者求之；盛者责之，虚者责之"。这十六个字是《内经》病机十九条中的关键。张景岳《类经》："盛、虚、有、无四字，贯一篇之首尾……最为吃紧纲领。"汪石山《读素问钞》指出："十九条"固然是"察病之要旨"，而这几句话（指这十六个字）更是"要旨中之要旨"。"有者求之，无者求之；盛者责之，虚者责之"的基本精神，乃在于示人如何辨症求因审机，这也是病机十九条的"谨守病机"的实质所在。正如《医学纲目》中引邵元伟所云："病机一十九条，实察病之要旨；而'有者求之，无者求之；盛者责之，虚者责之'这十六字，总结一十九条之要旨也……遗此一十六字，犹有舟无操舟之工，有兵无将兵之帅也。"但遗憾的是，除了刘完素外，历代医家都没有明确地认识到，这里的"盛、虚、有、无四字"，实际上说的就是五运六气的太过、不及、亢害乘侮之机。

从《素问》全书来看，论述五运六气的专篇自不待言，其他篇章一脉贯穿人与天地相应的思想，其以阴阳之理，阐述天地人有机联系之道，把天地人看成是由阴阳、五行生克制化维系的整体。因"寒暑燥湿风火，天之阴阳也"

(《天元纪大论》),故书中对四时六气与人的关系论述最为详备。正常状态下,"天有四时五行,以生长收藏,以生寒暑燥湿风"(《阴阳应象大论》);而"五脏应四时,各有收受"(《金匮真言论》),藏炁法时,必有应时之变。养生则应因时之序,"春夏养阳,秋冬养阴"(《四气调神篇》)。六气太过不及均可致病,如果太过,"风胜则动,热胜则肿,燥胜则干,寒胜则浮,湿胜则濡泄"(《阴阳应象大论》);"春伤于风,邪气留连,乃为洞泄,夏伤于暑,秋为痎疟,秋伤于湿,上逆而咳,发为痿厥,冬伤于寒,春必温病"(《生气通天论》)。从全书基于四时五行、五运六气之变论述所有医学问题,也可确认十九条从天人相应角度阐述疾病本质,亦即由天气与藏炁变化体现出来的风、热、火、湿、寒信息和属性相互关联地揭示发病机制。由于"天之邪气,感则害人五脏"(《阴阳应象大论》),故十九条所论病机实际由病因病机、病位病性两部分构成。

为什么病机是十九条?为什么病机十九条中火热病机占了九条之多,而燥的病机却一条都没有?

《黄帝内经》中,历法分为太阳历和阴阳合历。而太阳历又有两种形式:即二十四气历和九宫八风历法。《黄帝内经》言:"五日谓之候,三候谓之气,六气谓之时,四时谓之岁。"六气为一季,四季即二十四气。

《黄帝内经》中,有关疾病的死生预后多有涉及。至于九宫八风历是一种鲜为人知的古历。阴阳合历是兼顾太阳和月亮两种运动,将太阳回归年与朔望月相结合的阴阳历法。《素问·六节藏象论》曰:"日行一度,月行十三度有奇焉,故大小月三百六十五日而成岁,积气余而盈闰矣。"而真正关于古中医之天人的历法是五运六气历法,《素问·天元纪大论》等"七篇大论"中所记载的全部天人感应的运气历谱,可用干支五运阴阳系统推算出来,天人感应过程中的疾病诊断、治疗,也就自然可以推算出来。

如牛学恩所述,《周易》中认为,十九是天文历法中很重要的一个数,古代历法为十九年七闰法。《汉书·律历志》曰:"闰法十九,因为章岁。合天地终数,得闰法。"刘歆说:"并终数十九,《易》:穷则变,故为闰法。"每年有二十四个节气,一章岁即十九年,有 235 个月,其中 221 个月每月有两个节气(双节月),14 个月每月只有一个节气(单节月),14 个单节月的节气,必然出现交错出现 7 个节气、7 个中气。7 个只有节气的月份便是无中气月,将其设为闰月,即是《邓平历》实行的无中气置闰法。阴历采用月亮朔望圆缺的变化周期,29 日 12 时 44 分 3 秒为一个月的依据,即一个"朔望月"。十二个朔望月构成一个农历年,长度为 354.3672 日,比一个太阳回归年少 10.88 日,每个月少 0.91 日。若此,某农历年的春节为严寒的冬季,第二年的春节就会提前 11 天,到第 16 个农历年时,春节就会出现在酷暑的夏季。如按 13 个朔望月为农历年，又比回归年多出 18 日，如此便出现农历与历法不合，时序错乱颠倒的问题。为协调此矛盾，古历法大家参照阳历太阳回归年的周期，采取了农历"十九年置七闰"的方法。

汉代以前术数家们以十九条为"天地终数"。《周髀算经》曰："阴阳之数，日月之法，十九岁为一章。"《汉书·律历志》也说："闰法十九，因为章岁，合天地终数，得闰法。"以此，常副十九而言道，如《庄子·寓言》云："寓言十九籍外论之。"《尔雅》也契十九篇。弈之围棋也用十九道。明代胡应麟深知此机，在《诗薮》中评《古诗十九首》与曹子建诗时说："子建《杂诗》，全法十九首意象。"以十九为天数，故《素问·至真要大论》作者，合于术数而论病机，以十九之数正尔同符，是以十九条隐示上工，此十九条所列之病机乃天机也。《帝王世纪》说黄帝"至罗霍，见黄盖童子，受金银方十九首。"皇甫谧当是深谙术数之机。刘完素在《素问玄机原病式》，把 176 字发为 277 字，在病机、升降、主火等多有发明，医如橐矩种树，所在全活，创河间五运六气病机学派。

但所增补之"诸燥枯涸"一条，将病机扩为二十条，一是不循十九章法，二是不悟岐黄气运之法。因为运气九篇基本上已经穷尽了五运六气的所有生克制化、胜复郁发、亢害承制的天人感应之生机与病机，而病机十九条不过示以式法纲目而已，并非运气所有，也不可能概括所有，只是示范大概。而完素及后世医家们却当十九条为全部运气之法，活法圜机是活用之法，不是刻舟求剑、照本宣科之法。以十九条或二十条代替九篇的想法，就是刘完素们梦寐以求又求之无解的妄想。而且后世医家们真正按照病机十九条或二十条去用的，似乎也没有几个，本末倒置了。

《素问·五运行大论篇》指出，"土主甲己，金主乙庚，水主丙辛，木主丁壬，火主戊癸"。是讲甲年己年土运主事；乙年庚年金运主事；丙年辛年水运主事；丁年壬年木运主事；戊年癸年火运主事。每运有二年，二年中有太过有不及，若土运不及，不能制水，则火易炎灼；金运不及，则不能制木，而木助火势；水运不及，则火无制，而焦炎腾空；木运太过，则火益燎原；火运太过，自焚烧难遏。可见，五运之中的"火热"因素占比很重。"子午之上，少阴主之，丑未之上，太阴主之，寅申之上，少阳主之，卯酉之上，阳明主之，辰戌之上，太阳主之，巳亥之上，厥阴主之"，是讲每年的气候特点。《素问·天元纪大论篇》说："厥阴之上，风气主之；少阴之上，热气主之；太阴之上，湿气主之；少阳之上，相火主之；阳明之上，燥气主之；太阳之上，寒气主之。"可见，少阴君火、少阳相火在六气中占了三分之一；厥阴风木是春生之气，是火之源；阳明燥金是秋收之气，燥因火生，水亏则火旺。所以，六气中的君相之火的气候特征,是显而易见的。综观病机十九条,属内在因素的五脏上下居七,属外在因素的:火居其五,热居其四,风寒湿各居其一。提示六气六经外感六淫居多,内伤五运七情者少,而六淫为病,尤以火热为主。盖六淫之中,风寒暑湿皆能化火,而火与热又仅属程度上之差异,故于运气不时发病,火热偏多,则所发疾病,自然是以寅申少阳相火、子午少阴君火之气发病,为疾病之主要病种,这就决定了,疾病谱发病以火热因素为多的病因病机及临床症状,而且,疫病发作也多以君相火位顺逆为伏溃发传的标志。

刘完素为宋金时代金元四大家之首。以治疗火热病证为其擅长,善用寒凉药物,后世称之为寒凉派。他潜心研究《内经》及五运六气学说,根据病机十九条中有九条是火热的运气机制,并结合临床实际,阐明病机及治疗规律。认为"六气皆可化火"、"一身之气皆随四时、五运、六气兴衰而无相反",并用亢害承制理论解释病机。在病机变化中指出,本质与现象不合是因为五运之中,一运过极而他运承制使然,即"己亢已极,则反似胜己之化",如寒极似火、热极反寒等。完素深研《内经》病机十九条,提出"诸涩枯涸,干劲皴揭,皆属于燥"这一病机,"丰富"和"充实"了病机十九条的内容。认为"五运""六气"等自然界的变化现象导致了季节、气候的变迁,生活在自然界的人必然会受到气运变化的影响,发生季节性的疾病,并以脏腑病机、六气病机与运气学说相结合,将病症分为五运主病、六气主病等大类,把各种疾病按病原结合"五运""六气"进行分类。如宋镇星总结,刘完素将运动系统的疾病列入"风",肾脏系统疾病列入"湿",皮肤冻伤等疾病列入"燥",肠胃系统的疾病列入"寒",外科疾病列入"热",精神系统疾病列入"火"等。刘完素把病机十九条所概括的症状由36种扩大到91种之多,而且对每种症状都进行了深入的分析。

正如毛德西所述,刘完素研读《素问》,欲从五运六气中论证百病。他的两个著名论点是"六气皆从火化"和"五志过极皆为热病"。五行之中,木、土、金、水各一,唯火可折为二:一是君火,一是相火。六气之中,热为君火之气,火为相火之气。由此可知,火之为病,多于风木、湿土、燥金、寒水。完素又分析《素问》病机十九条的属性,其属"火"与"热"为病者达十五种之多。他认为,六气之中除火热外,其他四气也能转化为火热。如言风,"风木生热,以热为本,风为标,言风者,即风热也"。言湿,"湿病本不自生,因于火热怫郁,水液不能宣行,即停滞而生水液也。凡病湿者,多自热生"。言燥,"燥金虽属秋阴,而其性异于寒湿,燥阴盛于风热火也"。言寒,"人之伤于寒,则为病热。寒毒藏于肌肤,阳气不得散发,而内为怫结,故伤寒者,反病为热"。刘完素还把不同病因所致的症状,如气喘、肿满、呕等悉归于火热。关于五志过极皆为热病，刘完素云："五藏之志者，怒、喜、悲、思、恐也。悲，一作忧，若志过度则劳，劳则伤本藏。凡五志所伤皆热也。"细阅之，例如，他对惊、恐、悲、喜的分析："惊：心卒动而不宁也。火主于动，故心火热甚也……恐则伤肾而水衰，心火自甚，故喜惊也……悲：金肺之态也。金本燥，能令燥者，火也……喜为心火之志也。"六气何以火化？五志过极何以致热？矛盾的互相转化是有一定条件的。刘完素在解释这种转化时，常用《素问》"亢则害，承乃制"六字，而几乎不引用原文"制则生化"四字。这是他对"亢害承制"的不同见解。他着眼于事物的变化，每用"反兼胜已之化"来解释"六气火化"与"五志致热"的形成规律。刘完素唯恐后人不明其中之奥，遂引用《易》经之理以明晰之，云："故《易》曰：润万物者，莫润乎水。又言：离火为戈兵。故火上有水制之，则为'既济'；水在火下，不能制火，为'未济'也。是故知水善火恶也。"这里所说的"水善火恶"，即是指水善养物，而火多致灾矣。

按照现代中医史家去说，刘河间所开创的医学流派称"寒凉派"，然而，细究后会发现，视其为"寒凉派""主火论"者，是"见其偏而未见其全"。此火非彼火，河间之火是五运六气中六气之火，太过不及而为六淫之火，不单纯是指临床上的高热之火。天地之火与人身之火还是不可混淆，一并而论的。对于刘完素的学术思想，后世评论者众多，特别是明代张景岳颇多微词，他指斥刘完素的"火热论"，"不辨虚实，不察盛衰，悉以实火言病"。指出倘若虚火为病，若妄用寒凉之药，则必然导致"伐人生气，败人元阳，杀人于冥冥之中"。这种评说乃脱离了历史背景的偏激之语。刘完素在《素问病机气宜保命集》中云："余自制双解，通圣辛凉之剂，不遵仲景法桂枝、麻黄发表之药，非余自炫，理在其中矣。"而对于真正的寒症，他并非远热就寒，而是"病气热则除其热，寒则退其寒，六气同法"。事实上完素并不是一味用寒药以治百病，据毛德西统计，《黄帝素问宣明论方》列 348 方，偏于寒凉的方仅占 13%，而偏于温热的方占 21%，寒热并用的方占 66%，可见一斑。

按照王燕统计，综合分析金元四大家的用药就会发现，平均每方所用温补药次，李东垣最高，朱丹溪、刘完素次之，张子和最低；平均每方所用寒凉药次排序为李东垣、张子和、刘完素、朱丹溪；金元四大家温凉用药比，朱丹溪最高，李东垣、刘完素次之，张子和最低。金元四大家寒温处方率比较，张子和寒温处方比值最高，刘完素、李东垣、朱丹溪等依次下降。可见，刘完素虽是"火热论"的倡导者，但其用药并不囿于寒凉。而攻邪派的张子和、脾胃论的李东垣，似乎更是寒凉派的风格，丹溪似乎更是温补派的风格，并不是他所提倡的滋阴派，而刘完素也是趋向于温补一派。于此也进一步证明了他不只是以善用寒凉药物著称，更不愧为温补大师。河间的视野贯穿天人，为医不仅重方更重疾病五运六气机理，其实，践重寒凉而不偏执于寒凉，称河间所开创的医学流派为"五运六气病机派"更妥。

《汉书·艺文志》载"经方十一家"，并谓："经方者，本草石之寒温，量疾病之浅深，假药味之滋，因气感之宜，……及失其宜者，以热益热，以寒增寒，精气内伤，不见于外，是所独失。"可见，经方学派是以娴熟运用方药，"假药味之滋，因气感之宜……反之于平"而著称，而非当今一些医家认为的，用"经验方"而不讲理。经方学派不仅讲理，而且讲的是"人与天相应"的大道理——"因气感之宜"，顺应自然变化的规律，强调勿"失其宜"。《汉书·艺文志》中的"气感之宜"，实际就是《内经》中的"气宜"。

何谓"气宜"？据张英栋所述，《内经》中讲"气宜"有两篇，一为《素问·至真要大论》，一为《素问·六元正纪大论》，都在运气七篇大论之中。运气七篇大论，都是讲天地人之五运六气的。《素问·至真要大论》言："谨候气宜，无失病机，此之谓也。""审察病机，无失气宜，此之谓也。"《至真要大论》是《素问》第七十四篇篇名，论六气司天，六气在泉。有正化，有胜复，有主客，有邪胜。其以至真要名篇者，因司天在泉之精气，乃天一之真元，治病者无伤至真，为养生之至要，故名。马莳注："在天地为气宜，而在人身为病机。"方药中解释"气宜"时说，"气宜"，即六气之所宜，亦即正常气候变化规律。《素问·六元正纪大论》言："无失天信，无逆气宜。""天地升降，不失其宜。"《六元正纪大论》是《素问》第七十一篇篇名，论六气之司天在泉，及间气之加临。方药中解释"天地升降，不失其宜"时说："天"，指司天之气。"地"，指在泉之气。"升降"，指司天在泉之间的循回运转。"宜"，指正常，"天地升降，不失其宜"，其义与前句"使上下合德，无相夺伦"相似，均指，使司天在泉之气循回运转正常。无论是"谨候""无失"还是"无逆"，都讲到了天地之"气"、天地之机的不可违逆。比后世医家所理解的"症候""症型""六淫七情"等的境界更大，眼界更宽，出发点更高。可见，"气宜"既是五运六气之机。

张英栋认为，将"气宜"写入书名的临床家很少，而刘河间便是其中之一。这点足以显示刘河间的眼光独到、神思入微。刘河间有此认识，得益于他及他所处的时代对于运气学说的重视。五运六气学说是古人对自然界气运变化规律的认识论，河间主要讲运气分主四时，在《原病式》中，河间多讲小运、主气，肯定了自然界气运变化规律的客观存在。然河间亦讲大运与客气，其研究运气之要有三：一是《图注素问要旨论》全面发挥运气学说，与《素问》七篇大论及《天元玉册》相互发挥。二是从病机发挥运气亢害承制，以《原病式》《伤寒直格》为代表，倡言五行之理，过极则胜己者反来制之之说。三是依傍唐宋道医之学而言五运六气，以《保命集》为代表。

河间论运气自然之理，不仅在理论上，更有临床上的体现。如张英栋所述，其用四物汤有四时增损之法：春倍川芎，夏倍芍药，秋倍地黄，冬倍当归。他认为，这样服用是顺四时之气，怕药力不足还可以加四时辅助之药，即春加防风，倍川芎成防风四物；夏加黄芩，倍芍药成黄芩四物；秋加天门冬，倍地黄成天门冬四物；冬加桂枝，倍当归成桂枝四物。河间对于病机的研究可谓入微，如辨"热极似寒而非真寒，寒极似热而非真热"时，以吐下霍乱为例。他强调："或云热无吐泻，只是停寒者，误也。大凡吐泻，烦渴为热，不渴为寒……但寒者脉当沉细而迟，热者脉当实大而数。或损气之液过极，则脉亦不能实数反而弱缓，虽尔亦为热矣。"思维缜密，足资效法。此外，将"亢害承制"引入病机的讨论，也属于河间的创举。

"亢害承制"源于《素问·六微旨大论》，即六气亢盛就会产生链式生克损害作用，所以自身内部会有相应的气来制约它，有所制约后才能生化。张英栋认为，如果亢盛无制，就会使生化之机败坏紊乱，从而产生病变。由此说明了五运六气间的相互平衡、制约关系。"如春令，风木旺而多风，风大则反凉，是反兼金化，制其木也；大凉之下，天气反温，乃火化承于金也；夏火热极而体反出液，是反兼水化制其火也。"这种辨证看待复杂问题的方法，可以解释临床上出现的复杂的、似是实非的假象。"亢则害，承乃制，故病湿极则为痉，反兼风化制之也；病风过极则反燥，筋脉劲急，反兼金化制之也；病燥过极则烦渴，反兼火化制之也；病热过极而反出五液，或为战栗，恶寒反兼水化制之也……兼化者乃天机造化抑高之道，虽在恍惚之间而有自然之理。"由此我们知道，这种"反兼胜己之化"是自然界的固有规律，并且正是这种规律的存在，才能使六气维持正常，气候也就不致太过或不及，万物才能生化不息。

张英栋认为，复杂的疾病，需要有复杂的思维与之适应，河间用"亢害承制"来告诉我们病机的复杂性。察机时需要重视，论治时同样需要，不能松懈，"其为治者，但当泻其过甚之气，以为病本，不可反误，治其兼化也……夫五行之理，甚而无以制之，则造化息矣。"实质仍是治病求本之意。河间用"亢害承制"来扭转当时查机论治停留在表象上的倾向，如下利专主白寒赤热，厥逆专主寒证等。河间辨病、论治务在求机，故其对于疾机的重视是有目共睹的。在《内经》理论基础上，辩证地，而不是一成不变地剖析了疾病的病因、病机、病证、脉、治，以及邪正盛衰之间的相互关系，从而给予当时"按证索方"的风气以有力抨击。河间对于《素问·至真要大论》中病机十九条有深入研究，以"取象比类"来发挥病机十九条。将病机十九条的内容，分属五运主病和六气主病，将病机十九条176字，演增为277字的辨证纲领，虽增补了"诸涩枯涸，干劲皴揭，皆属于燥"一条，有画蛇添足之嫌，但在认定五运六气为天地人之生机与病机的眼界来看，在中医史上，也是后无来者。同时，以天地自然变化规律，反复辨析病机，阐发二万余言。由于当时社会温燥滥用的弊端，导致河间所接触的患者多为阳刚之体，所患多热病，于是河间对火热病机的阐发尤多，并且提出了六气化火理论，河间为金元四大家之首，其阐发中医病机，为后世的中医病机研究做了表率。在其影响下，李东垣、朱丹溪、张从正，以及明清医家重视病机的探讨，为中医的不绝延绵发挥了砥柱之功。

自金元之后，中医学重新回到了重视疾病机理的轨道上，但除了河间详细阐述了五运六气病机论以外，还有他的弟子马宗素记录了刘完素的《伤寒钤法》，以及成无己、张景岳、徐春圃等少数医家，对病机的描述也承袭《内经》五运六气之法。如成无己运用五运六气钤法注解《伤寒论》。张景岳在《类经·卷二十七·六气之化分司天地主岁纪岁间气纪步少阴不司气化》中说，"本于天地者，是为气宜。应于人身者，是为病机"，《读素问钞·卷四·病能》："愚按：病机不出乎运气，诸病之生或属于五运者，或属于六气者，不可不审察也！"《素问吴注·至真要大论七十四》："病机，病生之机。百病之生不外六气，是六气者病之机也。无失病机者，六者之来，必明其机，无令差失也。"以上三条，均强调了运气在疾病发生发展过程中的重要性，运气作用于人即是生机与病机。徐春圃对病机的描述承袭了《内经》五运六气之法，对具体疾病的病机如泄泻，妇科病的病机也加以叙述，认为病机与运气有关，如："是故疾病之生，不胜其众，要其所属，不出乎五运六气而已。诚能于此审察而得其机要，然后为之治，又必使之各应于运气之宜，而不至有一毫差误之失。若然，则治病求属之道，庶乎其无愧矣。至真要大论曰：审察病机，无失气宜。意蕴诸此。"还有后世温病学派的马印麟等少数人，在五运六气病机高度上，分析治疗瘟疫温病，多数人还是一头雾水、不明所以的。虽为时势末法所然，但河间继承传扬岐黄运气病机之功，亦不可没。

我们再看看现代中医是怎样认识和研究病因病机的。

一、咬文嚼字型：如孟庆云通过剖析"病机"由"机（几）"演进的语义特征，引用《法华玄义》卷六中对"机"字"微义、关义、宜义"的概括，提出"病机"是根据临床对病象的分析，做出包括病因、病位、病性、发病关键、致病途径，以及病变趋势在内的综合判断。陈玉升等从《说文》"机，主发谓之机"说起，引用元代《龙龛手鉴》对"机"的阐述："机，发动也，会也，弩牙也。"强调治病要掌握"发之至微，用之至广"的"机"。

二、西医病理型：病理本身就是一个西医医学概念。成肇智等认为，病机是一个综合性的病理概念，它反映了疾病从发生、发展，到传变、结局整个过程的病变规律。颜乾麟认为，基本病机广义而言，是指机体对于致病因素侵袭或影响所产生的基本病理反应。邵勇认为，西医学病理变化是中医学病机变化的重要组成部分，病机变化是包括病理变化在内的对人体生理异常的宏观概括性认识。郑林等认为，病机认识与辨证，是在病理认识与辨病的基础上形成的。郑杨认为，病机是指疾病发生、发展、变化的基本原理。通俗地讲，病机就是在疾病过程中不同（时期或阶段）的疾病层面的发病原理或本质。这与西医病理学"阐明其本质，从而认识和掌握疾病发生发展的规律，为疾病的诊治和预防提供理论基础"的概念极为相似，所以得出的结论便是中医病机的概念等同于西医病理学。周仲瑛认为，内外致病因素作用于人体，随病因的种类、作用强度、时间和患者个体差异表现不同的病理状态，根据"有诸内必形诸外"的理论，通过辨析疾病的外在表现，把握疾病的本质，获得辨证的结论云云。中医病机概念内涵中充满了现代医学的"生理""病理"学痕迹。中医病机的原始含义早已迷失，病机概念西化。

三、病机拆字型：由于受到西医学的影响，"病机"一词被掺入附会了西医学的内容，或语焉不详，或曲解其义，沦为"病理"之近义词，甚至概称之为"病之机理或机制"。现代中医的"病机"内容似乎更加丰富，细究其义，先秦时代"病机"的原义与现代中医的理解引申有很大出入，得其形而失其真。吴敦序认为，病机是疾病发生、发展、变化和转归的机制。《中医基础理论》："病机，即疾病发生、发展与变化的机理。"陈潮祖认为，病机是病变过程中不同阶段的致病机理。焦振廉认为，从字面上看，病机便是"疾病的机理"，亦即疾病之所以发生、变化，以及出现种种临床征象的机制。实质上也是咬文嚼字型的翻版。

四、现代逻辑型：韩成仁将病机分为病机总纲、基本病机、其它他病机三大类别。成肇智等将病机分为基础病机及特定病机。前者可分为两级：概括性高的病机，如阴阳失调，邪正盛衰等；概括程度低的病机，亦称为局部性基础病机，主要反映具体部位病理状态及变化。黄开泰将病机分为四个层次：病机理论基础、基本病机、病病机、症候病机。病机的要素有病种、病因、病位、病性、病形、病势等六项，病机要素和病机层次具有对应关系，病机层次越低要素量就越多，与临床关系就越直接；反之，则越间接，不反映临床意义的大小。马克亚等提出病机的多层次观，即初始病机、中间病机、终末病机。于智敏认为，病机层次划分要考虑三大要素：即对疾病发生、发展、变化过程与规律的把握；疾病的表现纷繁复杂、变化多端，要透过现象看本质，抓主证；理清思路，注意对症候属性的判断与把握，等等。

五、自说自话型：对证与症候之间的关系，现代中医学者们持不同的观点。一种观点认为"证即症候"，证与症候是同一概念；另一种认为，两者是不同的概念。证是体内的本质变化，症候是显现于外的客观表现。症候是证的外在征象，是藏于内的证现于外而出现的疾病征象，表现为临床症状、脉象、舌象和患者主观感受等。症候的产生与变化，就是证的本质变化的反映，这种本质变化的内在联系，即是病机。证是由病机决定的，换言之，辨证的对象——证及其相应的症候，是由其病机所决定的。有现代中医学者还认为，"证"是病机与症候的统一体。症候是症之外候，是病机的证据，病机是证的内在本质，是症候的根源，证候与病机组成"证"，从这个论述中，病机是证的内容之一。此外，还有现代中医学者竟然认为："病机与证是两个同位语"。罗仁认为，在辨证中，采用病机四辨的方法：辨病因、病位、病性、病势，抓住病机，指导临床治疗。成肇智等认为，中医诊治疾病的过程可以划分为五个环节，即收集症候、辨析症候、审察病机、确立治疗法则和制订治疗方案。最能体现中医诊治基本规律的则是辨证、审机和立法三步。其中，审机又是关键的一步。"治病必求与本""必伏其所主而先其所因"。其中，"本""主""因"即是指病机。谭银章认为，中医学注重辨证，辨证的根本问题，就是怎样分辨、归纳具体病机的问题。谭银章又认为，辨证必求病机，辨证的根本问题就是怎样分析辨别症候特点、类型和病因病机，只有这样，才能论治。并提出综合辨证之具体病机应定性定位合参的观点。刘家义等认为，病机是中医辨证论治的中心，审察病机是医生临床之首务，症候病机是用药的主要靶点，解除病机则是论治的主要目的云云。可见，现代中医界关于病机的最基本概念理解的都是一塌糊涂，自话自说，所以也不能强求它们把中医继承成什么样子了。

六、中医学院型：在现代中医的中医药大学里，讲授《中医内科学》的老师中对病因病机也有不同的认识。有人认为，病因病机不属讲解的重点，辨证施治是讲解的主要内容。有人认为，以讲解病因为主，病机一带而过；还有人认为，病因病机讲不清楚；甚至有人说，病机可有可无，不必花那么多时间去分析讲解，等等。有的教师轻理论、重实践经验；有的片面强调辨证分型，忽略了病因病机。在《中医内科学》中的病因，不外乎外感六淫、内伤七情、饮食劳倦、房劳伤肾这四种，其病机不外乎气血亏损、瘀血、痰浊、毒邪、阴阳虚实而已。

七、病机十九条字面型：李庆生认为，《素问》"病机十九条"中蕴含临证如何看待和审察病机的启示。瞿岳云认为，中医诊疗，"病机为入道之门，为步之法"，十九条提示如何察病机。王庆其指出，病机十九条的启示是：辨证的关键是审察病机。邱志楠指出，病机十九条是我国古代医家以脏腑的生理功能失调而导致疾病的机制为依据，将疾病过程中所出现的复杂症候，加以归纳、分类而总结出来的，病机是疾病变化的关键。方药中阐述了病机十九条的引申意思，包含六方面：强调分析病机是临床诊疗之重，是提高疗效之关键；分析病机首先要"定位"，强调"定性"；明确强调，相同的表现可以有不同的病机。反之，不同的临床表现可以有相同的病机；强调了药物归经理论的作用，要按经络选药，泛泛用药不会有效；强调"治病求本"原则。翟双庆认为，病机十九条的意义，在于它从五脏六气失常致病入手，示范临床审机求属的方法。病机十九条遵循同一格式"诸……皆属于……"表述，其中的"诸""皆"是表示不定多数，切忌认作"一切""全部""凡是"，并防止将条文绝对化，应从其病象入手，按五脏六气的特性进行病因病位及病性的归类分析，以推求病症的本质属性。杨力提出，病机十九条突出了六气病机，又强调了五脏病理，奠定了中医病机学的基础。刘永臣认为，"察机"要审察中外，人体的内气宜即神机，外气宜即气立等等。但是，这些专家们完全将"病机十九条"游离出五运六气体系之外，仿佛在说着一个与运气毫不相干的事情。而客观事实却是，"病机十九条"完完全全是在"运气七篇"背景下，讲一个五运六气、司天在泉、主客制化、胜复郁发的天人合一之病机。现代中医学者们却熟视无睹，仅就十九条字面意思无限意淫、无限引申。已经站在殿堂的门外了，登堂入室仅是一步之遥、一念之差，却始终没有再前进半步。

现代中医看待"运气七篇"，再加上"遗篇"两篇，是完全带着主观臆断的倾向。现代中医界既承认"病机十九条"的客观性，又不承认五运六气的理论，但"病机十九条"却实实在在地是五运六气体系中的一个论断而已。现代中医界承认"正气存内，邪不可干"的观点，又不承认"遗篇"的客观性，说其是伪书，云云。总之，一遇到自己不懂的地方，就是"糟粕""迷信"，一遇到自己懂的地方，就是"科学""唯物"，这种想当然的学术态度，实在是现代中医界的痼疾，是典型的主观唯心主义做派，不懂装懂的最高境界。

说白了，中医诊病，无非病因、病机、病证、治疗这么几步。但是，现在的中医已经完全迷失了中医的方向，不知道中医应该怎么样诊病、治病了。现代中医完全陷入病症、治疗的偏执中，对于病因病机是可有可无的想法。用病因病机看病的中医都是活的中医，用病证、症候、证型、证素、体质量表看病的中医，都是死的中医。那么，病因、病机、病症、治疗这四步之间到底是什么关系？病因病机是疾病发生发展的基本原动力，而病症治疗只是病因病机变化过程中的具体体现而已。好比病因、病机就是发明和制造电脑、写程序，而病症、治疗就是应用电脑办公打游戏，完全是两个境界的概念。你电脑玩得再好，没有人发明和制造电脑，没有人写程序，你什么都没得玩！没有病因病机的五运六气的变化，也不会有疾病的各种症状与治疗方法，就是这个关系。而现代中医则陷入症候、证型、证素、体质量表等一些莫名其妙的、自己都不知道什么意思的表象概念中作茧自缚，最后自己将自己逼入死胡同，自己将自己放进牛角尖中，出不来了。

治未病

中医学"治未病"理念源于《黄帝内经》，是中医学先进和超前的医学思想，是中医学追求的最高学术境界。如《素问·四气调神大论》中，所强调的"是故圣人不治已病治未病，不治已乱治未乱，此之谓也。夫病已成而后药之，乱已成而后治之，譬犹渴而穿井，斗而铸锥，不亦晚乎"。"治未病"即治疗未发之病，不能与养生和预后保健混为一谈。事实上，《内经》里从来没有说过"治未病"是养生、预后、防复发之类的话，这只是后人与现代中医们望文生义的结果而已。这种"泛治未病"的倾向，对于发展中医理论无益，不要把"治未病"思想弄得像个大筐一样，什么都能往里装。现代中医就有这种泛化倾向，他们把治未病扩展至无所不包，未病先防、即病防变、预后防复发，等等。实际上，只有即病防变，才是真正的"治未病"。

唐代医家孙思邈，在其名著《千金要方》中，将疾病分为"未病""欲病""已病"三个层次，并且阐述说："上医医未病之病，中医医欲病之病，下医医已病之病。"同时，反复告诫人们："消未起之患，治未病之疾，医之于无事之前。""未起之患""未病之疾"是什么"患"、什么"疾"？就是未化形于外之"疾患"，是五藏神的病变与传变，是已成之病、未发之病，此即"未病"。

先秦道家及兵家著作《鹖冠子·世贤第十六》中记载："魏文王问扁鹊曰：子昆弟三人，其孰最善为医？扁鹊曰：长兄最善，中兄次之，扁鹊最为下。魏文侯曰：可得闻邪？扁鹊曰：长兄于病视神，未有形而除之，故名不出于家。中兄治病，其在毫毛，故名不出于闾。若扁鹊者，镵血脉，投毒药，敷肌肤，闲而名出闻于诸侯。"意思就是，魏文王问扁鹊：你们家兄弟三人，都精于医术，到底哪一位最好呢？扁鹊回答说：长兄最好，中兄次之，我是最差的。魏文侯又问：可以给我说说看吗？扁鹊回答说：我长兄治病，是治病于病情发作之前，由于一般人不知道他事先能驱除病因，所以，他的名气无法传出去，只有我们家的人才知道。我中兄治病，是治病于病情初起之时。一般人以为，他只能治轻微的小病，所以，他的名气只及于本乡里。而我扁鹊治病，是治病于病情严重之时，通过在经脉上穿针放血、用毒性的药物治疗疾病，救人于危亡之时，自然，我的名气就传遍全国了。

再如，张仲景于建安二年（197）断"建安七子"之一的王粲20年后的生死案。

据王树芬考证，《甲乙经序》云："仲景见侍中王仲宣，时年二十余。谓曰：君有病，四十当眉落，眉落半年而死。令服五石汤可免。仲宣嫌其言忤，受汤勿服。居三日，见仲宣，谓曰：服汤否？仲宣曰：已服。仲景曰：色候固非服汤之诊，君何轻命耶？仲宣犹不言。后二十年果眉落，后一百八十七日而死。此二事虽扁鹊仓公无以加也。"《甲乙经》的成书年代，据考证，当在公元259年前后，此时距王粲病逝仅40年。一代文人辞世40年是不会被淡忘的，更何况，王粲随曹征吴，途中病卒，对于许多由魏入晋的大臣及司马氏家族故人来说，可能是耳闻目睹的事，因此，皇甫谧能够确切地指出仲宣眉落后187日而亡不会是随意编造的。建安初年至十三年间（约196—208），张仲景曾在荆州居住、行医和写作《伤寒杂病论》，其时仲宣也正在那里，二人见面并非难事。此时仲宣年纪在20岁左右，身体状况是"貌寝体弱"。"寝"字，《辞源》解作"容貌丑恶"。"貌寝"与"体弱"连属而言，不能排除其已染麻风之可能，只是由于病情轻浅，普通人难以察觉，仅认为其貌不扬而已。但在有丰富临床经验的仲景看来，则确知其面貌丑恶，是由患了麻风病所致。张仲景于王粲20岁时预断他20年后将死，此事亦见于《太平御览》，故其说可信。且仲宣所患麻风病与《诸病源候论·风病诸候·诸癞候》中的麻癞十分相似："麻癞者……风从体入，或手足刺疮，风冷痹凝。不治，二十年后便成大患，宜急治之。"从这段条文中可以看出：诸癞虽多为先有眉落、鼻坏、肢损而后殒命者，但亦有仅见手足刺疮、四肢痹冷而长时间不见眉落面损等典型症状的类型。此种类型麻风，开始时症候轻微，进展缓慢，但若不积极治疗，20年后病作则很快转为不治。王仲宣所患当即是此类麻风，名曰麻癞。仲景于20年前就诊断了王粲患麻癞的"未病"阶段，当于20年后发作而死，当服五石散救命，也确实是神奇的"治未病"案例了。

《内经》提出了"人秉天地之气生，四时之法成"的"天人合一"观点，其所谓天地之气即阴阳五行之气。医圣张仲景在《伤寒论》序言中，以极精简的言辞陈述了其对五行学说的认识，说："夫天布五行，以运万类，人禀五常，以有五脏，经络府俞，阴阳会通，玄冥幽微，变化难极，自非才高识妙，岂能探其理致哉！"

中医认为，人禀天地五行之气而生，贵在五行流通和动态平衡。如五行能保持流通运行和动态平衡，则身体健康，若五行中某一行过强，就会使其他某一行受到严重的克、泄、耗，导致本身的亢旺之灾。过弱则自身的特性被压抑而不能自由显现，使对应脏腑的作用不能正常发挥。所以，太过或不及，都会破坏人体五脏系统的整体的平衡，导致疾病。

　　按照中医"形神合一"理论，疾病之发生是由神变到形变的过程。所谓神变，是指疾病在五脏神层次已经发生，即藏象体和经络体上已出现异常改变，只是还没有表现到形体肉身的表面上来而已，但是，按照望、闻、问、切、算的古中医逻辑，是可以预先测知的。就如同扁鹊诊齐桓侯案，齐桓侯并未请他给自己看病，因为这时的桓侯尚无任何自觉症状，然而，扁鹊却已明确地诊断出他有病，并且有逐渐加重的趋势，桓侯当然是不相信，并且老大地不高兴，可是，过了不久，桓侯真的病了，并且无法医治，终于死掉了，这充分证明扁鹊的诊断是正确的。在现代医学中也有这样的例子，如高血压、糖尿病等等，初期是没有任何不适症状的，只有加重或检查后才可诊断，这都是治未病之未病阶段的病理改变。所以未病不是未病，而是未体现在肉体上的病前代偿状态。实际上，未病已病，只是没有看出来而已。

　　中医以阴阳五行理论为根本医道，用于解释人体病因病机，制定治疗原则，判断邪气盛衰，疾病传变，转归和预后等。《素问·至真要大论》云："夫五味入胃，各归所喜，酸先入肝，苦先入心，甘先入脾，辛先入肺，咸先入肾。"《素问·五运行大论》云："气有余，则制己所胜而侮所不胜。"《素问·藏气法时论》："五行者，金木水火土也。更贵更贱，以知死生，以决成败，而定五脏之气，间甚之时，死生之期也。""夫邪气之客于身也，以胜相加，至其所生而愈，至其所不胜而甚，至于所生而持，自得其位而起。必先定五脏之脉，乃可言间甚之时，死生之期也。""肝病者，平旦慧，下晡甚，夜半静"，"病在肝，甚于秋"；"心病者，日中慧，夜半甚，平旦静"；"脾病者，日昳慧，日出甚，下晡静"，"病在脾，甚于春"；"肺病者，下晡慧，日中甚，夜半静"；"肾病者，夜半慧，四季甚，下晡静"。《灵枢·本神篇》说："肝死于秋，心死于冬，脾死于春，肺死于夏，肾死于长夏。"《素问·刺热篇》说，"肝热病者，气逆则庚辛死"；"心热病者，气逆则壬癸死"；"脾热病者，气逆则甲乙死"；"肺热病者，气逆则丙丁死"；"肾热病者，气逆则戊己死"。可见，《黄帝内经》中的五运六气学说，仲景在《金匮要略》所说的"见肝之病，知肝传脾，当先实脾"的治疗大法，皆是以五行学说生克乘侮为理论框架和数学模型，来阐述"治未病"与"治已病"的。

　　藏象经络、阴阳五行是中医理论的基础，贯穿于中医辨病治病过程的始终。人体五脏六腑之间存在五行干支制化的关系，而疾病于藏象经络传变的根源，则是疾病的五运六气生克胜复郁发。仲景于《金匮要略》对藏象传变的论述：

"夫治未病者，见肝之病，知肝传脾，当先实脾，四季脾旺不受邪，即勿补之；中工不晓相传，见肝之病，不解实脾，惟治肝也。"仲景于《伤寒论》对经络传变也有所描述："太阳病，头痛至七日以上自愈者，以其经尽故也；若欲作再经者，针足阳明，使经不传则愈。"其思想对"治未病"的正确理解具有深刻意义。根据五行生克制化及藏象经络生克传变思想，按照干支五行推算将受传变的藏象经络，提前调治疾病，从而有效地阻止疾病的发生和传变。五行在不同时间结构和空间结构中的量化周期，表现为旺、相、休、囚、死的不同变化，或者长生、沐浴、冠带、临官、帝旺、衰、病、死、墓、绝、胎、养的十二宫量化法。根据这些变化的规律构成了五行干支制化"治未病"的基础。

《难经·六十四难》云："阴井乙木，阳井庚金，阳井庚，庚者，乙之刚也，阴井乙，乙者，庚之柔也，乙为木，故言阴井木也，庚为金，故言阳井金也，余皆仿此。"这是《难经》从经络穴位的五行生克方面论述"治未病"的原则，根据各俞穴的五行生克关系，以及阴阳刚柔配合关系，选取穴位，行针刺补泻五脏，以达到防病治病的目的。此外，表里经配穴法、子母经配穴法等，都体现了五行制化和经络传变原则，以先安未受邪之地的方法。可见，无论《内经》《难经》，还是仲景《伤寒杂病论》，甚至《辅行诀》、子午流注、灵龟八法、五运六气等等，都是在五行干支层面上，来预测藏象经络的未病与已病，及其传变治疗。如能充分研究五行生克制化及藏象经络传变的古中医理论，对理解"治未病"具有重要意义。

治未病，必须先知道将来会得何病，才能做到未病先防，达到"先安未受邪之地"的目的，否则，难免患虚虚实实之弊。至于如何才能做到未病先知，西医有基因学说，中医有没有像西医学一样的基因学说呢？那就是古人以干支符号所代表的时间与空间的数术模式，决定了不同时空出生的人，其所秉受的天地日月五星、阴阳五行之气亦不相同。只要对每个人的出生时间进行分析，得出其五行衰旺情况，再与大运、流年、月、日、时干支五行属性及五运六气学说相结合，即可以判断出该命局将来可能患何种疾病。

通过对运气格局的分析，看其五行是否能够维持动态平衡，如木火土金水相对平衡，则说明其五行生命环无明显薄弱环节，暗示其一生身体健康。如运气格局中存在太过或不及现象，就要从中找到能够平衡格局的五行，这就是该命局的"药"。而且，分析运气格局的五行属性时，不仅只考虑出生年月日时的五行属性多寡，还要考虑其出生时间得不得令，大运如何，流年如何，纳音如何，地支藏干情况，干支是否合化及岁运加临等问题。经过对诸多因素的综合分析，才能得出该格局的五行评价。找到格局的"药"后，就可以根据中医"虚则补之，实则泻之"及"实则泄其子，虚则补其母"的原则调整五行的平衡。如采用五音（角征宫商羽）、五色、五味的方法，等等。按中医五行生克制化、亢害承制理论采取相应的预防和治疗措施，这就是中医因人而异，个体化的治未病思想。

可见，"治未病"的"未病"阶段也是一种病，如《素问·刺热篇》中曰，"肝热病者左颊先赤，心热病者颜先赤，脾热病者……病虽未发，见赤色者刺之，名曰治未病"。只是这时的病还没有加重到反映到肉体表面上来的程度，但是，在藏象体、经络体的层次上，已经发生病变。而"治未病"严格意义上来说，也是"治已病"，只是这时的"已病"不是普通人可以看见或感知到而已。《素问·阴阳应象大论》曰："故善治者治皮毛，其次治肌肤，其次治筋脉，其次治六府，其次治五藏。治五藏者，半死半生也。"又如《灵枢·病传》曰："病先发于心，一日而之肺，三日而之肝，五日而之脾，三日不已死……"是强调对已病者早期治疗，以防病情的传变和恶化。

《素问·阴阳应象大论》："邪风之至，疾如风雨，故善治者治皮毛，其次治肌肤，其次治筋脉，其次治六府，其次治五藏。"《素问·四气调神大论篇》中说："是故圣人不治已病治未病，不治已乱治未乱，此之谓也。夫病已成而后药之，乱已成而后治之，譬犹渴而穿井，斗而铸锥，不亦晚乎。"《灵枢·逆顺》篇曰："上工刺其未生者也，其次刺其未胜者也，其次刺其已衰者也……故曰上工治未病不治已病。"《难经·七十七难》云："所谓治未病者，见肝之病，则知肝当传之与脾，故先实其脾气，无令得受肝之邪，故曰治未病焉。中工者，见肝之病，不晓相传，但一心治肝，故曰治已病也。"仲景在《金匮要略·脏腑经络先后病脉证第一》中亦云："问曰：上工治未病，何也？师曰：夫治未病者，见肝之病，知肝传脾，当先实脾……"可见，内难、仲景等一直在说中医"治未病"就是"既病防变"思想，没有其他任何歧义。疾病已经发生，在其病渐而未深，微而未传阶段能及时制止，使之不致传变。《金匮要略·藏府经络先后病脉证》："四支才觉重滞，即导引、吐纳、针灸、膏摩，勿令九窍闭塞。"以上均体现了中医"治未病"的阴阳五行治疗思想，根本不是现代中医所理解的那样。

第八乱　中医现代化——伪中医与伪西医

第十一式　神龙摆尾（原名履虎尾，履卦 九四）《象》曰："眇能视，跛能履，履护尾，咥人。"这招专攻背后之人，劲道奇猛，实为降龙十八掌的救命绝招。

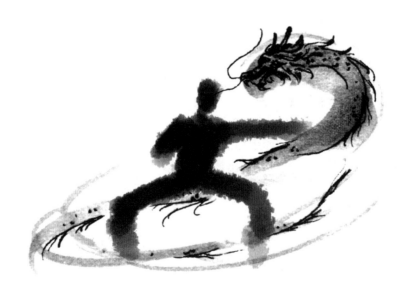

观念

什么是中医现代化？

无非就是用现代科学的语言、思维逻辑和学科知识，完整、全面地翻译中医基础理论体系。这还是在全面继承中医真谛精髓的前提下，才可以进一步要做的事情。

中医现代化基本步骤就是继承——整理——翻译——实践——再继承的过程。仅此而已。而现代中医的现代化只是一个文字游戏巨系统而已，与古中医、正统中医无关。

如果承认中医现代化，那么就要明确：中医现代化只是一个认识论和方法论问题，不是理论问题。在这个认识论和方法论当中，具体到中医现代化，实际上包括三个方面的现代化，即中医基础理论现代化、中医诊断方法现代化、中医治疗手段现代化（包括中药现代化）。而中医诊断现代化、中医治疗现代化，都是以中医基础理论现代化为基础和前提的现代化。当然，诊断、治疗的现代化还有仪器、剂型、给药方式等现代化。这些现代化对于中医体系的现代化只是细枝末节而已。除此之外，没有其他的现代化了。那些用现代中医的现代化研究、西医解体中医、中西医结合等做法，都与真正的中医现代化无关。

目前的中医现代化体现的是现代中医界对中医理论与实践的不自信，是心理自卑的表现。为什么这么说？

其实，首先，什么是中医？有谁能说得明白？不要说整体观念、辨证论治这些陈词滥调，就说什么是中医？现代中医连什么是中医还没有一个清晰的概念与定义，还在大谈中医的生存权问题，谈中医现代化无疑是痴人说梦。

其次，什么是现代化？现代化是西医化，还是科学化？西医化，似乎现代中医不同意；科学化，是现代中医骨子里的认同。但这个世界上的所有文明文化体系中，就只有现代科学吗？这是一个值得深思的问题。

再次，现代中医说中医不规范、不科学、朴素等，还是那句话，你了解中医吗？在没有弄清什么是中医之前，请不要乱说话！

表面上，中医发展很兴旺！凡西医有的中医都有！职称有教授、副教授、专家、院士，学位有博士、硕士，机构有大学、研究院、中医院，但中医的内涵却日渐缩小，西医的成分越来越多。

正如裘沛然教授所说："中医现代化，首先要知道几千年来无数的大医和先哲们呕心沥血的结果是什么，只有在这个基础上，才谈得到中医的现代化。"

而在中医现代化中有一种倾向，就是重视"现代化"，手段而忽视了现代化的主体。现代中医界不研究经典，相反去研究"现代医学理论"，搞动物实验蔚然成风。在中医药高等院校，除了文献专业，中医的硕士、博士不做动物实验就不能毕业；而某些从不看经典、连《内经》篇题都读不通、《伤寒论》有多少条文都不知道的中医博士，只要英语学得好，实验做得符合"现代化"方向，照样"进军"博士后，成为现代中医与现代科学结合的"顶尖"人才。

现代中医界内部搞"现代化"搞得如火如荼，现代中医界外的众多行业也不示弱，尤其是近年来，植物、化工、生物技术、西药等行业，对中医理论皮毛不懂，也一拥而上，大搞中药现代化。失去了中医理论根基的"现代化"，犹如无源之水、无根之木，怎么会有生命力?!

京剧与中医都是中国的国粹，如果我们用摇滚唱法、美声唱法、抒情唱法、RAP唱法、流行唱法等去唱京剧，大家都会觉得这是无稽之谈，简直就是暴殄天物！但是，到了中医这里，情况就完全不一样了，如果不用西医、不用现代科学去说一说中医，那就是对不起中医，而且西医化、科学化中医以后，现代中医们还自我感觉良好，自觉得做了多么高大上、多么伟岸的事情，对待中医已经是掏心掏肺了！而且这种事还不是近年才出现，而是已经有一百多年的历史了。文物有物质文物和非物质文物。物质文物就是那些地下古董及古代建筑，等等。非物质文物就是古中国文明承传的文化形式。我们知道，文物保护的基本原则是修旧如旧、维持原样。鉴于中医目前的状况，已经算是非物质文物了，那么，承传中医就应该本着修旧如旧的原则，去继承和弘扬中医；而现实情况是什么呢？大家都知道，那就是修旧如新，或者完全拆毁中医体系，用西医化、科学化的东西重新再建一个什么也不像的所谓中医，那就是现代中医！

如果翻阅有关中医现代化的文献，你就会发现，现代中医的"专家""大师""教授"们大力呼吁加强中医现代化的理由大致有以下三种。

一是中医药固有的理论已经严重滞后，不能满足自身发展的需要，中医药理论要想进一步的发展，其根本出路是中医现代化。

二是中医在其所服务的领域不断地受到西医的强大压力，其传统的医疗范围正在逐步退缩，中医对社会的影响力正不断下降（虽然中医药在不断地得到政府的支持）。

三是社会物质生活的进步，民众要求传统的中医药的健康服务方式进行变革，以使中医能适合现代的物质生活方式。

其实，后两个理由，我们先不去评价它客观与否，单说第一个理由，"中医药固有的理论已经严重滞后，不能满足自身发展的需要"了吗？现代中医连中医是什么都没有弄明白，连继承中医这件事都没有做到全部，就急不可耐地说，"中医药固有的理论已经严重滞后，不能满足自身发展的需要"了，是极其不负责任的做法。如果你问他们，"中医药固有的理论"是什么？怎么"严重滞后"了，如何"不能满足自身发展的需要"了？那些所谓现代中医专家们就会搬出一套一套的貌似高深的现代医学理论和学说来说明自己的观点，其实，你只要仔细一想，就会发现，驴唇不对马嘴。甚至是他们自己都不知道自己在说什么，反正是人云亦云、鹦鹉学舌罢了。

如邪伏膜原证的核心主证：舌苔白腻如积粉，刮下这层白粉，做病理切片、生化鉴定、细菌培养结果，与沙门氏菌感染的肠伤寒病没有通约性。便溏不爽、色如黄酱、苔黄垢腻，粪便的检测结果与湿热阻滞肠道的肠垢证无通约性，这说明了什么？舌苔之垢，排泄物的质料结构，细菌，病毒与其形、色、泽、质、气渍，势态、神气是两种截然不同的范畴学。

用西医研究中医的科学性，犹如用美国法律去研究中国法律的合理性，这本身就是一个逻辑悖论。迄今为止，进行的中医现代化研究所带来的歧义已经使中医脱离了本来面目，民众对中医的误解已越来越深。这一点，从各大中医院日趋严峻的生存状态就可了解。如果要达到让中医的保护健康的方法为民众所接受的目的，对中医进行现代式的包装，是可以探讨的一个命题，但那不是中医现代化。

有一个前提，我们一定要清醒地知道，中医现代化不是中医阵营自身发展的必然呼声，是外界强加于之的东西。因此，中医现代化缺乏动力源。中医现代化最开始是由于西学东渐和日本的汉医西化所诱导，再就是由于中国文化界、中医界自身的文化自卑情结太深，最后就是中医界自身的不求上进，继承得一塌糊涂，最终就出现了这种令人扼腕的结局。

中医界认为，中医现代化与否，主要是解决中医科学与不科学的问题，是因为有人认为中医不科学才提出的，即要中医西方科学化；而中医自身是有着完整、有效的理论体系与临床体系的一个科学大系统。

这样看来，现代中医所谓的中医现代化完全是多余的研究。2500年的临床实践与理论继承，已经很好地印证了中医体系的客观与有效，为什么要自废武功、缘木求鱼呢？

中医现代化，就是用现代科学语言及现代医学语言，将中医理论解释、翻译清楚。本来初衷很好，想要研究中医，但是，结果却是在还没有弄清什么是中医的前提下，就用西医概念将中医肢解得面目全非、支离破碎。现代中医不承认这一点。他们认为，这是中西医结合研究的累累硕果，是中医现代化的巨大进步，最后终于，在大量老鼠实验的证据下发现了现代中医的三个大招：活血化瘀、清热解毒和化痰散结。无病不活血、无病不化瘀、无病不清热、无病不解毒、无病不化痰、无病不散结，或单用，或合用，或全用。在理论研究方面，已经完全超越生化指标、神经内分泌指标的层次了，现代中医早就进入了基因组学、蛋白组学、代谢组学、表观遗传学等分子生物学研究领域。但令人不解的是，虽然在实验室里和小白鼠玩得如火如荼，但在临床上还是那些草根树皮，疗效也不令人满意。

迄今为止，现代中医在现代化的道路上所进行的研究，对中医本身的发展究竟带来了什么样的成果？对中医自身理论的阐述和发展带来了哪些新的东西？人们并没有看到中医现代化所体现的"进步"对中医理论自身的发展和完善所做出的任何贡献，除了证实之外；相反，这些所谓中医现代化的研究，却使中医的科研、教学走上了歧途。

在很多正统中医看来，中医辨病辨机的方法是科学并有据可循的，并不存在所谓缺少规范化和科学化的问题。中医体系有自己的理论规范体系、诊断客观体系和治疗实用体系，只是现代中医和西医不理解、不明白、不懂而已，这是继承的事；而所谓的中医规范化、科学化，只是西医模式的规范化和科学化而已，这就是那些西学中的不懂中医的"中医专家"们干的削足适履、刻舟求剑之事。

现代中医在证（征候、证型、证素）的现代化研究方面，提得最多的是辨证的规范化、客观化和微观化。中医的某一证不会只有某一个特异指标的异常，某一指标也不可能只反映某一证的特点，所以，中医的证不可能用某一个指标来表示。同时，证是一个模糊和不十分确定的诊断，要在模糊中求精确，在不确定中找确定，与中医的本质特点不相符。前面我已经说了，辨证论治就是一个自编自演的学术笑话，毫无根据可言、毫无证据可信，却被一再标榜和吹捧，误了两代人、一世医，其居心何在？

事实表明，中医现代化的悖论问题和面临的困境，在其根基上皆由于错误地接纳了经典自然科学的基础假设，在急于摆脱哲学思辨的情结驱使下，巧遇"物理学的殷羡"，不假思索地引入这种逻辑模式，其局限性和弊端就逐渐凸显了。我们反对中医现代化，不是反对现代科学，也不是反对中医穿上一件现代科学的外衣，只是想要在穿上现代医学外衣的同时，保持一颗纯正的中医心就行了。生命源于自然，但是，生命又超越了自然。生命现象虽有自然属性的一面，然而，生命现象所包含的社会、文化、心理等属性已经超越了产生它的物质，是高于自然现象的复杂整体现象。

因此，研究生命的科学不可能等同于自然科学。走出逻辑悖论怪圈和摆脱逻辑困境，其出路只有超越西方自然科学的逻辑模式，回归东方的天人之学、子学文明体系。

正如赖逸贵所说，如果说，中华人民共和国建立以前，所谓的"中医会通""中医科学化"和"中医现代化"等探讨，都只是理论层面的错误导向，那么，新中国成立后的50年代来，"中医科学化"与"中医现代化"开始与实验相结合，沿着谭次仲"设实验研究所，做大规模之中药试验，以阐扬光大国药在科学上之真价值"的设想，希望以实验这个手段来揭示"中医的科学内涵"，则更是如蝼蚁般蛀朽着传统中医这辉煌璀璨的大厦。中医现代化的方法把中医学数千年来一直在天地人之间的大实验室中，不断印证着的中医经络理论、藏象理论、五运六气理论、病因病机理论、治法方药理论等中医体系，倒退到以老鼠为模型的实验指标作为检验中医疗效的模式，完全颠覆了正统中医以干支五行理论指导下的临床疗效为检验标准的模式。

时至今日，"中西会通""中医科学化""中医现代化"口号提出将近百年，以实验来研究中医"科学"内涵，也已经实施了半个多世纪，客观平心而论，中西医会通了吗？中医科学化了吗？中医现代化了吗？把中医如此折腾了近百年，目前的中医体系到底是处于怎样的病态？每个中医界的从业者，有没有为中医望闻问切？有没有为她辨证论治？有没有为她处方下药？

近几年，国内又掀起了一小股提议"取消中医"的浪潮，其中不乏"重量级"的学术人物。我们对这些聒噪之音，可以一笑置之，甚至不屑与之辩驳。

正如赖逸贵所说，我们从这种现象里面可以看到，近百年的"中医现代化""中医科学化"并没有取得让学术界认可的东西。中医体系用了近百年的时间去"现代化""科学化"，但却还是没能和"现代化""科学化"扯上"裙带关系"，却在"改造"过程中丢失了"自我"。

在当今这样历史背景下，我们是否应该重新审视"中医科学化""中医现代化"这一导向的正确性？深究"取缔中医""中医科学化""中医现代化"等提议，都是基于这样一个前提："中医是不科学的！中医需要改造！"在百年之前，我们的前辈在当时的历史背景下，对中医科学性的怀疑是情有可原的，因为这是历史的局限性。但是，百年之后的我们，对西方文化、价值取向及科学体系，都已经有了全面的了解，对其优越性及局限性都有了更深的认识。我们对中医的科学性也应该有更深刻的认识，对中医本身科学性的立场也应该更坚定了。话说回来，证伪也是一种证实。

中国古文明作为世界四大文明发源之一，有着辉煌灿烂的传统文化。中医是古中国文明的精髓，有着独特的文化内涵及思维模式。中医在经历数千年的历史发展中，其理论基础及诊断治疗技术，都已经是十分完备的一个科学体系，中医体系以天地人为超级实验室，经过五千年的历练，已经充分验证了中医的正确性、科学性，中医的临床疗效，更是充分证明了中医体系的科学性。

中医的科学性绝对不需要再用西医的那套思维方式来阐述，中医体系有其自身的规范性与科学性，不需要现代科学来规范。中医学是在中医逻辑思维指导下的科学体系，有着自身的天地人运行规律。我们应该从这样的角度去理解和继承中医，继承所有优秀的中华文化。之所以会有"取缔中医""中医科学化""中医现代化"等等这样的提议，都不是站在继承和发展中医的立场，也没有认识到中医所蕴含的独特文明内核、文化内涵与西方医学思维的差异。

实际上，中医现代化的研究就像是一场游戏，一场乞丐手里捧着沾满泥浆的中医金饭碗，却在西医市场里低三下四地乞讨西医施舍的游戏；又像是一个中医瞎子在西医的墙里乱撞，最后撞得头破血流还不知醒悟，俗话说，"不撞南墙不回头"，这个中医瞎子撞了南墙也不回头，还乐此不疲。这个中医瞎子就是现代中医。为什么？因为现代中医根本就不懂真正的中医。

中医理论现代化是一个伪命题

《科技日报》2015年1月29日第9版李致重发文《突破中医西化的关键：重新为中医进行科学定位》认为，半个多世纪以来，学术界流行的中西医结合提法或解释有如下内容：把创造新医、新医学称之为中西医结合；把临床上的中药和西药并用，或者中药和西药的杂投，称之为中西医结合；把运用西医还原性研究方法，对中医进行验证、解释、改造的科研，称之为中西医结合；把运用西药的理论与方法，对中药进行西药化的研究，称之为中西医结合；把教育上中医课程和西医课程双管齐下、混合安排的做法，称之为中西医结合；把管理西医的思路和方法，用来管理中医的做法，称之为中西医结合；把懂得西医，又懂得中医的医药工作者，称之为中西医结合人员；把先学西医，再学中医的"西学中"工作者，称之为中西医结合的力量；把中西医结合，称之为发展中医的重要途径；把运用还原性研究方法经过西化的"中医"，称之为"中西结合医学"。

以上这十种提法，都是由中西医结合这一提法包装而来的学术性"口号"。在缺乏中医与西医科学定位的前提之下，任何一条学术口号都是没有科学根据的。这容易让人联想到，轰轰烈烈的中西医结合名义下的中医西化，原本是一场找不到起跑线的乱跑运动。

事实上，中医理论没有一个是实验室里研究出来的，但今天现代中医的研究却要求搞这个动物模型、那个动物模型，提出各种假说，进行多种实验，非要找到什么有效成分，予以分离提取，实在是东施效颦。不了解中医自身的发展规律，跟在西医后面爬行，其结果必将导致中医西化，而后彻底消亡。现代中医界的人都很怀念"原汁原味"的中医，可是，"原汁原味"在哪里？谁也不知道。只知道内难伤寒论是好，但是，究竟怎么好？不知道。

中医研究与中医现代化是两个概念。中医研究的方法可以有很多，如我的

《古中医天文学·无极之镜》就是一种研究中医的法门，中医现代化也是研究中医的一种方法，但哪种方法更接近中医本质，一看便知。

现代中医以为，只要是中医研究，或研究中医，那就一定是中医现代化、中医西医化，或中医科学化。殊不知，这种观点大错特错。

其实，中医研究分两个方向。一个是微观，一个是宏观。在微观方面，中医研究的是粒子物质，如分子、原子、电子、离子、电磁方面的力学效应与场效应，如作者在《无极之镜》中提出的"层创时空论"，这是研究精炁神的根本之道。在宏观方面，中医研究的第一步，就应该是中医复古化，然后是中医历法化，最后是中医天文化。这种宏观与微观相结合的中医研究思路，才是真正地"按照中医自身发展规律"来研究中医。而现代中医，是怎么研究中医的呢？

关于阴阳的研究。1973年，美国生物学家Goldberg根据cAMP、cGMP这一对环核苷酸对细胞功能的相互对抗、相互制约，保持一定比例关系和相对平衡作用，提出了生物控制的阴阳学说，认为这就是东方医学的阴阳学说的物质基础。随后，国内现代中医界开始疯狂复制cAMP、cGMP这一对环核苷酸的所谓分析还原研究，直到最后陷入自相矛盾、胡言乱语的境遇，而不了了之。

再看经络的研究。据孟竞璧记录，1958年，北京有色冶金研究院院长张协和自日本引进良导络的检测技术，并进一步观察了经穴皮肤电阻与人体生理过程和病理变化的关系，全国现代中医由此开展了"经络测定"的工作，没有取得任何有意义的结果，第一次现代中医研究经络的高潮落幕。

1963年，朝鲜的金凤汉报道他们找到了经络和穴位的实体，发现了"凤汉小体"和"凤汉管"。为了所谓的及时跟踪国外经络研究的动向，国家卫生部组织了一批专业技术人员出国考察，回国后进行了重复，最终本次现代中医的经络研究以"凤汉小体"和"凤汉管"的造假闹剧收场，第二次现代中医的经络研究高潮落幕。

20世纪70年代，在针麻研究工作的推动下，经络研究又进入了一个以探讨经络现象为中心的新阶段。

1972年，解放军309医院等单位对循经感传现象进行了调查，经络现象再次引起人们的注意。1975年，循经感传现象的研究被列入全国针麻研究规划，并由中国中医研究院和福建省中医研究所牵头，建立了全国循经感传研究协作组，对循经感传现象及其主要特征进行了大规模的调查和研究。这一阶段的经络研究，主要是验证经络现象。因为医学界不承认经络现象，所以，现代中医又开始原地踏步，本来在中医界内部已经成为公理的常识，还要做一些无用功去验证。最后，美国人承认了经络现象的客观性，从而结束了此次经络研究的无聊之旅,第三次现代中医的经络研究高潮落幕。

1990年,"经络的研究"被列入国家攀登计划(即国家基础性研究重大关键项目计划),从此开始正式迈开中医西医化研究的脚步。

在神经生物学方面,如肌肉分区现象与穴位有密切关系,支配同经的运动神经元之间存在着相互兴奋的神经联系,这种树-树突触间的联系具有电突触的性质,针刺时引起的反射性肌电的空间性质与针刺时循经感传现象有关。在生化方面,现代中医发现针刺时,相应经脉线下深部组织的氧利用率显著提高,并有循经的特性。也有人发现,人和家兔经穴处的钙离子浓度大多高于非经穴处,针刺时可使该经脉所属的其他穴位的钙离子浓度升高。在物质基础方面,用解剖组织学方法证明了神经肥大细胞间的联结,以及神经肥大细胞链的存在,等等。

近年来,对同位素示踪、红外辐射及声波轨迹循经分布特征及其形成机制的研究进一步深入,现代中医认为,人体上可能存在某种具有三维结构的热通道,循经红外辐射、同位素、声波轨迹只是这种传热、传声、辐射传导通道在体表的反应。但是,植物(如哈密瓜、香蕉等)、动物(如大鼠、家兔、猪马牛羊等)同样存在和人类相似的经脉线这一客观事实,就已经无情地宣告了上述关于人类经络现象的研究成果是错误的,而且也提示了经络现象是宇宙间一切动植物生命的共性,不单单只是人类的人体现象。

在藏象学方面,最著名而影响深远的莫过于姜春华、沈自尹的"肾的研究"和危北海的"脾的研究",他们的工作曾使现代中医学界"深受鼓舞"。匡萃璋认为,近20年的徘徊与反思又使中医学界认识到,要将中医学的藏象"内景"概念还原为系统-器官的生理生化指标,其间横亘着重重障碍。自从中医研究生教育实施以来,以类似思路做研究生论文的应在百千万计,其结果都只能是在微观的迷路中对宏观"仰望",似乎都可以找到某种"遥相呼应"的联系。就像地上的诗人遥望天上的明月,都可以"对影成三人""千里共婵娟"一样。堪与"肾的研究""脾的研究"同样"著名"的还有"活血化瘀"的研究。20世纪七八十年代以血液流变学指标作为瘀血的诊断标准似乎得到"公认",但通过对其方法学的分析,也使我们认识到,瘀血的微观指标远未能如此轻易地确立。随着对中医理论的研究,如气、阴阳、经络、证、藏象等的物质实质研究的深入,困扰和迷惘也是与日俱增,虽然研究所涉及的物质内容广泛,但却不能有效地说明问题。面对这一现状,现代中医学者已经认识到,单纯地走一条"还原之路"是行不通的,因为"还原主义之路,乃是一条虚无主义的道路。因为层层剥笋,层层否定,凡剥掉一层性质,实际上就意味着消灭了一个世界。这样不断还原,不断否定的结果,非但不能把握世界的实际面目,反而最终走到了'无'。"关于证（症候、证型、证素、方证对应等）的研究参看相关章节。

我们知道，从不同的角度或用不同的方法观察同一事物，会得出不同的结果。由于中、西医学的世界观和方法论都不相同，因此，以整体、气化论为出发点的宏观研究方法的中医，与以局部、还原论为出发点的微观研究方法的西医，虽然都研究人体，但是，不可能得到相同的结果。不同的世界观就有不同的方法论，因此，以西医概念、原理判断中医的科学性，是犯了严重的逻辑常识错误，其错误的实质是：以一种方法论去衡量不同的世界观。

莫飞智认为，与此错误观点相应的是，不少中医研究文献，纷纷以西医的生化、物理指标为标准，一窝蜂地赶时髦，追求新的指标，围绕新的指标设计课题，从一氧化氮到细胞凋亡，再到一氧化碳；从器官组织到细胞、亚细胞，再到分子水平，等等。好像不这样设计，就不符合西医的标准，就不能中标似的。这就被指标和建立该指标的学科及其一系列的方法牵着四处跑，这样的"中医研究"就失去了中医自身的特点和优势，就变成了"中医现象的现代指标学"研究，只能得到牵强的、似是而非的结果，来证实中医的科学性的结论。

这种"泡沫中医"和自我从属于西医的现象，阻碍了中医的发展。实际上，诸多指标只是中医效应现象中的一些附带微观现象而已，并非中医学术的实质。况且，诸多指标都具有随时代而变化、随科学技术发展而层出不穷的特点。因此，用一些暂时的、仍在变化的、不成熟的指标去研究中医问题的时候，必须注意指标自身的局限性、可能短暂性的特点，所下的结论尤需审慎。否则，会冒犯以偏概全、牵强附会的错误，"一叶障目，不见泰山"。

可见，中医理论现代化的内涵，从来没有被认真廓清过。丛林认为，对于这个问题，一般人只笼统地说"尽可能地利用现代科学技术改造传统中医"，使其"由前科学变成一门现代科学"；但不少人却以为，中医现代化的范围应当大体局限于中药（从栽培、炮制、制剂到开发新品种等）和医疗护理的技术层面，而中医基础理论（包括中药性味归经理论）则不可以、也不可能现代化，如果硬要"现代化"，就必然把中医理论划到现代医学那里去，几十年来的实践已经充分暴露出了这个趋势。如气虚就是"功能低下"，活血化瘀就是"降低血脂和血液黏稠度"，甚至还有人声称找到了所谓"阴阳的物质基础"之类。这就是虽然看上去，中医理论研究的"成果"似乎不少，实际上都是挂羊头卖狗肉，并没有促进中医基础理论的发展。

现代医学认为，主观描述不科学，但主观陈述真的靠不住吗？如苏云放述，心烦懊恼之栀子汤证；胸膈灼热之凉膈散证；表里三焦大热，其证治不可名状者升降散证。以上主述都是病人主观感受，难道未经数字化实验论证，就是虚假不可信吗？如果按这一准则去研究中医，那还有什么中医体系？皆子虚乌有！《本经》《纲目》云：人参，久服"轻身，安精神，定魂魄，止惊悸，明目，开心，益智。"上述七类功能，均为服人参后的主观感受，病人主观倾诉，能按照现代药理化学结构数字化分析做标准以实证显示吗？能用动物模型替代吗？一个服用人参的人前后体重都是70千克，哪来的"轻身"？还不是喝了人参汤后自我感觉良好，走路身轻如瘦燕而已。

2006年的清明，明前龙井茶叶首次拍卖价是500克26万元。滞后半个月的明后龙井茶叶是500克2000～3000元，据权威的专家用最先进的仪器测试证实，明前、明后的两种龙井茶化学成分、微量元素是一致的，但茶人的品茗口感、饮入味觉效应，则完全不一样，这又做何解释？是以人为本，以身试"法"，还是以动物实验作为唯一标准。

道地药材之所以地道，就是因为中药的时间效应与空间效应明确，符合《内经》所说的"司岁备物"，"力化"天地充分。如《本经》《纲目》《千金要方》中，对每一种中药种植原产地，收购炮制做了详尽规范，尤其是种植收获时令季节做了极明确的规定；说明时令节气，原产地是中药四气五味内在结构的第一要素。时间因素是决定茶叶、中草药气味形质归经的关键，是化学成分不可描述的中医定理。中草药的气味归经，是人自身感受系统获得的超化学元素结构的天人感应结构。这些感应变化虽然可以有现代医学指标的变化，但是，如果不按照中医逻辑去认识，这些变化就没有任何中医医学意义。

目前的所谓中医现代化，实际是中药加西药，即纯技术层次、方法论层次。但是，在理论层面上的结合，一直没有、也不可能有什么实质性进展，因为学科的融合或结合，必须在同一个理论层次上才有可能，而中医既然是"朴素"的"前科学""经验医学"，它如何平等地与现代科学、现代医学结合呢？答案是显而易见的。

中医面对整个现代医学理论框架，特别是对于像分子医学、基因医学等现代尖端成果，却是格格不入的。目前的所谓中医基础理论研究，实际是以西学中人员为主导的单方面行动，有人比喻这种研究像从中医宝库里挖宝，好东西拿走，不合口味的留下，对中医学术的整体提高几乎是没有正面作用的。当然，从学术自由的角度讲，中医既然是一种遗产，谁都可以为了不同的目的、从不同的角度、以不同的方法去加以研究。但是，切不可就把这些研究当成了"中医理论现代化"，或者以为这些研究就是"中医研究"了。

回顾现代中医基础理论的研究，明显受到日本、朝鲜和美国的影响，热闹几年没有结果就消沉退出。面对自然科学模式研究生命现象的困惑，中医基础理论研究，有意无意地削足适履地满足自然科学的标准，一些又掩耳盗铃地回避问题的存在,是西医逻辑思维的错误取向,导致了中医基础理论研究背离了中医本色。长期以来,中医现代化、中西医结合名义下的中医西化主导着中医学术的大方向和主要阵地,使中医在自己的故乡举步维艰,生存式微。

全国人大常委会法律委员会副主任李慎明在《中医药立法重在破"五化"》一文就指出:中医思维弱化、中医评价西化、中医学术异化、中医技术退化、中医特色优势淡化,已经普遍存在。其言也重,其意也真,其心也痛。

袁纲认为,国家在中医现代化、中西医发展上始终坚持"中西医结合",多年未变,而且已经上升为医学国策。而中西医结合的前提,必须是中西医都是独立的医学体系,有各自完整的理论、思想和技术原则;中西医地位必须是平等和并重的。但当前,在"中西医结合"执行中,却存在严重误解与偏差,西医认为中西医结合是中医的事,西医是主流医学,在治疗措施手段和技术上,西医有绝对优势,个别用药上可以使用中药辅助治疗;而现代中医也抛弃了中医思想和望、闻、问、切等诊疗技术,大量采用西医技术手段,名曰运用现代医疗手段发展中医,打着"中医幌子"在行西医之术,这是中医现代化误入歧途的外部因素。

中医的危机不仅在中医外部,更是在中医自身。从中医理论的模糊、中医思维的逐渐丢弃,到中医教育的全面西医化;从中医院穿着中医外衣行西医之事,到中医管理全盘西化,中医业内把"中西医结合"当成中医逐渐消亡的遮羞布,中医在现代医学体系中的价值已经丧失。

中医西化是中医现代化的失败。中医西化只是保持形式上的中医外壳,实际上的西医内容。它并不是中医的现代化与发展,而是以中医的诊断形式,诊得西医病名,或直接以西医诊断之病运用中药所含化学成分,去治疗的表面中医,实质西医,使中医基础理论内容潜移默化地灭亡,这是典型的挂羊头卖狗肉的做法。所以,以中医西化标榜中医现代化,是一条灭亡中医之路。

可见,无论从中医理论角度、方法论角度、中医史角度、临床角度,还是管理角度、国家政策角度,中医基础理论现代化都是一个伪命题。

第九乱　症候研究问难

第十二式　时乘六龙（乾卦象辞）《象》曰："大哉'乾：元，'万物资始，乃统天。云行雨施，品物流形。大明终始，六位时成，时乘六龙以御天。干道变化，各正性命。保合大和，乃利，贞'。首出庶物，万国咸宁。"

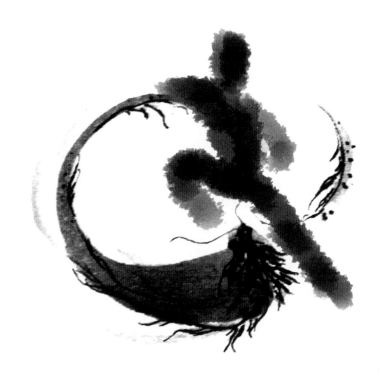

症候研究的现状

在《黄帝内经》中，有关于"证"的论述。《素问·至真要大论》曰："气有高下，病有远近，证有中外，治有轻重……"；此处证即指症状。《内经》中提及"证"也仅此一处，其余均用"病""病形""病能"指代症状。《难经·十六难》中指出，"是其病，有内外证"，证也是指症状。《伤寒论》中曰："观其脉证，知犯何逆，随证治之。"前后二证都是指症状。

据朱文锋述，中医史上最早把证与候连成一个词的是王叔和。他在《脉经·序》中说："仲景明审，亦候形证""声色证候，靡不赅备"，书中并有"论五脏六腑气绝证候"篇。南北朝·陶弘景《肘后百一方·序》亦谓："撰效验方五卷，具论诸病证候，因药变通"，"备论证候，使晓然不滞。"《脉经》成书距《说文解字》约200年，对证候的含义应最接近证、候二字的原义。

晋代葛洪《肘后备急方》也记载了"证候"一词，见于"诸病证候"的论述中，此处"证候"同"物候"之"候"同义，都是外在表现之意。证与症通假，"症候"最初见于宋代李昂英撰《文溪集》中"症候转危，景象愈蹙"，明万历年间的《五杂俎·物部》"人有阴症寒疾者"，同休息、健康、睡眠等一样，都是复义词，指的是同一个含义。至明末，或以症代证（證），如《症治答难》《脉症治方》《杂症汇考》《诸症辨疑录》《杂症仁端录》《症因脉治》等；或症、证（證）并用，如陈士铎之书名《辨证录》，并曰辨脉辨证、识证之变、辨论证候，书中却又称太阳之症、阴症、阳症、表症、里症、虚症、实症等。说明症系据古证（證）字之本义，而特指与病变有关的证据、证明。从老祖宗一直传下来的千百年来的症状，到了现代中医手里就变了味，变成咬文嚼字的学问了。

实质上，现代中医的证是什么？

现代中医的证就是病机与症状的混称，是现代中医在不懂得古中医病因病机的前提下，又觉得应该有一个类似于西医病理性的机制存在，于是就在脉症的表象之上建立起了这么一个现代中医的病机，现代中医自己叫作病理或证的东西。现代中医除了明确证有症状的意思之外，又将证分成征候、证型、证素等不同的说法，实际上都是在模仿西医的病理分型。因为对中医的不懂以及继承的不够，所以，出现了杂交变种这种情况。这实际上，是西学中的那些专家们自己造出来的一些语言逻辑系统，没有实际意义。偏于病理研究，造了一堆关于证的语境系统，什么"证"本质研究和"证"的规范化研究，等等；偏于临床研究，又模仿日本汉方医学拷贝了一个方证相对论。表面上穿着中医的外衣，骨子里却是西医病理那一套，像个香蕉人。这么多年来，现代中医在自己胡编滥造的语境中跌跌撞撞、兜兜转转，始终找不到中医的出口，却又不知反省，继续无知地造着海市蜃楼。只有等到古中医的阳光出来，一切就烟消云散了。真是应了那句话：一场游戏一场梦。

现代中医"证"的研究，可粗略地划分为"证"本质研究和"证"的规范化研究，两大类。但"证"的规范化研究是以"证"本质研究为前提和基础的，前者是方法论，后者是理论，没有"证"本质研究，就谈不上"证"的规范化研究，所以二者实际上也是同一回事。不过，本来很简单的症状，让现代中医复杂化以后，和自己都不是很明白的病机混合在一起，两个不明白加在一起，就更不明白了。最后整出一个叫作"征候""证型""证素"的东西，用西医研究起来就千奇百怪了。

目前，现代中医研究"证"，总的来看，是"证"本质研究和"证"的规范化研究两大类。细分的话，主要分五个方面，即征候研究的概念及定义、方证对应论、征候的生化指标研究、征候的动物模型研究及征候的基因组学、蛋白组学、代谢组学研究等，由宏观到微观，由简单到复杂，由经验中医到西医，由不明白到更不明白。

症本质的研究是开展最早、规模最大、影响最广的一类研究。据吴元胜述，从五脏症中肾本质的研究起步，20世纪60年代初，现代中医的肾本质研究取得了所谓"初步成果"，发现了多种疾病诊为肾阳虚症有同一类客观指标的相同改变。70年代，肾本质的研究继续，阴阳等八纲症在寻找新的检测指标，脾本质和血瘀症本质的研究也相继起动。自80年代开始，症本质的研究触及的病种越来越多，五脏诸症的本质研究全面铺开。参与观测的客观指标遍及整体、器官、组织、细胞、分子等不同层次和类别。现代中医从不同角度、不同层次发现了与"证"相关的实验室检测指标，认为这些指标可用于揭示现代中医"证"的本质，有助于现代中医的临床辨证。随后又标新立异地提出了"微观辨证"与"宏观辨证"等新术语，对其内涵进行界定，并开始在临床上推广。证本质的研究，带动了动物模型的研究，二者相互促进、相互影响，共同代表着现代中医学研究与发展的主流。

现代中医学者自己也发现，随着现代中医证本质研究的广泛深入开展，人们的忧虑也与日俱增。某些指标的特异性逐渐被否认，甚至许多观察指标出现相矛盾的结果，许多实验室检测指标可重复性差，与临床症候相关性并不明显，对现代中医微观辨证的价值十分有限。由于现实中一切研究都是在现代中医所认为的未进行规范的情况下进行的，如症名不规范，症的诊断标准不规范等。因而证的相关性研究可能出现很大差异。加上现有科研思路设计缺陷，缺少实验动物中医"证"模型的科学评价体系和造模方法。据吴元胜述，在现代中医界内部，也有许多学者对证本质研究的科学价值质疑，认为中医学与现代医学是两种不同的医学体系，二者间有质的区别，"证"的实质，或判别"证"的类型，不是个别或少数实验室指标能概括的。

现代中医学者们发现，在投入了大量的人力、物力、财力，经过半个多世纪的艰难探索后，这项研究并未取得人们预想的结果，新的中医理论并未出现，原有的理论框架也未发生一些人期待的根本性改变。甚至证实质研究本身应当如何继续深入下去，也成了问题。于是，现代中医也开始反思，这一研究是否有价值？价值有多大？体现在何处？证是否是单独存在的实体？目前状态下，证实质研究是否有在学术上取得突破性进展的可能？证实质研究的突破点应如何选择？证实质研究的发展目标及其前景如何？等等。

这些问题已经成为现代中医关注的焦点。有关会议也相继召开，现代中医学者们纷纷发表自己的意见和看法，但迄今也未能达成共识。有人提出，证实质研究最初就是在未对中医理论深入研究的情况下展开的，没有取得预期的结果，是理所当然的；甚至有人说，目前的证实质研究状况只能给中医的"证"带来更加模糊的认识。

现代中医的研究结果很难反映证的本质，也无法进行评价。实际上，进行现代中医"证"实质的研究，是方向性、原则性的错误。证的本质研究是把中医学放在从属的位置上，用现代医学的方法和手段验证和改造中医学，长此以往，只能使中医学失去自主发展的学术地位。

孙志广认为，一个中医的"证"往往涉及西医多系统的变化，如脾虚症，表现为神疲乏力、气短懒言、食少便溏、舌质淡红、脉缓弱等。既涉及消化系统，又可能涉及中枢神经系统、呼吸系统等；还有许多消化系统疾病、呼吸系统疾病、内分泌系统疾病、血液系统疾病等，在某一阶段都可能出现"脾虚证"的表现。因此，脾虚证的解剖学定位相当困难，又怎样才能以一个或者几个实验室指标来判断呢？目前的西医水平做不到。现代中医寄希望于分子生物学的进展，但后者的研究关键在于取材。如上所述，应该从什么部位取材呢？一个肾阴虚症不可能做肝穿、肾穿检查，即便做穿刺也未必能发现异常。另一方面，若对某个症需进行多系统检查才可确定，费用过大，也是不易被临床接受的。现代中医认为，从血液取材是最佳途径，但红细胞没有细胞核，仅剩白细胞，上述脾虚症状在白细胞的 DNA、RNA 能有变化吗？对基因表达水平和产物的变化，也许值得深入研究。但是，在现代医学对基因及其调控功能还不十分清楚的情况下，要搞清中医"证"与基因的关系，是极其困难的。

证实质研究从一开始就期待找到反映证本质的特异性指标，即通常说的"金指标"，整个证实质研究一直围绕这一目标进行。所谓指标，对自然科学研究来说，就是一种指示标志，是在实验观察中用来指示（反映）研究对象中某些特征（如对药物的效应）的可被研究者或仪器感知的一种现象标志。它是直接感知经验的东西，通过它可以推测、判定事实、并从中得出特定结论。特异性则指某一指标在某一症候的阳性率（敏感性）或非此症候的阴性率（狭义特异性）。

刘敬伟认为，特异性指标曾给证实质研究带来巨大的"希望"，一些指标作为参考指标被纳入相应症候的诊断标准，使人们似乎看到了中医现代化的曙光。然而，随着研究的广泛开展和进一步深入，特异性指标越来越显示出弱特异性的一面。还以脾虚症为例，在上百个指标中，仅有两个阳性率较高，即增加负荷下（如酸刺激）的唾液淀粉酶活性下降和D-木糖吸收率下降。这两个指标曾作为参考指标被纳入了1986年5月全国中西医结合虚症与老年病研究专业委员会修订的《中医虚症辨证参考标准》中。但有报告显示，脾虚病人中唾液淀粉酶活性指标符合率仅为51.6%，D-木糖吸收率指标的符合率仅为38.1%~60.0%，且二者之间的阳性结果尚有较大的分离现象。自主神经功能研究上，副交感神经机能亢进是脾虚症的总趋势，但交感神经机能亢进合并或单独发生者也占38.7%的高比率。细胞免疫功能下降是脾虚症研究较为一致的结果，但与肾虚症、肺虚症难以区分。其他证实质研究也存在同样的问题，那么，这种特异性指标的弱特异性说明了什么？是研究方法不当？手段不够先进？科研思路不正确？抑或是症候研究本身不可行？特异性指标的弱特异性标明了整个证实质研究的受挫？还是这种研究只能给证带来更模糊的认识？或是证本身是难以某些特异性指标来揭示其本质？

仍以脾虚症而言，据张天奉所述，现代中医在研究脾脏过程中，观察的指标有70余项，所观察的众多指标在脾虚状态下均为异常，最终脾虚症成了无病不涉、无指标不异常的症候，这种结论的本身就是对特异性的否定。经过现代中医"专家"的"充分论证"，最后认为，脾虚症具有诊断意义的客观指标是尿中D-木糖排泄量减少，唾液淀粉酶活性异常。众所周知，这两项指标的改变对小肠黏膜疾病和吸收功能障碍一类疾病具有诊断意义，但是，脾虚症的范围远远不只小肠黏膜异常所能概括，即使是小肠黏膜及其功能正常者，脾虚患者也大有人在。中医常说的素体脾虚、脾虚状态，不一定都有明确的病理改变，一项或几项客观指标的改变不可能概括所有的脾虚症。另外，即使观察同一指标，不同的研究者有时也会得出截然相反的两种结论。综观现代中医研究，已从微循环、内分泌、血液流变学、自主神经、免疫学、超微结构等方面入手研究脏腑实质，花了大量的人力、物力、财力，最终的结论是脾虚无处不在、血瘀无处不有，补脾的方法用于治疗一切病症，活血化瘀的方法遍布内外妇儿各科,而脾虚还是脾虚,肾虚还是肾虚,未有什么实质发现。

抛开具体疾病,在十几种乃至几十种病中辨出一个同名证,这个证本质不可能不受到每个病基本矛盾的干扰,也不可能是某一单一指标或某一系统功能改变。例如,"脾气虚症"在慢性胃炎、肝硬化、类风湿性关节炎、肺结核中,伴随着疾病的不同其主、次症也随之发生变化,也就不可能有适用于多种疾病的单一"主症+次症"的症候规范标准。现代中医"辨证论治"就是说说而已,对临床实践的指导意义让人不敢恭维。这也是现代中医症候规范在临床难以实行的根本原因。包括这一问题在内的中医基础理论研究的滞后,成为严重制约现代中医药现代化的死穴。

据张天奉所述,20 世纪 70 年代末,现代中医们把肾阳虚症 24h 尿 17 - OHCS 测值降低作为诊断肾阳虚的特异性指标。在后来的研究中,有人通过对脾阳虚症患者 24h 17 - OHCS 的测定,也得出了低于正常对照组的结论。接着还有人在对脾阴虚的研究中,同样发现脾阴虚 24h 17 - OHCS 亦有降低的倾向。还有人在其他五脏虚症本质的研究中,也得出相同的结论。这样在脾阳虚、脾阴虚证乃至其他五脏虚症中,均得出了相同的结论,由此否定了把 17 - OHCS 作为肾阳虚特异性指标的结论。大量研究与事实已经证明了,借用西医研究的一些实验室指标,用于中医症候的诊断,是不会取得任何成功的。前几年血液流变学指标风起云涌般地用于中医症候诊断,一时间无病不"血瘀",无药不"化瘀"。后来,TXB_2、PGF_{1a} 的检测又风靡于中医症候研究,结果又是千篇一律,血瘀者、痰结者、湿热者、肾虚者、脾虚者、肝阳上亢者,结论均一致,根本没有特异性。

现代科学的发展,尤其是生物医学科学的发展,没有实验研究作为基础是不可想象的。因此,模型在研究中也具有极为重要的作用。中医证的动物模型研究与证实质研究几乎同步。

从 1960 年邝安堃教授制作出我国第一个"证"的动物模型——醋酸氢化可的松模型(简称氢考模型或"阳虚"模型),到 2004 年就已发展到 500 多种。据裘索统计,肾虚模型有 21 种造模方法,文献量占中医动物模型总文献量的 18.3%;脾虚模型有 19 种造模方法,文献量占 31.1%;血瘀模型有 42 种造模方法,文献量占 12.0%。

按照刘敬伟的分类,这些模型按其造模方式不同被分为三种:一、直接借用西医学的病因病理模型,简称病理模型;二、根据传统中医理论的病因学建立的动物模型,简称病因模型;三、西医病理加中医"证"的某一方面或某些方面内容制成的模型,简称复合模型。病理模型在现代医学发展中已较成熟,具有造模方法稳定、实验结果可靠、重点突出、重复性好等优点,但有人提出,这种模型在各方面病理有非线性联系时，结论容易失之片面。也有人认为，这种研究思路使中医处于被解释状态，不利于中医证本质的研究。还有一些人的观点是，研究中医理论就要以中医理论为指导，病理模型带有明显的西医学烙印。因而在造模和选择动物模型时，偏向于中医病因模型。即将传统的中医学某种病因作用于动物，使动物出现类似于某证的症状。认为这种方法所造的动物模型"……是在中医理论指导下，按照中医症候的辨证要点造模。其结果与中医理论较易吻合，有利于阐明中医症候的本质，验证并探讨中药方剂的疗效及机制，并可研究新的理论寻找新的治疗手段。"

刘敬伟认为，目前这种"证"的动物模型多以一种方法，从一个角度、一种病因塑造，具有单一性，而传统中医学往往强调多种病因共同作用，且中医学的病因多是从症候推测而来（也称"以证测因"），病因是否是症候出现的根本原因值得怀疑。病因与症候间联系模糊、笼统、特异性差。中医病因在数量、性质和作用时间等方面都难于控制，一种病因作用于人体或动物后，出不出现或会出现什么症候并不确定。一种模型造模"成功"后，由于造模方法中诸多因素的不可控，复制时就不一定成功。鉴于对前述两种模型的不满意，学术界开始了研制第三类模型的尝试，既兼有前两种模型的优点，又能克服其缺点的复合模型；但由于中西医学目前仍属于两个难于相融的体系，在理论和实践上有较大差异，语言表述上有很大的不可通约性，加之目前现代中医界对两者间能揭示出的结合点或接触点较少，所以，这种模型难于制作，制作后也难于对其做出评价。

目前，这些动物模型在科研中大量应用，并不断改进和完善，但其中仍存在较多原则性问题有待解决。现代中医学者们自己也意识到这个问题的严重性和自相矛盾的方面。如有些模型造模方法不稳定，可重复性差；塑造的虚证模型往往并非一脏之虚；也有人提出，中医"证"的模型忽视了低级动物与人在生物学特性和社会学属性上的差别；模型的制作忽视了人体与动物模型间病理和病程上的差异，以及种属、纲科生物学上的差异；这些动物模型是否真正代表中医的某证？动物模型是否适合中医证实质研究？传统中医病因模型是否比西医病理模型更符合症候本质研究？方药作用于动物模型进行反证是否可行？动物模型造模"成功"后，应如何判断和评价，等等。这一系列问题困扰"证"的动物模型研制，给现代中医的研制工作带来巨大的挑战与困难，也给"证"实质研究设置了一道不可逾越的学术屏障。

现代中医认为：只要解决了"证"实质的客观化问题，中医就可以从困境中被解救出来。基于这一出发点，几十年来，众多现代中医学者投身于中医诊断技术客观化研究工作中，国家中医管理和决策机构也在不同层面上做过重点导引,在"证"的客观化研究方面获得了大量的资料,但是,这些研究"建树甚微"。失败的关键在于一"证"引发多病,这就从根本上决定了"证"的客观化研究,从开始之日起就走入了一条绝亡之路。现代中医又认为,彻底打破一"证"引发多病的现状,重新建立一套"一证对一病"的架构,也就是确立以病统证或以病规范证的范式,运用现代数学和计算机工具对中医诊断技术进行数、理、智能客观化的研究。这种所谓的研究实质上就是表面文章,中医基础理论不现代化,一切研究都是开玩笑。

现代中医的"症候研究"实际上就是方法学的研究,即研究中医理论的一个方法论。所谓的症候,最开始的本意就是症状。像张仲景在《伤寒论》中反复地说"辩××经病证脉并治",其中,"××经病"就是疾病的定位与定性的病机,而"脉证"只是定位与定性的手段,即诊断方法。脉诊就不用说了,仲景"证"的本意就是症状,而且我们在《伤寒论》的条文中也看到了,根据六经病提纲,先说"××经病",然后就是六经病的临床表现症状,其后是脉诊的描述,最后是方剂的应用。很完整的一套六经病症脉方体系,这里我们完全看不出"证"有什么病机的因素,从张仲景的角度看,只是症状的表现而已。

但是,现代中医却完全领会错了张仲景的意,以为医圣说的话肯定深意无限,所以就开始无限引申,将"证"引申为"证候",然后再加入病机因素,变成"证型",就完全套上了中医的脏腑辨证,最后就满天飞了。其实,绕了一个大圈,还是中医理论那点基础的东西,即传统中医所谓的脏腑辨证、气血辨证、八钢辨证、三焦辨证而已。症候、证型、证素等,就是现代中医硬生生地自造了这么一个莫须有的中医名词,貌似玄幻,貌似有无限内涵,实则空洞无物、不知所云。就像一个人本来穿了一身唐装,外面再套上一件西装,就显得不伦不类、让人忍俊不禁了。

再如,现代中医的药证关系在证实质研究中也称"以方测证"或"药物反证"法,"是运用对抗该症候的方药治疗这些病人或模拟动物,用药物治疗的效果来反证该症候的存在。"以方测证在现代中医辨证方式中属方剂辨证,它是现代中医学比较特殊的实践手段,中医临床常以药效与症候的关系来判断辨证是否准确。由于动物模型在症状上无法与人体完全一致,尤其是一些主观症状更无法判定其是否出现。因此,现代中医证实质研究中广泛应用这一方法,来测定造模是否成功,或辨证是否准确。

刘敬伟认为,这种方法自身存在许多难以解决的矛盾和问题。如所选方药是否具有排他性?方药作用于模型后所造成的某些异常指标的改变,是否代表整个病理变化或主要病理变化?如何区别一组方药可以对多种证的动物模型有效或多种方药对同一证产生"同样"的疗效?证与治的对应关系是否确定?等等。由于上述问题的存在，对证实质研究中是否应当应用这一方法，应用这一方法得出的诸多研究结果，应如何分析评价等，一直存在争议。

关于证的研究误区。首先声明，我在此讨论"证候"，并不代表我赞成"证候"这个概念，我只是按照现代中医的逻辑，去推导现代中医概念的荒谬之处，引出它的逻辑悖论与现实之错。按照现代中医关于"证候"概念的研究现状，它混淆了中医证共性与个性的界限。

李沛清认为，现代中医认为"证"是疾病发展到某一阶段的病因、病性、病位、疾病转归的综合概括，是一种多通道、多层次的病理、生理的抽象模型，是现代中医整体的、综合的复杂系统。但是，在一个证型中，其症候的出现并非都是必然，而多属随机，其概念也是模糊的。而且任何疾病谱都有其发生、发展和结束的过程，证也往往随着病理变化和邪正消长而随之转化。纵然可以把"证"看作是疾病某一过程中某一阶段的病理反应，但每种疾病中现代中医证的分布与演变规律如何？症候程度是否可以分级，症候减轻、缓解或演变与病变的关系如何？症候与相关终点指标有无关系？都很难确定。并且在临床实际中，单一的证型很难见到，而证的兼夹、交叉与合并，却是很普遍的现象。最后，现代中医"证"的命名及概念没有一个计量诊断标准，甚至并未将证、病、症予以区别，证与症、病的关系如何，如何转变，每种病中究竟有多少证，都没有明确和规范。所有这些都使人感到难以理解和掌握，使现代中医"证"的研究很难深入。按照现代中医逻辑，"证"又是中医对疾病人体模型"形而上"的高度抽象概括，很难与一个特定的实物过程相对应。正如水果是桃子、苹果、香蕉等各种水果的总称一样，它是对各种水果高度的抽象和统一，因而要想找到能够代表所有水果的实物形态，实属登天。

症候研究指标的非特异性。由于对证本质的研究大多采用动物模型，并用客观的实验室数据为指标，这种研究方法和思路很难得出令人信服的科学结论。人体症候是在内外因素，如环境、饮食、情志等多种因素综合作用下的，以某一脏腑组织为主的，多系统、多层次、整体性的病理状态。动物"证"的模型，是严格按处理因素复制的单病因模型，脱离了中医理论的自身特性，难以反映中医症候特性和本质。如前面所说的脾虚症的研究涉及70余项生理、生化指标，与10多个系统（如消化、免疫、内分泌、循环、泌尿、淋巴等）有关，但无一项具有特异性。在脾阳虚症中，24h尿-OHCS测值有高低不同的表现，但此指标又至少在脾阳虚证、胃阴虚证、肾阳虚证出现了低下的结果，进而将此指标作为上述某症的特异性指标就失去了意义。

在现代中医"证"研究的过程中，现已发现人体神经系统、内分泌系统、免疫系统及其细胞、组织和器官的结构和功能、细胞内信号传导系统等方面，大都发生了一定的变化,其实验室指标也大都发生了变化,并未能找到现代中医证的特异性指标(金标)。现代中医的"证"与西医的"病"是两种体系,某种证可以见于多种疾病,而一种病也可以见到几种症候,证的动物模型很难被人接受,很难找到某种证的特异性指标。要揭示中医证的本质已经成为空谈,这种现实必须要让现代中医界知道。

刘敬伟认为,绝大多数"证"是现代医学某种"病"的外在表现部分,病与证的关系问题是证实质研究中的重要问题,从研究对象的选择,指标的挑选到动物模型的制作……证实质研究无时无刻不受病的影响;而对证本质研究中存在的诸多问题,现代中医在寻求解决办法时,又往往将病症结合、以病统症、以症统病等方法,作为一种解决途径。能否脱离病而研究证?中医之证与西医之病关系如何?西医某些病种的选择性研究,对中医证实质研究结果是否有影响?有何影响?病症结合研究能否真正实现?怎样实现?等等。这些问题在研究中都是现代中医无法明确、准确、精确回答的难题。而事实是,证就是症状。病却包括病因病机、病理、症状这三种要素。现代中医不明白病与证的这种关系,却又自以为是地将病与证等同,于是作茧自缚的成语就有了一个最恰当的注脚。

"证"的规范化研究从20世纪80年代开始进行,研究内容包括证名(症候、证型、证素)的规范、证的诊断标准的规范,四诊的规范化等。症候标准的研究仍是"证"规范化研究的主要内容。集中体现在以病统证和以证统病两个方面,但所取得的"成果"十分有限。而且,现代中医又开展了大规模的中医四诊客观化、病证诊断规范化、临床症候动物模型的研制,以及辨证新体系的建立等方面。时至今日,仍是一无所获。

具体说,刘敬伟认为,目前症候概念多种多样,在这诸多概念中如何做出取舍?证候不规范存在诸多问题,规范后就没有弊端了吗?指标的弱特异性说明了什么?如何科学地选取指标?如何评价以方测证法在研究中的应用?动物模型是否适合中医的证实质研究?几百种证的动物模型是说明造模方法的多种多样,还是说明造模方法存在较多问题?同一证的不同造模方法对研究结果是否有影响?病因和病理模型哪个更适合证实质研究?微观辨证对中医辨证是否有意义?意义有多大?中医能否实现微观辨证?西医之病与中医之证的关系如何?西医某些病种的选择性研究,对中医证实质研究的结果是否有影响?有何影响?西医学的还原论方法是否适合中医现代研究?中医理论能否靠自身体系的不断发展完善达到现代化……这些现实学术问题的困扰,使证的规范化研究面临着进退维谷的尴尬局面,前景愈发不容乐观。

现代中医研究的同一症候,由于症候本身具有诊断要素的模糊性、不确定性和主观性等特征,加上研究者的不同学派和对问题理解上的差异,也存在多种诊断标准。

据刘敬伟统计,仅脾气虚一症,诊断标准就有中国中西医结合学会虚症与老年病研究专业委员会1982年、1986年制定的诊断标准;各脾虚症研究单位(如原广州中医学院脾胃研究室、江西中医学院脾胃研究组、福建省脾胃学说研究会、国家"七五"重点攻关课题"脾虚症候发生机理的研究"协作组)制定的诊断标准;卫生部药政局制定的诊断标准;中国中西医结合协会儿科专业委员会1987年制定的小儿脾气虚症诊断标准;脾胃学说研究专家(如王淑兰、陆拯、危北海等)所著脾胃专著中制定的诊断标准;症候规范化研究专家(如邓铁涛、赵恩俭、冷方南等)所著的症候规范化专著中制定的诊断标准;研究者个人制定的诊断标准;各种中医诊断学教材中的诊断标准;与病结合的诊断标准,如河南中医学院脾胃气虚研究室制定的脾胃气虚胃腹痛诊断标准;国家中医药管理局发布的《中医病症诊断标准》;等等。由此可见,症候规范化存在诸多问题:症名不规范;构成症的基本元素模糊不清;症的诊断只是症状的简单叠加;症的诊断标准制定带有一定程度的主观认识成分,客观程度低;单纯强调全面,而对不同诊断标准间存在异质性的可能机制及鉴别,未见引起足够重视;症的诊断标准及规范没有明确症的内涵与外延;症的诊断标准多为单一症,而复杂症和夹杂症较少。实际上,现代中医临床常见的大都是复杂症和夹杂症;由于微观指标的弱特异性,将计量诊断和微观指标引入症的诊断标准,对于现代中医来说,是不可想象的。也可以说,是不可能完成的任务。

"证"的规范化研究存在着许多亟待解决的问题。症的诊断未得到规范,如上述脾气虚症的诊断标准目前有10余个,究其因多由于收集的病例来自不同年代、不同单位、不同医师的报道材料,病例多缺乏标准,故其结果是可疑的。有的现代中医学者在诊断时制成数学辨证模型,并进行回顾检验,完全是西医那一套,缺乏前瞻性检验。沈自尹自己也承认:"证"的研究难点在于:其一,证是一种功能态的,可以发展,可以转化;其二,证的概念应用亦较混乱,灵活性大,辨证可因人而异,只有凭医生的分析概括水平;其三,难以定性、定量、更难以定位。虽然都没有说到点子上,但是,现代中医界也认识到了自己的现代化研究已经是穷途末路、钻牛角尖了。

新中国成立以来,尤其是近20年,现代中医对证的概念的研究也证实了这一点。如《中医证候辨证规范》(冷方南主编)、《中医证候规范》(邓铁涛主编)、《中医疾病诊疗纲要》(朱文锋主编)等,特别是近年面世的国家标准《中药新药临床研究指导原则》《中医病证诊断疗效标准》《中医病证分类与代码》《中医病证治法术语》等,这些研究中所采用的基本诊断程序(或模式),

都是以"主症+次症"或"必然症+或然症"的不同排列组合方式予以表述。这种"主症+次症"的症候标准明显就是症状学标准,与现代中医自己所演绎的什么病理、病机、症候等完全不搭界,典型的说一套、做一套。

正如李翠娟所述,自 20 世纪 50 年代在中医界全面开展的那场轰轰烈烈的证本质研究。从临床研究到动物实验,从寻求单一"证"的特异性指标到病症结合研究某一病症的客观指标,人们将其作为中医现代化研究的攻克对象,期以突破。然而 60 年过去了,尽管投入了大量的人力、物力、财力,在现代中医为一时的成功而盲目高兴时,诸多困惑也伴随而生,留下了许多值得借鉴和进一步深入思考之处。还以国家"七五"攻关计划中脾气虚症的研究为例,该项研究获取了几十项与脾气虚症有关的客观指标,运用的方法包括透射扫描电镜分析、放射生命分析、酶联生命分析等先进技术,广泛涉及消化系统、自主神经系统、生命系统、内分泌系统、造血系统、能量代谢系统等,应该说,该项研究的广度和深度都达到了较高的水平。然而,在这几十项相关的客观指标中却没有一项称得上是脾气虚症的特异性指标。再如,运用血液流变学研究血瘀症的情况,在中医典型的血瘀症范畴内,有时,血液流变学的改变并不典型,如肝硬化属于典型的血瘀症,但肝硬化患者的血液流变学检测并不呈现出高黏状态;而并不属于血瘀症范畴的病症,有的却呈现出血液流变学的典型改变,如属于热症范畴的感染性疾病,属于水肿范畴的肾病综合征、慢性肾小球肾炎,血液流变学检测即出现血黏度增高的趋势。

事实上,中医证的客观化研究工作,从一开始就注定了它的失败。因为现代中医的一个症往往包括现代医学的多种疾病,如一个胃痛症状,就可以相对应于胃溃疡、胃穿孔、心绞痛、胰腺炎、阑尾炎等,而一个心肌梗死又可以表现为胃痛、牙痛、后背痛、左肩痛,甚或无症状。可见,病与症状(证)的对应十分复杂,没有什么一成不变的对应关系;而现代医学的研究表明,虽然多种疾病能够呈现出类同的临床症状,但这些疾病之间往往具有本质的差异,它们一般都具有自己的特异性客观指标,如果将这些互不关联乃至相互对立的指标作为某一个证的客观指标,很显然,它们当中的任何一项都不可能成为该证的特异性指标,甚至会出现相互矛盾的情形。这就提示我们,证本质研究已进入死胡同,仅仅依靠追随西医学亦步亦趋的证实性研究,显然达不到目的,反而使中医学术在西医学面前越来越萎缩,越来越显得苍白无力。血瘀症与现在流行的络病学说(血瘀症 2.0 版)都是这种自我陶醉与自杀式研究的滥觞。

实际上,我们冷静一下头脑,仔细想一下,现代医学已经发展到事无巨细的程度,已经突破了人类肉眼可见的空间,深入到基因水平、分子水平,甚至量子水平,这些空间领域的人体物质运动规律的基本形式,大致上已经认识全面了,如果说,还能发现完全异于西医人体规律的生命规律的可能性,似乎已经没有了。但是,无论是西医人体现象,还是中医人体现象,都是客观存在,而且按照各自的治疗方法,都同样有效,这说明中医规律与西医规律都是客观事实,但表面上二者又无法通约,这不是一件很蹊跷的事吗?现代中医研究已经进行了60多年了,耗费了大量人力、财力、物力,但是,仍是一无所获,现代中医研究与临床实践完全脱节,自己玩自己的,谁也不干涉谁,理论与实践完全不相干,多么可怕,多么可笑!每个人都有一个自己的现代中医体系,名曰百花齐放、百家争鸣,但现实是,中医实践中仍是古老那一套,而且还是退化了的经验中医,经过师承、师带徒后都无法继承的老一套。实际上,这已经告诉我们,现代中医研究的路是错误的,是行不通的。这种研究方法,中医现代化的研究方法,不能证实,但已经证伪了,只是用一个虚无的现代中医概念去套西医概念和指标。殊不知,这么研究下去,就是捡拾西医的牙慧,说白了,现代中医就是中国式西医,永远都是准西医研究,永远也超越不了西医,而西医的研究早已超越动物实验的层次了,目前,西医理论要领先现代中医理论100年不止,本质上现代中医与传统中医毫无关系。如果现代中医界还是执迷不悟、一意孤行,继续走现代中医的老路,只会被西医嘲笑到旧石器时代。

　　研究中医可以用现代科学手段,但是,不是用现代科学吸收分解中医,而是用现代科学解释中医,核心一定是中医逻辑,绝不是西医逻辑。如阿托品、山莨菪碱类西药,按中医理论可以归结为阳热之品,具有温里散寒止痛、温经通阳、温通血脉、温阳化饮、回阳救逆等作用。而从西药药理看,此类西药属抗胆碱类药物,运用以药测证的方法,可以认为,乙酰胆碱和胆碱能受体的作用,以及副交感神经张力升高、交感神经张力降低,可能是寒证本质的一部分,可以推测,机体交感或副交感神经张力的高低、胆碱样递质和受体的数量及质量上的个体差异,可能是个体体质寒热倾向的物质基础之一。这是西药中药化的一个范例,也是西医中医化的一个绝佳例子。又如,当人体在代谢性酸中毒时出现疲倦乏力、表情淡漠、嗜睡等一派阴证表现,使用碳酸氢钠等碱性药物纠正酸中毒后症状消失,说明酸性是阴证本质的一部分,而碱性是阳证本质的一部分。当休克过程中出现较严重的酸中毒时,机体处于一派阴寒极盛状态,各种升压药物可能均不敏感,若及时使用适量碳酸氢钠这种热性药物,即可改善阴寒状态,提高机体对各种药物的敏感性,从而提高抢救效果。也有人在临床上加用碳酸氢钠治疗肝炎属寒湿证型者,改善症状往往令人满意。联系到人体血液正常pH酸碱度正是呈弱碱性,推测体内碱性物质与中医所指的阳气有一定内在联系,碱性可能是阳热属性的一部分。"阳气者,若天与日,失其所则折寿而不彰",强调了阳气在人体的重要性,这可能与人体血液偏碱属阳的固有特性和人体生命活动的基本状态有关。这也是西医中医化的一个逻辑与思路，而绝不是中医西医化的思维。一念之差，一个正途，一个歧途。

可见，西医不可怕，可怕的是没有中医脑子、中医思维和中医逻辑。再如，在中医辨病辩机及脉症的前提下，如何分寒热表里，其实，只要参考一下血气分析的辅助就够了。表热为呼吸性碱中毒，里热为代谢性碱中毒，表寒为呼吸性酸中毒，里寒为代谢性酸中毒。四种寒热表里相互组合，就可以大致分辨寒热疾病的性质了。如呼碱代碱，黄连解毒汤、承气汤、白虎汤和银翘散类；如呼碱代酸，四逆汤、理中汤、吴茱萸汤和银翘散；如呼酸代酸，四逆汤、理中汤、吴茱萸汤、麻黄附子细辛汤和麻黄汤、桂枝汤、葛根汤系列，如果血气分析提示重度代酸，这时，破格汤等火神派的功夫就可以上场大展拳脚了；如呼酸代碱，白虎汤、承气汤、黄连解毒汤和麻黄汤、桂枝汤系列；呼酸呼碱时，小柴胡汤类就用上了；代酸代碱时，即寒热错杂的病变，这时，厥阴乌梅汤、麻黄升麻汤等上场。还有一种用甘温除热法才可以降温的发热，即气阴两虚发热，也可以高热不退的，查一下肾上腺皮质激素-皮质醇就行了，高了为气虚发热，就用甘温除热法的归脾汤，高的严重为阴虚发热就用滋阴清热法。其余按照仲景《伤寒论》的药证对应法就行了。这样用西医看中医病，大致方向是不错的。中医是善于改变微观的医学体系。只要按照中医逻辑去分析一切事物与现象，一切都会柳暗花明，那时，我们再看什么西医、现代科学，就是为我所用的一个工具而已。

动物模型

在证的研究中，更多可以看到的目的是，求证中医的正确性、科学性和先进性，并且认为，这是对中医的贡献，但如果对中医理论的正确性都需要怀疑的话，就没有任何必要再进行任何"证的本质"的研究。几千年的中医理论的正确性、科学性的数亿人的临床验证是什么"科学"都没有资格怀疑的。

动物模型是西医认识与控制人类疾病的重要工具，建立动物模型的标准与方法，体现着西医生命观、疾病观和方法论，它是现代实验医学的重要基础，是西医基本理论赖以发展的前提条件。

现代中医东施效颦，仿效西医的动物模型方法用于自身的理论研究，遇到两个大的困难：一是现代中医辨证方法无法在动物身上充分发挥，取证不全，辨证不准。二是没有自身客观指标，不得不借用西医标准与方法与现代中医之证生硬套用。

动物模型资料与临床实际之间的相关性似是而非，难以真正促进临床工作，造成脱节，最终演变成两个结果：一是寻找各种证型相对应的西医形态学和生化学改变；二是用各种西医指标评价现代中医治疗方法的效力。

这样，现代中医实验研究又与传统中医理论脱节，中医研究实际上正在被西医肢解，其本身的系统性已不复存在。现代中医动物模型借用西医标准与方法，以"灶"代"象"，最后的结果是，又增添了一批西医动物模型，不仅对中医自身的学术研究无用，反倒成为消解中医的有力工具。

传统中医证的确立主要依靠症状学，以患者的主诉结合舌苔、脉象而分析判断为某症。通过动物模型对中医的证进行研究时，由于动物无法进行症状描述，舌苔、脉象也不适合于动物，这样，依据动物模型进行研究的证的本质，将不能代表来自于人的证的本质。另外，动物模型主要通过模拟中医病因获得，而中医病因多为非特异性，如劳倦、饮食所伤、情志刺激、六淫、运气等综合因素导致心肝脾肺肾一脏或多脏功能的失调，这在动物模型中是无法复制的。实际上，利用动物模型对中医的证进行研究，完全是从现代医学的发展中所获得的启示，但因为中西医两套理论体系的根本不同，其研究方法不能通用。利用动物模型所研究的中医的证已不再是中医的证，不具有中医证的本质和特点。在研究中医证的本质时，采用动物模型的方式只会走向歧途，使中医无法保持其本色。

据陈家旭述，现代中医症候动物模型的研制工作从20世纪60年代开始，在半个世纪的时间里，现代中医们共研制出了30余类100多种中医症候动物模型，如陈小野主编《实用中医证候动物模型学》详细记载了每一种中医症候模型的造模型方法。在动物模型上，有采用剥夺动物睡眠的小站台法建立心气虚症模型；有分别采用钳夹鼠尾之激怒法、艾叶制成注射液注射入小白鼠与束缚大鼠四肢限制其自由活动等造模方法，以塑造肝郁症动物模型；用皮下注射10% CCl_4 糖油溶液方法塑造肝郁脾虚症动物模型；用大肠杆菌内毒素复制家兔实验性肝火症模型；用乙酰苯肼造成大鼠溶血性贫血的血虚动物模型并认为多属于肝血虚症模型；在脾虚症动物模型方面，采用单一或多因素（如苦寒泻下、饥饱失常、劳倦、破气等）方法造模；用二氧化硫吸入或烟熏法造成肺虚模型，等等。然而能够成功复制人体病机症候、具有临床指导意义和经得起时间检验的却几乎没有。

由于症候的诊断主要从宏观外在的表象进行，而由于对动物难以从传统中医四诊收集这些外在表象，因此复制症候的动物模型难度较大。而且，我不知道，人的心气虚是不是靠剥夺睡眠而引发，人的肝郁是不是靠持续激怒和限制自由而引发，人的肝火是不是靠感染大肠杆菌内毒素而出现，人的肝血虚是不是靠溶贫而出现，人的脾虚是不是靠泻下饥饱就能形成，人的肺虚是不是靠烟熏法就能出现（那些烟民们的肺都是虚的吗？）。但我知道，老鼠吃巴豆就像人吃花生米一样，但人吃巴豆就像人吃砒霜一样。生物种属不同的人，可以和老鼠有可比性吗？

徐海波认为，现代中医证候动物模型，貌似在中医病因、病机、藏象等基本理论的指导下研究复制，但很难经得起推敲。现代中医研究中医的动物模型，只是模仿疾病的临床表现，而不是从发病机理上复制，但中医理论认为，不同病机可以导致相同的表现，而相同的病机也可以有不同的临床表现。现代中医利用西药造成的中毒反应和病理状态，来苟合中医症候之象，是难以模拟出人体病机之本质的，也是不可取的。如阳虚模型的研制，采用注射大剂量外源性糖皮质激素（醋酸氢化可的松）的方法，使动物产生一系列耗竭虚弱的现象（体毛不荣、消瘦、肢冷、蜷曲、拱背、神萎少动，甚至反应迟钝、不活动）来类似于中医的"阳虚"，但这种与临床貌合神离的阳虚模型实际上是药物引起的一些毒性反应。又如，通过慢性给予小剂量利血平使动物体内的去甲肾上腺素和其他单胺类物质耗竭，从而降低肾上腺素能神经功能，相对增加副交感神经功能，出现体重减轻、摄食量减少、腹泻、脱肛、拱背、自由活动减少等症状，类似中医的"脾虚"，但这种脾虚模型，实际上是西药造成的一种病理状态，由于缺乏中医理论体系的指导，难免有牵强附会之嫌。将西医的实验性微循环障碍法、血栓法等动物模型，不加变革地直接移植为中医的"血瘀"动物模型，是不妥的。中医的血瘀有气滞、气虚、寒凝、热壅、跌打损伤等病理机制，对于不同的病因病机，其治疗方法也迥异，又岂能以单一的微循环障碍、血栓，来囊括复杂多变的血瘀症候？

现代中医症候动物模型的微观观测指标表现为大撒网、大包围，分散而不集中，研究而不深入。如一个脾虚模型观测指标就多达60个，不少指标的特异性、敏感性缺乏充分的论证，看不出哪个指标和症候有本质的相关性，从而造成一个症候造模方法6~7种、观测指标上百个的分散混乱局面，这样的研究，简直就是简单低级的西医动物试验的重复。

徐海波认为，现代中医症候动物模型研制"成功"后，应对其正确性、可靠性进行检验，以便于在实验中推广应用，但是由于动物的生理特性，以及中医理论本身的抽象性、模糊性，使得症候模型常常缺乏有效的验证手段。临床收集病情资料是通过望、闻、问、切四诊合参，但动物与人体有差异、语言不通、脉诊又不适合，故而只能主要通过望诊来收集症状和体征以判断症候模型准确与否，这一点就不符合传统中医理论。如模型动物虽有易激怒、好斗、咬人、进食量少、体重增加缓慢等表现，但由于缺少了郁闷不乐、胸胁满闷、善太息、脉弦等症状，就很难说它是肝郁症，因为这也可能是肝火上炎症。

现代中医还流行方药反证法来验证动物模型的正确性。如模型动物服用四君子汤后,症状、体征和实验检测指标明显好转,并恢复正常,就证明了此模型为脾虚症,否则,就不是脾虚症,但气虚症用四君子汤同样有效,特异性很差。且中医辨机论治具有高度的灵活性,相当一部分症候用什么方药治疗,至今还不完全统一。如脾虚症是脾气虚,还是脾阳虚,不能确定;而且现代药理研究揭示四君子汤,除具有健脾益气功效外,还具有抗变、抗肿瘤、补血活血、增强记忆的功效。据文献统计,四君子汤可治疗94种疾病。而且现代中医选取的脾虚症的标准,如典型症状纳呆、便溏等,也不一定就是准确的。

如邓铁涛在《脾胃在临床应用上的体会》中所述,对11位脾虚病人症状进行分析,纳呆、便溏这两个被认为最常见的脾虚症状的出现率是最低的。

杨维益等对500余例脾虚证病人的症状进行分析,发现典型的气虚症状,如气短、自汗的出现率也是低的。可见,按照理法方药的理论确定对某症具有特异性的方药,也具有不确定性。因此,方药反证法在科学意义上也是不严谨和不科学的。

彭成认为,现代中医证候动物模型研制出来后能持续多长时间,即其稳定性如何,是否会自行缓解或恢复健康。这些不确定因素,都直接影响到证候实验的准确性,也是证候模型研制中不能忽视的必然因素。因为不少证候模型在造模因素取消后,确实存在着自然缓解或恢复现象。如偏食酸味脾虚模型,造模时间为10天,而其自然恢复时间竟为7~10天。过劳伤脾所致的脾虚模型,初期可产生虚证,但当动物适应后,跑步机可能会成为动物的健身器。用大黄苦寒泻下法研制的脾虚模型,初期也可产生腹泻和脾虚,但后期动物则不再腹泻,虚证也减轻,并逐渐消失。

现代中医动物模型中的实验动物没有思维、语言和情感的表达,因此,不能对实验动物进行望、闻、问、切四诊的观察;舌质舌苔的变化也不能像人体那样反映脏腑寒、热、虚、实的变化,体态的变化也不能与人体的寒、热、虚、实相提并论,如冷水浸猫复制太阴阳虚证和少阴阳虚证的证候动物模型,给新西兰兔灌服寒凉药后再结扎冠状动脉逐渐缩小升主动脉口径方法复制阳虚内停证候动物模型等。因此,无法对实验动物进行证候的辨析。这些试验手段与传统中医无法匹配,从理论到实践,都在与传统中医理论背道而驰,完全是望文生义的造模,简直就是开玩笑,难道北方人冷水里冬泳就一定是太阴阳虚证和少阴阳虚证吗?阳虚内停就是寒凉药停在主动脉里吗?智商与智慧的区别太大了。而现代中医还在孜孜不倦、不遗余力地做着南辕北辙的事,其目的和居心何在?

正如陈武华认为,模型是对实体的特征和变化规律的抽象。因此,中医的症候模型也必将是在中医藏象、病机学说理论上的抽象实体。就脾虚症来说,证是现象，是状态的实体；脾虚是本质，是病机模型。脾虚症模型的建成与否，需要符合所要研究的中医基础理论中关于脾虚症的特征。而事实上，多年来通过动物模型所研究的脾虚症已经不是中医本来意义上的脾虚证了，而是游离于病机之外，又贴着中医病机标签的一个证候群。比如，在小白鼠体内所建之脾虚模型，到底是人体的脾虚之模型呢，还是小白鼠的脾虚模型呢？如果是前者，则违反了模型与证的一般原则，因为该模型不是脾虚症的模型，而是模型之模型。这种模型之模型，到底想体现哪一类脾虚症的特征和变化规律呢？如果是后者，则与人体之脾虚症无法相比。因为在小白鼠身上，闻诊、问诊、切诊的内容全没有了，望诊的舌、神、色也没有了，只剩下小白鼠体表的形态。所以作为人的脾虚的症候，或者说，模型依赖的证，则几乎全变了，当然不可能更普遍、更集中、更深刻地抽象出人体脾虚症的本质。如此说来，这种实验的出发点和目的何在呢？

再如，实验者常常用大黄、西药利血平制作动物脾虚症模型，其实是人为的规定。

因为把它称为药物的毒副作用模型、低血压模型、腹泻模型、脱水模型，等等，更显得有道理。况且，误服以上药物后，绝大多数健康的动物（或人）都可自然恢复，那么，这种模型还有什么特异性价值呢？又如，20 世纪 80 年代初期，用利血平制成的脾虚模型，是以四君子汤反证来确定的，但后来发现，补中益气汤、一贯煎、平胃冲剂、胃特灵等均有效。它们的药物组成彼此各异，各自的功能、主治不同，如何能造出同一个脾虚症的模型来？从这一点，也足以说明这种造模是失败的，不科学的。

正如陈武华认为，脾虚症模型必须是在中医脾虚症的理论基础上提出，然后再回到理论上的能更深刻地揭示脾虚证的机理的模型。而实际上，现代中医界的研究远没有达到这个标准。不仅脾虚症动物模型如此，而且其他动物模型皆如此。

第一，根据长期以来有关脾本质和脾虚症研究的论文显示：在国内开展的动物模型实验中，应用过的观察指标不下 60 多个，然而依据分析，得到全国大多数脾胃理论专家公认的能反映脾虚症本质，既有效而又相对特异的客观指标只有两个：一个是代表小肠吸收功能的木糖吸收实验，另一个是代表口腔分泌的唾液淀粉酶活性定量测定。但是，如果我们承认西医消化系统的病理不等于"融生物医学、心理医学、社会（自然）医学的内容于一体的"中医脾的病机，那么，实际中所研究的这两个指标，哪个能解释中医脾虚的理论呢？哪个指标能代替望、闻、问、切而据此诊断脾虚呢？

第二，有关专家在分析现有研究距离阐明脾虚症的本质仍有较大的差距的原因时指出：一是对脾虚症的研究缺乏动态、连续和演化性的观察；二是缺乏症型之间的严格的相互对比；三是过去的研究多侧重基础实验研究，与临床不相衔接。前两者是理论上不同轨道的问题，第三者是与临床相脱离的问题。这样的研究课题犹如空中楼阁，因为它是围绕西医的消化功能不足而确立的课题，所以站在中医理论与实践看，显然是两个互不相关的课题。正因为理论上的模型与实际中的模型没有必然的联系，其研究成果就必然没法进一步指导中医的理论与实践研究。

现代中医界总是拿西医的刀扎中医的针，拿美国的子弹打中国的大炮，这种逻辑什么时候才能真正认清呢？也就是说，我们应从为模型而模型的泥潭中解脱出来。如果没有对阴阳五行、藏象经络、五运六气、病因病机等这些正统中医核心概念体系的发生学思考，真正的中医动物模型根本就不会出现。

过去中医杂志报道的大多是个案，通过对个案的分析和体悟，以使读者能够举一反三，从而进一步提高自己的理论和临床水平。现在的中医杂志，个案的报道没有了，代之的是几十例、上百例，甚至上千例的临床报道。例数增加了，从偶然性上升到了必然性，实证的两个基本条件即可重复性和可检验性，也似乎得到了满足。可是蓦然回首，却发现这里竟然没有多少中医原来所具备的那些活泼的东西。学人在这个过程中，对中医的信心和把握，亦不但没有增加，相反大大减少了。中医本来就是个体化治疗特色，如今却在西医转向个体化治疗的大趋势下，现代中医反而扬短避长。弱智到这个份上，已经无药可救了。

据陈小野统计，1960—1989年间发表的有关中医证候动物模型的研究论文共有344篇，计48种造模方法，约28个证型。在这些文献中，真正属于"证"动物模型的应用文献只有3篇，有341篇关于造模研究的文献并未得到应用。这一统计说明，现有的为学术界多数人所公认的符合中医现代化要求的关于中医"证"动物模型的研究结果，尚难以在中医科技实践中得到推广和应用。证本质的研究进退维谷，证的动物造模面临困难，微观辨证的呼声已趋回落，整个证的实验研究受挫。胡筱娟认为，现代中医对中医证实质的研究，乍看起来是登上了科学的宝塔尖，而实则是钻进了牛角尖而陷于不能自拔之地，其代价是沉重的。

第十乱　废医存药

第十三式　密云不雨（损卦 象辞）《彖》曰："小畜，柔得位而上下应之，曰'小畜'。健而巽，刚中而志行，乃'亨'。'密云不雨'，尚往也。'自我西郊'，施未行也。"《象》曰："风行天上，小畜。君子以懿文德。"虚无归一，以雨化气。

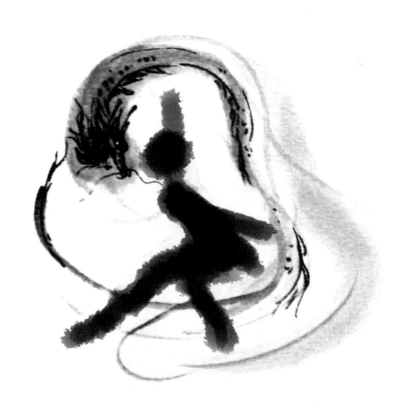

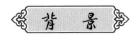

背 景

现代中医的研究中有一种明显的错误倾向,那就是废医存药。

其主要形成背景有三个重要因素:一是受早于中国半个世纪而先接受西方科学技术同化的日本,对当时中国在政治、经济、科学、文化、法律、制度、教育、军事、医学等等各方面的导向作用,尤其是汉方医学的实证研究对国医的重要影响和强烈冲击;二是民国时期的中医在"国学大师"们取消中医、废除中医的大背景下,用西方科学手段以自救而采取的研究中医的实证方法;三是新中国成立后,大量的西学中人员在没有完全掌握和领悟中医精髓的前提下,就集中去研究中医,而且这些西学中人员还是研究中医的主流,这就使得中医研究从一开始就没有一个好的开端和方向,以至于后来乃至现在的中医命运颠沛流离,历尽风雨……

据周琦述,江户时代初期,中国医书的内容,特别是《内经》《难经》及金元书中的阴阳五行、脏腑经络,五运六气学说,以及药物的四气五味、升降浮沉、引经报使等理论,对于绝大多数日本医家说来,是十分费解的,故难于广泛传播。因此,曲直濑道三(1507—1594)等后世派医家在编纂医书时,省去了许多中医基础理论,使中国医学切合日本学者的思路。江户时代刊刻了大量的医方口诀书,其中有不少是后世派医家编纂的。如后世派学者长泽道寿编纂的,经门人中山三柳增补,又经北山友松子附注的《医方口诀集》(3卷),就是这类口诀书的代表作。这类口诀书的内容,多参合古今,融己经验,对各种方证的辨证论治要点,及方剂的加减化裁原则,进行高度的总结和概括,切于临床医家实用。时至今日,许多日本医家仍在运用这种口诀学习、运用汉方。由于日本汉方医学不好理解中医的基础理论,只是识药辨病,这就在无形中开始了汉方医学"废医存药"的肇端。

继名古屋玄医(1628—1696)之后的后藤良山(1659—1733)对当时的曲直濑道三流派持否定态度。他摒弃了传统的病因病机学说,提出"气滞"是导致所有疾病的原因,从而提倡"一气滞留论"。其治法也是根据这个学说而确立的。并且他大胆提出了反对中医学的五行学说和脏腑学说的观点,理由是这些学说属于没有根据的臆测和空论。因此,后藤良山所倡导的医方复古,主要是否定中医理论,其中包括《内经》《难经》的中医基本理论,以及明清时代已系统化的中医辨治理论体系。并且后藤良山倡导的这些学说与曲直濑道三提倡的察证辨治,以及中医学的辨证论治均有着根本的区别,使日本的"废医存药"的历史又进一步深化。

据周琦记录,山胁东洋(1705—1762)继承了其师后藤良山的衣钵,在汉方的临床和理论研究中愈发注重对"实证"的考查。山胁东洋的医事医迹颇似中国清末名医王清任。他认为，中国古典医籍中关于人体结构和机能的学说是概念上的而缺乏实证，从而为了弄清实际的人体结构亲自参与人体解剖，并作《脏志》一书述其所见。山胁东洋的后人在做尸体解剖的同时，又从事西洋解剖书的翻译，并以此为开端，逐渐接近和接受西洋医学。山胁东洋在亲自观看脏腑的基础上得出了"物先理后"的结论，他在《脏志》中说："理或可颠倒，物焉可诬？先理后物，则上智不能无失。试物载言其上，则庸人有所立也。"有日本学者将山胁东洋进行人体解剖的意义归纳为十条，其中的三条是：确立了"物先理后"的实证医学思想；否定了传统的五脏六腑说，证实了西医解剖的正确。山胁东洋的门人永富独啸庵，也积极主张将荷兰医学的某些内容融进汉方医学之中，并向人进行西方医学启蒙教育。这些，为日本汉医"汉兰折中"思想的发展开了先河，也使现代中医意义上的"废医存药"达到一个新阶段。

古方派的另外一位代表人物——吉益东洞，也是古方派中颇具影响力的人物。据蒋永光述，吉益东洞力倡"实证亲试"，注重实效，竭力反对理论上的"穿凿附会"。斥责一切不问是非、不可证实的理论为"空谈虚论"。

据周琦述，吉益东洞认为，阴阳五行为"天事"，不可测度，不能实见，乃是与"人事"无关的"空洞理论"。他曾于其著述《古书医言》中这样说道："余尝继父祖之业，既欲行之，无规矩准绳，以臆传之，固不可为，于是乎广寻医之可以为规矩准绳者矣。而汉以降，疾医之道熄而不炳，阴阳之医隆而不息。夫阴阳医者，以五行为医之规矩准绳，滔滔者天下皆是也。盖阴阳五行者，造化之事，而非人事也，何以为是为人之疾病之法则哉。"继而又说："呜呼，甚矣吾之愚，世咸为之，我独不能，惟茫茫然如望大洋，无奈之何。已而奋发曰，书不言乎，学于古训有获？于是乎，涉猎汉以上之书，至《吕氏春秋》'尽数''郁达'二篇，拍节仰天而叹曰，噫！圣人之言，信而有征，是治病之大本，良又万病为一毒之枢机也。"

因此，在否定中医学基本理论的同时，吉益东洞根据《吕氏春秋》等书之说，提出"万病一毒论"。认为病之大本为一毒，饮食过度、水谷浊气留滞皆可造成"郁毒"，情欲妄动、感受外邪，与腹中原有的内毒相结合，皆能致病。万病既都本于一毒，故治病即在于去毒。药物也是毒，以毒攻毒，毒去则体安。他的这些医学思想，对当时乃至近现代日本汉方医学的发展都产生了极为深远的影响。不过，随着"物先理后""亲试实验"的实证精神成为古方派医家的宗旨，古方派因此而成为日本传统医学的主流，但也自此迎来了自己的衰落。这些"日本化"的中医从一开始，就踏上"废医存药"的路子，越走越远，越走越歧。虽然经过明治维新取缔，但百年后的"日本化"中医仍是以"废医存药"的模式,开启了现代中医的研究脚步,即使经过"小柴胡汤事件"后,仍是没有警醒,继续歧路前行。同时,也大大影响了中国的现代中医、中药现代化的"废医存药"研究方向。

一步错,步步错。

日本全面西化始于明治维新时代,而后迅速强大起来,其西化时间领先于中国开始大面积接受西学的辛亥革命时代早半个世纪之多。明治维新之后,日本继承的中医学被称为"汉方医学""皇汉医学",现代又多称之为"东洋医学"。汉方医学曾于明治维新之际遭受重创而濒于灭亡,自50年代初开始复苏,到八十年代已取得了长足的进展。近几十年来,不仅在应用、开发的广度和深度上显示出相当的实力和优势,而且在基础研究方面取得了不可忽视的飞跃。但这些"成果"都是在"废医存药"的逻辑上取得的,而且为中国的现代中医研究起到了引领与导向的作用。中国的现代中医研究几乎是在亦步亦趋地重复着日本汉医研究的路子,可以称之为好学生。

据潘桂娟述,日本自1895年汉医界遭受毁灭性打击后,经过30余年的黑暗时期,在昭和初期逐渐形成一支有组织的队伍。这支队伍中老一辈汉医为数甚少,多数是从西医院校毕业后自愿攻读和研究汉方医药的年轻一代。他们在昭和初期有组织地开展汉医救亡活动和学术研讨活动,创办汉医团体和汉医刊物,开展争取汉医合法地位的请愿活动,以及旨在复兴汉医的各项事业。如和田启十郎作为近代西医中最先倡导汉医复兴的有识之士,于1910年写成《医界之铁锥》呼吁复兴汉医。近代汉医汤本求真,就是追随和田启十郎而走上汉医之路的。同样,中医在日本取消汉医的影响下,经历了民国五次取消中医的劫难后,于新中国成立后开始迎来了中医研究的所谓"春天"。

日本东洋医学的基础研究,在学术上的一个突出特色,就是在相当程度上考虑到应用的需求。这方面的例子很多,以国家统一的研究规划为例,证的研究,汉方药的研究,确保生药资源的研究,都是如此。20世纪50年代初期,日本著名学者石馆守三博士在视察美国归来时的汇报讲演中曾说:"美国的制药事业和药学研究是了不起的。从他们的研究经费看,从他们研究人员的数量看,到底不是我们这样贫弱程度所可及的。日本人在技术、努力程度和头脑方面,绝不次于他们。然而,若朝着同一方向,总是在人家后面追赶,日本想对世界文化做出起主导作用那样的贡献,那是达不到的。我们一定要在以东方独特的体质医学、体质预防为基本方针的汉方医学的基础上,通过对汉方生药的研究来创造日本的新医学,以对世界医学做出贡献。"此后几十年,致力于汉医振兴事业的专家、学者所做的多方面研究,在一定程度上体现了石馆守三博士倡导的发展目标。特别是20世纪70年代以来,东洋医学进入了高速度发展的时期,在运用现代多学科技术开展研究汉医方面,取得了许多成果。

据潘桂娟记录,自20世纪70年代初开始,日本各地陆续成立了一些力量充实、设备先进的东洋医学专门研究机构。日本东洋医学的基础研究,基本是从70年代中期开始列入国家统一规划的。如1975年7月,厚生省医务局以实现东洋医学的系统化、实用化为目标,组织了有关东洋医学基础、临床综合研究的研究班,为期三年,投入500万日元。70年代末期,日本科技厅不仅统一规划东洋医学基础临床研究的重大项目,而且直接调控,具体组织实施项目的研究内容。如1979年11月,科技厅正式制定了"证与经穴的科学证实、确保生药资源"的汉方医学基础临床综合研究的长远规划,为期五年,投入10亿日元。研究中把"证"作为重点攻关项目,把"瘀血证"作为主攻目标。同时开展了以活血化瘀方药为主的汉方药研究、针灸作用机制研究、确保生药资源的研究。此外,包括癌症在内的各种难治疾病的研究、老年病研究以及有关"未病"的研究等。而我国的《国外医学》杂志的中医中药分册,其中内容大多翻译自日本汉方医学的研究资料,这些日本汉方医学的研究思维和逻辑,对现代中医界废医存药起到巨大的导向作用。

1990年,日本厚生省规定,只对取得西医资格者授予汉方诊疗资格,换言之,日本中医师(和汉医师)没有法定地位。事实上,日本迄今没有一所正规中医药高等院校,仅1982年开办了一所明治针灸大学;1991年,日本与北京中医学院合办的"北京中医学院继续教育日本分院"是日本中医药的唯一最高学府。也就是说,日本的政策是"废医存药",汉方制剂由西医大夫对病使用而非辨证使用,日本80%西医大夫都使用过汉方制剂。

20世纪80年代中期,又从日本传出"日本汉方医学5—10年将超过中国"之豪言壮语。究其原因,不外乎为日本对于日本汉方颗粒剂以其制作精良、包装讲究、服用方便而蜚声亚太地区所激发出的信心。时隔不久,日本发生了"小柴胡汤事件"。回想一个多世纪以前汉方医学救亡斗争之惨状,我们不能只感慨于汉方医学的没落,现如今日本希望重拾起旧日曾一度辉煌的汉方医学,而努力之一(汉方制剂的研究)的结果却是"小柴胡汤事件"带来的沉重打击。细细想来,我们发现,在现如今中国现代中医研究的某种发展方向中,也频频看到以"废医存药"的类似方法研究、发展中医的阴影。

延续了几千年、为中华民族的繁衍健康做出贡献的中医学毕竟确有其可靠的疗效。这一点即使是当时批判中医的人,也有相当一部分都不得不承认,但他们却将中医的疗效都完全归结为中药的功劳,而对中医理论则始终持反对的态度。这也成为后来"废医存药"派的主要理由。如郭沫若曾说,"我反对中医的理论,我并不反对中药的研究","我对于中药的研究,不仅不曾反对过,而且认为他有极光明的前途"。就连批判中医最为激烈的余云岫也认为,"欲保存国粹,于方药尚有一线希望"。

新中国成立后国内的"废医存药"派的另一个重要背景就是西学中。

据黄永秋记录,1954年6月毛泽东指示开展西学中,并设想西医学习中医后"就可以把中西医界限取消,成为中国统一的医学"。开展西学中的目的是继承发扬祖国的医学遗产,目标是"创造中国新医学"。1958年,毛泽东又指出,离职西学中的培养方式将产生"中西结合的高明医生",使这个构想进一步具体化。此后,"中西医结合"作为替代"创造中国新医学"的专用名词,而成为西学中的直接目标,西学中成为培养"中西医结合"人才的主要途径。1960年2月22日至3月4日,卫生部在北京召开全国西医学习中医经验交流会。卫生部副部长徐运北在会议总结提出,今后中医工作要以西医学习中医为中心,带动中西医结合临床治疗、整理研究等各项中医工作的深入开展。至此,西学中纳入了中西医结合工作。

表10 1956—1984年全国离职西学中人数一览表

年份	合计	六个月至不满一年	一年至不满二年	二年以上
1955~1958	303	–	–	303
1958~1962	4490	1840	599	2046
1963~1965				
1966~1970	1727	1360	262	105
1971~1975	48810	40454	8192	164
1976~1980	72911	57469	13964	1478
1981~1984	3367	1035	1739	593

需要指出的是,西学中人员带来的西医学的思维方法和实验方法,对此后中医学术研究的思路和方法,造成了很大的局限和影响,使中医的传统诊疗特色受到了很大程度上的负面冲击。

据黄永秋述,西学中运动为中国培养了一大批西学中人员,他们经过正规医学院校的学习,拥有西医学的知识和现代科学研究方法,经过学习,又了解和掌握了中医学的知识。他们把现代科学研究方法和技术手段引进中医学术领域,并在此后数十年的科、教、研都延续和使用了这样的方法,极大地影响着以中医学为对象的科学研究。在一个特定的历史时期,西学中对于中医的科学认识和总结,在科学性、实证性上起到了一定的积极作用。新中国成立初期,中医刚刚参加医院工作,缺乏在现代医院体制下开展中医临床和科研工作的经验，西学中人员的加盟，带领中医开展临床、科研、教学工作，为中医学研究工作带来了新的气象。全国第一届离职西学中班的学员吕维柏，毕业后运用中医中药进行肝炎和艾滋病研究，开展了我国运用中医中药治疗艾滋病的早期研究工作。全国第一届离职西学中班的周霭祥，从事中医和中西医结合血液病研究工作，用中药砷剂治疗白血病取得了初步的成功。还有其他许许多多的西学中人员，如肝胆病专家俞荣青、王宁，骨科教授段胜如、李祖谟，舌诊专家陈泽霖，肾病专家黄星垣，等等。他们经过努力，大多数成为各个现代中医学科的技术骨干或学科带头人，带动了现代中医学科研的发展。

20世纪50年代以中医结合临床化验为主，并开展临床病理学，冀以说明疗效，探索机理。20世纪60年代初期，研究中医的动物模型开始在各地涌现，如研究肾阳虚、阴阳和研究肾阴虚、通里攻下、清热解毒的动物模型等。1958年，上海发明针刺麻醉以后，便开展针麻原理的研究。70年代初，针刺麻醉传至欧美，也引发了国外学者对针麻原理研究的兴趣，并厕身其间。60年代中国中医研究院成立经络研究所（此所在"文革"以后并入针灸研究所），用电生理、神经解剖、内分泌检测、放射核素等方法研究循经感传现象，探索经络与脏腑体表相关及经络的物质基础。对此，一些国外学者也兴之所至，应者云集。

据孟庆云总结，1979年中国中医研究院成立中心实验室，又在此基础上于1985年成立基础理论研究所，标志着中医基础理论研究有了专门的研究机构与队伍。该所运用动物实验方法、理论方法和多学科方法，研究中医理论。现代中医认为，动物模型方法是通过实验探索理论的重要方法之一。通过所建立的动物模型来认识病证规律和筛选方药，使中医学理论研究具有可实验性。中医学理论如藏象、经络、气血等，以重神道略形器为特征，如何对看不见、摸不着的抽象藏象进行实验研究，实非易事，现代中医的专家大佬们根据类比的原则，以实验动物为中介，建立反映某一研究对象本质特征及规律的模型。现代中医动物模型的研究，为现代中医走入西方实验医学的领地又开辟了一条歧途。

20世纪60年代，在中医学实验研究方面进行最多的是建立各种"证"的动物模型。继上海研制阴阳和肾虚动物模型以后，70年代末北京中医学院与北京师范大学先后研制脾虚动物模型。当时，尚有山西医学院用腹腔血凝块作为瘀血模型研究宫外孕药理（1974），上海第一医学院的高分子右旋糖酐微循环血瘀模型（1977）。肾虚、脾虚、血瘀三种模型为中医动物模型的先导。80年代以后，研制动物模型递相增益。如湖南医学院的肝郁模型，第二军医大学的温病卫气营血模型，上海第一医学院的大鼠热证、寒证动物模型，北京中医学院的血虚动物模型等等诸如此类的西医逻辑的中医模型。迄今为止，关于各种证的动物模型已逾500余种。但是，由于动物模型的局限性，如造模动物系以哺乳动物为主，如鼠、兔、猫、狗等，以及大型高级动物如驴、猴等，因其所表述的主要是生物医学方面的特征，加之中医的理论概念有待于规范化，使现代中医所研制的动物模型与中医人体病证脉候相去甚远。

证是现代中医对疾病的认识，在 20 世纪 50 年代后期，证的研究就受到广泛的重视，其研究涉及证的概念、证的实质、疾病的辨证、宏观辨证与微观辨证、辨证与辨病结合及证的规范化，等等。

据孟庆云总结，关于证的概念，在 50 年代以来就有不同的说法，如朱颜的症候群说、岳美中的证据说、陆广莘的界面说等，航天医学研究所张端钧提出了"证是人体病理性功能态"的见解，等等。综其所见，是从群、时间、空间、动态的观点审视疾病。关于证的实质的认识，侯灿指出，应从组织结构和代谢病理改变来认识证的实质。陈泽霖等人通过病理尸检研究，指出中医的证，具有病理学基础。各研究单位和作者们，对证的规范化进行了尝试。云南中医药研究所张震等人，对古今中医文献进行了调查整理，统计出中医的证（症状）有 525 个。在诊法研究方面，60 年来较重视四诊客观化，特别是脉诊和舌诊，还研制了多种脉象仪和舌象诊断仪等，冀求定性、定量、规范，但都是不得其法。近年又有经络诊断仪等。结合耳穴的研究，耳诊得到发展，并因可实现诊治一体而得到推广。关于治法，姜春华治热病提出了"截断扭转"，先证而治，超越卫气营血的顺序用药。在诸多治法中，直接将中医的灵活多变的治法简化为活血化瘀、通里攻下、清热解毒、扶正培本几种而已。

可以看出，现代中医的研究取向、路线、方法不明确，时而倡中医科学化，时而指中西医结合为唯一，时而又言中医现代化。但总之，是在西医逻辑背景下研究中医，其后果就是以现代医学逻辑的重实证、重分析方法，逐层蚕食中医理论与临床，使其最后只剩下一堆类似西药的植物药的化学成分、分子结构、化学单体、药理学作用、药代动力学，等等。效仿日本的汉方医学实证研究、西学中的实证背景，内因外因在这里汇合于传统中医的研究，其后果可想而知……就是我们现在看到的不齿现实。这种"废医存药"的逻辑极其隐秘地深藏于中西医结合、中医现代化、中医科学化的各种口号中，以至于长期以来，现代中医界人士已经形成一种用西医思维逻辑研究中医的习惯和本能，知道有些不对劲，但是哪里出问题了也不知道，很多中医药研究结论虽然是源于中医，但其成果几乎难以回归到中医理论体系之中。

方证对应

所谓"方证对应"，源于日本汉方，实质上就是西医的"对症治疗"或"药证对应治疗"的意思。近代的中国人引进后，经过实用主义的发挥，直至现代中医将其捧为"方证相对论"的所谓"制高点"，其实质上是换汤不换药，都是西医"药证对应"的那一套。这其中日本汉方为"方证相对"缘起，近代国医们为"方证相对"的引进与发挥，现代中医将"方证相对"吹捧到极致，无限上纲上线，最后成了现代中医辨证论治的"最高理论"。其实，"方证相对"根本就不是理论，它只是一个方法论而已。

日本汉方医学素来就有重术轻理的传统。

据黎志钟述，从公元6世纪到16世纪末叶的1100年里，日本汉方医学发展缓慢。尽管日本奈良时代（8世纪）的《大宝律令·医疾令》中，已经确定中医药学为其正统医学，尽管9世纪藤原佐世奉命编撰的《日本国见在书目》中已显示，有167种（1309卷）中医药著作传入日本，然而，束书不观等于无书。这一时期，日本的汉方医学始终处于重实用、重方药，轻基础理论的经验性吸收阶段。也就是说，他们只重视中医药学的枝和叶，却忽视甚至放弃了其根和本。比如，公元984年，丹波康赖编写的在日本颇有影响的《医心方》（30卷）中，"没有专论脏腑、经络、脉诊、治则的篇章，而是立足于各类疾病的治疗而编纂的"。书中汇集的先秦到隋唐时期的166种中医药文献中，除7部医经类著作外，其余的则是本草、医方、针灸、养生、服食、房中等方面的著作。同期编纂的较有影响的方药类书籍，还有和气广世的《药经太素》、安倍真直等人的《大同类聚方》、菅原岑嗣等人的《金兰方》、深根辅仁的《本草和名》等。然而出云广贞的《难经开委》、小野藏根的《太素经集注》这两部基础理论方面的书，却未能传世即自行亡佚。

宋代的中医药学，尤其是《和剂局方》对日本医学界的影响最为深刻。

据樊正伦述，日本镰仓时代（14世纪）的两部代表性著作，即梶原性全的《顿医抄》和《万安方》。该两书主要取材于《千金要方》《太平圣惠方》《济生方》《三因极一病证方论》《普济本事方》《易简方》《妇人大全良方》等。宝町时代前期（14世纪中叶）僧人有邻编纂的《福田方》比较重视了临床医学方面的内容，对待每一病症的论述都包括"论（原因），外证（症候），脉及按检（诊断），相类病（类症鉴别），死候（预后），治方（疗法）"等。但从《福田方》的参考书目来看，绝大部分仍属于临床治疗或方药类著作，而汉代以前基础医学方面的著作仅有9部，占全部参考书目的1/13左右。

这1100年对于一个国家来说，应该是一个漫长时期了。

黎志钟认为，作为日本"正统医学"的汉方医学发展之慢，水平之低，似乎可以归结为以下三种原因：一是中医药学传入日本则离开了其赖以生存的文化与科学土壤，日本学者在接受中医药学时，恰恰忽视了这一点；二是医学的社会功能是防病治病，学科以外的人和急功近利者，往往舍本逐末、重用轻学，容易产生忽视基础理论的片面性;三是日本文化起步晚,其医家又受汉语水平的限制,故难以理解博大精深的中医药学、中国传统文化与科学的真谛和精髓。

由于上述原因,从16世纪后叶起(即安土桃山时代到江户时代)的近300年间,日本汉方医学出现了溯宗与离宗两种倾向。前者即《汉方》所称的后世派及考证派,后者即《汉方》所称的古方派,还有一派为折中派。

后世方派的最初创始人为田代三喜(1465—1537)。

据潘桂娟述,田代三喜在1487年来到中国留学12年,私淑当时中国最流行的金元四大家之中李朱两家(即李东垣的"补土派"与朱丹溪的"滋阴派")。回到日本后大力提倡,创立了后世方派,被推为鼻祖。

自此之后,后世方派一直以学派师承为主要教育方式进行传播。如田代三喜的弟子曲直濑道三(1507—1594)在继承其师父田代三喜的学说基础上进一步发挥,结合自己的体会而撰成《启迪集》八卷,此书被后世方派学者奉为圭臬,为光大后世方派奠定了基础。此学派的师承教育关系一直延续至今,如近代日本东亚医学协会理事长矢数道明,就是在师承其名师森道伯之后,才得以入门汉方,成为一代汉方大师的,他所指导的弟子,如今也已成为日本汉方的中坚力量。其中,较知名的就有工藤训正、矢数圭堂等16人。

后世派的代表人物是曲直濑三道(1507—1594)。如黎志钟述,曲直濑三道在学术思想上,以《内经》为基础,以李杲、朱丹溪等金元医家的学说为主导,博取各家之长;在临床诊疗中,注重辨证论治,提出简明切要的临证诊疗原则和方法。他通过深入研究中医药学的基础理论和辨证论治,"而知医有圣俗",把只知方药经验者谓之俗医;主张"辨证必宗《素问》神规,配剂必祖《本草》圣矩"。他的巨著"《启迪集》是日本第一部倡导辨证论治的专书"。除《启迪集》外,曲直濑道三还编纂了20多部医论、医话及理论、临床等方面的著作。他在给门人写的《切纸》一书中,写下了"指南医工之规矩,疗养患者之隐括"的"医工宜慎持法",共57条,对辨证论治的常规进行了系统的总结。其思想、内容与中医药经典一脉相承。后世派的主要医家还有曲直濑玄朔、长泽道寿、古林见宜、冈本玄治、冈本一抱等,他们终于超越了经验性吸收的阶段,上溯《内经》,谨守医宗,注意理论对临床的指导作用。

日本汉方医学的古方派以崇奉中国医圣张仲景的学术思想,排斥或否认宋元以后的医学发展为其突出特点。据杨晶鑫述,古方派的崛起,一般认为,是以永田德本(1513—1603)为起始、以名古屋玄医(1628—1696)为崛起开始倡言重视《伤寒论》研究。1659年,日本版《仲景全书》的出版给日本汉方医学界带来了强烈冲击,尔后,1668年,《宋版伤寒论》在日本刊行,使日本兴起了《伤寒论》研究热潮。此时,正值日本医家对当时为医学主流的金元医学理论产生怀疑，摄取中国医学的热潮已趋于平静阶段，《伤寒论》的广泛传播，使日本汉方医学发展达到了一个新阶段，产生了以《伤寒论》及其方剂的研究应用为中心内容的医学学派，被称为"古方派"。与"古方派"相对应，过去以灵素内难金元李朱医学为基础的医学流派便被称为"后世派"及"考证派"。

18世纪中叶，主张折中古今的势力也开始抬头，形成了以多纪（丹波）氏为代表的"折中派"，从而与古方派、后世派成三足鼎立之势。折中派既不偏重于后世派的宋、元医方，也不盲从于古方派的汉代和隋唐的古方；而是想方设法地将两派的长处有机地结合。折中派吸收了后世派和古方派的优点，扬弃其不足，并吸取一些西洋医学观点而立论，主张无论是哪一派，只要在临床有效就应选用。开发中药麻醉剂，在世界上最先成功地做了乳癌摘除术的华岗青洲、永富独啸庵，以及明治前期主宰汉方界、被称为幕末明治的汉方巨头浅田宗伯等，都可以说是折中派的代表人物。同时，他们又对历代的医学名著和重要资料进行校正和整理，使之对汉方的发展起到更大的作用。

18世纪后半叶，考证学方法被导入到医学研究中，江户医学考证学的开创者是目黑道琢。据陈二员述，目黑道琢精通《素问》《灵枢》《难经》《伤寒论》《金匮要略》等宋金元明诸医书，是"考证派"最关键的人物之一。考证派的代表人物，还有山田正珍，以及丹波元胤。他们主要从训诂学和文献学的角度，对中医古籍进行整理研究，侧重于古文献的考证、训诂、笺注，理论上完全尊古，对保存和传播中医文献做出了重要贡献。如丹波元胤所著《医籍考》等，就流传甚广。丹波元坚于元胤去世后继承了由其家族创办的医学馆（即跻寿馆）。在医学馆期间，元坚不但写就了《伤寒论述义》《金匮要略述义》《素问绍识》《杂病广要》等书，更尽力地重版了宋版的《千金方》和《医心方》；同时，积极搜集并重版其他善本医学书籍，这是他为江户医学所遗留下来的最大功绩。江户医学考证派由目黑道琢开始，至元简、元坚等人时进一步发展，而其中起重要作用的还有森立之。这位先师从夜斋，后入兰轩门下，并成为兰门五哲之一的医家，生性好学，适逢时局稳定，再加上天赐长寿，使他得以写就令医界叹为观止的名著。明治十八年，森立之的离世宣告了考证派的终结。

古方派的代表人物是后藤艮山（1659—1733）和吉益东洞（1702—1773）、吉益南涯（1750—1813）等，包括其后的中川修亭、加屋恭安、岩田广彦、横田元正、华岗青洲、难波抱节等全盛时期的汉方医名流。其实，无论是后藤艮山之"一气滞留说"、吉益东洞之"万病一毒说"，还是吉益南涯之"气血水学说"，其所谓古方派，只不过主张恢复汉唐古方而已；所谓独尊张仲景《伤寒论》，只不过提倡使用《伤寒论》和《金匮要略》的方剂罢了。至于理论则按照实证逻辑，另立一派。平实而论，古方派即离宗派、倒退派。

其一，吉益东洞力倡"实证亲试"，如蒋永光所述"把一切中医理论，不问是非，俱斥为'空谈虚论'……他还怀疑中医的藏象、经络、药性、诊脉等各方面的理论和学说"，所以他的"实证亲试"，无异于把已成体系的中医药学重又拉回到经验医学的窠臼。与后世派相比，则显然是一大倒退。

其二，吉益东洞力倡的"方证相对论"是以全盘否定张仲景所创立的六经辨病脉证论治为前提的。在他看来，"只有张仲景之随证投药，不拘病因，最可推崇"，这岂不是对仲景六经辨病辨证审机的歪曲？他认为，"医之学也，方焉耳"，"《伤寒论》唯方与证耳"。他讲的"证"实际是"症状"或一组症状集合的"症候群"；他讲的"方证相应"只不过依据症状的相加、相减而调换方药，根本不是仲景的六经辨病辨证、审机论治。由他所提出的腹诊，也只是给他依据的"症候群"增加了一项他自己认可的症状而已。其实，《伤寒论》中本来就有许多腹诊内容，吉益东洞的腹诊不仅没有新意，而且与张仲景的六经辨病辨证、审机论治不属。

其三，吉益东洞在否定中医药学基础理论的同时，却附会《吕氏春秋》等非医学著作的只言片语，提出"万病一毒论"。人类疾病错综复杂，岂能皆因于"一毒"？这种标新立异的说法，与中医的藏象、经络、病因、病机、诊法、治则等学说相比，不仅显得幼稚，而且也很是武断，其实质还是不懂装懂。究其根本，是智商的问题。

古方派产生的根源有二。一是中国的传统文化与科学在日本的根基薄弱，日本医家对中医基础理论理解不够。二是从江户时代（17世纪）起，荷兰、德国学者先后把西医引入日本后，更动摇了日本医家对中医理论的信念。遗憾的是，以吉益东洞为代表的古方派在日本逐步发展为主流，成为被扭曲的日本化的"中医药学"。所以，至今人们仍习惯将日本的中医药学称为"汉方医学"，而且汉方医学至今仍困守着"方证相应论"。

1911以前的中国医家，没人提及"方证相对"。据张效霞考证，第一个提出"方证相对"的医家系日本汉方医学家吉益东洞。他在1764年刊行的《方极·序》中说："仲景之为方也有法，方证相对也，不论因也。"之所以认为仲景《伤寒论》制方用药之法是"方证相对"，乃因吉益氏认为"医之学也，方焉耳"（《类聚方自序》）"《伤寒论》唯方与证耳""医之处方也，随证以移，唯其于同也，万病一方；唯其于变也，一毒万方"（《类聚方·凡例》）。这种根据疾病外在表现的症候与方剂直接对应，不必审其病机的所谓"方随证转""定证定方"，即吉益氏提出的"方证相对"说的真实内涵。截至目前，中国的学者在介绍吉益东洞及其"方证相对"学说时，均未明确指出其是在将脏腑、经络、阴阳、五行等中医基础理论中的核心概念和相关理论都彻底否定的基础上，才提出"方证相对"的。

所谓"方随证转""定证定方""方证相对"这些观点与论述，集中体现在吉益东洞的门人鹤冲元逸于延享四年（1747）编集东洞医说而撰就的《医断》一书中。据张效霞引述，如其论"经络"："十二经、十五络者，言人身气脉通行之道路，医家之所重也。然无用乎治矣，是以不取也。如针灸法，无一不可灸之穴，无一不可刺之经。所谓'所生''是动''井荥俞经合'等，亦妄说耳，不可从也。"凡此种种，不胜枚举，有心者可自查之。当我们知道和了解了吉益东洞把中医基本理论都斥为"空谈虚论"，皆属"虚妄无用"，从根本上予以否定批判之后，才提出"方证相对"时，中医学人还会不明就里、盲目跟风般地崇拜、追随所谓的"方证相对"吗？

正如贾春华所述，随着日本汉医著作的反输入，日本古方派对我国近代的《伤寒论》研究产生了举足轻重的影响。在此，我们只要看一下章太炎这位严重影响和误导了诸多民国中医的"国学大师"对古贤注述《伤寒论》的评说，即可见其端倪。其为陆渊雷的《伤寒论今释》作序中云，"自金以来，解《伤寒论》者多矣，大抵可分三部，陋若陶华，妄若舒诏，僻若黄元御，弗与焉。依据古经，言必有则，而不能通仲景之意，则成无己是也，才辨自用，颠倒旧编，时亦能解前人之执，而过或甚焉，则方有执、喻昌是也；假借运气，附会岁露，以实效之书，变为玄谈，则张志聪、陈念祖是也。去此三谬，能卓然自立者，创通大义，莫如浙之柯氏，分擘条理，莫如吴之尤氏。嗟乎！解伤寒者百余家，其能自立者，不过二人，斯亦稀矣。自《伤寒论》传及日本，为说者亦数十人，其随文解义者，颇视我国为审慎，其以方术治病，变化从心，不滞故常者，又往往多效，令仲景而在，其必曰：'吾道东矣，'……余谓治《伤寒论》者，宜先问二大端，然后其科条文句，二大端者何？一曰伤寒、中风、温病诸名，以恶寒、恶风、恶热命之，此论其证，非论其因，是仲景所守也……诸法皆视病之所在，因势顺导。……二曰太阳、阳明等六部之名……"

从以上引文中，我们可以看出章太炎对中国古人注解《伤寒论》诸家的不满，且以"吾道东矣"一语，暗示日本医家已得仲景"真谛"，并将论证不论因，视病所在而因势利导视为自己所创。其实，这哪是章太炎的创说，实乃东洞说的翻版，发凡此说者为真古方派的开端吉益东洞，其在《方极》自序中言，"夫仲景之为方也有法，方证相对也，不论因也"；《医断》"故仲景随毒所在而处方，由是观之，虽曰无因亦可，是以吾党不言因，恐眩因而失治矣"。缘于章太炎在政治思想教育界的成就，以其耄耋之年倚老卖老，自诩无所不知，无所不晓,尤喜谈医,故许多中西医名家皆喜尊其为师,若陆渊雷、章次公、余云岫等。又因1927年上海中国医学院创办之始又聘以校长之职,故直接严重影响了民国中医界的导向,这无疑也影响到医家对《伤寒论》的认识与研究方法。故此时期的《伤寒论》研究,体现了日本古方派医家治《伤寒》的所谓方证相对特点。

20世纪初,以研究《伤寒论》为特色的"古方派"开始崛起,这一点给现代中医学界以很大影响,特别是在"改进中国医学,假道日本较欧美便捷"的思想指导下,"古方派""方证相对"说,得到了占据中医学界主流位置医家的赞同和认可,代表人物便是"中医科学化的干将"——陆渊雷。据张效霞述,陆氏对日本江户医学的几位名家颇为推崇,尤其服膺吉益东洞,在其所著《伤寒论今释》《金匮要略今释》中,大量引用吉益东洞的观点与治验。由于二书最初作为上海中国医学院的教材使用,遂使得"方证相对"说,逐渐在民国中医界得以宣扬,并影响了一大批民国中医学人;然而,当时民国中医学界少数有识之士也都明白:"方证相对",学说是在彻底否定脏腑、经络、阴阳、五行等中医基础理论中的核心概念和相关理论的基础上提出的。"方证相对"其实就是"废医存药"的代名词,所以几乎无人响应与赞同。事实上,日本学者早就指出,明治维新后勃兴的汉方医学,"临床行使治疗与处方权的只限于取得西医执照的医师",当代的汉方医家已然"不可能从头学起,《伤寒论》符合快、实用的要求"。换言之,"古方"之所以走俏,是被当成了"快餐食品"。了解这些实情后,我们还会赞同"日本汉方大有超过中国发展之势"的说法吗?

自20世纪90年代起,已经有部分现代中医学者认同"方证相对"是日本古方派医家吉益东洞(1702—1773)明确提出的命题,是日本汉方医对中医传统理论实践运用和独特认识的产物。对此,不少现代中医学者根据中医学数千年的医疗实践与文献记载提出了"异议"。鉴于"方证相对论"的无比"真理性",为了抢夺回发明权,现代中医界开始不厌其烦地考证,以说明"方证相对论"是中国人的发明,而不是日本人的专利了。

如刘渡舟指出:最早提出"方证相对"的,既不是明清的"错简派"医家,也不是日本江户时代的"古方派"医家。日本江户时期的古方派医家吉益东洞所著的《类聚方》是在孙思邈的"方证同条,比类相附"启发下形成的。金敬认为,吉益东洞的"方证相对说"明显受到了清代名医柯琴"以方名证"学术思想的影响。王玉川认为,用柯琴《伤寒来苏集》的话来说,吉益东洞的"方证相对"就是"合是证,用是方"。这种观点在现存古方书里有明文可证的大约以唐代名医孙思邈的《千金要方》为最早,其曰:"雷公云:药有三品,病有三阶。药有甘苦,轻重不同;病有新久,寒温亦异。重热腻滑咸酢药石、饮食等，于风病为治，余病非对；轻冷粗涩甘苦药草、饮食等，于热病为治，余病非对；轻热辛苦淡药、饮食等，与冷病为治，余病非对。"如孙氏所言，只是在中医基础理论前提之下的"类方证相对"说思想。但无论如何，"方证相对"是日本人吉益东洞第一个明确提出的伤寒论观点，这一点是毋庸置疑的。还有一点，也是毋庸置疑的，那就是现代中医的所谓"方证相对论"，就是日本汉方家吉益东洞"方证相对"的翻版。再加上现代中医从故纸堆中翻检寻觅到的一些似是而非、模棱两可的类似说辞，然后抢夺回"方证相对"的 IP（知识产权），再毫无理论根据的意淫一番，就成了现代中医的"方证相对论"。

从史料上来看，《伤寒杂病论》中"证"与"方"本来是分开编排的。药王孙思邈首先采用"方证同条，比类相附"的方法进行改编。至北宋，林亿等人整理《伤寒论》时，赞同孙氏这一做法，"遂以逐方次于证候之下，使仓促之际，便于检用"，于是，才有了我们今天所看到的"每方皆紧随条文所述证候之后"的编排方式，而且，遍查1911年以前的中医古籍，均无"方证相应""方证相对""方证对应""方证相关"等记载，故现代中医界所谓"后世医家以'方证相应'称之"的说法，也就成为"无根之谈"了。

方证相对论者们经常以"以方类证"著名医家柯琴的《伤寒来苏集》、清人徐大椿的《伤寒论类方》为证自诩。张效霞认为，从表面看去，柯琴的《伤寒来苏集》"以症名篇""各以类从"，好似是"方证相对"的绝好证明，但柯琴却说："凡病，有名，有症，有机，有情……因名立方者，粗工也；据症定方者，中工也；于症中审病机察病情者，良工也。仲景制方，不拘病之命名，惟求症之切当，知其机得其情，凡中风、伤寒、杂病，宜主某方，随手拈来，无不活法，此谓医不执方也。"同时，柯琴还提出，《伤寒论》之所以设立六条"提纲"，也是为了阐明病机。他说："仲景作论大法，六经各立病机一条，提揭一经纲领，必择本经至当之脉症而表章之。"如"以方类证"的柯琴在"桂枝汤证"中说："此为仲景群方之魁，乃滋阴和阳，调和营卫，解肌发汗之总方也。凡头痛发热恶风恶寒，其脉浮而弱，汗自出者，不拘何经，不论中风、伤寒、杂病，咸得用此发汗……头痛、发热、恶寒、恶风、鼻鸣干呕等病，但见一症即是，不必悉具，惟以脉弱自汗为主耳。"可见，柯氏将桂枝汤的作用机制称为"滋阴和阳，调和营卫，解肌发汗"。也就是说，只要患者的症状与体征具有能体现"营卫不合""卫强营弱"病机的任何一个，则"不拘何经、不论中风、伤寒、杂病""但见一症即是，不必悉具"，皆可应用之，清楚地表明临床应用桂枝汤的关键是，要通过对"脉证"——症状和体征的鉴别和辨析，捕捉到能体现"营卫不合""卫强营弱"的病机，而不是辨出什么"桂枝汤证"。通览《伤寒来苏集》，这样的论述还有许多。

清人徐大椿的《伤寒论类方》虽亦是"以方类证",常被主张"方证相对"者作为"方证相应"自古就有的证据。但徐氏在《医学源流论·病同因别论》中曾旗帜鲜明地指出:"感寒而身热,其腹亦因寒而痛,此相合者也。如身热为寒,其腹痛又为伤食,则各别者也。又必审其食为何食,则以何药消之。其立方之法,必切中二者之病源而后定方,则一药而两病俱安矣。若不问其本病之何因,及兼病之何因,而徒曰某病以某方治之,其偶中者,则投之或愈,再以治他人,则不但不愈,而反增病,必自疑曰:何以治彼效而治此不效?并前此之何以愈?亦不知之。"可见,徐大椿的"以方类证"本意根本就不是"方证相对"的意思,否则,也就不会有"若不问其本病之何因,及兼病之何因,而徒曰某病以某方治之,其偶中者,则投之或愈,再以治他人,则不但不愈,而反增病"之疑问和不齿了。

中医学在历史上曾使用过的"證""候""症",以及由它们派生而来的"證候""症候""病候""病證""病症""病征""病状",乃至现今使用的"证候"和"症状"等,都是在一定历史时期内可以替换使用的同义词,它们之间本没有本质差异。新中国成立后,"西学中"首先创造出了"证指病变的本质"的说法。由于现代中医学界长期将本来是指症状的"证",与作为疾病本质、根本与关键的"病机"混为一谈,致使提倡"方证相对"的学者误认为,只要将《伤寒论》的"方"与"证"一一对应,便体现了"辨证论治"的特色。若按照这种表象(假象和真相)代替本象的逻辑,我们是否也可以说,"腠理是脏腑生理结构的本质"之类本末倒置的话呢?殊不知,"证指病变的本质"的说法,医圣张仲景没有说,1911以前的正统中医也没有说,只有现代中医才敢说这样外行的话,无知者无畏,这才导致目前现代中医学术理论研究混乱不堪。

总之,《伤寒论》全书的灵魂,可用张仲景本人的两句话来概括:一是"但见一证便是,不必悉具"——只要有一个症状和体征能够反映出方剂的主治病机,便可径直应用;二是"观其脉证,知犯何逆,随证治之"——详辨脉症,探明病机,拟定治法,并在治法的指导下组成符合病情需要的方剂。将病机与症状混为一谈,是导致目前现代中医学术界,尤其是方证相对论学者们理论研究混乱的根本原因。

据岩崎学说,在现代日本,只有经过大学医学部学习,并且通过国家医师资格考试,才能获得诊病权和处方权。但是,日本医学教育体系受西化影响根深蒂固,基本参照西方医学教育体系。例如,"中药学"在中国中医教育体系中是一门重要的必修科目,是学习中医学的基础学科之一。但在日本医学院校,科目内容与之相应的"生药学"仅作为选修课,只简单介绍中药方面的基本知识，而没有系统讲授中医药理论的课程。由此造成，在日本具有和汉药（相当于中药）处方权的医生根本没有"病机"的概念，更无辨机论治，难以养成中医思维模式，在临床工作中只是按照西医病名使用汉药。可见，实质上，日本的汉方医学就是西医的药证对应的治疗，我们叫作对症治疗，这就是日本的方证对应、现代中医所谓的"方证相对论"。只不过，其中对症治疗的药物不是西药，而是仲景《伤寒杂病论》《和剂局方》《万病回春》中的146个标准化方子。必须按照适应证去用，超出适应证的病症，是不能应用这些方剂的。而现代中医却将这些日本汉方和西医的对症治疗的套路照搬过来以后，结合自己的经验式意淫，最后衍生出不知是什么东西的东西，美其名曰最高理论的"方证相对论"。

现代的日本汉方医师都是西医出身，他们基本不会用中医传统的望、闻、问、切四诊，而是对腹诊比较重视，但从总体看，他们更依赖各种现代化的医学检测手段，如CT扫描、核磁共振、各种生化检测结果等。应诊时，他们首先用各种医学设备和技术，对患者身体进行全面的检查，做出明确的西医学诊断后，再根据腹诊及临床所得的症状、体征等，判断其所属的"方证"。这就是说，汉方医学的诊断结论首先是西医病名，其次是"方证"名，例如，"支气管哮喘—小青龙汤证"。对此，矢数道明曾一语道破："诊断便是治疗"，"'证'即处方"。例如，一确诊为急性胃肠炎的病例，如果其临床表现同五积散的适应证大体一致，那么，在做出诊断结论"急性胃肠炎—五积散证"的同时，治疗的处方"五积散"制剂也就出来了。这一诊疗模式同中医学的最大区别在于：在中医学"审证——辨病辨机——立法——处方"四个环节中，汉方医学省去了中间两个环节，而且辨证和处方合二为一了。于此，也可见其重证轻理、西医逻辑之一斑。

据成肇智述，在汉方医学中，处方学（即方剂学）居于突出的位置，这是因为"汉方医学可以说是'随证治疗'或'证候学'，也可以称为'方证相对医学'，但最终要落实到'处方学'"。这就是说，方证对应的诊疗模式决定着处方学在汉方医学中的主导和核心地位。因此，汉方医学书籍中，处方学类居多数，如矢数道明的《临床应用汉方处方解说》、日本药剂学会的《汉方业务指针》等皆是；即使是综合性医籍，如大冢敬节等的《汉方诊疗医典》、日本汉方医学研究所的《新版汉方医学》等书中，论述方剂的内容也占了全书的大部分。日本的汉医学生临床实习时，人手一本处方手册，其重要性可想而知。

现在汉方医师常用方剂约在150个左右，而且多是历代医家创制的名方，常一味药也不更动地照用。成肇智对上述四本影响甚广的汉方医籍的初步统计，在常用的汉方中，张仲景的"古方"占51.3%，中国的"后世方"占48.7%，而其中南宋的《和剂局方》和明代龚廷贤的《万病回春》的方剂又占了51.9%，日本古代医家创制的方剂只占总数的11.3%，崇古的倾向很明显。现代汉方医师在使用方剂上，基本上废除了以水煎汤剂为主的传统剂型，而采用成方生药的提取物冲服剂（Extract制剂）者已占临床用药量的70%~80%。这些汉方特点都明确无误地证明了日本汉方完全是按照西医西药的治病逻辑来的。

据高鹏飞描述，日本的汉方医必须获得西医执照才能行医，才有开汉方制剂的资格，而允许使用的汉方制剂不超过150种，至今尚没有一所汉方医学的公立专科大学和医院。日本汉方企业通过对整个制药过程的质量检测，力求生产高品质的汉方药，从选种、栽培、采集、农药微生物的实验检测，到汉方药的切割、抽出、分离、浓缩等，每一关都要进行相关质量试验，全部检测合格的颗粒剂才流通至市场，而这些颗粒剂的编号也是全国统一的。比如，第1号就是葛根汤，号称女性三大方的第23号当归芍药散、第24号加味逍遥散、第25号桂枝茯苓丸，临床医师记忆号码就可处方。这种西药化、产业化的方式，极大地推进了汉方药的临床应用。据统计，日本72.4%的西医师会使用汉方药进行临床处方。而这一切汉方制剂的用法，完全是按照西医和西药对症治疗的临床逻辑来运用的，这一点也再次证实了日本汉方制剂已经与真正意义上的中医是两回事了。同时再次证明了，现代中医的中成药制剂，包括方证相对论等观点，都是日本式中药西化的翻版。只不过是西药的名字换成中药而已。

现代中医自己已经认识到，进入21世纪后，"几十年来，没有培养出能用中医的思路、方法看病的中医"，成为名老中医和社会各界的普遍看法。在此情况下，一些"经方"研究者错误地以为将《伤寒论》的"方"与"证"一一对应，就是"辨证论治"特色的体现，且掀起了"轰轰烈烈"的"方证相对"热潮。这种否定《伤寒论》六经病机理论的思想，至今在现代中医界仍十分流行，甚至提倡"抓主证""抓独"等等提法，即是每一首经方抓住最主要的一个症状，即可使用，抑或提倡"药证"，即见某一症状即可用某一药物。这种思想，从中医基础理论角度来说，只凭经验针对症状用药，而不考虑疾病原因。实际上，这是彻底的中医倒退，退回到"经验医学"或"废医存药"。

关于方证相对论这种经验中医的论调，现代中医界内部也是争论不断。如王玉川认为，五苓散由茯苓、猪苓、白术、桂枝、泽泻，五味药物组成。其主治症依吴谦《医宗金鉴》之说，主要有二，"一治水逆，水入则吐；一治消渴，水入则消"。很显然，这是以仲景《伤寒论》之说为依据的。至于汪昂《医方集解》则说："五苓散通治诸湿腹满，水饮水肿，呕吐泄泻，水寒射肺，或喘或，中暑烦渴，身热头痛，膀胱积热，便秘而渴，霍乱吐泻，痰饮湿疟，身痛身重"。这是从历代医家临床经验中总结出来的。吴、汪二氏所说的主治症尽管详略不同，但论其方取效之机理，莫不以为是利水渗湿之功。所以，现代方剂学大多把五苓散列入"利水渗湿剂"中。然而，仲景书在五苓散方后说："多饮暖水，汗出愈"，而从来没有"小便利则愈"的说法。可见，把五苓散列为"利水渗湿剂"，是议方药而不议机体反应状态，即病证机理的片面观点。此外，我们从《千金要方》还可看到如下的记载："五苓散，主时行热病，但狂言烦躁不安，精采（目光）语言不与人主相当者……水服方寸匕，日三，多饮水，汗出即愈。"（《卷九伤寒上·发汗散第四》）观其所叙症候，近似"如狂"，与水逆、消渴、水饮水肿、水寒射肺等迥然有别；其取效之由，亦非利水渗湿而是"发汗"。再看仲景书，北宋开宝年间高继冲进献的《伤寒论》在"伤寒叙论"一章里说："若得伤寒病无热，但狂言烦躁不安，精气言语与人不相主当，勿以火迫，但以五苓散三二钱服之，可与新汲水一升或一升半可至二升，强饮之，指刺喉中吐之，随手便愈。"然则，同一个五苓散，既可用来利水渗湿，又可用来发汗，还可用作涌吐剂。这哪里是"有是证用是方"的方证相对说可以讲清楚的？所以，清代的《伤寒方论》称"五苓散为两解表里之首剂"，不是没有理由的。至于《外台秘要方》卷三十二"头发秃落方一十九首"里收载的"深师茯苓术散"，其方所用药物与五苓散全同，其主治症为"发白及秃落"，与仲景《伤寒论》五苓散的主治症又全不相干。所以，方证相对，如何相对？

可见，"同方异证"在古医籍方书中并非罕见。至于"同证异方"之例，见于仲景书者亦有很多。如王玉川述，《伤寒论》141条说："寒实结胸，无热证者，与三物小陷胸汤，白散亦可服"。又如《金匮要略·胸痹心痛短气病脉证治》说："胸痹心中痞气，气结在胸，胸满，胁下逆抢心，枳实薤白桂枝汤主之，人参汤亦主之"；"胸痹，胸中气塞，短气，茯苓杏仁甘草汤方之，橘枳姜汤亦主之。"又《金匮要略·痰饮咳嗽病脉证并治》说："夫短气有微饮，当从小便去之，苓桂术甘汤主之，肾气丸亦主之。"更有一证用三方者，如《金匮要略·消渴小便利淋病脉证并治》说："小便不利者，蒲灰散主之，滑石白鱼散、茯苓戎盐汤并主之。"对于这些"同证异方"的条方，在坚持"有是证用是方""方证相对"的学者那里，尽管都有所解释，但无一不是运用"以方测证"的方法，即是根据方药性味功能推测出来的。在方药功能固定的前提之下，推测的结果不用说，必然百分之百符合方证相对的原则。所以，初看起来，这种解释似乎达到了天衣无缝、无懈可击的水平。然而，现代研究告诉我们，任何一味中药都含有多种有效成分，因而它们的药理作用也往往是多方面的，在机体不同状态下就会呈现不同的功能。二味以上组成的复方，则尤为复杂。所以，"以方测证"的本身，就不是什么正确可靠的唯一的科学方法。成书于先秦时期的《吕氏春秋》，在"本味篇"中，就说过这样的话："调和之事，必以甘酸苦辛咸，先后多少，其齐甚微，皆有自起，鼎中之变，精妙微纤，口弗能言，志不能喻。"这说明，中药复方的研究是十分困难的课题。但是，如果我们只停留在"方证相对"和"以方测证"的水平上，那么，中医永远也不会有进步，只是经验的积累而已。

再如，仲景治喘之法，对于经方而言，如风寒束表而喘者，汗之可也，麻黄汤主之；邪热壅肺致喘者，法当清之，麻杏石甘汤、葶苈大枣泻肺之属；寒饮阻肺致喘者，"当以温药和之"，小青龙汤、射干麻黄汤可用；肠热蒸肺致喘者，治宜清解肠热，葛根芩连汤即是；饮邪迫肺而喘者，宜以皂荚丸、泽泻汤逐饮为主；若正虚邪实而喘者，则治宜竹叶汤、木防己汤扶正祛邪；阳明腑实，浊气上逆致喘者，则急宜下之，可投承气类。对于药性而言，宣肺平喘常用麻黄；降逆平喘每用厚朴、白前；敛肺平喘专用五味；泻肺平喘则用葶苈；祛风平喘可用竹叶；止咳定喘多用杏仁、紫苑、冬花；温肺化饮平喘酌用细辛、半夏；温通胸阳，导痰平喘选用瓜蒌、薤白等。又如《金匮要略·水气》所论述的风水，皮水，正水，石水，黄汗，以及五脏水、血分、气分、里水等病，即是水肿病的不同表现，治疗上举出了发汗、利小便、逐水等基本原则。"诸有水者……腰以上肿，当发汗乃愈。"发汗方剂有越婢汤、越婢加术汤、大青龙汤、小青龙汤、麻黄连翘赤小豆汤、甘草麻黄汤、麻黄附子汤、杏子汤、麻杏薏甘汤、麻黄加术汤等。"诸有水者，腰以下肿，当利小便。"利水方剂有五苓散、蒲灰散、防己黄芪汤、防己茯苓汤。攻下逐水，"病水腹大，小便不利，其脉沉绝者，有水，可下之。"逐水方剂有十枣汤、己椒苈黄丸、葶苈大枣汤。破瘀行水，"经水前断，后病水，名曰血分，此病难治；先病水，后经水断，名曰水分，此病易治。何以故？去水，其经自下。"有大黄甘遂汤、当归芍药散。温阳利水有茯苓饮、苓桂术甘汤、理中汤、枳术汤、真武汤、肾气丸等。抓主症，抓什么？方证对应，怎么对？如果说根据病机，那就不是方证对应了。而现代中医把"证"理解得乱七八糟，症状、病机、病理、症候等一锅大杂烩，什么都往里装，什么也都说不明白，基本上都是人云亦云，科学意义上的定量概念没有，科学意义上的定性概念也是"医者意也"之类的想当然。

如此把中医辨病辨症、审机论治中最重要的本质，即"病机"概念给去掉，实质等同于否定中医理论，可以说，是"见证就治"，见到什么症候，就直接治疗，使中医理论倒退回日本古方派的经验状态。现代中医持这种观念的人大有人在，如学者张文选提出，《伤寒论》《金匮要略》《温病条辨》等经典当中，存在一种"辨方证论治体系"，刘志军提出，应推广中医简便易行的直观疗法等，又如六版教材《中医内科学》，也是把最重要的症候分析，略而不谈。见证就治的最典型例子，莫过于 20 世纪 90 年代制定的《中医病症诊断疗效标准》。这些类似的症候的"标准化""规范化"，制定一系列的规范标准，为中医带来了更多问题，以至于后患无穷。

李宇铭认为，《中医病证诊断疗效标准》中的问题更多，包括：第一，诊断依据和症候分类，只是列出一系列临床表现，没有病机的分析；第二，症候分类中，如感冒只有风寒、风热和暑湿三个分类，把中医的理论简单化；第三，诊断标准中加入了西医的实验室检查内容，却未能以中医理论做解释；第四，疗效评定中，单纯靠"症状"而决定治愈好转和未愈三类，没有病机概念；第五，临床上，不典型的疾病应该是占大多数的，《规范》中却没有对此类问题进行解释。其实，中国各地还出版了很多不同的规范标准，如《中医证候辨治规范》《国家标准中医临床诊疗术语证治要览》《中医病症分类与代码》《中药新药临床研究指导原则》等，朱文峰认为，由于研究思路与框架还不够明确，病、症、证等的概念未完全统一，而且由于主管不一，各自为政，以致内容极不统一，出现新的不规范。

对"方证相对"法则及其证治规律性研究的迷信，造成了现代中医临床辨证陷入了相当普遍的西化了的"对号入座"式的思维怪圈，其直接后果就是导致中医疗效的滑坡，还使许多中药新药和新制剂的开发走进了无须中医药理论指导的"死胡同"。方证相对论观点，实际上是很隐蔽的一种"废医存药"的观点。只不过，余云岫提出的方式比较激烈和直接，而持"方证相对论"者们提出观点的方式比较隐晦、隐蔽，走了一条曲线，最终的观点都是可以废除中医基础理论，只要有所谓的"方证相对"就行，每每还经常骄傲地引用仲景小柴胡汤中"但见一症便是，不必悉具"一句，以为是圣旨、尚方宝剑，可以上斩君臣，下杀土匪呢。

道——理——术——症——方是中医诊病、治病的基本套路，没有中医医道之阴阳五行、五运六气、升降出入、寒热温凉，就没有中医之藏象经络、六淫七情、性味归经，也就没有中医之望闻问切、丸散膏丹汤，也就不会有对应各种临床症状的对应方药，这是一整套中医治病的逻辑体系。如果只看到中医最表面的方证，相对一下，就当作是中医，不计其余了，对于中医来说，实在是罪过！罪莫大焉！这种舍本逐末的做法，在现代中医的"大师们"心中，竟然成了"真理"，还有众多的拥趸和脑残粉，中医怎么能不堕落呢！这样的中医不堕落，都对不起"堕落"二字！

当代著名的经方"大家"胡希恕（1898—1984），毕生致力于《伤寒论》的研究，经过日本汉方"方证相对"的影响，认为"临证有无疗效，决定于方证对应与否，执一法，不如守一方"。胡希恕认为，方证是《伤寒论》的精华，

"方证较之证型更为直接,更为深入,且具有定性、定量的性质"。临床上不论采用哪种辨证方法,最终都要落实在方证上。他甚至认为,"方证辨证是六经、八纲辨证的继续,更是辨证的尖端"。当代伤寒"泰斗"刘渡舟,致力《伤寒论》研究,模仿日本汉方的"方证相对"创立"方证相对论",提出"要想穿《伤寒论》这堵墙,必须从方证的大门而入"。并对方证进行深入探讨,认为"认识疾病在于证,治疗疾病在于方。方与证乃是伤寒学的关键,而为历代医家所重视,所以,方证相对论的提出,起到了非凡的积极作用"。同时又提出:"方与证的对应,比类相附之际,张仲景慎思之、明辨之,有机地、也很巧妙地揉进了辨析证候的理论与思想方法。它的作用能把僵化的病症,变成了活的灵魂。""方证相对就可以发挥经方治病的作用,颇有言下顿悟之妙。"作为一代伤寒"大家",能有此认识,可谓是终其一生学习和实践经验之见。有鉴于此,也就可以理解现代中医为什么后继无人,为什么要靠师带徒传承,为什么中医要靠经验传承,为什么中医不能像西医那样系统学习,为什么要落魄难堪了。

甚至这种经验之术,已经被其弟子们竭力构建成仲景方证学,并写成《中国汤液方证》(仲景方证学)、《中国汤液经方》等书,对方证的概念、渊源、结构、内涵及外延,以及具体113个方证进行详细阐释。认为:"仲景方证学是沟通中医理论和临床实践的桥梁学科,在中医学领域占有极其重要的地位。""《伤寒论》正是由于在分经分证的基础上列述了若干个方证,为辨证论治奠定了基础,才使其至今光彩夺目,盛传不衰。《伤寒论》如果撇开具体的方证辨识,则不会具备现今的学术价值。"即使无限拔高到最高,也只是经验之术,谈不上任何中医理论。这种论调同日本的汉方没有任何不同,同西医的对症治疗、见证治疗没有任何不同,只是在表达方式上极其隐蔽、极其委婉而已。

对于这种有别于中医辨病辨机论治的"方证相对",北京中医药大学的梁嵘是这样进行解释的:"方证相对的'证'与中医学中证候的'证'并不等同,是证据的意思。江户时期的日本药草园内,常常按照方剂的药物组成来栽培药草,即把一个方剂的药物集中栽种在一块土地里。当需要使用这个方剂时,就直接到栽种这个方剂的园圃来摘药草。这样做的道理,除了取药方便以外,主要是为了让医生通过观察药物的生长过程和特点来掌握药性。这种用一个方剂来对应一组临床证据的做法,就叫作方证相对。可见,汉方医学中虽然使用了相当多的中医方剂,如《伤寒论》中的方剂,但是,应用的医学理念却与中医学有所区别。方证相对在具体实施时,是用'方'来对应'证',而不是中医学的随证遣方。比如白虎汤,首先通过药物的功效比较来确定方剂的作用。白虎汤由石膏、知母等四味药物构成,通过对《伤寒论》中所有应用石膏的方剂进行症状调查,发现石膏所对应的症状是身大热、口渴。因此,应用白虎汤的主要证据是具备高热、口渴症状。由于应用方剂的证据明确，因此，方的一侧是固定的，也就是说，方剂不能加减。"日本汉方"方证相对"的治疗用药看似更为直接、简明，却同时在不经意间失去了中医学灵活、变化的精髓，实际上，就是失去了中医病机的基本概念，就是岐黄反复强调的那个"十九条"。这种所谓的"方证相对"观点，还不如西医的"对症治疗"来得更直接，起码让人一目了然，没有什么迷惑性。不明白的人还真以为"方证相对"是中医的"最高理论"呢，不过方法论而已。

顾名思义，方证相对就是按照特异性症状去对应相关方剂，这是最基本的理解。但是问题出来了，在中医体系中，同样的一个症状，可以有不同的病机。如咳嗽，《内经》里有五藏咳、六腑咳，同样一个咳嗽症状，却有不同的治疗方剂。再如吴茱萸汤，《伤寒论》中有阳明寒呕、少阴利、厥阴头痛三个病机和症状。方证怎么对应？如果方剂与所谓的症候、实质上的病机相对应，那么，这个方证对应论其实就没有什么新意了，因为不同病机必须要用不同的方剂，这是最基本的中医逻辑。那么，一方究竟到底可以对多少证？

以吴茱萸汤为例，吴茱萸汤在仲景书中出现5次。其中，《伤寒论》有阳明"食谷欲呕"（243条），少阴"吐利，手足逆冷，烦躁欲死"（309条），厥阴"干呕，吐涎沫，头痛"（378条）；《金匮要略方论》有呕吐哕下利病篇的第8条"呕而胸满"和第9条（与前378条相同）。历代医家主要用其治疗阳明寒呕、少阴吐利、厥阴头痛。但是，吴茱萸汤并不限于这三种应用，经过对公开出版的历年的中医杂志统计，吴茱萸汤的应用十分广泛，如以头痛为主的疾病有高血压、血管神经性头痛、偏头痛、顽固性头痛、蛛网膜下腔出血、脑血管畸形等。以呕吐为主的疾病有十二指肠壅积症、妊娠呕吐、贲门失弛缓症、胃溃疡、厌食症、食道反流、消化道梗阻，等等。以脘腹疼痛为主的疾病有胃炎、腹性癫痫、消化性溃疡、胃窦炎、肠系膜血栓、消化道梗阻，等等。以眩晕为主的疾病有美尼尔综合征、高血压、椎基底动脉供血不全、晕船，等等。以泄泻为主的疾病有直肠腺癌、过敏性结肠炎、溃疡性结肠炎以及休息痢等。而且经过吴茱萸汤加减，还可以治疗多种疾病，如窦性心动过缓、风心病心衰、肾结石导致肾绞痛、小儿遗尿、鼻窦炎、失眠、多寐、夜间突发性窒息、眼外伤手术后目痛、胁痛、厥阴寒疝、痛经、更年期情志障碍、戒毒后症状、臆病、荨麻疹，等等。如何以一方对一症？再如治疗头痛、眩晕的方剂还有通窍活血汤、镇肝熄风汤、天麻钩藤饮、半夏白术天麻汤，等等。治疗呕吐、腹泻、腹痛的方剂还有泻心汤系列、柴胡汤系列、承气汤系列、平胃散、左金丸、四君子汤、理中汤、藿香正气散、大小陷胸汤等。又如何以一症对一方？

再如麻黄汤，它是《伤寒论》中运用极为广泛的代表方剂之一。《伤寒论》

云:"太阳病,或已热,或未发热,必恶寒,体痛呕逆,脉阴阳俱紧者,名为伤寒。"又云:"太阳病,头痛发热,身疼腰痛,骨节疼痛,恶寒无汗而喘者,麻黄汤主之。"本方主治外感风寒表实证,以恶寒发热,头痛,无汗而喘,脉浮紧为主症,是风寒之邪束表,毛孔闭塞所致,故用麻黄汤辛温发汗祛邪,使邪从表解,诸症可除。但临床上,麻黄汤的主治并不局限于此,还有许多其他疾病,如寒哮、寒闭失音、水肿、衄血、风寒咳嗽、癃闭、痛经、肩凝、癫狂、鼻渊、大便难等;再如,支气管肺炎、大叶性肺炎、肺心病、急性肾炎、急性腰扭伤、前列腺炎、荨麻疹、中耳炎、慢性肝炎、乳腺炎、妊娠中毒症、产后高热不退、长期低热、三叉神经痛、急性风湿性关节炎、无汗症、阳痿、阿米巴痢疾、复视(双目动脉硬化性网膜病变)、煤气中毒(此案应该广而告之)、顽固性呃逆、鱼鳞病、银屑病等。叶天士在其代表性著作《临证指南医案》一书中运用桂枝汤治疗虚人外感、疾病后期复感寒邪、复感温邪、咳嗽、疟疾、泄泻、喘证、痞证、胃脘痛、腹痛、胁痛、身痛医案多达30余例。如何一方对一证?

再如,六味地黄汤,按王阶2002年综述,经近30年内的统计,该方文献3012篇,可治疗西医100余种疾病,中西医病种及所谓症候435种。以这样一个仅有六味药的方剂组合,有如此宽泛的治疗范围,又如何进行所谓的方证对应呢?再如,柴胡桂枝汤被用于治疗感冒、呼吸道感染、消化道炎症、女性更年期综合征、慢性耳鸣、冠心病、癫痫、神经疼痛、肿瘤等疾病。小青龙汤治疗蛛网膜下腔出血、过敏性肠炎、间质性肺炎合并轻度纤维化、哮喘、慢支、肺心病、肺气肿、肺纤维化、肺感染、窦性心动过缓、顽固性荨麻疹等。再如,大柴胡汤,可治疗幽门梗阻、支气管哮喘、带状疱疹、重症胰腺炎、肠梗阻、奇痒症、癃闭症、遗尿、阳强不射精症等。又如"呕吐"一症,有"呕而发热者,小柴胡汤主之",也有"干呕,吐涎沫,头痛者,吴茱萸汤主之",前者为热,后者为寒。在这里,若"但见一证便是,不必悉俱",也就是说,机械地按照"有是证用是方"的原则,就犯了主观臆断的错误。这样的临床例子,不胜枚举,不同的疾病,临床表现不一定不一样,相同的疾病,临床表现不一定一样,如果真的对应下去,不就是一团乱麻吗?也不能说为了严格的方证对应,只治疗能对应上的疾病,对应不上的,即使有效也不用,那这就是无理取闹,不是学术研究了。

同时,按照方证对应逻辑,一证对一方。但我们看看麻黄汤第83条到第89条的描述,"咽喉干燥者,不可发汗"。此条论阴虚咽燥者禁用发汗,因阴液不足,发汗无源,强行发之,不仅伤阴,更助阳热。"淋家不可发汗,发汗必便血",久患淋证之人,多属湿热下注,久则伤阴,虽有太阳表证,不可辛温峻汗,以热助热,势必伤及血络,出现便血。"亡血家,不可发汗,发汗则寒栗而振"。亡血家,气血虚弱,血汗同源,若强行发汗,易伤津耗血,血伤无以荣养筋脉,气伤阳虚无力温煦肌肤,故寒栗而振。同样是方证对应情况之下,但是又不能方证对应,这说明如果简单机械地按照"有是证用是方"的逻辑,就大错特错了,这样的方证对应逻辑对应下去就是一团乱麻,一切辨病还是要在病机上下功夫。那种所谓方证对应逻辑,说好听的是经验中医,说不好听的就是机械主义、教条主义、照本宣科。实际上,方证对应论已经脱离了《黄帝内经》《难经》《伤寒杂病论》的基本框架了,基本上等同于西医的对症治疗,但那还是中医的本质吗?

方证对应论实为方症对应,但临床上又有许多舍证从脉的病症。如刘锋所述,刘渡舟在第一次中日《伤寒论》学术研讨会上就说,"使用经方的关键在于抓住主证",但在"大实有羸状,至虚有盛候"这种情况下,去抓主证,就明显错了。明代张景岳就在《景岳全书》专门列出"从舍辨"一节,指出遇到"脉症不应"的情况应该有所"从舍":"治病之法,有当舍症从脉,有当舍脉从症,凡脉症不相合者,必有一真一假隐乎其中矣。"明代陶节庵在《伤寒六书·家秘的本》中也提倡脉症从舍:"大抵病人表里虚实不同,邪之传变有异……有症变者,或有脉变者,或有取症不取脉者,或有取脉不取症者。"其他医家,如李中梓、吴鹤皋等,都在其所著医书中提及脉症顺逆从舍的问题,其基本观点也大致相同,即大凡脉与症相应为顺,脉与症不相应为逆,而脉与症不相应,必有一真一假;在症真脉假时,必须舍脉从症,在脉真症假时,必须舍症从脉。即是说,脉症顺逆是指脉与症的相应与不相应,以判断疾病的顺逆。在一般情况下,脉症是相应的,如周学海所说:"有是病即有是脉。"但也有脉症不相应,甚至出现相反的情况。从判断病情的顺逆(即疾病的趋势)来说,脉症相应者为顺证,脉症相反者为逆证。当脉症相逆时,脉与症有一真一假,此种情况下,就需要脉症从舍,或舍脉从症或舍症从脉。脉症的从舍说明脉象与症状只是疾病表现的一个方面,因为脉症都不是绝对可靠的。其实,"运气九篇"中关于脉诊的论述,还涉及南北政,寸尺之脉应不应的情况。这些都说明,脉症表象的真假性、不确定性和模糊性。

在古今医案中,有大量不抓主症的经典记载。如陶尚文治一人,伤寒四五日,吐血不止,医以犀角地黄汤等治而反剧。陶切其脉,浮紧而数,若不出汗,邪何由解?遂用麻黄汤一服汗出而愈,从这里可以看到,陶氏临证不落方证对应的窠臼,陶氏并未循规蹈矩先辨其吐血是胃热壅盛、肝火犯胃,还是气虚血溢,而是见麻黄汤证辄投方施治,故能一服而效。

如果脉症不可靠,那么,什么因素更可靠呢?病机,如刘锋所述,对"脉症不应"的情况,仲景并没有简单地舍症从脉或舍脉从症,而是认为,脉症不应之处正是辨病辩机之关键所在，应有者求之，无者求之，仔细探求，从而得出准确的诊断。如《金匮要略·惊悸吐衄下血胸满瘀血病篇》云："病者如热状，烦满，口干燥而渴，其脉反无热，此为阴伏，是瘀血也，当下之。"此条中病者一派热状，但诊其脉，反无洪大滑数之热象，此时仲景并没有就此舍脉，而是从脉象无热这一特殊脉象中得出病属阴伏瘀血的病机，"无热"两字看似笼统，但正是由此辨析出准确的病机和诊断。如果按照方证对应，看到一派热象，直接清热解毒方剂，就南辕北辙了。

又如《金匮要略·疮痈肠痈浸淫疮病篇》云："诸浮数脉，应当发热，反洒淅恶寒，若有痛处，当发其痈。"一般浮数之脉，多为外感表热之象，今见恶寒突出，发热不明显，似乎脉症不符，但结合患者身体某一局部有固定痛处而拒按，便可断定是发生痈肿的征兆。又如《金匮要略·痉湿暍病篇》云："太阳病，其证备，身体强，几几然，脉反沉迟，此为痉，栝蒌桂枝汤主之。"痉病初起，多见太阳表证，但彼为脉浮缓而此则脉沉迟，一个"反"字强调了脉象的变化，从而提示了病症之机转，此乃津液不足，不能濡养筋脉，荣卫之行亦不利，故脉沉迟，因此经文紧接着就自注曰"此为痉"，可见，仲景十分重视对反常脉象的辨机，这与后世一般的以脉症相反为凶为逆之囫囵说法不同。

又如《伤寒论》132条："结胸证，其脉浮大者，不可下，下之则死。"刘锋认为，一般病属结胸当用下法，但仲景敏锐地观察到其脉不沉，反而浮大，此为脉症不符，其中必有原因，究其病机原来是表邪未全入里，里尚未成实，得到这一关键性提示后，仲景强调"不可下，下之则死"。若误下之，必伤里气，引邪入里，正气先衰，邪气复结，正虚邪实，攻补两难，预后不佳。又如《伤寒论》301条云："少阴病，始得之，反发热，脉沉者，麻黄附子细辛汤主之。"这里"发热"症状与其他脉症不符，仲景没有武断地舍去"发热"一症，而是脉症合参，辨证为少阴兼表证，故用麻黄附子细辛汤温经解表。在《金匮要略·水气病篇》中有"脉得诸沉，当责有水，身体肿重。水病脉出者，死"。水气病，属阴也，水阻阳气，故当脉沉，何以突然"脉出"？此乃强烈提示阳气外脱，阴阳即将离绝，病重难治。《伤寒论》第92条："病发热头痛，脉反沉，若不瘥，身体疼痛，当救其里，宜四逆汤。"发热，头痛，身体疼痛本为太阳病之表现，但脉反沉，仔细深入分析，此为里有虚寒，故用四逆汤先救其里。

诸如此类的例子，在《伤寒论》和《金匮要略》中是很多的。再次印证了脉象和症状同为疾病病机反映于外的表象。脉症之间有相应者，有不应者，因而必须参合脉象及症状，做到分析症状有脉可凭，审察脉象有症可参，才能达到寻机有据，辨治有方。而仲景洞悉并正确地把握了脉症之间辨病寻机的法窍，《伤寒论》以"辨某某病脉证并治"，《金匮要略方论》以"某某病脉证并治"

命题，示人脉症同等重要，而具体有关脉象的论述，都与症状紧密结合，从而达到相互印证，辨病寻机，曲尽其妙。由此也说明，病机才是辨病的肯綮，脉症只是辨病寻机的一个线索、一个表象而已，如果将病人的身家性命完全寄托在方症表面的简单机械对应上，就失去了中医的原机活法了。

可见，千病万病一方，千方万方一病，舍症从脉，舍脉从症，脉症合参，说明了什么？还是辩机论治嘛！有是症，对是经，法是机，方用是药，这是仲景的心法。经就是六经，病机就是六经辨病，再深入一些就涉及五运六气的年、月、日、时之法了。这中间是需要辨病辩机的，而所谓的方证对应论者们，将中医最根本的病机视而不见，执着于方证两端，造成了整个辨病步骤的脱节，只见表面，不见本质。脉证（症状）—经（机）—方药，才是仲景辨经治病的基本法则。

证与经方对应由来已久，但这种对应是在六经病机基础上的对应，是以病机为基本出发点的对应，不是简单地症状与方剂的对应。《汤液经法》中记述不同藏象经络疾病虚实补泻的方剂的组成及其适应症，如大小、二旦、六神等方剂及方剂的适应症，较明确地体现出证与经方的相应关系。张仲景在《伤寒论》明确提出证与经方相应，如仲景于每一经条文中，详细列出"有是症用是方""但见一证便是，不必悉具""观其脉证，知犯何逆，随证治之"的辨经治病逻辑。《伤寒论》虽有"桂枝证""柴胡证"等提法，如"病如桂枝证""如柴胡证不罢者，复与柴胡汤。"但其所强调的是六经中的方证相应，即脉证（症状）—经（机）—方药逻辑。所以，其本质还是证与六经病机的对应。而且《伤寒杂病论》是中医史上第一部证经方完备的辨经治病体系，这也是仲景天人医学的基本结构，所以，严格地说，并不存在什么所谓的方证对应之类的说法，只有症状没有病机原理的方剂，那还叫方剂吗？

现代中医的方证对应论认为，所谓的方证对应包括方与主证对应、方与病机对应、方与症状对应。首先，我不明白，主证与症状有什么区别？主证，顾名思义，既是主要症状，而症状就是症状群？如果说，是主证与兼证的关系，那么，一个主证可以有不同病机，如咳嗽可以有寒咳、热咳、躁咳、湿咳，等等。方与主证怎么对应？临床上还有许多舍证从脉、舍脉从证的杂症，如何取舍对应？其次，我不明白，症状与病机是什么关系？病机是疾病发生发展变化的基本机制，症状只是病机的一种表现，疾病实质是病机的变化导致病情的变化，而不是症状的变化导致病情的变化，方是病机原理的体现，与症状怎么对应？再次，我不明白，证候与病机有什么关系？现代中医认为，症候是疾病的阶段性本质与症状群的综合表现，那正统中医的病机是什么表现？《素问·至真要大论》中的"病机十九条"中明确说明"诸痛痒疮，皆属于心"等等，有症状、有病位、有病机，那么病机是不是症候？如果说，症候就是病机加症状，那么现代中医又何必自造一个"症候"概念呢？直接研究病机不就可以了吗？这是现代中医的"泛症候论"，所以说，现代中医根本就不懂中医！临床上有许多对应症状治疗无效的例子，那不就是对症治疗的西医把戏吗？只有抓住病机，釜底抽薪，擒贼先擒王，才是真正的中医辨经治病。现代中医总是标新立异、哗众取宠，证、症、机不分，本来六经辨病就已经足够了，非要弄出一些貌似有学问的名词，以显示自己的博学与权威，其实，是让天下人耻笑。从五四运动以来的数次取消中医、贬低中医的运动还没有让现代中医从歧途噩梦中醒来，反而偏执地继续走下去，须知方向错了，就会越走越远。

仲景之后，随着十三稿书的秘传失传，六经辨病机理的众说纷纭，古籍传承体例的随意芟变，证经方对应体系逐渐混乱。唐代孙思邈遵循张仲景证经方对应的原则，建立了"方证同条，比类相附"的《伤寒杂病论》体例。他在《千金翼方·卷九序文》说："今以方证同条，比类相需有检讨，仓卒易知。"因为孙思邈得到的《伤寒杂病论》是残卷错简，以六经为准，方证不能一一对应，有一方多证、一证多方的现象，看起来很麻烦，所以就以方为准，归纳为类方形式，是为了"仓卒易知"才有此一举，但完全打破了仲景六经传变用意，这与现代中医所谓的方证对应是两回事。宋代朱肱对这种《伤寒论》体例做了明确的阐述，即"所谓药证者，方前有证也，如某方治某病是也"，并进一步指出"须是将病对药，将药合病，乃可服之"，如果条文与方剂不对应，就会出现服错药的可能，那就南辕北辙了；且朱肱强调的是中药，并非方剂。而明代张介宾在《景岳全书·新方八略引》有"补方之制，补其虚也"，"和方之制，和其不和者也"，"攻方之制，攻其实也"，"用散者，散表证也"，"寒方之制，为清火也，为除热也"，"热方之制，为除寒也"，"固方之制，固其泄也"的说法，这只是治则治法的描述，与所谓的方证对应无关。清代喻嘉言曾说"有是病即用是药，病千变药亦千变"，喻嘉言说的也是药，不是方剂。徐灵胎在《伤寒论类方·自序》中谓："方之治病有定，而病之变迁不定，知其一定之治，随其病之千变万化，而应用不爽。"但徐灵胎所言"一定之治"是建立在知病机的基础上，与盲目方证对应论者，不可相提并论。

伤寒家柯韵伯在《伤寒来苏集》中评价方证相应时说"仲景之方，因症而设，非因经而设，见此症便与此方，是仲景活法"，柯琴在这里不仅排除了六经辨病的病机因素，而且还误解了仲景药物加减的原意。在仲景《伤寒论》六经条文具体方剂中出现某症，就加减某药，说的并不是方证对应，而是药证对应。如桂枝汤加减法，兼背强者，加葛根；兼气喘者，加厚朴、杏仁；发汗过多，桂枝证仍在，恶风，小便难，四肢微急，难以屈伸者，加附子；兼腹痛，不拒按者,倍加芍药;兼腹痛,拒按者,倍加芍药,更加大黄;桂枝证误下后,兼脉促胸满者,去芍药;桂枝证误下后,兼胸满,脉微,恶寒者,去芍药加附子。张仲景小青龙设或然五症,小柴胡设或然七症,五苓散、理中汤,等等,皆是如此。

  王阶认为,药证即运用药物的依据凭证。如"项背强几几",而兼有大便偏稀是葛根症;心下悸、头晕是茯苓症;吐下之后,内伤脾胃,气液不足的心下痞、心下支结、恶心呕吐、噫气、下利是人参生姜大枣症;咳嗽、痰色不黄、兼见大便变稀、次数增多、气味不重、舌质淡嫩而不红、舌面水滑而不干、脉象沉紧而不洪大是干姜五味子症等。再以半夏泻心汤为例,原文主治"伤寒五六日……但满而不痛者,此为痞","呕而肠鸣,心下痞者",其中"心下痞"、"但满而不痛""呕""肠鸣"是其辨证要点。若从药证分析,按照《伤寒论》用药习惯,刷牙恶心,或恶心呃逆(即"呕"),舌苔腻是半夏症;不能饮冷,食后或呕吐,或胃中胀满,大便偏稀属寒者(即"肠鸣")是干姜证;"心下痞",舌质红是黄连症;心下痞、口苦是黄芩症;吐泻后的体液丢失是人参证;挛急疼痛是大枣症;胃中不适导致的烦躁急迫症是甘草症。若主诉心下痞而兼见平素大便干结,则患者很有可能就不是半夏泻心汤症,因为方中干姜、黄连有导致大便变干的功效。虽然方剂是由每一味药物组成,药证是构成方证的基础,但药证也是按照天地五行之气的盛衰而纠偏,方剂更是按照天地人五行之气的盛衰排兵布阵。可见,方证对应也好、药证对应也罢,没有病机,一切都是经验之谈。一切药、方、症状的背后,都是天地人五行之气的偏盛偏衰,或五行之极骤发,阴阳两端之作。经验就是只知其一,不知其二,或知其然,不知其所以然耳。

  传统老中医临证治病,完全体现了经验式直觉判断的思维风格,如刘渡舟将苓桂术甘汤的适应证概括为水舌(舌胖大、质淡嫩、苔水滑欲滴)、水脉(沉弦或沉紧)、水色(面黧黑或见水斑)、水气上冲症(心悸或动悸、胸满、眩晕等),临床上不论何病,只要见到上述特征性表现,就径投苓桂术甘汤,可取得不可思议的疗效;赵绍琴把升降散的适应证概括为舌红起刺、脉弦滑细数、心烦急躁、自觉心中愦愦然、莫名所苦等,临床上只要见到上述升降散症,不论是什么疑难杂病,就率先投以升降散,亦可每起沉疴;胡希恕临证时也常说"这个哮喘病人是大柴胡汤合桂枝茯苓丸症","这个肝炎患者是柴胡桂枝干姜汤合当归芍药散症"。但是你要问他,"老师,这是什么机理"时,一般这些老中医会故弄玄虚地说一些如"医者意也"之类模棱两可的话,或背一些伤寒条文、中医术语,至于解释的合理与否,已经不重要了,临床治愈是硬道理啊,但你用这些方法基本上不一定好使。知其然,不知其所以然,这就是方证相对论和经验中医的特点。

至近现代，方证相对说的泛滥，实际归咎于日本汉方医学的研究，后为许多中国医家所推崇，完全跟着西医的路子去走了，如果那样，还不如西医药。加之许多医家都在鼓吹方证对应说，不管他们是否知道证（症状）—经（病机）—方的中医逻辑，都不遗余力地宣扬，这已经造成了对仲景辨经治病体系的不良影响。治标忘本，将后学者局限在方剂与症状之间纠缠不清，还自以为得天下之医、无病可治了，不去钻研六经经法、运气病机，实仲景之所悲矣。而且方证对应论鼓吹了这么多年，按照现代中医的逻辑认为，这是最容易、最实际的可行之法，竟然仍是没有建立起一个系统、可操作的中医方证对应体系，而方证对应论者们仍是陶醉在自我造车和古人的故纸堆中寻找着那份自卑式荣耀。这本身就已经无情地证明了经验式的方证对应论的终结，最终只能靠师带徒的传承来发展经验中医；而很多人还将师带徒的经验传承模式视为无上光荣与最高中医境界，这也说明了现代中医界重经验、轻理论的陋习弊端。

其实，如果按照现代中医方证对应论的逻辑，一切花哨辩解与混乱逻辑，最终还是要落实到"有是症用是方"上，那么，西医的抗生素（分为磺胺类、β-内酰胺类、氯霉素、四环素、利福霉素类、甲氧苄啶、头孢菌素类、喹诺酮类、氟喹诺酮类、氨基糖甙类、碳氢霉烯类、大环内酯类、二氨基嘧啶类、糖肽类、环脂肽类、脂糖肽类、恶唑烷酮类、甘氨酰环素类等十八大类）按照药物敏感试验的结果治疗细菌感染（临床常见的有球菌与杆菌两大类，具体又分为金葡萄球菌、化脓链球菌、无乳链球菌、肺炎链球菌、肠球菌属如粪肠球菌和屎肠球菌，等等。流感嗜血菌、黏膜炎莫拉菌、大肠埃希菌、肺炎克雷伯菌、阴沟肠杆菌、变形杆菌、沙雷菌属、鲍氏不动杆菌、铜绿假单胞菌，等等，还有各种病毒、立克次体、衣原体、支原体等更小的致病因素）的时候，降压药（分为β-受体阻滞剂、α-受体阻滞剂、CCB、ACEI、ARB、利尿剂、血管扩张剂等）治疗高血压（原发高血压、继发高血压等多种病机导致的高血压）的时候，激素、免疫抑制剂治疗各种免疫系统疾病时，血管扩张剂改善各系统血液循环时，抗凝剂治疗各种血栓时，质子泵抑制剂治疗各种胃肠疾病时，诸如此类的西医治疗，这些算不算"有是症用是方"？算不算"方症对应""药症对应"呢？

当然，说了这么多对方证对应的觊觎，并不是说，方证对应一无是处，但一定要明白，现代中医的方证对应就是方症对应。方症对应即指方剂与症状的治疗，当有正确的临床回应及可重复性，可重复性表示这种"对应"是经验的，而经验则属于还没有上升到理论层面的内容，它们大都集中于各种医籍及名老中医手中。岳美中曾说"其察症候不言病理，出方剂不言药性，以客观立论，投药石以祛疾。其质朴之实验学术，实逼近科学之堂奥，真是祛疾之利器"。方症对应构筑的是传统中医经验传承体系，方症对应追求的是疗效，靠的是中医经验，而不是中医理论，涉及经验的积累和传承，就只有依赖师带徒的形式了。所以中医就这样一代不如一代地苟延残喘着，庙堂中医西医化，草根中医江湖化，一切都在远离正统中医。

中医的经验多集中在择方、选药上，故有"千方易得，一效难求""用药如用兵""不传之秘在于量"的说法。这种经验式中医的方症对应论与《伤寒论》《金匮要略》《温病条辨》及《临证指南医案》等众多典籍中的方症对应体系是截然不同的。这些经典的背后是坚实的理论基础，如六经辨病、脏腑辨病、三焦辨病、卫气营血辨病，更实质的是五运六气辨病寻机。而现代中医所理解的方症对应论的背后只有经验，没有理论；但他们还经常引用经典的方症对应举例，这其实是一种误解误读，其实就是虚伪的中医。现代中医认为，历史上的中医流派是因为经验的不同而形成的，这明显就是对中医的误解，对经验的膜拜。

由于方证之间并不是简单的一一对应关系，在现代中医研究过程中，就会出现一些南辕北辙的原则性错误，导致出现不同的结论。

据孙晓伟述，以方测证是目前应用较多的研究中医症候的方法，依据作用明确的方剂来推测作用对象"证"的本质。其在方法学上应用的逻辑前提是，对中医方剂功效的现代药理作用有比较清楚的了解，即应以能够确切反映中医药功效的指标为依据，观察方剂的效用并据之判断其所作用模型的性质，但其存在着不可逾越的鸿沟。其一，复制"证"的动物模型存在很大困难，目前，无法表明从证本身的角度模拟在动物身上的"证"能在临床实际中重现，所以由动物实验得出来的结论并不可信；其二，"一症多方""一方多症"的临床事实增加了方症关系的复杂性，使得在方症对应研究过程中经常顾此失彼，得不出完整的有意义的结论；其三，方剂作用的多重性亦使方症之间的关系更加不确定，中医方药的功效在针对不同的病症发挥不同的作用，其适应证具有某种不确定性。这样，以不确定性作为确定性判断方症对应的依据就显得荒诞不经。

而且，现代方证领域的研究，主要还是定位在对方或对证的探索上，没有考虑到方与证之间的内在中医病机逻辑关系。方剂的功用是特定方药与特定病症之间相互作用的结果，这个相互作用机制就是病机。从单一角度对方或对证的研究，或简单的对方证相关研究，都是在做表面文章，已经背离中医学术的内在病机逻辑，割裂了方与证的病机联系，不能真正发掘方证关系的本质内涵和基本规律，其研究结论的结果毫无中医诚信。

按照李宇铭的说法，还有一种方证相对论的变种，即方病相对论。方病相对论是指临床中用中医的某一个方剂，对应中医或西医某种疾病来进行治疗的做法。这种方病相对论是方证相对论的变异，两者都是把中医简单化，而忽略了中医辨病辨症、审机论治中对病机的重视。这里方病相对论，所指的是分辨西医的病用中医的方，或者是辨中医的病用中医的方两类。一般而言，这种辨病治疗会采取一病多方，一个病下分多个证型，亦即习惯称为"分型论治"。虽然分型论治好像能够帮助初学中医者入门，但实际上却相反，因为这把病变分割成若干片断，既不能完整地反映疾病病机的本质，又把动态的疾病过程变成僵死不变的教条，不利于中医学因人、因时，以及异病同治等治疗特色的发扬。那些认为中医是讲究个体化治疗的说法，都是外行人说外行话，中医有更高的共性、更科学的病机、更有效的治疗手段；而个体化治疗的说辞，恰恰是因为现代中医们根本就认识不到这些中医共性和病机，所以，才会出现一些不着边际的人云亦云。

分型论治主要强调了疾病的空间特性，而忽略了疾病的时间状态。因此，有学者提出应该要用"辨病分期论治"，但其实即使补充了时间的分型，也只是一些零碎片段的综合，并不能反映疾病病机发展的全过程。疾病的发展千变万化，是难用数个分型就能把它概括的。更令人忧心的是，"方病相对"更是朝着"一病一方"的方向前进。即是以"专病专方专药"的方向，如西医一样，在中药里找到合适的药物，以便针对"病"来使用。可是，按照中药的定义："以中国传统医药理论指导采集、炮制、制剂，说明作用机理，指导临床应用的药物，统称为中药。"就是说，中药是要按照中医的理论，如阴阳五行、脏腑经络，和中药的理论，如四气五味，性味归经等理论来使用，如果中药不按照中医药理论使用的话，即不能归属于中药。这种发展方向，如青蒿素、砷剂等，严格意义上来说，已经不能叫作中医中药了。

除了明治维新时期外，日本汉方医学是在"实证"的追求渐变中，一步步走向衰落的；是在"独尊张仲景""实证亲试""维新""科学化""剂型改进"等等美妙的旋律中，使当事者迷、当时者迷的。而日本汉方医学发展路线在现代中医的发展过程中，又是那么自然、那么自觉地重演着。危险来了，现代中医们却还在孤芳自赏、自娱自乐。近年来，"方证相对"与"方病相对"已经在大范围蔓延，有些甚至以"科研成果""辨证论治的最高理论"的形式在扩大，我们切切不可等闲视之。温水煮青蛙式的中医慢性自杀正在现演，祈望日本汉方医学的今天，不是中国中医药学的明天。

有的时候，我就在想，现代中医界这么多自以为是的聪明人、专家、教授、大师，那么多高级的实验仪器，那么多昂贵的试剂盒和迷惑人的生化指标，那么多廉价的临床试验者，甚至还有可以造人的基因组学、蛋白组学、代谢组学的所谓高大上理论，再加上数以百亿计的人民币，连篇累牍样的研究文章，汗牛充栋般研究中医的书，到最后还是无法解释清楚2500年前古人的一本书、一个理论、一种实践，却甘愿做西医的附庸，这说明了什么？是古人的大智慧，还是今人的无知和愚钝？我不知道答案。

其实，方证相对论是一个伪命题。方证相对论只是一个方法论，不是中医理论。在这个最基本的层面上，现代中医都没有认识清楚，刘渡舟、胡希恕、朱邦贤、冯世伦、黄煌们却在长篇大论、引经据典，实在是让人无法理解。按照这种方法论或逻辑论，西医同样也是方证相对论的路子。所以，现代中医们不要再说"方证相对"是中医辨证论治法则之魂之类的呓语了，如果是，也是阴魂。可以治病、治好病并不是中医的全部，那只是中医的三分之一，剩下的三分之二是医理与医道的天人之法。上医医国，中医医人，下医医病，仅此而已。如果仅仅想要治好病，做好一个医匠就可以了。

医存则药存，医亡则药亡。就是这么回事儿。

中药现代化

自我国现存最早的药学专著《神农本草经》开始，中药学都是在中医药理论的指导下，进行单纯的药性、药效等理论及临床方面的研究。直到近代西医药学传入，提供了实验的方法之后，我国才开始了对中药的实验研究，包括中药药理、药化等方面，与西药研究方法类似。随着研究的不断深入，中药学也开始出现分支，形成了不同的分支学科，如中药药理学、中药化学、中药鉴定学、中药制剂学、中药炮制学等。这种借助科技手段进行中药实验研究的方法，旨在向世人证明中药的科学性，以及期待从研究中药的成分入手，能够开发出更多的新药。这完全不同于中医药的传统理论，那么，沿着这种模式研究下去，究竟是发展了中医药，还是抛弃了中医药的精华而使其逐渐走向衰落，以及利用此种方法研究出的新药是否还属于中药，成了当今中药研究争论的热门话题，且到目前为止，尚无定论；但从事实上来说，这种做法实质上就是废医存药的具体表现。

用还原论的方法来研究中医药的尝试由来已久。

据陈耀祖述，1926年陈克恢自麻黄中提取分离出平喘有效成分麻黄素为这方面的先河。此外，延胡索素、常山碱、贝母碱、青蒿素的研究都是成功的范例。然而，所有这些都只能视为现代药学的生药研究成果，它为现代医学提供了有效的新药，但对中药的性味、归经等理论却并未阐明，因此对中药的发展也并无促进。今天的中医师或由此可知元胡素是"中枢性镇痛剂"，但它"理气活血以止痛""行血中之气"的意义并未因此而得到阐明。平喘的中药很多，如紫苑、冬花、麻黄、贝母等，麻黄素可以平喘，其他的药物成分也可以平喘，那么，平喘的物质基础到底是什么？祛风除湿、活血化瘀、行气利水等药物，皆是如此。所谓的中药有效成分研究，是以西医方法解决中医问题，是以药为中心，是废医存药，完全背离了中医理论和规律。

日本的"汉方"之路就是一条"废医存药"之路，即废除中医，仅存中药。日本的许多科研机构和制药公司都热衷于对中药（包括汉方药、中草药）有效成分的提取、分离和鉴定，目的是为了获得新的"天然药物"，而并不重视对汉医基础理论的研究。回顾我国一百年来的中医药现代化，在很大程度上，也在走"汉方"之路。利用现代科学手段弄清楚中药的有效成分，分离、提取后进行产业化生产，以期与国际接轨，得到美国FDA的认可，进入世界主流医药市场。中医和中药唇齿相依、唇亡齿寒，没有中医基础理论的继承和发展，仅从中药中提取有效成分进行现代化的生产，已经不是真正意义上的"中药"，最多只能称之为"植物药"。

"中药"与"植物药"的最大区别就在于：中药是按照中医理论所使用的药；而植物药是根据美国FDA《植物药产品行业产品指南》中规定，"包括植物类、藻类、肉眼可见的覃类，以及它们的混合物"。中、西医是两套完全不同的医学体系，在西医药体系中，医是医，药是药，西医大夫仅仅是西药的使用者。而在中医学体系中，既学医又学药，医药是不分家的，但凡合格的中医师，必然会临床亲自制药，必然能辨别药的好坏优劣，甚至能亲自采药制药，许多成方名药都是中医师临床实践的总结。我国中医药有系统而完整的理论，有浩瀚的文献，遣方用药都有规律可循；而废除中医，仅存中药，实际上，中药也不复存在，所剩的仅是按西药理论使用的特殊西药而已。而如果以现代药理学研究结论作为选方依据，结果还可能会导致中药制剂临床使用混乱。

例如，日本厚生省1994年对小柴胡汤改善肝功能障碍的功效予以认可，并将该方作为肝病用药正式收入国家药典，以致造成全日本上万肝病患者同服这一处方的"盛况"。但两年以后，日本就出现了88例慢性肝炎患者因小柴胡汤副作用，而导致间质性肝炎、10例死亡的情况。此事件后，小柴胡汤销售额下降了1/3，还遭遇了从医疗保险中开除的危险。包括龙胆泻肝丸、鱼腥草注射液，等等，都有类似问题。

与轰轰烈烈的中药现代化相比，近年来，我国中医现代化却显得十分没落。而目前我国的中医药现代化更多偏重于中药现代化，而轻视了中医基础理论的现代化翻译工作。

高碧珍认为，回顾现代中药研究所走过的路，不难发现有如下几个方面问题：用单一的化学成分取代中药的复方作用；用离体的细胞代替有机整体；用特定条件实验动物代替社会的人和心理的人；用形态学方法取代综合功能调节。所以，研究越深入，偏离中医药的固有规律和轨迹就越远。这样的研究方法可能解释某些中药作用的机制，或在药理学上取得某些突破，但其最终结果只能是为西医开发某些新药。（严格地说，这样研究出来的药物尽管其前身是植物、动物或矿物，但已经不再是真正意义上的"中药"或"天然药物"。）又如，临床常见的某一药物不含某一成分却有某种功效，而某一药物含有某一成分却不具备某种功效，都是这个道理。现在的药监部门按照西药的标准随意指责中药的重金属、A 成分、B 成分超标等，殊不知，中药是配伍应用的，不是像西医那样单一应用的，没有砷剂，还治不了白血病呢?! 这样的符合药监局规定的伪中药，现在社会上比比皆是，能治病的有多少，就不得而知了！

中药复方的研究，难点重重，关键性问题得不到解决。李军昌认为，中药复方药效实验长期以来存在着这样一个误区：以体外制剂的结果代表药物在体内的药理作用。然而，在对小柴胡汤致有丝分裂的研究中表明，小柴胡汤煎剂浓缩液直接加到细胞培养基中有致有丝分裂作用，而含小柴胡汤血清则无此作用，其原因可能由一些不能从胃肠道吸收的大分子物质或其有效成分经消化道及肝脏代谢失效所致。这一点表明了体外实验与体内结果不具有同一性。说明体外的有效成分通过机体后并不能发挥作用，而体外实验中不存在的药理效应，体内因新物质的产生可表现出来。再如，用含药血清作为效应的物质基础，在对中药黄连、赤芍、生姜、黄芩等对花生四烯酸生物转化过程影响的研究表明：生姜、黄芩浓缩液有效，而血清无效；黄连、赤芍的含药血清能抑制花生四烯酸的生化转化，而其浓缩液无效。再如，国内外用瘤细胞株在体外筛选数千种植物粗提物，报道了上千个阳性结果，但体内实验绝大部分是阴性的。现代中药研究证明，在体外抗病毒活性测定中，显示抗病毒活性试验药物的有效成分，即使在体内被全部吸收，也不一定显示抗病毒活性。还有人甚至直接指出，用粗提剂进行体外的有关凝血试验，大多是徒劳无益的，并认为体外抗血小板聚集作用较强的中药提取物不在少数，但20%的抑制率几乎等于无作用，等等。

而中药西化"变异"出的"毒副作用"，也一次又一次在国内外被炒得沸沸扬扬；某些中药虽然远离了"粗、大、黑"的外貌，但其应用已与中医的辨证论治严重脱节，不过是在药典里增加了一味"西药"而已……中医药现代化陷入了歧路彷徨的困境之中。一服中药里有西医所谓的化学成分大约 20~100 种之多，而现代中药仅仅用所谓的 HLPC、指纹图谱等等貌似高科技的东西，测定一种或两种所谓的有效成分，其他一律清除，这样的中药同原方汤液有天壤之别，根本不能同日而语，我们知道化学试验中需要催化剂，中药的作用里同样也需要催化剂，现代科学有一个"蝴蝶效应"，中药里谁能保证没有"蝴蝶效应"呢！而现代中药就这样被无知、武断地清除一切所谓"杂质"，留下主要化学单体，所以，疗效也就大打折扣了。

中药起作用的机制是在中医理论指导下，根据中药的四性五味归经理论，循经入藏，作用的靶器官是藏气，而不是脏器，脏器只是效应器官而已，而现代中医只认识动物模型，不认识藏象经络。更可笑者，现代中医还研究一种所谓血清药理学，这是日本人的发明，但是已经被抛弃了的陈词滥调，在现代中医眼中却成了宝贝，就是在人服药后的血清中寻找中药的有效单体，只要现代中医能找到经络中的气分子，就能找到中药的药气分子，但经络在哪里呢？现代中医可笑之处，比比皆是。

现代中医的现代化主要就是中药的现代化。黄革认为，而在中药、天然药物化学研究中，也存在许多值得重视的问题，对中药现代化研究产生不利影响。一是一些研究者只是单纯进行化学研究，满足于发现一些新化合物发表文章，对活性则极不重视，很少有人进行活性成分研究。为了能够发现新的化合物或新的结构，一些人对有临床多年经验积累的中药或民间药兴趣不大，宁可去研究寻找新的植物资源，而不管它是否有活性，或是否有临床经验。二是活性成分研究的思路和方法不当。不少人只是将分离得到的化合物在测定结构后，再送至有关活性筛选部门进行活性筛选。较少有人采用活性指导下的导向分离方法，那些含量甚微、又难于分离的活性成分在分离途中可能丢失，丢失了也难于察觉。三是化学家与生物学家相互脱节。生物学家尽管不断宣布在身体机能、细胞或基因调控方面有新的发现，但未能投入实际应用，并在此基础上建立起新的灵敏、简便、可靠的活性筛选体系。化学家即便想进行活性成分研究，也常常无法进行。四是未能充分重视中医药的传统经验。中药多以汤剂形式应用，但是水溶性成分很少成为化学研究者的工作对象。迄今的研究多沿用西方做法，即将中药当作一般的植物药进行研究。但中药很少单用，多为组方用药，中药的疗效主要是方剂的药效。但中药方剂的有关成分的研究，化学家很少涉足。五是多采用西医哲学思想研究中药。西医多强调外因的作用，中医强调治本或者标本兼治，因此研究中药活性成分时，如果选用的是体现西医哲学思想的活性筛选模型，用作阳性对照的又是那些符合西医对症治疗的观点、作用剧烈的西药时，则中药活性成分的研究结果常常令人失望。在研究常用中药，尤其是中药中的上品或其制剂时，这种情况更为多见，导致研究成效不大。六是从中药或天然药物中得到的活性成分，往往未做进一步的结构修饰或者结构改造，并就结构-活性相关问题进行深入探讨，对创新药物的贡献不大。研究成果也未能更好地用于指导中药制剂的标准化、规范化，对推动中药现代化起的作用是不大的。

众所周知，中医中药参照或按照何种标准开展研究，在中医界始终没有形成共识。陆茵认为，目前，评估中医疗效和科研成果的整套评价体系是来自西医的，造成评价体系与中医学体系相脱节的情况，如以动物模型为核心的中医实验体系的建立。这给以后的中医学术和中医教育带来了深重的灾难。中医学几千年的历史也证明了这一博大精深的理论体系，它的存在造福了亿万生灵，它的每一次发展都解决了人类健康的重大难题。例如，《伤寒论》的问世、温病学派的产生，等等。可是，我们现在的中医学术研究是一种什么情况呢？比如说，像活血化瘀、络病理论治疗心脏病。在这样一项科研进行之前，谁都知道，活血化瘀、通络治疗心脏病。等到所谓的科研成果出来之后，一切照旧。可以这么说，这样一种中医学术研究，只不过是给中医学穿了一件逻辑语言和数学语言编制的外衣而已，对中医的实际内容没有任何触动。何况，活血化瘀、通络只是中医博大精深的理论中普普通通的一个方法而已，当今之所以备受关注，无非是套用西医动脉粥样硬化、血栓、微循环等理论罢了。所以裘沛然认为，现在的中医现代化就是假的现代化。

更为严重的是，这种把简单模仿西医当成学术创新的后果，就是导致中医的学术水平在一个低层次上重复。比如，岳美中认为，现在很多人用现代医学的方法去研究活血化瘀，最后成果是无病没有瘀，无药不化瘀。可是，这种研究就完全失去了中医活血化瘀的内涵，是把中医活血化瘀的内容给抽象掉了，偷换掉了。中医的活血化瘀本来是非常高超的、微妙的，要辨人、辨部位、辨脏器……非常入细入微。可是这样一种研究的结果是把原本非常精妙细微的活血化瘀弄成了没有内容的空洞的抽象，把中医活血化瘀的内涵降为一个很低的水平。这种研究是不成功的，甚至于导致滥用和治疗方向的错误。可怕的是，种种研究上方向性的错误，不会因为几位老中医的呼吁而扭转，反而由既得利益者们"发扬光大"，从各级中医教育到新药开发、临床治疗无不贯彻到底，落实到每一个医生心中，每一个治疗方案里，每一位患者身上，出现"假作真时真亦假"的可悲局面。

最近，现代中医界为了摆脱中药现代化过程中所遇到的一个又一个的碰壁，又弄出了一个新名词，叫作中药质量标志物，其实质还是中药在现代药理学大背景下的单体分子或协同分子，总之，不出分子生物学的老套。其实，无论现代中医界弄出多少新名词、新花样，只要不是在中医基础理论指导下来审视和研究中医中药，那么，其所有的中医现代化、中药现代化的一切成果，同中医就没有任何关系。其成果只能算是利用我国丰富的药物资源进行有中国特色的西药的研发而已。难怪十几年前焦树德老先生就说过一番极其有预见性，又尤其令人心痛的话："我们老中医在一块的时候就讨论，现在的政策导向是强调用现代科学的方法研究中医，实际上就是用西医的方法研究中医。花了几十年的时间，人力、物力、财力也不知花费了多少，得出个什么结果呢？中医的理论学说是有道理的。完了！没有一个把中医几千年的成果否决了都证明中医是对的。几十年来，每年花费多少个亿，多少大学、研究所、研究院参加进去，搞搞来搞去最后得出的结论就是中医是有道理的。我们这些老中医就想，如果从党的中医政策一下达，就按照中医自身的理论体系和规矩准绳研究中医，这几十年这么多人力、物力、财力的投入怎么也能出三个、五个成果，就是出一个成果也好啊。没有！几十年来一个真正有价值的成果都没有。这么大的财力、人力、物力投入全白花了，时间也耽误了。"北京大学哲学系的郝光明特意为此写了一篇中医老先生们都同意的文章《不是中医不行，而是学中医的人不行》，发表在《中医药学刊》2004年第四期杂志上。这么多年就这样过去了，老先生们的声音还言犹在耳，可现代中医们的研究还是涛声依旧……

中医现代化的研究就是中医西医化，中药西药化。如卢依平、周立华所述，实际上，西药也可以中药化，即西药也可以作为中药使用。从理论上讲，西药与中药都是由化合物分子组成并能作用于人体从而产生生物效应的物质，具有类似的结构基础和相同的作用对象，其作用机制和作用结果应该具有相通之处。从临床来看，有些西药有时按西医理论应用，疗效并不理想，而结合中医辨证应用时，却收效颇佳。如用泼尼松治疗慢性肾炎等疾患时，发现该类药对肾阳虚患者疗效尤佳，而对肾阴虚者疗效较差，且会加重阴虚内热的表现，说明肾上腺糖皮质激素具有温阳的作用。此外，一些西药作用于人体所呈现的现象，用西医理论解释不清楚，用中医药理论可给予较为满意的解释。如阿托品类药物中毒的个体差异性问题。阿托品类药作用于人体可出现颜面红赤、口干舌燥、心率加快、兴奋烦躁等反应，其性为阳热。所以，在抢救有机磷中毒时，辨证属阳热体质的患者易引起中毒，而对属阴寒体质者，往往用量很大，亦不产生中毒反应，安全而有效，说明阿托品具有温热之性，按中医理论属阳热之品，具有温里散寒止痛、温经通阳、温通血脉、温阳化饮、回阳救逆等作用。温热性药物还有碳酸氢钠、山莨菪碱（抗M胆碱药，主要用于解除平滑肌痉挛，胃肠绞痛、胆道痉挛以及急性微循环障碍及有机磷中毒等）治疗阳虚寒凝的病人，效果显著。

再如，前述之肾上腺糖皮质激素，对阳虚症效佳，对阴虚症疗效欠佳，且激素中、长程使用时，其副作用特别是异样表现常常呈现为中医的阴虚火旺症。这种药源性阴虚火旺症的出现，可以进一步证实糖皮质激素是一种阳热药物，过用则耗阴。而有针对性地采用中药联合治疗，可以减少激素的副反应，有助于拮抗长期应用糖皮质激素所致的垂体和肾上腺的病理改变，减少激素的副作用。一般来说，在激素应用的早期，剂量越大，阴虚火旺症明显，以滋阴降火法为宜；在激素减量或维持阶段，阳亢火盛症状减退，而阴虚症状依然存在，宜滋补肾阴，但需阴中求阳、阴阳平补为宜；在激素撤减阶段，宜温补肾阳为宜。

大蒜素具有温阳益气作用。维生素 E 的维持生殖器官正常功能和抗衰老作用与中医肾脏密切相关，并认为其具有温肾壮阳功效，故临床将维生素 E 按中医理论用于肾阳不足的泌尿生殖系病变及其他具有肾阳不足表现的疾病，取得满意效果，也进一步验证了维生素 E 的温肾壮阳功效。又如抗高血压药物的选择问题，对阳亢、热症表现者宜选择 β - 受体阻滞剂和交感神经抑制剂，对阴盛、寒症表现者宜选择 Ca 离子拮抗剂、α - 受体阻滞剂，痰湿症宜选择利尿剂等，这说明钙离子拮抗剂，如硝苯地平、氨氯地平、尼莫地平、尼群地平、非洛地平等属于温热药，而 β - 受体阻滞剂和交感神经抑制剂，如美托洛尔、普萘洛尔、阿罗洛尔等等属于寒性药；对高血压属肝阳上亢型者，选用利血平治疗，无论症状好转，还是降压效果，都是最显著的。这是因为利血平能减少乃至耗竭血管壁和心脏等交感神经节后纤维末梢囊泡中的肾上腺素，降低交感 - 肾上腺髓质系统的功能，表现为降压、镇静作用，类似中药的平肝潜阳、清泄肝火。疗效好，副作用少，也是由于西药中具有的中药样特性与机体的症候相适应的结果。

钙剂具有养阴清热作用，如硫酸钙、碳酸钙、石膏等具有养阴清热的作用。热病后期患者出现口干、盗汗、抽搐、血钙常低于正常，用葡萄糖酸钙静注，可以纠正低血钙，降低了神经肌肉兴奋性而使诸症缓解。这与中医所说的热邪伤阴、阴虚生风的病理机制相符合，与中医常用鳖甲、龟板、龙骨、牡蛎、石膏等滋阴生津药物治疗相吻合，这些中药均含丰富的钙质，因为低钙可能是阴虚症候的物质基础之一，即钙剂应具有养阴的作用。将钙剂试用于临床治疗阴虚盗汗，效佳。用于腰痛、更年期综合征、糖尿病、高血压及神经官能症等多种疾病辨证属阴虚者，均可明显改善阴虚症候，提高临床疗效。一般寒凉药中含钙、镁量药明显大于温热药，而温热药含钠、钾、铜、锰、锶的含量，要明显高于寒凉药，尤其是锶元素，原子量为 87.62，是碱土元素中丰度最小的元素，在附子、赤芍、麻黄中含量尤其高。

抗生素属于苦寒药，伤及脾胃之阳，寒湿内生，在用抗生素的同时，治以藿香正气散芳香化湿，理气和中。又如用青霉素治疗咽喉痛、咳嗽、痰黄稠，用药后症状消除，痰转白色，而又不出现大便硬结副作用，可知青霉素属于寒凉性药物；用四环素、土霉素后很容易出现大便硬结难解，特别是土霉素，那么，这类药的药性即属温热性药物；红霉素用后易出现口苦、恶心、纳呆，这种副作用表现属于中医的湿热性质。

美西律治疗心律失常时,对属阴虚者疗效显著,气阴两虚者次之,而阳虚者效差。格列本脲为磺脲类药物,磺脲类降血糖的机制主要是刺激胰岛 β 细胞分泌胰岛素,用于中医辨证属气阴两虚者疗效较好,而对属肺胃热盛、阴阳两虚等症效果欠佳。又如抗忧郁症的西药,较长期使用者往往出现乏力、心慌、嗜睡、口干饮水多、舌嫩红少苔等气阴两伤的表现,说明该类药偏于温燥,久服伤及阴液,久卧又伤气分,故投以气阴双补的炙甘草汤治疗。抗精神病药偏于苦寒伤阳气,影响患者食欲,影响女性患者排卵功能。阿司匹林预防脑梗死的治法,常使原本阴虚火旺体质的患者出现出血症状,说明阿司匹林有伤阴作用。脉络宁性凉味辛苦甘、功擅清热养阴活血化瘀。复方丹参注射液性凉味辛、功能凉血活血化瘀。氢氯噻嗪对临床上辨证为湿热蕴结的证型无治疗作用,对辨证为脾肾阳虚型和肝郁脾虚型有较好的治疗作用,表明氢氯噻嗪具有温性和苦辛味,具有一定的燥湿利水和健脾化湿作用,同时具有理气散结作用。西咪替丁、雷尼替丁用药久了易出现肾阳虚的表现,这类药属寒凉性药物。

说到中药现代化,就不可避免地谈到青蒿素、三氧化二砷这些中药现代化的成果。许多现代中医引以为自豪的就是这两个成果了,一个获得诺奖、一个获得国家科学技术一等奖。但是,我们应该明确的是,这两个中药现代化成果是在中医体系的启发下,运用现代科学技术而得来的,严格地说,这个成果已经不算是中医中药了。这两个成果同银杏叶提取物、地高辛、奎宁、血脂康这些西药有什么区别吗?没有,都是植物药提取物。在现代医学的评价体系之下,青蒿素、三氧化二砷获得诺奖、国家科学技术一等奖是实至名归,但是,与中医说不上是什么发展,顶多是印证了中医体系的博大精深而已,仅此而已。

血清药理学

日本的中药及其复方方剂,特别是"经方"是日本药典方的重要内容。

据王世民述,其实验研究起步也较早,特别是在剂型和制剂工艺上研究颇多,并且很受政府当局的重视,早在 1973 年,日本政府就拨巨款,组织其全国的大药厂、高校、药检等部门,进行了专门的研究,并把 1973—1974 年和 1975—1976 年的研究报告汇编成册,后一部分于 1980 年出版后,1986 年由我国的胡宝华等译成中文出版,名曰《汉方制剂分析技术》,是专门研究检测汉方制剂及其质量、质控等方面的专集,对于国内中医现代化研究起到重要的导向作用。韩国方面的研究也相当活跃。据统计,截止到 1989 年已做过研究的方剂在 150 个以上,1985—1989 年研究的 80 个方剂中,约有 3/4 均出自我国历代医典方书。研究思路诚如前韩国生药学会会长洪南斗主张的那样,方剂研究首先是把书上记载的方剂功能主治，用实验研究加以证实。而血清药理学，就是在这种国际中医药研究背景下，传到国内现代中医界的。

中药血清药理学是指将中药或中药复方经口给动物灌服一定时间后，采集动物血液、分离血清，用此含有药物成分的血清进行体外实验的一种实验技术。据叶永安述，血清药理学研究方法首先是在 1984 年第一届和汉医药学会上提出的。日本学者 Hiriko I-wama 提出了给动物灌服中药在一定的时间里，取其血清进行实验的药理学方法。1988 年，日本国东京都医院的田代真一提出了中药"血清药理学"和"血清药化学"的概念。自此有关中药血清药理学的研究逐步展开。1990 年，姜廷良在全国中医方剂研讨会上介绍了日本有关中药血清药理学研究的动态和情况，引起与会现代中医学者的广泛兴趣。1991 年，国家中医药管理局正式立项，使该研究得以较系统开展。1996 年，国家自然科学基金将其列为重点项目，着重进行方法论研究。近 20 年来，越来越多地应用于中药药理的研究。

辨病辨症论治是中医诊治疾病的方法和特点，尽管现代中医的实验医学中已经将实验与证型相结合，但在实验医学中多数在这一点上忽视中医的内涵，多采取了辨病论治的研究方法。

杨彦芳认为，由于辨证可以客观反映疾病的内在规律，疾病又是辨证论治的主要依据，使二者统一起来仍然是中药血清药理学的难题。而且，虽然血药浓度法比较精确，以其中某成分为代表可进行系统的药动学研究。但因中药复方成分复杂，检测成分的药动学不一定能代表其他成分的体内过程，而且检出成分并不完全是该复方的有效成分或唯一有效成分。中药复方在体内的作用极其复杂，并非所有的中药复方全部通过血液起作用，也有不通过血液而起作用的，如中药复方对消化道的直接作用；中药本身四气五味所起的作用；根据药动学在体内分布有脏器特异性等的试验药物，其血清药理方法也许不适用。

现代中医血清药理学的研究基点，是立足在现代医学之上的。这种中药研究方法建立在还原分析基础上，在完全不确定中医发病的病因病机、脉症的情况下，仅以病种、证型的动物模型为研究标准。现代中医在研究中医时，始终找不准研究方向，究其原因，就是现代中医无视中医理论体系的存在，总是自以为是的用现代医学逻辑去衡量中医理论，这样做的后果就是鸡同鸭讲，各自语言体系完全不同步。严格意义上说，现代中医的这种中药研究除了方剂是中医形式，其他一切都与传统中医无关。

从西医角度来说，西医的基因组学、蛋白组学、代谢组学、表观遗传学等等分子生物学的研究，已经是精细之又精细，基本上是属于现代医学界在分子生物学领域的大数据研究，这样的科学高度是现代中医无法企及的高度。但现代中医另辟蹊径,用中医名词主观地罗列了一些类型,在中医的外衣下再去按照现代中医的实证逻辑,去走现代医学的实证研究之路,什么指标热门研究什么,但在研究质量上远远落后不止50年。这样的现代中医,说一句实在话,就是伪西医。从现代中医前些年的中医症候研究来看,其用西医手段的实证研究实属重复老路,又重新走了一遍中医症候研究的不归路,但是,这次现代中医却是披着不同的外衣,现代中医体质学的外衣。其实,本就没有什么外衣,只是皇帝的"新衣"而已。

面对西方医药学带来的巨大冲击,我们实在是不必那么着急地自我否定。

吴立坤认为,在世界历史上曾经形成过很多医学体系,如巴比伦和亚述医学、希腊医学和亚历山大医学,等等。虽为医学的发展奠定了一定的基础,但大多被淹没在历史长河中,所剩寥寥无几。只有中医药学却繁衍下来,发展至今已有几千年的历史,就是在近代时期受到西方医药学的冲击及国民政府的歧视摧残等多重压迫下,依然生生不息,而且现在越来越受到国际上的关注。其根本原因在于,中医药学有着独特的理论体系,有着其他医疗体系无法代替的确切疗效;中医药界人士有着保卫国粹的赤诚之心,更是因为中国人民有着对外来文化去糠求精、为我所用的优良品质。

而且血清药理学本身的理论逻辑上也存在硬伤,可以说,是错上加错的一种中药现代化研究。

据葛金文述,口服或灌服中药后,进入血流的有效成分,大致包括六个来源:中药天然原形成分;中药加工与煎煮过程产物;胃肠道对中药消化分解产物;肠内细菌对中药代谢产物;体内(主要是肝、肺、肾)对中药生物转化产物;中药有效成分介导体内表达分泌的活性物质。这些成分与物质都首先出现或存在循环血液中,所以采取血标本作为半体内实验的原材料,这是合理的。

然而,血液包括血细胞与血浆两个部分;血清是血液凝固后除去纤维蛋白与血细胞的液体部分,它有别于血浆。因为凝血及其继发的一系列生物学反应,不仅明显改变了血液成分,而且对中药成分与其派生物质可能产生影响。由此可知,采用血清药理学方法得出的实验结论不一定都是可靠的,其中可能存在假阳性和假阴性问题。

对于血标本的应用,临床检验通常根据不同项目,分别采用血清、血浆和全血。据葛金文述,世界卫生组织(WHO)2002年"关于血标本选择专题报告"中指出:"由于历史的缘故,过去通常采用血清;现在许多实验室倾向于采用血浆。因为凝血引起的级联与相关反应可用抗凝剂加以避免,显然血浆的组成较血清能更好地反映体内的实际情况。"

在该报告的推荐项目中,血清6项,血浆57项,抗凝全血41项。然而,在我国已有的中药药理报道中，以血标本作为半体内实验原材料，几乎都是采用含药血清，这种"一边倒"的现象是不合理的畸形发展。

在体外实验中，全血指抗凝的血液，血浆指抗凝血液离心后去除血细胞的上清液，血清指全血凝血完成后析出的液体，三者存在明显的差别。血清与血浆存在多种多样的差异。葛金文认为，血清药理不能反映体内真实过程。由于一般人群和绝大多数病人体内并未发生严重的弥散性血管内凝血，循环血液中的非细胞部分是血浆，而不是血清。因此，病人口服或给动物灌服中药后，被胃肠道吸收的中药成分及其派生物质是进入血浆，并非血清。也就是说，含药血浆能够较好地反映体内血液实际情况，含药血清不能代表体内实际情况。所以，为反映体内的实际情况，越来越多学者主张，在医学研究与临床检验中，特别是蛋白组学、肽组学与代谢组学研究，最好采用血浆，只有在抗凝剂干扰检验结果的情况下，才考虑采用血清。鉴于血清与血浆存在多方面差别，为尽量反映体内实际情况，在药代动力学研究中，绝大多数采用血浆；只有在抗凝剂干扰实验结果的情况下，才考虑采用血清。这已是学术界公认的原则。同理，与含药血清相比，含药血浆避免了凝血及其相关过程对实验的影响。因此，大多数中药的半体内实验也应当采用血浆药理学方法；而血清药理学方法，仅适用于抗凝剂可能干扰实验结果的研究。虽然采用血浆可以比较客观地反映中药药代动力学，但是寻找药物单体的中医中药研究，从方向上就是错误的，所以血浆药理学也同样不能客观反映中医药的藏象经络之中草药的性味归经。而且，不同种属的动物，其血清成分不同。研究表明，用四甲偶氮唑盐法（MTT）观察不同动物种属血清对脾脏淋巴细胞的影响，发现不同种属动物血清对脾脏淋巴细胞生长的影响有相当大的差异，并且血清来源动物种属与所培养的细胞生长没有明显规律。目前，现代中医一般采用家兔和大鼠作为首选，但家兔和大鼠与人是不能互相代替的。例如，巴豆对于人来说为有毒药物，用量不宜过大，否则，易致中毒不测；而将其喂小白鼠，不仅不会中毒，而且使小白鼠可以长得肥壮。

即使是同一种属之间，其血清的药代动力学也是不同的。近年来，临床药理研究结果揭示，不同生理、病理、遗传背景、不同性别，甚至不同人群对同一种药物的药代动力学参数具有不同的特点。研究发现同一药物不同"证"的药代动力学参数存在显著差异，这种差别可影响药物疗效和毒性反应，而这正好是中医阴阳藏象虚实寒热表里的属性所在，如我们在前面所说的，6-542对于阴虚和阳虚的病人，它的毒性是完全不一样的。因此，有理由相信生理和病理状态下，机体对药物作用的反应是不同的，产生的内源性有效成分也不同，制备的含药血清中，血清移行成分也是不同的。

但是，对于采用病理模型制备药物血清在体外实验中，是否更能如实地反映药物与机体的相互作用，也是存有疑问的。如韩笑所述，含药血清中的有效成分作用于靶器官对疾病产生治疗作用的同时，也会有所"消耗"或被"耗尽"，导致病理模型药物血清含有的有效成分含量降低或消失。即便此时仍可检出一些峰值很高的成分（通常被认为是与功效相关的化学成分），但这些成分是否就是药物在体内发挥药效的主要活性成分，而真正发挥作用的活性成分由于被疾病机体"利用"而不能检出呢？在实际操作中的难点在于，何时采集的药物血清中有效成分（不一定是峰值较高的成分）含量最高，而且这些有效成分还未被机体"反应"的时间窗很难被捕捉。

韩笑认为，采用正常或疾病动物制作含药血清各有利弊。正常动物药物血清可在一定程度上避免疾病机体对体内药物有效成分的"消耗"，但其血清中的有效成分，与疾病动物药物血清中的有效成分存在不一致的可能，但这种不一致达到什么程度，会不会直接影响药物的药效观察不得而知；另一方面，采用病理模型药物制作的血清，虽能代表药物在疾病机体内的生物转化过程，但是，在这个过程中，对于血清中的有效成分是否确有被机体"消耗"以及被消耗的程度亦不清楚。因此，对正常及疾病动物含药血清的药理机制，以及两者之间血清移行成分差异的对比研究的评估，是现代中医血清药理学需要明确的关键步骤之一。但目前仍没有研究者进行过相关方面的工作。没有对比研究的结果，纸上空谈正常和疾病动物药物血清谁更能反映药物的真实疗效，是没有指导意义的。

再如，药物血清的制备中，确定药物的时效关系，以及量效关系，一直是中药药理研究的焦点。由于不同种类实验动物对药物敏感程度不同；以及不同动物对药物的吸收、代谢速率不同；再者由于复方药物的组成差异，复方药物中不同组分被吸收、转化、作用靶点和排泄的速率亦不同，直至目前尚未得到公认的、规范、统一的药理血清时效标准。不同种属、不同时间、不同空间、不同状态等等，都是不确定的因素，这种血清药理学，实际上是没有科学意义的。

雷世庸认为，血清本身内源性成分复杂，给中药血清药理学研究带来了极大困难。中药复方制剂经口服后，血清药物浓度较低，特别是中药复方制剂中微量成分及蛋白结合率不同的成分，给药物检测和药理实验提出了难题。血清中部分物质已是药物作用机体细胞的反应产物，如果细胞存在反馈机制，血清二次重复作用于细胞，将可能掩盖药物血清的实际作用。含药血清对离体系统同样也有干扰，如血清本身对体外酶活性的影响等。

王筠认为，采用中药血清药理学实验方法时的作用体系为离体组织（细胞)加含药血清,因此,作为离体组织(细胞)来源的供体动物是否造模,即是否处于相同的生理病理状态,就是一个不容忽视的重要影响因素。研究发现,正常大鼠血清对系膜细胞胶原的代谢无异常作用,而造模后的肾衰大鼠血清对系膜细胞胶原的合成与分泌有促进作用。而且,不同生理病理状态及不同证型对血清中含药成分都是有影响的。如果为了保证实验结果与在体实验的一致性,血清供体动物应该造模,使其处于与实验相关的病理状态,但造模本身的技术性问题和与中医症候相似度的高低,都是不确定因素。

陈业高认为,血清学本身是一门科学,其自身组分的复杂性至今尚未完全清楚。中药复方组分亦是未知体系,两个未知体系的简单叠加,使原本已经很复杂的体系更加复杂。由于中药有效成分药理学机制的多样性,任何一种单一元素在复方药效作用中均可是微效的,但这种微效作用可以累加成较强的生物学效应,且由于药物组分之间的相互作用,除了少数已证明具有受体效应的组分外,多数组分是有效成分还是无效成分,尚不得而知。就目前的技术手段,人们尚不具备分析复方血清中所有的单一成分的能力,即无法详尽地对比、分析每一单一元素在复方中的作用,大大增加了中药血清药理学在中药复方研究中的不确定性与不准确性。

中药复方并非单一成分发挥药理学作用,其实验稳定性、重现性和标准化,是中医中药亟待解决的问题,也是血清药理学面临的问题。中药复方配伍的差异、单味药物产地和炮制过程差异、复方煎制差异、使获得的实验药物血清缺少药物组分定量的指标,影响了进一步的药效学实验的稳定性和重现性。至于说,给药方法及采血时间、含药血清的制备,以及血清的不同处理方法(例如,灭活)等问题都增加了血清药理学的不确定性与不准确性。血清药理学在日本的中药研究中,也是一种过时的手段,已经用实践证明这种方法无效了,而现代中医界却还视之如宝贝……现代中医界的颜面基本上如那些不化妆不出门的人一样,卸了妆以后不能看的素颜与浓妆后的铅华,总是给人许多迷惑与幻想,梦碎后的失落,确实让人有一种彻骨的心痛,又无奈。

废医存药

医存则药存,医亡则药亡。

据何凯述,1920年,余云岫的《科学的国产药物第一步》首次明确提出了著名的"废医存药"口号,一直延续到现代中医。现代中医"废医存药"论者,只承认中药在疗效方面的经验价值,而不承认中医理论。而且,这种否定中医理论、主张"废医存药"的观点,在我国中药研究中占主流观点。近年来,国内中药研究主要围绕提取分离各种单体成分进行,而对中药的基础理论问题，很少有人问津。这种"采用西药理化方法，从中药中提取有效成分，按照西医生理病理原则和临床药理指标运用于临床"的思路，已经脱离了中医理论的指导，所研究开发的"现代中药"已经不是真正意义上的中药，而只是天然药物或者西药而已，它不仅不能为中医临床提供药物支持，更不能为中医药学术发展做出贡献。这条"废医存药"之路，将把为中华民族的繁衍兴旺做出过巨大贡献的传统中医药引向死路。

实际上，现代中医研究一直是跟在日本汉方研究的后面拾人牙慧而已，无论是中医基础理论的现代科学验证、方证对应，还是中药药理研究、血清药理学等等，都是如此，基本上自己没有什么值得骄傲的东西。而日本的"汉方研究"走的就是一条"废医存药"之路。到目前为止，日本没有一所正规的汉医学校。日本汉方医药由盛转衰的历史教训，深刻地证明了"废医存药"之路是一条走不通的死路。例如，日本厚生省1994年对小柴胡汤改善肝功能障碍的功效予以认可，并将该方作为肝病用药正式收入国家药典，以致造成全日本上万肝病患者同服这一处方的盛况。但两年后，日本就出现了88例慢性肝炎患者因小柴胡汤副作用而导致间质性肝炎，其中10例死亡。包括后来我国的龙胆泻肝丸事件、鱼腥草注射液事件，都是如此。

16世纪末日本的汉方医学主要形成三个流派，即折中派、后世派、古方派。其中，古方派占主导地位。古方派以"方证对应"为主导思想；而我国临床上倡导用古方，为医圣张仲景独尊。但是，古方派所谓的"证"只是一组症候组成的症候群，没有中医所讲的病因、病机成分，与中医的"证"实则已相去甚远，与医圣张仲景所提出的"汤证"更不是一个概念。古方派所讲的"方证对应"其实就是根据症状选择方药，然后进行药味的加减，完全没有中医之根本辨证求因、审机论治的存在。据伏晓述，20世纪60年代以来，在"方证对应"的基础上，日本汉方学者又提出了"方病对应"理论，使得汉方医学在歧途上走得越来越远。日本汉方歧途发展的根本原因是缺少正确的方法论，汉方学者在分析病情时，局限于"汤证"的二元分析而忽略了方剂的变化。所以，后来出现的小柴胡汤事件就不足为奇了。日本汉方医药学是不求甚解、只知其一不知其二的经验主义技术论，完全不重视中医基础理论的研究。而我国近现代中医药的研究，正是在步"汉方"的后尘。通过现代物理、化学、生物等学科的方法鉴别中药的成分，通过动物实验等确定有效成分，然后分离、提取，进行规模化生产。这种仅从中药中提取有效成分，而没有中医理论的继承的应用，根本就不是真正意义上的中药。

段逸山曾写了一篇批驳"废医存药"的文章：1940年1月《复兴中医》杂志创刊号上有一篇文章，系该刊主编时逸人撰写的《我要说的话》。其中用了一则比喻来批驳所谓"废医存药"的胡言,堪属佳喻:"西医说,中医可废,唯中药尚有可用。此意实属任意诬蔑。譬如中国军队,抗战胜利以后,假使外人评判,谓中国士兵不良,唯枪械尚属可用,应当重赏枪械,不必慰劳士兵。其立意与此相等,岂非笑谈!"古代医家多有"用药如用兵""任医如任将"之类的比喻,而时逸人先生却把中药比作枪械,把中医比作士兵,以中医使用中药,比作士兵使用枪械。中医治愈疾病,不只是中药的疗效,也是中医善于运用中药的结果,犹如战争取得胜利,不仅仅是枪械精良的缘故,更是由于士兵善于使用枪械。战争取得胜利,"应当重赏枪械,不必慰劳士兵""岂非笑谈"云云,时逸人先生对"废医存药"歪论不屑一顾、嗤之以鼻的神情,跃然纸上。

  中医理论是中药的灵魂,中药的使用和研究,都不能脱离中医理论的指导。脱离中医理论指导的中药研究,不是真正意义上的中药研究,所得到的结果也不是真正意义上的中药研究成果,充其量是现代医药学对传统中药的借鉴而已。这种偏离中医理论指导的所谓"中药研究",只能在一定程度上丰富和发展现代医药学,而对中药本身和中药现代化没有实质上的帮助。中医理论和中药密不可分、唇齿相依,中药的研究与发展如果脱离中医理论的指导,走上"废医存药"之路,最终的结果将是医废药亡。如果只是从某种中药材中提取有效成分,然后进行现代化生产,而脱离了中医理论的指导,不能说是真正意义上的"中药"而只能叫"植物药"。

  陈涤平认为,用中药治病如离开中医论治和理法方药就不是中医者。当前,中医乏术和伪中医用中药治病这一严酷的现实,被中医药界某些表面的繁荣所掩盖。中医药学术不但没有得到很好地继承和发展,反而陷入危机和混乱之中。在其虚浮繁华的外表掩饰下,中医药的实质和特色正面临蜕变和消亡的危险。正如一家报纸所说:"用中药的医生不少,但用中药的医生并不等于中医。"审视中药研究现状,透过其"硕果累累"的外表,我们所看到的更多的是令人不安的一面。中药研究离开中医理论的指导,离开中医诊疗的实践,离开中药的性味归经和升降浮沉,离开君臣佐使的配伍,离开中医对人体质的认识及中药与人的生命过程的相互作用,仅提取中药的某些成分,在西医动物模型、实验研究中所取得的"成果",已根本不是什么"中医";用西医还原方法、化学提纯所取得的"成分",已根本不是什么"中药"。其用于人体的药物效应已不能体现中医辨机论治的治疗效果,而副作用却大大彰显。如日本小柴胡汤事件、英美马兜铃事件,其原因是不懂中药的医生不按照中医理论论治,仅辨病使用中成药造成的后果。"废医存药"抛弃了中医思维,使中药走向简单模仿西药的道路,失去中医药学自身的理论基础和创新体系及良好的临床疗效,只能阻碍中医药学的发展。没有中医理论作为基础指导的中药，其实，不就是一堆毫无用处的草根树皮吗？

中药是在中医经络藏象、病因病机、诊法治则理论指导下，按照四气五味，升降浮沉、功效、归经等原则和指标，在中药材基础上生产的、供中医辨证论治临床使用的饮片或成药。可见，中药的理论和中医的基础理论，是一脉相承的。它是在中医经络藏象学说、病因病机学说、诊法治则学说基础上衍生出来的，而不是在解剖和生物物理学、生物化学基础上形成的。也就是说，中药是在中医理论指导下，为中医辨证论治所使用的药物。中医药区别于西医药的根本在于，中药是中医按照中医理论所使用的药；西药是西医大夫以西医理论为基础主要参考影响机体生理、生化、病理指标的变化而选用的药物。总而言之，中、西医是两套完全不同的医学体系，在西医药体系中，医是医，药是药，西医大夫仅仅是西药的使用者。而在中医药体系中，既学医又学药，医药是不分家的，但凡合格的中医师，必然会临床亲自制药，必然能辨别药的好坏优劣，甚至能亲自采药制药，许多成方名药都是中医师临床实践的总结。我国中医药有系统而完整的理论，有浩瀚的文献，遣方用药都有规律可循。而废除中医理论，仅存中药，实际上，中药也不复存在，所剩的仅是按西药理论使用的特殊西药而已。而如果以现代药理学研究结论作为选方依据使用中成药，结果还可能会导致中药制剂临床使用混乱。中药没有中医理论的指导，就如同无根之木、无源之水，就没有生命力。

前国家中药制药工程技术研究中心主任沈平认为，"中药必须走提取、分离和纯化的道路"（《中国中医药报》2004年5月26日第7版）；国家新药审评中心也先后制定了有关新药开发的文件及技术要求，不论经方、古方、新方，基本上是一律按照西医的方法和要求。自然是先解决"黑、大、粗"的问题，找化学成分（活性成分），无法拿到的也得有个与疗效根本不沾边的"指标性成分"，在整个工艺、药效实验中去"跟踪"等，由于这种西医思维方式的指导，脱离了中医药的基本框架，简单地把中药混同于天然药物或植物药，包括复方中药的方剂研究，都如"邯郸学步"，丢了自己的传统和技能，造成东施效颦的局面；并把中医临床上强调个性化用药原则形成的加减类方，简单地认定为"低水平重复"，甚至责难"中医药深奥难懂，难于为现代医学工作者，各国卫生行政之主管部门及患者所理解、掌握和接受"，等等。

现代中医的现代化研究，只是一个混乱庞杂的文字游戏体系而已，不值一提。

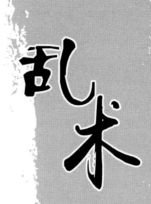

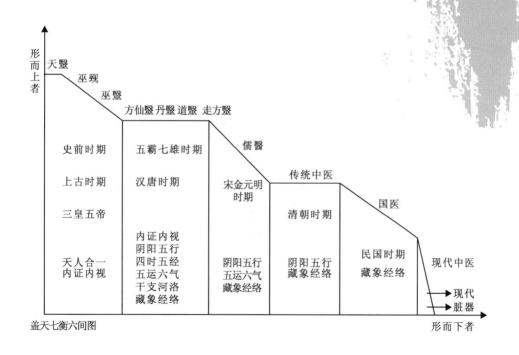

古中医(甲子中医)学术之退化史

第一乱 薪 传

第十四式 损则有孚（损卦 象辞）损：有孚，元吉。无咎，可贞。利有攸往。曷之用，二簋可用享。《象》曰："《损》，损下益上，其道上行。'损'而'有孚，元吉。无咎，可贞。利有攸往。曷之。"大直若屈，大巧若拙，大辩若讷，大成若缺。

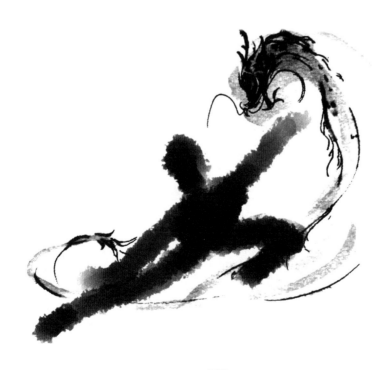

古籍

《汉书·艺文志》是我国现存最早的一部综合性分类目录。它是汉代班固在刘向、刘歆父子的《别录》和《七略》基础上编纂而成的一部官修群书目录。《汉书·艺文志》共收书 38 种，596 家，13200 余卷，分类简述秦汉学术思想的源流演变。《汉书·艺文志》将当时所存书籍依据刘向整理图书时的分工，分为"六艺略""诸子略""诗赋略""兵书略""术数略""方技略"等六大类。其中，"方技略"著录的是与医药卫生相关的书籍，分为医经、经方、房中、神仙四种，首创中医图书四分法。

如陈婷所述，《方技略》著录"医经七家，二百一十六卷"。其小序言："医经者，原人血脉经落骨髓阴阳表里，以起百病之本，死生之分，而用度箴石汤火所施，调百药齐和之所宜。"指出"医经"是记述中医学基础理论的一类书籍，包括生理、病理、预后、治则、治法等。其目有《黄帝内经》十八卷、《黄帝外经》三十七卷、《扁鹊内经》九卷、《扁鹊外经》十二卷、《白氏内经》三十八卷、《白氏外经》三十六卷、《旁篇》二十卷。书目中所载"黄帝""扁鹊""白氏"诸医籍，是先秦时期三种医学流派的代表著作。皇甫谧认为："《黄帝内经》十八卷，今有《针经》九卷，《素问》九卷，二九十八卷，即《内经》也。"关于《扁鹊内经》与《外经》，今扁鹊《难经》二卷，当为扁鹊内、外经之遗书，其他亡佚不传。《白氏内经》《外经》既不见原书，又不见传本。

《方技略》著录"经方十一家，二百七十四卷"。其小序言："经方者，本草石之寒温，量疾病之浅深，假药味之滋，因气感之宜，辨五苦六辛，致水火之齐，以通闭解结，反之于平。"即"经方"是记载以医经中论述的中医基础理论为指导，利用中药组方配伍制成方剂的一类书籍，故称之为"经方"。其目有《五藏六府痹十二病方》三十卷、《五藏六府疝十六病方》四十卷、《五藏六府瘅十二病方》四十卷、《风寒热十六病方》二十六卷、《泰始黄帝扁鹊俞拊方》二十三卷、《五藏伤中十一病方》三十一卷、《客疾五藏狂颠病方》十七卷、《金疮瘛疭方》三十卷、《妇人婴儿方》十九卷、《汤液经法》三十二卷、《神农黄帝食禁》七卷。后世书目多沿袭此类目，于"经方"类著录方书，亦有书目称为"医方"和"方书"。例如，冈西为人所编《宋以前医籍考》、贾维诚撰《三百种医籍录》。

《方技略》著录"房中八家，百八十六卷"。其小序言："房中者，情性之极，至道之际，是以圣王制外乐以禁内情，而为之节文……乐而有节，则和平寿考。"指出房中是记述有关性医学的一类书籍。其目有《容成阴道》二十六卷、《务成子阴道》三十六卷、《尧舜阴道》二十三卷、《汤盘庚阴道》二十卷、《天老杂子阴道》二十五卷、《天一阴道》二十四卷、《黄帝三王养阳方》二十卷、《三家内房有子方》十七卷。刘向、刘歆认为，"房中"类书籍与养生保健关系密切，因此将其与医药之书列为同一大类。后世目录有沿袭而设"房中"类的类目，也有将其归入"养生"类的。

《方技略》著录"神仙十家，二百五卷"。其小序言："神仙者，所以保性命之真，而游求于其外者也。聊以荡意平心，同死生之域，而无怵惕于胸中。"指出神仙是著述导引、按摩、服芝、炼丹等养生一类的书籍。其目有《黄帝岐伯按摩》十卷、《黄帝杂子芝菌》十八卷、《黄帝杂子十九家方》二十一卷、《泰壹杂子十五家方》二十二卷、《神农杂子技道》二十三卷、《泰始杂子黄冶》三十一卷。道家十分注重养生保健，又多神仙之说，故而后世目录有将这类书归入"道家类"。

据陈婷述，《方技略》将医学书籍分为医经、经方、房中、神仙四类，是按照当时学术发展情况和图书内容性质进行分类的。

随着考古的不断发现，20世纪出土了大量的简帛医书，将其与《汉志·方技略》比较，十分相近。兹比较如下。

医经类有马王堆帛书《足臂十一脉灸经》《阴阳十一脉灸经》《脉法》《阴阳脉死候》、张家山汉简《脉法》。

经方类有关沮周家台秦简医方、马王堆帛书《五十二病方》、武威汉简《治百病方》、敦煌汉简医方、张家界古人堤木牍医方、西安未央宫汉简医方。

房中类有上海博物馆藏楚竹书《彭祖》、马王堆帛书《养生方》《杂疗方》《胎产书》、马王堆汉简《十问》《合阴阳方》《杂禁方》《天下至道谈》。

神仙类有马王堆帛书《却谷食气》《导引图》、阜阳双古堆汉简《万物》《行气》、张家山汉简《引书》。

以上出土的简帛医书，按书籍种类划分，与《汉志·方技略》医经、经方、房中、神仙四类十分吻合。

古医籍在《汉书·艺文志》中属于"方技略"，在四部分类法中属于子部的一个小类。但郑樵于《通志·艺文略》中将"医方"列为十二大类之一，使医学古籍在目录史上首次以独立学科出现，且与经类、礼类、天文类、五行类、文类等社会和自然学科处于同等地位。这一分类方法，表面上对于中医学术及中医事业的发展有利，实际上，反映了中医逐渐脱离出道家体系的事实，离道渐远矣。

可见，先秦古中医体系中，不仅包括医经、经方卷，而且还包括房中与神仙卷，"神仙"的说法实际上就是修炼、修行、修心、修道的意思，最后圆满之时，就是以神仙之体飞升。这种分类体系确凿完整地说明了古中医是医道的逻辑与事实。我在《无极之镜》中一直在强调，古中医不仅是中医之法与术，而且更是医道，是可以修炼的道，由医入道。中医的内核，即阴阳五行、藏象经络就是道家内视实证的精华，中医的汤液、丸散膏丹等，就是道家炼丹术的衍生，中医的房中养生术就是道家男女双修的逸术。历史上，中医就是起源于道家内视实证体系，而中医是道家在内视实证过程中为了净化身体而衍化出来的一系列天地人之法术与数术。

陶弘景在《辅行诀脏腑用药法要》的开篇，就直言："凡学道辈，欲求永年，先须祛疾。或有宿痼，或患时恙，一依五脏补泻法例，服药数剂，必使藏气平和，乃可进修内视之道。不尔，五精不续，真一难守，不入真景也。服药祛疾，虽系微事，亦初学之要领也。诸凡杂病，服药汗吐后，邪气虽平，精气被夺，致令五脏虚疲，当即据证服补汤数剂以补之。不然，时日久旷，或变为损证，则生死转侧耳。谨将五脏虚实证候悉列于左，庶几识别无误焉。"而后世医家对于医书分列房中、神仙的做法，却多执否定态度。章学诚在《校雠通义·汉志方技》中指出："房中、神仙，则事兼道术，非复方技之正宗矣。"梁代阮孝绪撰《七录》，在"术技录"中收录医书，分为"医经"与"经方"两类，而将"神仙""房中"之类的书籍归入"仙道录"。现代中医更是如此，不仅不承认中医是医道，甚至都不承认修炼这种内视之法了，中医从此开始逐渐断流失传，失传的不仅是中医古籍，而且更可惜的是，中医承传体系的佚断。

《中国医籍考》原名《医籍考》，系日本汉医学家丹波元胤编撰，约成书于清代道光六年（1826）。据邢安菊介绍，全书共八十卷，著录了我国自秦汉以来至清道光以前的古典医籍2878种，其中单论《伤寒论》者，多达260余种。《医籍考》将医书分为九大类，即医经类（因袭《汉志》）、本草类（因袭《旧唐志》）、食治类（因袭《旧唐志》）、藏象类（因袭《通志·艺文略·五脏类》）、诊法类（丹波氏首创）、明堂经脉类（因袭《旧唐志》）、方论（因袭《汉志》之"经方类"，扩大了内容）、史传类（丹波氏首创）、运气类（丹波氏首创）。

清代大型官修目录《四库全书总目提要》在子部之下开列医家一类，该书卷103—104子部13—14为医家类书目，著录医书97部，1816卷。子部15为医家类存目，著录医书94部682卷。《中国医籍通考》（严世芸主编）全书共收集医籍8194种，500余万言，是目前收录医籍最多的权威性著作，其数量、质量均超过日本的《宋以前医籍考》《中国医籍考》，是一部了不起的巨著。而1981年出版的《中医大辞典——医史文献分册》更只收载中医药书籍词目2258条。

综观中国医学书籍发展史，内容丰富，浩如烟海，种类繁多，损失严重。据陈岩波介绍，《全国中医图书联合目录》中记载12124种，其中许多珍本已经亡佚，《全国中医联合目录》中未刻提本比已经刊刻抄本多。据《中国医籍总目提要》记载，从马王堆汉墓帛书至1911年两千多年的中医古（典）籍共10064种，其中存书7030种，佚书3034种。如《七略》中本记载有《黄帝内经》《黄帝外经》《扁鹊内经》《扁鹊外经》《白氏内经》《白氏外经》《白氏外经旁篇》，除了《黄帝内经》以外，其余皆已经亡佚。战争等对书籍的破坏较大，另外，散失国外的中医书籍数量可观，以日美英法收藏最多。这些散失海外的中医书籍，有的是赠送的，有的是抄写过去的，有的是巧取豪夺，欺骗偷盗过去的。在世界11个国家和2个地区的137家图书馆收藏27250部中医古籍，复制回归了266种宋元明清版本的善本与抄本，校点出版或影印了69种。《中国医籍大辞典》所收罗的古今中医药学文献涵盖了从先秦至上世纪末共23大类，所列的书目达23000余条（其中亡佚书目就达4700余条），如果不能说是绝后，则确确实实是空前的。

据刘从明介绍，中华人民共和国建立以来，国家虽然抢救、整理、出版了千余种中医古籍和其他中医著作，尤其在抢救罕见而行将失传的孤本、善本中医药古籍方面做了大量工作，所影印的古本、善本、孤本医书的规模和范围相当大，先后出版了大型系列古籍丛书，影印的有《中国珍本丛书》（52种）、《文渊阁四库全书医家类》（97种）、《北京大学图书馆馆藏善本医书》（21种）、《春湖医珍》（8种）、《寿养丛书》（32种）、《海外回归中医古籍善本集萃》（24册）、《中医古籍孤本大全》（60种）等，点校排印的有《珍本医籍丛刊》《中医古籍名著丛书》（56种）、《宋元本草名著丛书》（5种），以及中医古籍研究类著作100多种。

据刘燕玲介绍，全国151家图书馆中所藏新中国成立前抄刻的各类中医药图书共计13000种，其中中医药古籍抄本5000种，内含未经刊刻者4000余种，已属孤本者4000种，仅清末前的孤抄本就有800余种。目前，保存古籍抄本最多的为中国中医科学院共1200种。这些抄本有不可估量的学术价值和独特的文物收藏价值，如唐代的《天元玉册》《痈疽辨疑论》，以及《博济医方》等。但是，这5000余种中医药古籍抄本除少数学者对其中极少部分进行了校注并撰写内容提要外，绝大多数迄今仍被束之高阁。因为这项工作不仅要花费大量人力物力，而且抄本研究有其特殊性，如数量庞大、保存分散、字迹不规范而年代久远难识，内容又涉及目录学、版本学、校勘学、医学史、文字学、书法艺术等，研究难度远大于刻本。

而现实中，古籍整理类图书的重复出版一直是一个困扰出版界的问题。一些经典著作，各种整理本不断地重复出版，如四大经典医籍的排印本有数百种之多。目前，中医古籍可以出版并大面积发行的基本上是围绕着《黄帝内经》《伤寒论》《金匮要略》《神农本草经》《针灸甲乙经》《诸病源候论》《中藏经》《难经》《景岳全书》，以及金元四大家和明清时的一些医书，大约不过100种，其余的古医书则没有机会认识其庐山真面目了。

中医古籍汗牛充栋，医案也是浩如烟海。然而中医界所能知道、了解和阅读的中医古籍却少之又少，如涉及温病的古籍达500多种，可是我们学到的只有几种，诸如《温病条辨》《瘟疫论》《温热经纬》等，研究《伤寒论》的古籍有1000多种，我们知道的又有多少，其他中医古籍更不用说，现在所谓继承下来的不过一些验方、方剂，拿着一个彭子益的《圆运动的古中医》当作宝贝，这只能说明，这些人中医素质的低下。中医不仅在古籍的传承与阅读方面存在着巨大的不足，而且在已经传承的古籍方面，也不尽如人意。

回顾中医古籍研究走过的历程，在取得一些成果的同时，更多的是遗憾。一是过于娱乐化经典著作的作用，未能客观评价其内容；二是研究广度不够，许多不太引人注目的医籍，少有学者涉足，以至于常常忽略了其他众多医籍的研究，使其精华深藏不露；三是常常停滞于空洞的理论说教，欠缺实用价值；四是在继承不足的情况下，难有新的发展和突破，常常停留在验证古人理论之上。以《黄帝内经》研究而论，逐字逐句，无所不及，并且漫天发挥，已达到"分子生物学水平"，就其广度而言，已涉及信息论、控制论、耗散结构、激光、泛系分析、计算机等领域等；就其深度而言，某一字、某句话可以花上几代人的功夫去反复揣摩，可以积累成千上万的文字去阐发，诸如"七损八益""是动病、所生病"，等等。待现如今出土医籍所见其真实原旨，方知历代所言常有"画蛇添足""胡说"之嫌。

书都没看全，谈什么薪传？

方　剂

中医最主要的治病手段之一是方剂。从现已发现的最古老医方《五十二病方》开始，此书存医方283方（尚有未拼合残片脱漏，估计应合300方）。到《汤液经法》360首神方，到《伤寒杂病论》的269方，再到成书于三世纪末的葛洪《肘后方》。后经梁代陶弘景增补，得101方，改名《补阙肘后百一方》，后又经金代杨用道摘录编入《证类本草》单方，定名《附广肘后方》，即《肘后备急方》已经增加到350个方剂。而且，除了汤剂以外，还包括丸、膏、酒、栓、散、洗、挫、擦、含漱、滴耳、眼膏、灌肠、熨、熏、香囊及药枕等十六种剂型。到唐代孙思邈编《备急千金要方》及续编《千金翼方》，前者收方 5300 首，分 232 门，后者收载的总方数为 2120 首，载药物 800 余种。王焘的《外台秘要》载方 7000 首，针灸方 120 首，分 1054 门。到宋代王怀隐的《太平圣惠方》分 1670 门，收方 16834 首；《太平惠民和剂局方》虽收方不多，但所列之方，皆宋代官定方剂，由和剂局按方中配比制成的成药药方，无假冒伪劣之嫌，具绝对权威性，初收方 297 首，后于宋代各朝不断增修，至 786 首，所收方剂，皆出自名医之手，又经官府内臣参校，疗效可靠，为宋代官方规范化方剂。《圣济总录》上下共二百余卷，始终凡二百万言，逐病分门，门各有方，全卷约有 20000 余首方剂。

朱棣等编纂的《普济方》，原书经《四库全书》收编为 426 卷，分 100 余门，共 1960 论，2175 类，778 法，61739 方，339 图，是我国古代收方最多的一部方书；董宿编著、方贤续补、杨文翰校正的《奇效良方》（又名《太医院经验奇效良方大全》），全书 69 卷，分 64 门，每门有病有论有方，载方 7000 余首；丁凤的《医方集宜》，全书 10 卷，分 62 门，共收录主治方 2000 余首；吴昆的《医方考》，全书 6 卷，按病证分 72 门，考释历代常用方剂 700 余首；龚廷贤的《鲁府禁方》，全书 4 卷，按病证治法分 116 类，载方 630 余首；王肯堂的《证治准绳类方》（又名《杂病证治类方》），全书 8 卷，辑集杂病诸方 2925 首，可谓集明以前杂病用方之大成；张介宾的《景岳全书·古方八阵》9 卷和《景岳全书·新方八阵》2 卷，前者收录古方 1516 首，后者载自拟新方 186 首，开方剂学按功能分类的先河；李时珍的传世之作《本草纲目》载方 11096 条，载药 3373 味，药图 1109 幅；朝鲜金礼蒙的《医方类聚》，收藏有中国 152 种医籍，分 95 门，收方 5 万多首。

再到现代中医的方书，据张家玮介绍，南京中医药大学编撰的《中医方剂大辞典》，该书收载了秦汉以来一直到 1986 年的古今文献中有方名的方剂共 96592 首，洋洋 2000 余万言。中药也是如此，其他的不用看，只看南京中医药大学编撰的《中华本草》共 30 卷，分为 10 册，收载药物条目 8980 条，药用动、植、矿物 9341 种，插图 8534 幅，篇幅达 2800 万字。据不完全统计，截止清末，各类中医药文献中所记载的中医方剂，其总数已达 40 万首以上。

如此煌煌医药，岂是汗牛充栋、浩如烟海能形容得了的？

即便如此，反观现代中医临床，能用、可用的方剂，不过清热解毒、活血化瘀、化痰散结、温补肝肾、补脾疏肝几大类，也就 100 余张方子，好一些的中医熟用仲景《伤寒论》的一半方剂就已经很不错了。中药更是如此，临床上基本不过 100 味中草药，看看中药店的草药匣子就知道了。而且，很多中草药的用意已经不是按照性味归经的中医理论了，完全是参照草药中所含化学物质的理化性质去应用。现代中医则中药、西药一起用，不求有功，但求无过，彻底从中医理论层面脱离开去，越走越远，只追求数量，不重视质量，只追求表面，不重视内涵，最后发展得貌似欣欣向荣，实则金玉其外，败絮其中。

上海中医药大学的裘沛然教授说："中医现代化，首先要知道几千年来无数的大医和先哲们呕心沥血的成果是什么。只有在这个基础上，才谈得到中医的现代化。对几千年的中医学术成果茫然无知，你搞什么现代化？"对几千年中医学术成果茫然无知，所谓的中医薪传只能是一句空话，就更不要奢谈什么中医现代化了。

方药都没认全，谈什么薪传？

师带徒

中医之学，璀璨辉煌，绵延五千余年。历尽天毉、巫毉、方仙毉、道毉、丹毉、走方毉、儒医、传统中医、国医、现代中医等渐乱之医学时期，然其推移演进，繁衍传继者，师承之教，未曾离之。如雷公师从黄帝，岐伯师从僦贷季，扁鹊师从长桑君等。古之师承，有业师授受、家学相传、私淑遥承多种，其间名家辈出，学派流衍，卓有建树者甚多，或续其余绪者，或与师齐名者，或青出于蓝而胜于蓝者，皆源远流长，蔚为大观。究其学术传扬，师之著述传其弟子者固多，而师之学验，得经弟子整理，始继绝存亡，获流传问世者，亦复不少。是则，师传之功固当颂扬，而后生之承衍，功不可没。子贡有云："夫子之墙数仞，不得其门而入，则不见百官之富，宗庙之美。"言其师者学问高深，求学者必入师门，方可得其门径，"登堂入室"，故学无师无以得高明，术无承无以得传薪。道之所存，师生同工，史实皆可稽也。此古中医之流传矣。

中医之学，自古以来，师承授受是基本繁衍方式，故古代出现了屈指可数的几位中医大师。《黄帝内经》认为，做一个真正的中医大师，即"上工"，是需要"上知天文，下知地理，中知人事"的。何谓大师？大者，传道也，上知天文、下知地理也；师者，授业解惑也，中知人事也，全此方为大师矣。传道者，传天人之道，传释儒道之道，传古浑盖宣之道，此为天人终极之道，古中医道为医道之一端耳。授业解惑者，道之流衍也，世间各种分业的理术之流，医术为百业之一技耳。通天人之道，传百业之理，从百事之术，悟人天之感应，此方为大师矣。反观世间，动辄以各种"大师"相称，这些"大师"们是否有自知之明，有多少人德可配称此名？尤其现代中医界，严格地说没有大师，都是授业解惑的层次，称其为老师是名副其实的。近现代之国学界、哲学界，更是如此，篇幅所限，不细说。

葛洪在《抱朴子·勤求》中说:"师不足奉,亦无由成也。"可见,古人对教师的重要作用给予了充分的肯定。什么样的人适合于做中医传承中的主体?相信这个问题很容易回答,朴素的讲就是,在中医药方面有所建树有所成就的从业者。古代除了师德高尚外,教授中医还要具备两个条件,"学识圆满"和"有验于己"。所谓"学识圆满",指对中医理论有着全面的理解,能够系统、全面地整理出知识体系。所谓"有验于己",指将中医理论应用在临床实践上,亲身体验过所将传授方法的效用,有丰富的临床经验。

拜师学艺是古代教育方式中极其普遍的现象。我们可以从以下古代名医成功历程中窥见一斑。

第一,"非其人勿传,非其人勿授。"这是《黄帝内经》中基本的师承思想。《黄帝内经》是现存最早的中医基础理论的教材,从君臣问答之中,我们发现岐伯等老师采用多种方式教育学生成就优秀的一生,同时还教导学生要珍惜这些传统的医学知识,不可轻授他人,须找到合适的人才,再将这些精华传承下去。如崔为述,在继承特点上,《内经》积极倡导既重师承,又要"览观杂学"。《素问·示从容论》说:"黄帝燕坐,召雷公而问之,汝受术诵者,若能览观杂学,及于此类,通合道理,为余言之所长。"这里的杂学就是师说之外的医学流派的学术思想、医疗经验。博采众家之长,在师说未论及、或叙说疏略的领域进行完善,成为这一时期学术发展的特点。在选择徒弟和因材施教方面,《黄帝内经》对选择弟子提出了一定的要求。《素问·气交变大论》提出:"得其人不教,是谓失道;传非其人,漫泄天宝。"而在《灵枢·官能》中,黄帝曾问岐伯:"余闻九针于夫子,众多矣不可胜数,余推而论之,以为一纪。余习诵之,子听其理,非则语余,请其正道,令可久传,后世无患,得其人乃传,非其人勿言。"接着其弟子雷公又问黄帝:"《针论》曰:'得其人乃传,非其人勿言。'何以知其可传?黄帝曰:'各得其人,任之其能,故能明其事……不得其人,其功不成,其师无名。'"故曰:"得其人乃言,非其人勿传,此之谓也。手毒者,可使试按龟,置龟于器下,而按其上,五十日而死矣。手甘者,复生如故也。"可见,师傅要找到那个"其人",也就是适合学习医学的人,如果不适合,就不要给他传授医学。

第二,历代拜师学艺的学术私密。据崔为述,纵观中医历史,具有明确的师承关系的著名医家比比皆是。据《史记·扁鹊仓公列传》记载,曾为舍长的扁鹊得长桑君上池之水,成为一代名医。而其师在"尽取其禁方书"给扁鹊时,对他的唯一要求就是"勿泄"。这也反映了中医传承过程的一个重要特征,即"秘密"性。扁鹊成为一代名医后,又将医术传给其弟子子阳、子豹等人。吴普师从华佗,并将华佗医术传承下去,为后世留下《吴普本草》等著作。在

《三国志·华佗传》中记载："广陵吴普彭城樊阿皆从佗学，普依准佗治，多所全济。"可见，吴普治疗的效果好，是他按照老师华佗的治疗方式去做的，正是吴普认真地继承了老师的诊治经验，他也成为医学史上著名的医人。正是由于师带徒的这种承传方式，每一个师都要私隐自己的绝学，每一个师都要找一个德艺俱佳的弟子，久而久之，许多中医绝学必然不传于史。

第三，中医传承中对传承对象要求非常严格，除了人格品德要高尚不贪图金钱，以济世救人为己任之外，还要求有丰富的基础知识储备和符合中医的视域。《灵枢·官能》云："得其人乃传，非其人勿言。"《素问·气交变大论》载："余闻得其人不教，是谓失道，传非其人，慢泄天宝。"慎选其徒成为中医传承选才识才的重要原则。《素问·示从容论》中强调"览观杂学，及于比类"，要求业医者必须具备广博的知识体系，"上知天文，下知地理，中知人事"。孔子在《论语·述而》中说："志于道，据于德，依于仁，游于艺。"唐代孙思邈在《备急千金要方·大医习业》中说："若不读五经，不知有仁义之道；不读三史，不知有古今之事；不读诸子，睹视则不默而识之；不读内经，则不知有慈悲喜舍之德。"同时，习医者还要能"妙解阴阳、符箓、诸家相法及灼龟五兆、周易六壬，并须精熟。"清代医学家徐灵胎在《医学源流论·医非人人可学论》中亦说："黄帝、神农、越人、仲景之书，文辞古奥，披罗广远，非渊博通达之人不可学也。"医学大家的择徒标准，对现代中医传承中继承人的选择，可以起到一定的指导作用。

"师承传授"是春秋战国到两汉时期中国各种文化的主要教育形式。据董泽宏述，除孔子首创办学，孟子教人"谨痒序之教，申之以孝悌之义"倡学校教育外，大部分卓越超群人物是通过这种方式培养起来的。鬼谷先生几大弟子：苏秦、张仪、孙膑、庞涓个个干出了惊天地、泣鬼神的大业，另两大弟子韩非子、荀况也在历史的丰碑上刻下了浓重的一笔。中医是一门继承性极强的医学科学。几千年来，中医人才培养一直靠师徒传承，通过口传心授，将基本理论、中医特色、临床经验传授给徒弟。中医学早在秦汉时期就形成了较完整的理论体系，但到两晋时期才出现类似学校的教育机构，隋代始有皇家学校，唐代才有规模不大的地方学校。然历代名医出身于官办学校的屈指可数，大批优秀人才是通过"师承传授"这种最传统，最古老的教育形式培养出来的。在中医史上，师承传授、家学渊源、医承祖业者，同样造就了不少世代大医。如雷公师从黄帝，黄帝师从岐伯，岐伯师从僦贷季，扁鹊师从长桑君，张仲景师从张伯祖等，表明中医学依赖师承教育形式，使先辈的丰富经验不断得以继承和发扬，推动了中医学术的发展。再如徐氏针灸家族，以徐熙为始，徐氏家族先后有7世12位医家享誉医林。席氏家传针灸，从席弘起相传12代历久不衰，门徒众多，遍及江西各地，形成了我国历史上较大的地区针灸派系——江西针灸学派，等等。

　　夏商周时期，官府垄断着知识和教育资源，称之为"学在官府"。据周鸿艳述，这一时期，由于医巫一体，医亦在官府，《周礼》虽言医巫分属《天官》《春官》，但天官、春官亦皆属于国家官制。西周末年，这种官学系统已形同虚设。随着周天子"共主"权力的丧失，一些"公室"也失去了生存的条件，"国学"也无法再继续维持下去，天子所设官学几乎消失殆尽，原先的国学教师亦纷纷流落他乡。例如，《论语·微子》篇中云："太师挚适齐，亚饭干适楚，三饭缭适蔡，四饭缺适秦，鼓方叔入于河"。原先在西周国学中司礼乐的官员，四分五散，流落民间，自然是因为官学已经解体。随着周天子权威的动摇、解体，学术逐渐下移于民间，并向"四夷"扩散。"幽、厉之后，周室微，陪臣执政，史不记时，君不告朔，故畴人子弟分散，或在诸夏，或在夷狄，是以其禨祥废而不统。"这里虽然说的是天文历法学科从"官府"到"四夷"，其实也包括医学在内其他学科，其特点是由周天子独家经营，变为诸侯各国举办；由"诸夏"扩散到"四夷"；学术发生了私学化的质变。这就是史书上说的"天子失官，学在四夷"时期。

　　最早的中医学师承关系当属黄帝世系。据周鸿艳述，黄帝时代的医生，有僦贷季、岐伯、雷公、桐君、俞跗等人。僦贷季为岐伯之师，精脉。《素问·移精变气论》有"上古使僦贷季理色脉而通神明，合之金木水火土、四时、八风、六合，不离其常，变化相移，以观其妙，以知其要"的记载。岐伯为黄帝时的大臣，又是传授黄帝医药知识的师长。黄帝使岐伯尝草木，著医病经方，才有传世的《神农本草经》《桐君采药录》《汤液经法》《黄帝内经》《黄帝外经》等书。《帝王世纪》中载："岐伯，黄帝时臣也。帝使伯尝味草木，典主医药经方，《本草》《素问》之书成出焉。"晋皇甫谧《甲乙经序》中称："黄帝咨访岐伯、伯高、少俞之徒，内考五脏六腑，外综经络、血气、色候，参之天地，验之人物，本之性命，穷神极变，而针道生焉。"后世遂沿称从医者为"岐黄传人"。岐伯又尊称为岐天师，意为懂得修养天真的先知先觉。张志聪《黄帝内经素问集注》卷一："天师，尊称岐伯也。天者，谓能修其天真。师乃先知先觉者也，言道者上帝之所贵，师所以传道而设教，故称伯曰天师。"雷公，黄帝弟子，也为黄帝时臣，善医。《路史》有"黄帝咨于岐、雷而《内经》作"的记载。桐君也为黄帝时医，对药物很有研究，《古今医统》说他"识草木金石性味，定三品药物，以为君臣佐使"，曾撰《药对》（一云《药性》）四卷及《桐君药录》三卷。《陶弘景本草经绪论》中说："桐君者，黄帝时臣也。撰《药对》四卷及《采药录》，说其花叶形色，论其君臣佐使相使，至今传焉。"俞跗为黄帝时代的外科医生,手术甚精。《史记·扁鹊仓公列传》和《说苑》皆有他神话般的治病记载。

上述诸人虽不是都有文字记载的严格的师徒关系,但他们共同说法古中医学,才使得古中医体系得以神传于世。而历史上明确记载师承关系的是《史记·扁鹊仓公列传》:"扁鹊者,渤海郡郑人也,姓秦氏,名越人。少时为人舍长。舍客长桑君过,扁鹊独奇之,常谨遇之。长桑君亦知扁鹊非常人也。出入十余年,乃呼扁鹊私坐,间与语曰:'我有禁方,年老,欲传与公,公毋泄。'扁鹊曰:'敬诺。'乃出其怀中药予扁鹊:'饮是以上池之水,三十日当知物矣。'乃悉取其禁方书尽与扁鹊。忽然不见,殆非人也。扁鹊以其言饮药三十日,视见垣一方人。以此视病,尽见五藏症结,特以诊脉为名耳。"这里的长桑君与扁鹊的师徒关系很是神秘,明显是带有天璧色彩的记载。而扁鹊的学生有子阳、子豹(《史记·扁鹊仓公列传》)、子同、子明、子游、子仪、子越(《韩诗外传》)、子容、子明(《说苑》)、子明、子仪、子朱(《周礼疏》),学生队伍已有相当规模了。同时,还记载了太仓公淳于意学医于公乘阳庆与公孙光,其弟子有宋邑、高明、王禹、冯信、杜信、唐安等。东汉张仲景师从张伯祖……师承教育,是随着有很强技艺传授性行业的发展需求而逐渐形成的。在漫长的薪传过程中,中医学的师承教育经历了发展、成熟、颓废、消亡的步调。

魏晋南北朝时期,从公元220年曹丕废汉献帝自立到公元589年隋灭南朝陈,南北重归一统,历经369年。据王能河述,这一时期社会动荡与政局不稳给教育发展罩上了沉重的阴影,但其教育体制却也有了长足的发展。医药学体系进一步完善和发展,魏国首开"太学",完善考试制度,强化学生管理,提高师资队伍质量。在医政方面,沿袭了两汉的制度,设太医令,北魏时期又立"四门学",西晋时期在"太学"之外另创"国子学",南北朝设太医丞、藏药丞、侍御师、太医博士等官员。刘宋政权还设置了太医署和医学,教授生徒,这是中国创办医学教育和设置医学教育机构之肇始。

魏晋南北朝时期,师徒授受是医学教育的主要方式。最初是家族世袭,后变为师授徒模式。师徒授受的方式,在授业之前往往有一个较长时间的考察过程,包括弟子的德行、志向、悟性、毅力等。完全按照《素问·金匮真言论》记有"非其人勿教,非其真勿授"、《灵枢·官能》则有"得其人乃传,非其人勿言"的戒律。正因为如此,名师出高徒是中医教育史上屡见不鲜的现象,"青出于蓝而胜于蓝"的医林佳话也流传至今。

魏晋南北朝时期,许多名医出自名师,学有师承。三国时名医吴普、樊阿、李当之等,是著名三国医学家华佗的弟子,皆颇有医名。师带徒是中医传承的基本模式,其另外一种方式表现为家传世袭。据王能河述,家世相传的医学教育形式，由于当时不少的医生只将自己的医术传授给自己的子孙后代，从而产生了不少的业医世家，最有名者莫过于南北朝时期东海徐氏。徐氏世守医业，代代有名。其可考传授世系略为徐之才之子—（道度—文伯—雄—之范）—道度之子—徐熙謇（成伯）—徐熙—（叔响—嗣伯）。徐之才曾总结家传效方，撰为《徐王八世家传效方》十卷（按：北齐曾封徐之才为西阳郡王，故称徐王）。再如名医姚僧垣，其父菩提即精医闻名。僧垣年二十四即袭其业术，后成为南北朝时"远闻服，至于诸番外域"的著名医家，僧垣之子最后也成为能医。此外，还有部分名医主要是靠自学而成，西晋名医皇甫谧，从20岁起开始发愤读书，因家庭贫苦，他常带了书下地，边耕边读，终成名医，曾多次拒官不任，却撰写了《甲乙经》和《寒石散论》等著作，终成医林大师。

再如，我们熟知的易水学派，创始人张元素，其弟子有李东垣、王好古、罗天益等。张元素在《内经》《中藏经》的脏腑辨证基础上，结合自己的临床实践，以脏腑的寒热虚实来分析疾病的发生和演变，形成了一套脏腑辨证理论体系。如李东垣创立脾胃学说，自成补土一派；王好古则强调肝、脾、肾三阴虚在病变中的作用，尤重脾胃，创"阴证论"；张元素的再传弟子、李东垣的门人罗天益，除了继承其师遗旨，着意阐发脾胃虚损病机外，对三焦辨治又有进一步的发挥。由此可见，师承授受，不仅培养了名医，而且形成各具特色的学术流派，促进了中医学术的发展。而朱丹溪自从北医南传后，众多弟子遍布全国，构成强大的丹溪学派，活跃于明代三百年间。还有私淑者：方谷、贺丘、

金元四大家之刘、张、从、丹弟子谱系（简）

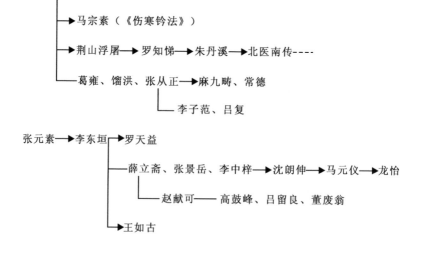

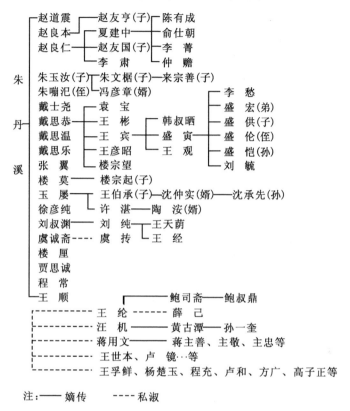

朱丹溪弟子传承图(引用刘时觉考证图)

注：—— 嫡传　---- 私淑

吴正纯、龚信、程序、程充、龚廷贤、叶云龙、罗周彦、高叔宗、黄济之、虞抟、沈应旸，等等。

学经家传而成名者，历代不乏人。除了前面提到的南北朝名医徐之才，祖传六世，出名医凡十一人。

据王琦述，北宋钱乙、南宋陈自明也均出身于世医之家。陈自明自述学医经历云："仆三世学医，家藏医书若干卷，既又遍行东南，所至必尽索方书以观，暇时闭关净室，翻阅涵咏，究及未合。"

金元时期成无己、张从正、葛应雷、危亦林，皆承家学，卓然成家。成无己即世习道医。危亦林集五世家学之厚蕴，撰《世医得效方》，为骨伤科名著，闻道医林。

明代医家薛己、万全、龚廷贤、陈实功、傅山、李时珍、杨继洲、张景岳、虞抟均家学渊源，一脉相传。以杨继洲而言，杨继洲，出身医学世家，祖父曾任太医院太医，杨氏师承家学，嘉靖年间选为侍医。以针灸闻名于世。"家父曾任太医院御医，授有《医学真传》，尝纂修《集验医方》进呈，上命镂行天下。"其所著传世名作《针灸大成》即在家传《卫生针灸玄机秘要》的基础上，结合个人经验撰成。薛己其父薛铠，精于儿科，立斋幼承家学，后私淑易水学派，以擅用温补名世。虞抟家世业医，其曾叔祖父虞诚斋与朱丹溪同居乡里，虞氏接受祖父家传之学，专攻医术，著有《医学正传》，为丹溪之后名家，《义乌县志》评价曰："丹溪之后，唯抟为最。"时珍出身儒医世家，祖父善医，其父李月池，博洽经史，医术精深，而为太医院吏目，家学濡染，有助时珍本草巨帙之成。

据黄安述，清代医家叶天士、王泰林、王士雄等亦为家传医学。就叶天士为例，少时拜师读经，暮归父授以岐黄，14岁，父卒，遂抱失怙之痛，从父门人朱某，"专学为医"。康熙、乾隆间外科名医王维德，以《外科全生集》名显于世，其先世业外科，王氏幼承庭训，为其后外科成就奠定基础。石寿棠家学渊源，七世事医，石氏幼时读书即朝儒夕医，数十年不辍，因之"才识既高，学术并茂"，所撰《医原》，于医原探究，多有新见，也是我读懂中医书的开悟之作。王孟英习医初崇《景岳全书》尚温补，后经其母俞氏训诫，折中于家传《重庆堂随笔》之论，而改弦更张。据王琦述，奉贤名医何炫（嗣宗），出身世医之家，撰有《何嗣宗医案》《何氏虚劳心传》等着，何氏自南宋绍兴年间何彦猷行医，至何炫为十九世传人，其子何鸿堂、何王模亦承家学。何门历宋、元、明、清四朝，家传凡二十九代，实为医学宗谱所罕见。又青浦何书田、何鸿舫分别为何氏第二十三、二十四代传人，书田除撰有《杂证总诀》《杂症歌括》等医著外，其《救迷良方》创制系列戒烟（鸦片）良方，贡献社会。其子亦嗣承家学为医。孟河费氏历九世，342年以费伯雄、费绳甫医名为最。伯雄少时先习举子业，后弃儒学医，改承家学，以医术名闻大江南北，撰有《医方论》《医醇剩义》等著。绳甫为费氏第九代传人，后传业于保初等三子。以上历举，皆家学渊源，薪火相传，世代相荫。其上下纵横者有之，发隐就明者有之，议论超脱者有之，承先启后，功著医林。

再以六朝古都南京为例。据郭海述，《金陵地方志》记载南京一地家传最长的为朱杰家族，共传承十五代。"朱杰，宋·溧水人，治目疾有奇法，金针甫下目即复明。至十五世孙鼎，亦工眼科。"章廷芳家族传承九代，据记载："章廷芳，字右纶，邑痒生，业医九世，专攻痘症，著有《诚求集》，子锡龄，字瑞霖，邑痒生，世其业。"详细记载传承关系的是许绅家族，共传承七代，据记载："许绅，应大人，以工部尚书，掌太医事，子日昇，日昇子世泰，世泰子锡元。锡元子与辉，著有《妙凝集》。与辉子珊，珊子焜，亦有名，通医学，著有《外科或问》《燕贻堂稿》。"传承六代的有谌光国家族,传承至四代的有李尚元家族和张昌祥家族。

大多数医家相传至三代,共有陈其巩、李文城、司马隆、张昌作、吴汝静、曹家馨、倪让、赵友芳、吉兆来、朱鼎等家族。如《金陵地方志》记载:"陈其巩,字玉衡,博通内外科,临证兢慎遵古方,而运以心裁。子荣,字近光,习医,以外科知名。荣子同善,字继之,诸生,亦知医。""李文城,字镇野,医名重京师。文城子一鸣与弟永滔,字颍川,俱工医。一鸣子应庚,字鹤年,亦以医名。""司马隆,字季平,祖勤工医。父震,字符亨,传其业,世称东斋先生。""倪让,溧水人,工医。让裔孙守泰,字德斋,世守祖业,世业医,至守泰尤精。与其子昌应担囊携药随路诊治,全活者众。""赵友芳,句容人,工医施药不计贫富,子济可、孙文清传其业。"

传承两代的有蒋武、金彦声、戴天章、郑之彦、许鸣九、祁莲奎、吴达、董勋、李文城、孟继孔、王元标、谌永恕等家族。据记载:"蒋武,字用文,一字静学,句容人,明永乐中荐授御医。武幼子主善,继父太医院。主孝,好儒而工医。""金彦声,以医侍明成祖,彦声子凉,官太医院使大夫。璇,字符善,号松居,精医不计利。""戴天章,字麟郊,一字北山,上元人。父进中,以医名,天章亦精医理。""王元标,字赤霞,上元人,工医,子辂、释续成之。""谌永恕,字尊五,江宁人,精婴儿医,独冠一时,著有《幼幼心法粹纂》若干卷,其子邑痒生、昌会、宏德俱以医驰名,乾隆壬寅春,昌会被召诊公主应手而愈。"其他与师授家传有关的名医记载还有王之昂、许德魁、尚世贤、严景、赵之珙、许凤鸣等家族。能入地方志的中医,皆为医有所成,具有一定代表性,可见,古代中医师承中师授家传是很重要的一种传承方式。

师授家传不仅是清以前古代中医教育的一种主要形式,而且在民国以后中医教育中,也占据着明显的主导地位。例如,北平地区除民国后期"华北国医学院""北平国医学院"两所较具规模的私立中医学校外,基本没有什么成熟的中医教育机构,全国皆是如此,师授家传的中医教育对民国中医的延续发展,也是尤为重要。

中华人民共和国成立前,战乱频繁,从艺者部分也兼从医卖药,成了另一类"走方医"。据董泽宏述,其中一部分精英受家传影响或投师学习成了一代名医,代表人物是刘道信。刘道信自幼就读于私塾,兼学少林武技,打下了较好的古文和武功根底。后得其父刘兑峰及其叔刘仙峰亲授接骨治伤技术,开始学习医学理论及骨伤科知识。1908年,来京以习武为业,兼治跌打损伤,在京城享有声誉。1940年,在北平西城和平门内翠花街悬壶行医,救治病人无数。1941年被聘为"北平国医学院"正骨教授,1947年任北平正骨科考试委员。

直接跟师学习是民国时期中医"师承传授"教育形式的主要形式，也是当时大部分知名中医的主要教育形式。据董泽宏述，如民国时誉满京城的"四大名医"中三大名医"孔伯华、汪逢春、施今墨"受过直接跟师学习的教育。直接跟师，师徒之间如影随形，耳提面命，受业者能够在与老师的密切接触，以及从师的长期诊疗实践中，直接而又详尽地继承授业者的学术思想及临床经验，尤其是一些较感性和模糊的知识，可意会不可言传的诊治体会及一技之长，十分有利于受业者基础理论和医疗水平的同步提高，较快成才。

代表人物如陈慎吾。陈慎吾精于儒学，因宗戚罹患重病，为庸医所误，立志学习医道以济世活人。1930年，拜河南名医朱壶山为师学习医学，受业数年，得医理之真谛，积一定的临诊经验。1938年，经业师朱壶山推荐，受聘于"北平国医学院"，讲授《内经》《伤寒论》。1940年，学院关闭后一面临诊行医，一面带徒授课。民国时期，北平地区直接跟师学习成名医者还有徐右丞、杨浩如、高凤桐、袁载民、李云章、司孟熙、曹锡珍、胡希恕、祁振华、郗需龄、周慕新、陆石如、单玉堂、马龙伯、祝伯权、姚正平、卢冶忱、崔萃贤、王开明、张仲元、刘奉五、陈西源、袁述章、黄乐山等。

家传授承的代表医家是赵文魁父子。赵文魁家三代御医，幼年从师于父亲赵永宽学习中医，17岁时父亲病故，继承父业进入太医院。初为恩粮，后晋升为医士，既而升为吏目。他一生中对《内经》《难经》《伤寒论》《温病条辨》等均有较深的研究，尤擅长于诊治外感温病。其子赵绍琴对他的温病学理论进一步发扬并得以光大和发展。其他家传的名医还有以治疗妇科病见长享有"刘一剂"之称的刘辅庭，有"施门大弟子"之称的魏舒和，早期学习中医亦是以家传为主。其他通过家传而成名医的有杨子谦、张伯炎、丁化民、白啸山、高振山、房芝萱、方鸣谦、贾志堂、王鹏飞、王鸿术、商述玄、哈玉民、王鸿士等。

"师徒如父子"，说明了师徒感情之深，这种感情是任何学校式的教育都无法相比的。老师随时对学徒进行临症指导，徒弟们是在一步步循循善诱的教诲下成长起来的，一般的日常生活时间也成了教学相长的课堂。

据董泽宏述，如汪逢春先生在带教学生时，不但要求学生将每一病案的脉、舌、色、证分析清楚，予以立法处方，由他亲自批改；并常于假日携诸弟子或登北海琼岛、泛舟太液池，或赴肉市正阳楼宴集，总结一周来诊务，讲经研讨，可见师徒感情之深。汪逢春带出的弟子有谢子衡、李建昌、吴子祯、赵绍琴、张伯塘、刘明方、秦厚生、王录坤、岳中谦、李君楚、吴拱贤、冯仰曾、李鼎铭、刘琪、张绍重、岳龙璞等。家传则具有更深的师徒情谊，家传为徒者从小耳濡目染，又受到认真的传教，加之多得之真传，具有成为知名中医的极好条件。许多名中医的经验得以流传下来,并整理出版,多得益于这些后来又成名医的子弟们。

师带徒的一个显而易见的好处是,随时有名师指点。要成名医,又能及时得到名师指点,才能使其入门有径,学习有方,能尽快登堂入室,步入医门。历代名中医成功,大都与名师精心指导很有关系。如扁鹊拜长桑君为师,常随左右十余年,尽得其传,医术大进,能见垣一方人。张仲景求师于同族张伯祖,尽得其传,经过刻苦努力,终于学成医圣之术,达到精于伯祖的地步。

如董泽宏述,民国时期成名医者也多是得名医指点者,如萧龙友弟子有白啸山、魏龙骧、杨润芳、王定波、张绍重、赵树屏。孔伯华先学习于蔡秋堂、梁纯仁,其传人有李淑贞、韩纪元、王季儒、潘蔼阳、张汉卿、祝伯东、姚五达、步玉如等。施今墨投师于河南名医李可亭,施今墨又带出了魏舒和、祝谌予、李介鸣、董德懋、胡荫培、周燕麟、索延昌、哈荔田、袁家玑等一大批著名中医。

以生活在清末至上世纪末天津市的102位老中医为例。

据康瑛统计,家族传承的有42人,占41%。如杨达夫(1897—1966),家学渊源,其父杨如候为清代名医,杨自幼从父习医,青年时代便悬壶太原,1928年来津执业。1954年,在总医院组建天津市第一个中医科,并受到卫生部的嘉奖。沈金山(1895—1968),自幼师承祖传,通过临床不断研究,创立芒针疗法自成一家学派。家族传承42人中有22人为继承家学后又另拜名医或进中医学校深造,如陆观虎(1890—1963),为清代名医陆九芝后裔,自幼耳濡目染,早年师从苏州名医李彤伯,熟读经典,而后又继师京都名医陆晋笙,尽得其传,成为津门名医。哈荔田(1912—1989),为世代业医,为求深造,于1931年考取了施今墨创办的北平华北国医学院,深受施今墨、周介人、范更生等老师喜爱,亦每给予认真点拨,1935年他以优异成绩毕业,此后,悬壶津门,成为津门名医,同时成为天津市卫生局第一任主管中医药工作的局长,并两次成功创建天津中医学院。师徒传承的有33人,占32.2%。如梁月波(1880—1954),拜师学习岐黄之术,1910年来津应诊治愈外科危重病多人,名声大振,随定居津门开设诊所,成为天津著名中医外科名家。董晓初(1901—1968),江苏人,14岁即在无锡从师学医,19岁离故里到沈阳考取中医执照,1937年来津行医,40岁时已名噪津门,1956年任天津中医医院内科主任并兼任多家医院中医顾问。张方舆(1905—1962),先后拜张寿甫、冉雪峰等名医为师,1936年考取中医师资格。新中国成立受聘于北京各中医药月刊,1957年在天津中医学院任教。考取民间中医学校毕业行医的有22人,占21.6%。如宋向元(1905—1968),1929年毕业于天津私立中医传习所后又拜王跻庭、艾茂斋为师，1932年参加天津市中医考试及格即开业行医。1957年被政府调往北京中医学院承担组建医史教研室及儿科教研室任务并出任主任。其他还有何世英、顾晓痴、杨浩观等人，皆毕业于华北国医学院，并成为天津名中医。而自学成才而行医的有5人，占5%。如邢锡波（1905—1977），少年立志并潜心钻研中医，1936年到天津行医，并兼《华北新中医学社》任教等职，1954年任总医院中医科主治医师，1958年任中医学院教务处副主任兼伤寒病学教研组组长。可见，民国时期几乎95%的津门中医都有师承经历，即使是家传、私立中医学校亦是如此。

如董泽宏述，据《北京卫生史料》记载的受过民国时期教育影响的一百余名北平知名中医，除少数如丁德恩、萧龙友、关月波、张文祥、张菊人、金书田、赵树屏、王石清、阎子光自学成名，冯济清、袁鹤侪等人进过医学馆或京师大学医学堂学习外，余皆为"师承传授"教育方式培养起来的，而自学成才者及受清末学堂科班教育者，也不同程度地受过师承教育。有学者曾对全国117位著名中医药专家进行了调查，结果显示：有师承经历的78人，占66.7%。由此可见，绝大多数在成名过程中，都有师承名医的经历，得到过名师的点化。调查数据显示，师从学验俱丰的名中医临床实践数年，再加上自己在实践中的不断创新，才会成为真正的名中医。其在中医人才培养中的地位可见一斑。

但现实情况却不容乐观。根据中国科学技术信息研究所中医药战略研究课题组的统计，民国初年，我国有中医80万人，1949年我国人口不足5亿人，中医人数为50万人。2003年我国人口增至近13亿人，中医执业医师人数49万人，但其中真正能用中医思路看病的不过3万人，而且几乎都是50岁以上的老医师。2008年约25.3万人，2008年较民国初年中医从业者减少了68%，而同期中国人口膨胀了4倍不止。另有统计显示，2008年全国执业中医师才占总医师数的11.7%。执业人员数量锐减就决定了，其中有所成就的人才就更加稀少。名老中医一直是我国中医传承主体的重要部分，从20世纪80年代5000人左右，已经减少到现在不足500人，其中，更是以70岁以上的高龄层为主。在对一些地区和县级中医院的调研估计，其中，只有10%的中医能开汤药处方。这其中从事过对培养中医传人工作的又只占一部分。从传承主体的数量上就不能满足中医传承的需要，这对中医传承无疑是一项极大的障碍，说明我国中医药正陷入传承危机。

刘燕玲认为，中华人民共和国建立之后，国家大力兴办中医药高等院校，统一教材、统一学术观点、统一教育模式，"规范化"使中医教育嬗变为单一的院校培养模式，而传统的师承方式已转入"地下"。60多年来，尽管中医院校在继承中医药文化、培养现代中医药人才,以及中医临床、科研、扩大中医药国际影响等方面,都取得了某些成绩,也建立了一整套貌似"规模"的教育体系。但是,面对已经"完全不认识了"的人才培养模式,焦树德、邓铁涛等人仍表示了疑问:"把中医学习改成学校的形式,应该承认是一进步。可怎么改?按照西医的模式改,还是按照中医自身的文化传统改?这是不一样的。现在,中医院校改是改了,但却是按照西医院校的模式改的。"中医教育并非单一的院校教育所能涵盖的。比如学习京剧,无论是否经过院校教育,均需拜师一板一眼地学习唱腔,进而才能形成流派。中医高等教育所使用的教科书仅是一家之见或中医学术思想中的一部分,代替不了中医名著。现代院校教育使用统编教材虽有优点,但却妨碍了学术观点和流派的形成,而学术观点和流派恰恰代表的就是师带徒的理论与临床主线。所以,很多人所说的"学校是复制人才的工具,复制品谈不上什么特色或流派"也就不足为奇了。

任何一门科学,如果不能不断地创新,就会丧失生命力,就必将被历史所淘汰。当前现代中医学界的理论创新,是不尽如人意的,这一点现代中医学者自己也深深地体会到了现代中医理论的窘境。著名现代中医学者王琦讲过一句话,当前中医界总的来说,几乎没有什么新理论,大家讲的基本都是死人的理论。其实,现代中医界的新观点层出不穷,但真正符合中医本身规律而为人信服的就鲜见了。为什么大家提不出太多有价值的具有原创性的中医的新理论呢?原因很明显,就是现代中医们平素所接受的教育,缺乏中医思维的训练;平素所搞的科研,缺乏中医思维的支撑;平素诊疗疾病,缺乏中医思维的指导;平素思考问题的方式,根本与古人大相径庭。

从医道的高度来说,中医不需要流派的分歧。但是就目前的经验中医阶段来说,中医流派是经验中医阶段学术发展的一个重要方式。当前,经验中医学术特色淡化、中医流派出现严重断层和脱节,甚至逐渐湮灭、消亡。其原因是多方面的:一统天下、一言堂的"现代化"中医教育模式;急功近利的、让丰富的中医流派只能以一种面目出现的"现代化研究方法";比照西医分科过细、医与药分开、不符合中医"全科"学术特色的医院管理。说得更深刻一些,还应包括院校教育的出口——中医院大多需要懂西医、能挣钱的人才,而中医收费价格过低,肯在中医上下真功夫的中医院已经不多;同时,人才认定、医疗纠纷裁判、科研成果评判等政策的西医导向,也间接导致了中医院以及中医的西化,并反过来影响到中医院校教育的价值取向。中医标准化研究是与学术流派对立的,如同书法一样,如果对其进行统一和规范的话,这也就不是书法了。

国家有些法规一方面强调中医要有特色，但有些规定又使中医师无法开展有特色的工作，如以西医的标准评判中医等。再就是教育，学校要生存发展，强调规模教育，但其结果是与传统文化、传统中医相悖而行，越走越远。

历史和事实证明，师带徒是经验中医人才培养的重要途径，尤其是某些专科、一技之长、不同流派的医疗经验及手法等，在书本上是很难学到的，只能由掌握者口传心授、手把手地教。但是，刘玲认为，如今的师带徒由于没有解决好政策配套问题，带徒考核出师后只给老师和学徒发荣誉证书，而没有工资、职称等方面的实质性待遇，导致这一举措并不得人心。在民国以前，拜师是一件十分规矩的事情，"一日为师，终身为父"那不是口头上说说而已，是真的真金白银的奉养与尊重。而如今的师带徒基本上就是走形式，走过场，有的徒弟对师父还不服气，因为那是组织安排的师徒关系。而有的师父就是不学无术，靠论资排辈获得一个"名老中医"的称号，其实也就是徒有虚名而已。

西学东渐之后，似乎什么都得办成西学的样子。就有西医博士说："师徒模式也是不可取的，只能作为补充，是落后的手段。"其实，历史经验证明，有些人才固然可以通过高等院校培养，更可以甚至最好是通过师承、家传、自学培养。京剧和中医就是如此。

邓铁涛曾撰文：蒲辅周先生，是杰出的医学家，他的学术水平，举国公认为一代宗师；他十五岁随父亲学医，三年独立应诊。岳美中先生是自学成才的典范，他不但没有学过西医，也不是中医院校毕业，只短期读过陆渊雷的中医函授，但他也是20世纪一代宗师。研究流行性出血热取得卓越成绩的南京名医周仲英和江西名医万有生，也没有学过多少西医课。双桥老太太不识字，但她的拨正疗法使世界医学解决不了的腰腿痛，一次手法而愈。军医冯天有学得一招半式后，震动一时，立成名医。

邓铁涛的这段话表明，中医人才并非只有院校才能培养。自学、家传、师承，均可培养出名医。传统中医属经验医学范畴，更适于师徒传承和自学，这已为几千年历史所证实。我们何必要把这一条中医成才之路堵死呢？何必要把西方的教育模式奉为样板呢？

日本明治维新时宪法明确规定，西医是唯一合法的医疗保健体系，但也规定原有的中医仍可行医，但是不许带徒。当时的日本中医只是考虑自己可以行医，没有多想，故没有坚决反对。几年后才意识到这会断子绝孙，再反对也没用了。今天，我们已发文件对有一技之长者发给一技之长证，使之能合法行医。然而，如果不许他们以及所有中医带徒弟，光靠中医院校，中医还是要消亡的。

日本的教训值得我们认真考虑。

原卫生部长崔月犁说："大家说的中医后继乏人，实际上主要指的是乏名医这部分人，这要下一番功夫，进行调查，总结出培养名中医的方法来。"国家中医药管理局也已经意识到这一点，这些年为培养中医人才想了许多办法。

据不完全统计，从1949—1956年的7年，全国中医带徒达5.9万人，从1956—1966年10年间，国家卫生部发文师带徒，全国有4300多人。虽然由于政策、现实等许多原因，最后流失的中医学徒将近一半，但现今90多位著名中医学家中，仍有91%是通过师承教育这种方式成才的。由于步伐太小，只能培养数量有限的人才，而且这种师带徒的方式，无论在培养方式上、数量上还是质量上，与西学中都存在很大距离，关键是中医师带徒还没有关于中医发展和研究的话语权。

学中医易，学好中医难；读中医易，读懂中医难；传承中医易，传承好中医难。这是中医学的特点。然而，梅松政认为，在中医院校"校承"过程中，往往忽视了中医传承的最佳模式是理论与临床实践相结合。

一些大半生学习中医的人，感觉自己像"趴在玻璃上的苍蝇"，前途光明，却无出路，这是什么状态？这说明现代中医的教育是有很大问题的。其关键原因还是因为中医基础理论没有系统化、科学化。这里所说的科学化是广义科学概念。一个科学系统由两部分组成，一是定性系统、一是定量系统，只有有了定量系统的逻辑，科学的可操作性才有重复性。这也是为什么西方科学体系可以通过统一规范化教育而批量培养人才，而中医体系只能通过师带徒、家传等经验方式繁衍后代的真正原因了。换句话说，汉唐以后的中医基本上都是经验中医的传承，经验的东西必须要依靠经验传授方式，即师授家传的方式。

国医大师颜德馨认为，现代中医界目前的一个错误倾向是，中医学和中西医结合医学不分，扰乱了中医学传承的正常秩序。在各地的名老中医继承班中，相当部分是进修西医的内容，失去了中医传承的本义，许多学员没有因此得到中医学的真传。长此以往，难免"失之毫厘，差之千里"。颜德馨认为，现行的中医评价体系难辞其咎。眼下，在评各级名中医时，中医的学术水准反倒不是最重要的评价尺度，而建立在西医学基础上的评价标准大行其道，"课题、论文、报奖等材料的表述都非常'现代'，这样评出的名中医名实相符吗？""丧失了深厚的中医学和传统文化底蕴，这样的名中医何以对祖国医学感同身受，又何能带出真正的弟子？！"而且近年来，卫生部门虽支持"师带徒"的中医药传承方法，但规定为师者至少必须具备"执业医师资格"，以及"副主任医师以上专业技术职务或从事临床工作15年以上"两项条件。在院校教授可以同时带一个"班"甚至一个"排"研究生的同时，却规定一个民间中医同时只能带两名徒弟。只要不符合这些标准就不合法。这种"歧视性"规定一来，民间中医传承之路不免狭窄难行，甚至有被阻断之虞。

何凯认为，中医和中医传承的衰落并不是近几年才开始，而是从明清两代就埋下种子，这两个朝代共同点是在思想、文化上实行专制，尊儒家正统将中医技术视为"奇技淫巧"；因为中国传统文化的破坏，中医的科学不科学，是否伪科学的话题，在社会上一直争论不休。时至今日，随着老一辈中医人相继故去，有足够的学识教授中医的人越来越少；语言障碍成了其中一个很重要的原因，中医经典文献都是文言文表述，现代基础教育不重视培养人足够解读古文的能力；阴阳五行的逻辑思想更是不符合现代人的世界观；再者中医文献大多是文字表述，多以纸张或者竹简等为媒介，不能引起足够的学习兴趣；现代大多数中医师都是院校出身，这种培养模式，过于偏重西医教学，且临床学习不足；而师承的方式虽然能保全中医传承的特色，但是，受限于师父和弟子的水平和资质，知识体系不够完整，缺乏对现代医学的认识；自学和家传的模式更是受政策所限，无法拿到合法的执业资格；一方面，中医界内部流派林立，分歧众多、互相攻讦；另一方面，片面的中医养生知识又被媒体包装炒作，更加重了公众对中医的误解。

救木先救根，蓄水先寻源。没有良好的传承，就不可能出现高明的中医，想要扭转中医生存现状，就必须从中医传承入手。当然，这种中医的传承也要分是师授家传的经验传承，还是批量培养中医人才的科学传承了。

学校教育

中医与西医的逻辑思维模式不同，中医讲究个体化思维，强调"医者，意也"，重视个人的临床经验；而西医讲究统一化思维，实证化的诊断，强调化验与物理检查结果。西医与中医的诊病模式与思维逻辑完全不同，其根本原因还是因为二者的基础理论体系不在一个层次上，从而导致思维方式的不同。这也决定了二者的传授与教育模式的不同。西医注重院校统一化教育，中医重视师带徒、私相授受的悟性化教育。对于中医来说，由于中医基础理论的基本原理还没有完全弄清楚，所以，也就不可能有统一化的模式教育，只能是各个中医流派的经验之谈。一旦中医教育限于统一化模式的院校教育，势必要统一化还没有弄清的中医基础理论，这就是导致中医出错的原因。本来百花齐放的中医变成独一份，没有对错先不说，这统一化的中医理论必然是争议的焦点。所以中医院校里基本上没有出什么中医大师了。这一局面一直延续至现代中医的院校教育，依然频出泛泛之辈。

表12　各朝代医学教育课程设置表

朝代		课程设置
唐代		《素问》《难经》《本草经》《脉经》《伤寒论》《甲乙经》《百一集难方》
宋代		《素问》《难经》《本草经》《脉经》《伤寒论》《诸病源候论》《太平圣惠方》
元代		《素问》《难经》《本草经》《脉经》《脉诀》《伤寒论》《圣济》《千金》《总录》《翼方》
清代	顺治	《素问》《难经》《本草纲目》《脉经》《脉诀》《伤寒论》《金匮要略》
	嘉庆	
	道光	《素问》《难经》《本草纲目》《濒湖脉学》《医宗金鉴》
	同治	

注：本表参照盛亦如、吴云波所制图表。

1956年，北京、上海、广州、成都成立四所中医学校，到现在为止，这四所学校依然是中医院校教育的带头人。从建校到20世纪八九十年代，这些中医院校中执教人员多数在新中国成立前后有过中医师承的经历，而之后的执教人员则多数为这些老前辈们的本科生、研究生。实际情况也证明，无论从临床经验还是学识积累，后来的执教者都无法与前辈相比肩。最大的问题在于，由于受到有关科学对中医偏见的影响，后来的执教者无论是理论还是教学模式，都走向严重的西化。中医传承主体合格与否，无疑是中医传承的另一项极大的障碍。

何凯认为，群体性的主体在中医传承教育中的困境是客观存在的。中医药大学是现代培养和教育中医的主要阵地，理论上也是中医传承的主要阵地，但是到现在为止，中医药大学从原来的4所已经扩展到32所，几乎每个省都有独立的中医药高等院校，可中医从业人员递减趋势并没有得到缓解。我国中医院校每年招收几万名学生，但培养出的真正中医并不多，有中医科研成就者很少，名中医更是罕见。

中医药战略研究课题组调查认为，这是中医院校教育严重西医化的结果，大部分老中医也持此看法。对32所中医院校的调查显示，学生约1/3的时间学习西医，理化知识与西医理论丰富，但中医理论基本训练严重不足。英语、计算机等公共课程占了1/4。历来被中医大家所重视的中医经典学习课程不断被删减，甚至成为选修课。中医教学中掺杂"牵强附会"的西医学图示内容越来越多，很多学生基本看不懂中医古籍。中国中医科学院的一位教授说，由于课程设置和考试关系，他的21个研究生的外文和计算机水平都很高，但却读不懂《本草纲目》的《序》。在技能培养上，学生要做很多动物实验，但对中医的望、闻、问、切等临床功夫训练不足。毕业后，多数学生不大会用中医理念看病，大多转行西医，或名行中医实以西医为主。中医药学研究生，大都不是在中医理论基础及临床诊疗水平上提高，而是按照西医的教育模式和标准，提出硕士做到细胞水平、博士做到分子水平才能毕业。不少中医硕士、博士并不会用中医理论与技能看病。

以广州中医药大学第一临床医院七年制中医学专业2014年下半学年课程表为例：七年制中医学专业由2009—2012四个年级构成，2012级第四学期每周中医课程5个课时，西医课程12个课时；2011级第六学期每周中医课程15个课时，西医课程19个课时；2010级第八学期每周中医课程27个课时，西医课程5个课时；2009级第十学期每周中医课程9个课时，西医课程24个课时；总课时中医与西医之比为56:60。中医课时占31.86%，西医课时占39.38%，英语、计算机等公共课程占26.76%。在中医院校，申请学士学位需要四级考试合格，申请硕士学位需要六级考试合格。

据何凯述，有一位中医学者说："早上，在学校的药圃里，99%的学生都在念英语，却没有听到诵读中医经典的声音。如果哪天看到一个学生在读《伤寒论》，我会十分感动。"这就是现代中医的教育现状。

广州中医药大学教授邓铁涛教授痛心地称："我们是一代'完人'，完蛋的完。"他担心学院派、实验派中医成为主流后，中医将不知如何发展。现行中医院校的教育模式正在把学生培养成中医不精、西医不通的半成品，成为中医的"掘墓人"。他们利用一知半解的中医和西医知识，否定中医的科学性。或利用一些时髦的标签语言来阐释并未真正理解的中医理论；而中医院校将中医、中药、针灸等设为相对独立的专业，医不识药，药不懂医，如此割裂水乳交融的中医医学和药学，结果造成学生知识结构上的"残废"，中医、中药、针灸的作用都难以充分发挥，甚至很难维持原有水平。

丛林认为，中医院校从课程设置到教学方法，从教材编写到临床实习，基本是比照西医院校的模式建造或进行的，不重视人文教育，严重忽视临床实践，完全背离中医成才的基本规律。当年设计这种教育模式的人用心也许是好的，但培养出来的学生已远非原汁原味的中医，而是一种"中不中、西不西"的人物。本来"非驴非马"可以说是一种创造，只可惜这些人的本事，既比不上西医，也比不上真正的老中医，它是一种异化了的产物。现在仍然健在的、原汁原味的老中医已经寥若晨星，新一代的所谓"老中医"临证时已经离不开检验报告，切脉只不过是应付而已，中医院的住院病人基本是西医西药保驾，中医中药做陪衬，最多是"善后"。中医院都说自己的中医治疗率占70%～80%，其实水分很大。现代的诊疗仪器西医院里有什么，中医院里就有什么，辨病辨证论治思维越来越趋于淡化，久而久之，中医治疗的疾病谱必然越来越狭窄。中医教育存在的上述问题如果不加以纠正，传统中医真的就"后继无人"了。

  中医的生命力在于临床，临床也是中医获得发展的力量源泉。在讨论中医现代化的人士中，有很多人从未上过临床，也根本就不能用中医的方法处理病人。我们不能认为，这些人对中医的了解不深，但可以肯定的是，他们虽然在讨论中医的现代化时能侃侃而谈，却并不了解中医的总体状况和实际情况，也并不了解中医所面临的真正的困惑所在。对于所有学习中医的人来说，脱离了中医的临症，就谈不上对中医的理解。即使是教中医基础学科的人，也应该从事中医的临床工作，真正用中医的方法处置病人，而不是纯粹地教授一些空洞的理论。某中医学院院长原是西医妇科硕士，做了两年白鼠实验成了中医博士，当上了中医学院的院长。教中医诊断的老师未曾用按脉的方法诊治过病人，他对脉诊的了解有多少值得怀疑，他所教的学生是否真正理解了脉诊也值得怀疑，但这正是目前中医教学的实际情况。中医院校的学生并没有学到真正的中医知识，只是获得了一些流于表面的似是而非的中医的零散知识。这样的学生到工作岗位之后，不能熟练地用中医的方法诊治疾病，只能依靠西医的方法应付工作。中医不能在临床上得到较好的运用，中医也就陷入越来越难堪的处境。中医的出路不是迄今为止所进行的现代化的研究，中医要在遵循自身规律的前提下，在不背弃原有理论逻辑思维的前提下，进行更为深入更为细致的原汁原味的继承与研究。

  焦树德教授的一番话尤其令人心痛："我们老中医在一块的时候就讨论，现在的政策导向是强调用现代科学的方法研究中医，实际上就是用西医的方法研究中医。花了几十年的时间，人力、物力、财力也不知花费了多少，得出个什么结果呢？中医的理论学说是有道理的。完了！没有一个！把中医几千年的成果否决了，都证明中医是对的。几十年来，每年花费多少个亿，多少大学、多少研究所、多少研究院参加进去搞，搞来搞去，最后得出的结论就是中医是有道理的。我们这些老中医就想，如果从党的中医政策一下达，就按照中医自身的理论体系和规矩准绳研究中医，这几十年，这么多人力、物力、财力的投入，怎么也能出三个、五个成果，就是出一个成果也好啊。没有！几十年了，一个真正有价值的成果都没有。这么大的财力、人力、物力投入，全白花了，时间也耽误了。"

中医院校的硕士生做实验做到细胞水平，博士生做实验做到基因水平，这种中医还是中医吗？这种中医到临床能看好病吗？实验室里的老鼠能检验中医的成果吗？老鼠吃巴豆就像人类吃花生米一样正常，但是，人类吃巴豆就会死人的，老鼠和人能一样吗？再比如说，对中医的一味药进行中药提纯。这味药在整体上却没有毒性，疗效很好。提得越纯、越细，毒性就越明显，疗效就越低。那么是以疗效判定药的好坏，还是以纯度判定药的好坏？而现在所谓的中医现代化，是以纯度为标准判定药的好坏，这恰恰说明，不能用西医这一套标准评价中医。可是，我们中医科研的经费却全都浪费到老鼠身上去了，所谓的科研成果其实都是泡沫。我们中医界应该认真反思，我们的科研是在发展中医还是在消灭中医？中医的学位是不是授予了那些中医学得好的人？

湖北中医药大学的李今庸教授说："中医药学的生命是临床疗效。一些人以牺牲中医临床疗效为代价，来换取对中医药学发展毫无裨益的动物实验。说培养的博士生不能用中医思路看病，因而不愿看病，还名之曰'研究型人才'。"

邓铁涛教授也说："中医为什么推不倒？就因为它能治好病。你不相信也得相信。你说它不科学，你说它是经验医学，你说它什么都不好，但它能够治好病。邓小平同志说得好：实践是检验真理的唯一标准。你不承认不行。可是，我们的中医教育培养不出来的偏偏是我们最需要的，就是临床的高明中医。我很早就说过，中医的教育失败就是临床教育的失败。"

郝光明认为，更为严重的情况是，现在硕士、博士论文的数据大多是假的。没有人敢保证自己的论文没有水分，水分太大了。那么，中医院校的硕士、博士们为什么要给论文编造假数据呢？几千年来，中医都是在临床实践中印证着自己的有效性与科学性。可是，现在的中医界讲究用实证科学的方法和手段验证中医，行不行得通呢？行不通。可是，现在的情况就是行不通还要行。那么，学生怎么办呢？只好造假。中医界硕士、博士的这种严重的数据造假现象，和中医政策的导向有关系。2003年以后研究生实验论文的结果可以有阴性的了。也就是说，在这之前的政策导向就是要求中医研究生的实验结果必须是阳性的。这对中医界影响很大。因为在学校和医院，不管是升级、升职，还是申请经费，如果实验结果不是阳性，就很困难。

现代中医学术研究仅仅是对中医做了一点形式上的改变，而且大多还是掺假的，对中医没有任何实质上的推动。可是，为什么会有那么多的人去做这种有水分的、形式上的改变，而不去真正推动中医发展呢？那么多人学了中医，为什么不用中医、不在临床发展中医呢？就是因为背后有一种利益的驱使。在现在的体制下，老老实实从事中医发展的事业，对他自己的生存和发展没有任何好处，会让他牺牲很多。说到底，是我们的学术体制和教育体制出了问题。什么问题呢？就是要求中医走向所谓的现代化，其实是西医化，使中医完全丧失自己本应有的优势。

郝光明认为，由于导向的错误，所谓的"中医现代化"也就成了"中医的伪现代化"，把中医带上了一条名存实亡的道路。就像一位中医界人士所说的，当年为"中医不能丢"所做的努力，如中医机构的增加，中医院校数量的增加，等等，在很大程度上变成了空壳，邓铁涛称之为"泡沫"，干祖望称之为"蝉蜕"，是很形象深刻的比喻。而真正有志于中医的学子，也陷入了进退两难的困境之中。在一所中医药大学流传着这样的顺口溜："规规矩矩学习中医，中医死掉；认认真真拜师学艺，自己死掉。"一位从中医药大学毕业不久的硕士这样总结自己的学习生涯："三年研究生学习的最大收获是'走出校门，跳出正规'。"也就是说，走出已经学不到中医的中医药大学，到民间参访名师寻求真知；跳出已经"走入歧途"（裘沛然）的中医正规教育，到浩如烟海的古代典籍中体认中医的正道。

我们看到，在这种"中医伪现代化"的桎梏下，中医与价值之源的联系完全被切断了，它的生命力和创造力完全被窒息了，五千年来根深叶茂的中华医道已经到了"花果飘零奄奄待毙"的惨境。可是，中医界的一些领导和学术领头人仍然顽固地坚持着这样一条不归路，还要沿着这样一条道路"脱胎换骨改造中医"。一位中医界著名学者就宣称："我们所有的努力就是要把中医学纳入到现代科学的体系之中，用逻辑、数学语言来描述它，用动物实验验证它……"一位中医药大学的校长还扬言，"中医现代化没商量"。

是什么原因让他们如此固执呢？

邓铁涛的一段话意味深长："我相信国家中医药管理局、卫生部的同志都想把中医的工作办好，这一点，我是坚信不疑的。尽管大家诚心诚意想办好中医，可是如果你的方向错了，你就要遭到失败。但是，这里面有一个根子，就是大家心中有疑虑：中医能够独立地发展吗？自然科学在20世纪的成就那么大，中医要是没有自然科学的帮助，能行吗？"南京中医药大学的周仲瑛教授的看法与邓铁涛不谋而合："中医现代化成了中医西医化，究其根源，在于中医的科学性始终没有真正得到确认，中医学是否具有独立的学术地位始终没有得到正视和承认。"北京中医药大学的王绵之教授也认识到"中医的科学性是否已得到真正的确认，是一个关键的问题"。

没有西方医学逻辑的帮助，让中医顺着自己的道路独立地发展是不行的，这是中医界从上到下心中一致的认识，也是尽管现在的中医现代化变成了"中医的伪现代化"，也要在中医伪现代化这条道路上坚持下去的根源所在。究其根本，还是没有抓住中医基础理论科学性的精髓所在。我一直在说，一个科学系统包括定性和定量两部分，现代医学之所以精确，不只是因为有实证，而且更主要的还是因为有定量，也就是医生在临床上知道疾病变化的度。而中医只有定性系统，没有定量系统，所以就变成了"医者，意也"了，什么意思？就是中医看病啊，要猜（意者，臆也），必须要靠师授家传才能掌握中医的那点流派之争和经验之谈。这就是中医始终走不出"科学与伪科学"讨论的怪圈。中医到底有没有定量系统，回答是肯定的，中医的定量系统就是中医特有的天干地支系统。不用正面证明什么，你只要将所有中医经典中的包含阴阳五行、天干地支、河洛九宫字样的条文去掉，你就会发现，中医经典就什么都不是了，只剩下一堆无任何必然内在联系的文字堆砌而已。我写作《古中医天文学·无极之镜》的根本目的，就是要恢复中医本来的科学面目、科学逻辑，以及古中医的定量内算系统。而这部分中医的定量内算系统，恰恰是现代中医要否定和扬弃的"迷信""糟粕"！

60多年来，中医院校的专业教材一直由卫生部组织专家统一编写。过去，国内中医院校办学水平参差不齐，统编教材确实起到过规范教学内容，统一教学进度，提高教学水平，确保教学基本质量的作用，可谓功不可没；但是，卓廉士认为，随着前述中医教育的弊端愈演愈烈，大有不撞南墙不回头、撞死南墙也不回头的偏执趋势。鉴于目前，多数理、工科院校由教授选定教材，或指定参考书籍（其中包括好几种教材），而中医院校却坚持采用唯一的统编教材。毫无疑问，目前的中医药大学的中医教材不能涵盖和诠释中医体系的全部与理论精髓，甚至还误人子弟。作为一门学科，中医与其他学科一样，学术的活力不是来自教材，而是来自研究者和教学者的自主意识和独创精神，统编教材对中医学术是起促进作用还是相反，要看它是束缚还是释放了中医活力而定。而取消统编教材，将会开拓出更多的学术空间，更有利于教学改革和中医学的振兴与发展。

卓廉士认为，现代中医的教育潜藏了当下院校的意志，也预设了将来学术的取向。现代中医统编教材所强调的"系统性"，实质上是强调它在学术上的权威地位，使之成了一切学术取向的标准：教学以它为核心，临床诊断、疗效评价甚至科研设计，都援引"中医全国统编教材"为准则，自然让学生也唯教材是瞻。在这种风气熏陶下，现代中医学术界逐渐养成了接受一个权威，一种观点，一种学说的习惯，学术上近亲繁殖，千口一腔，见解相似，观点雷同，这种形式的现代中医教育，已经把一个人的思维训练成了只能用一个标准去判断事物，非此即彼，且又难于容忍不同观点。我们常常叹息当代产生不出中医大师，却从来没有对多年以来现代中医教育统得过死，尤其是统编教材所致的学术思维方式的僵化方面做过任何反思。

如大多数专家都认为是用六经统万病，所有时方、内外妇儿都可以统括其中。但现在还不大现实，雒晓东认为，我们所有大学教学体系还是以内科为主的、以病为纲的这样一个体系，比如说感冒、头痛，下面分几个证型。但这样有个非常大的害处，就是把我们的学生教死了，只知道头痛有内伤外感，然后分八个证型，然后根据这些证型去用药。现代中医的内科教材是不太成功的，使得中医药大学的学生出来只会按图索骥，只知道那几个证型，对着证型来开方。但实际上，中医是千变万化的，因时因地、千人千方、一人一方，不可能像头痛就只有八个证型。简单来说，像《证治准绳》中仅中风的方子就九十二条，但现代中医的《中医内科学》教材，中风也就十来个证型，症为什么会出现这样的情况？就是现代中医的教材只注重疾病的症状分型，症候分型，而没有关注疾病发生发展的病机。藏象病机、经络病机、天人感应病机等等，都是浑浑噩噩分不清。这样只会把学生教得太教条化和表面化、机械化，教出来的现代中医水平普遍不高。所以，国医大师李今庸说过一句话，"为什么中医博士不会看病？"发人深省。

对于经验中医来说，中医的历史证明了定学术于一尊，不利于发展。据卓廉士述，宋代朝廷设立校正医书局，令掌禹锡、林亿、高保衡等校正《黄帝内经》以下迄于唐代的医学著作，对经典书籍进行了"系统性"的官方注释。在宋代朝廷的倡导下，宋代的医学教育引人瞩目。王安石变法后，还设立了"太医局"——一种类似中医学院的机构，由政府主持医生的考核和教材的编审工作，不可谓不重视，局中教授皆一时才俊，人才不可谓不充足，教材皆经博学洪儒刊定，不可谓不精审。但是，学术却难于有进一步的创新和发展，故终于有宋一代，医学成就主要在于对古籍经典的考释阐发和对民间方剂的搜求整理，理论上平稳保守，建树不多。然而，从金、元至于清代，入主中原的异族统治者对医学采取听其发展，不予干预的政策，于是有金、元四大家等不同学派的产生，并因此而引发了长达数百年的争鸣。这期间中医江湖人声鼎沸，学术空前繁荣，余波所及，还能使清代丰富温病学说。近代名医唐宗海、张寿颐、张锡纯、恽铁樵、丁甘仁、朱南山、陈筱宝、范文虎等各承家技，在西洋医学风靡华夏时，独树一帜，并于医术上有所建树；20世纪的名医蒲辅周、岳美中等，均不闻受统编教材涓埃之益。

早在西周末年，周宣王太史史伯就提出"和实生物"的思想。他强调："夫和实生物，同则不继。以他平他谓之和，故能生长物而归之；若以同裨同，尽乃弃矣。故先王以土与金木水火杂，以成百物。"《国语·郑语》说："和则生物，同则不继。""和"指不同理论或方法并存所呈现的和谐有益的局面，而"同"是指一家学说的一统天下。

卓廉士认为，就中医而言，"同而不和"就是罢黜各家，独尊统编教材，将中医统一到一个理论模式之中；而"和而不同"，是指学术上的兼收并蓄，如蜜蜂酿蜜，采摘各家之长，不断从内难、从民间吸取经验和养料。只有"和而不同"，中医才可能在继承中谋求发展。所以，取消现代中医教材的统编方式，在众多学说中开辟蹊径，形成自己的学术观点，可以开阔学生乃至中医教育者、中医政策制定者的思维，养成海纳百川的气度，习惯于对不同学派甚至民间医生的包容和理解，从而使中医教学和科研产生新的活力。教育部是管教育的，不懂中医，并不清楚中医院校应该教些什么内容。建议趁老中医们健在，组织中医大家，尤其是没有西化的大家，并吸收民间中医参加，共同拟定教育内容，重新修订教材，允许多种中医教材同时在学校传播，允许中医药大学有自主编写中医教材和选用中医教材的权力，不要什么"统一""精品""权威"教材之类的伪中医与伪西医理论，让我们的中医弟子真正学到传统中医的理论与临床真谛，不要成为二把刀、二皮脸，更不要成为西医的医佐。

一百年来，先是不准中医办学，后来虽然不反对了，但一直没有官办的中医高等院校。新中国成立后，各省终于都有一所国家办的中医学院。中医高等教育走过了一条艰难曲折的道路。梁华龙认为，今天的问题在于：中医院校只许按照现代医学规范办中医院校来培养人才，并用现代医学基础理论替换了中医基础理论。六版中医教材的编写，将原本精炼简略的内容编得烦琐重复，将原本系统的整体割裂得支离破碎，内容唯恐不杂，种数唯恐不多，划分唯恐不细，其结果无非是版权页上的编写人数增加了，印刷用的纸张油墨增加了，系统科学的联系打乱了，中医药学术被西医内容与编写者的私欲严重扭曲、扼杀了。教材中把许多中医精华删去了，经典都变成了选修课。第7版中医教材貌似更加完美，更加严谨，似乎更加无可挑剔，但问题似乎也正在这上面：任何定学术于一尊的努力，愈是"科学而系统"，就愈是会挤占不同学术思维存在的空间，阻碍学术的发展和进步。而且其中的各种学术观点，我们在前面已经系统论述过了，也是经不住理论推敲的。

卓廉士认为，我们常说振兴中医乏术，将精力花在吸取西方的科研方法上，真可谓明察于秋毫却不见舆薪，一套日益烦琐僵化的教材正窒息中医发展的生机，在这种教学体制之下，不太可能涵养出一代创新奋进的学术风气，不太可能出现像刘河间、张从正、李东垣、朱丹溪、叶天士、吴鞠通一般的风流人物。传统中医如不在变革与争鸣中发展，就一定会在一味追求"系统性"的口号下趋于消亡，而且现在已经在渐趋灭亡了。号称学的中医，多半内容却是西医知识，学生头脑都搅浑了。外语占用了学生大量时间，博士读不懂《本草纲目》的序。所以，李金庸就提出了"中医高等院校培养的是中医的掘墓人"的著名论断，崔月梨部长说"毕业生是两个中专生"的无奈。

何凯认为，中医院校教育基本上参照西医院校的培养模式，忽略了每一个学科都有离不开固有的方法论。

首先，从20世纪末开始了高速扩招。过度扩招让中医教育面临着巨大的挑战，教学质量和教学资源无法跟上扩招的速度，直接影响到中医药毕业生的培养质量。在国外，一个临床专业在校生最多不超过400人，以确保把学生培养成合格医生，而我国大多数中医院校每年中医类招生人数都超过千人。

其次，中医临床诊察和理论研究日益分离，彼此相对独立。中医基础医学院的毕业生不能考取中医执业医师资格证，就是一个明证。于是，出现了一些中医师理论讲得头头是道，可是上了临床只能运用西医治病。

再次，中医课程和西医课程不能简单地是几比几的关系，而是要站在中医的角度来看需要西医从哪些方面做出补充，拆解西医融入中医。而现实是中医院校对中医经典的重视不够。

最后，临床实习中大多数阵地都被西医的方法夺去，中医在实习中一味退让、方法死板。

中医院就更无法作为中医的传承和教育主体，中医院现在的情况是分科严重，同西医的分科基本类似，这样对中医天人合一观本身就是一种破坏。另一方面，很多中医院打着中医的旗号，在临床上用现代医学进行治疗，然后配点中药辅助调理，这种重现代医学轻中医的做法，就根本没有作为中医的自觉。非常多的公众去中医院想要得到的是中草药和针灸、刮痧、拔罐等等中医疗法的服务，可是往往会非常失望，因为或许出于利益还是疗效的考虑，医院的医生都不推荐用这些中医疗法作为主要的治疗手段。典型的挂羊头卖狗肉的做法。

政府组建的中医科学院和类似的机构作为传承教育主体所出现的问题是，对中医的异化严重，政治和舆论对中医知识和技术进行干预。中医的很多内容，比如《千金方》中的祝由术、《肘后方》中的符箓等，从政治角度看来，是属于封建时代的东西，不能予以传播。这无疑是主观人为的对中医传承进行干预，如果这些疗法没有用处，自然会被淘汰，干预的后果无疑是对中医的异化，符合政策标准的就予以放行，不符合的就进行修改，直到符合政策为止。

可见，无论从教育形式上、教育政策上、还是教育机构上，甚至是教育的根本——教材内容上，都是支离破碎、一塌糊涂，完全按照西医模式去模仿，最后教出来的中医弟子对于中医几乎一知半解、稀里糊涂。这种令人心痛的现状,不仅是因为西医对中医的和平演变、渗透,更是因为中医自身的不争气、不自强、不上进所致。现代中医目前的状况是逆水行舟,不进则退。所以,凡是对中医有责任的中医人们,自强吧!

民间中医

纵观我国中医药的发展历史,就是一部民间中医药的发展历史。历史上闻名于世的医学家,像扁鹊、华佗、张仲景、孙思邈、李时珍、万密斋,以及近现代一些名中医等,无一不是来自于民间、发展于民间、成名于民间的。历代中医医林,每有以擅用一药而得诨号者,如刘完素弟子中有穆大黄,张景岳号为张熟地,近代上海徐小圃为徐麻黄,曾治愈胡适糖尿病的陆仲安的陆黄芪等。至于擅用附子而见称的就更多,如郑钦安称郑附子,祝味菊称祝附子,吴佩衡称吴附子,等等。这些都是民间中医的翘楚。我国首批公布的30位国医大师,全部有民间中医经历,80%为师徒或家传。一些中药老字号,如同仁堂、广誉远、达仁堂等生产的安宫牛黄丸、龟龄集、牛黄清心丸、藿香正气水、六味地黄丸等等,无一不是来自民间。即使是现代研究成功的青蒿素,也是源于《肘后备急方》,民间医药成为中医药临床实践创新的源头。

但是,自1999年以来,我国相继实施《执业医师法》《药品管理法》和《医疗机构管理条例》。取得执业资格要求有正规学历教育、文凭、会外语等,大批的民间中医因拿不到行医执照,一夜之间成了"非法行医",一些世代相传、身怀绝技的民间中医不能行医,一些独具特色诊疗技术逐渐失传。据中国社会科学院中医药国情调查发现,在农村、边远、贫困地区,依然生存、活跃着一批民间中医,大概有15万人的队伍,这些人仍在不合法地生存着,就是我们常说的"非法行医"。他们传承着老一辈积累的经验,自己采药、制药,为民众解除病痛。

根据中国科学技术信息研究所中医药战略研究课题组的统计,民国初年,我国有中医80万人,1949年,我国人口不足5亿人,中医人数为50万人。2003年,我国人口增至近13亿人,中医执业医师人数49万人,但其中真正能用中医思路看病的不过3万人,而且几乎都是50岁以上的老医师。另有统计显示,我国的著名中医人数已从20世纪80年代的5000余名骤减至现在的不足500名。在对一些地区和县级中医院的调研估计,其中只有10%的中医能开汤药处方。这说明我国中医药正陷入传承危机。

然而在国外,由政府开办或资助的国外中医诊所未见报道,由当地民间人士开办的中医诊所却是红红火火。据2002年12月20日《南方日报》报道:英国有 5000 万人口，有中医诊所 3000 个；荷兰有 1500 万人口，有中医诊所 1600 个；加拿大 3000 万人口，有中医诊所 3000 个；澳大利亚 1900 万人口，有中医诊所 4000 个。一些国家，如泰国、新加坡、澳大利亚，还对中医药进行立法认可，中医药开始合法化。

现在，中医药文化已逐渐渗透全球，世界上已有 170 多个国家设有中医诊所、研究所、院校等；世界各地开展中医药相关活动从业人员达 30 万以上。1986 年，韩国把"汉医"改名为"韩医"。2009 年 7 月 31 日，韩国御医许浚 1613 年编撰的《东宝医鉴》申遗成功，被联合国教科文组织列为世界记忆遗产名录。而中国于 2011 年才将《本草纲目》《黄帝内经》两部中医经典入选世界记忆遗产名录，较韩国晚了整整两年。

据刘芳述，在全球中成药市场中，我们只占不到 10%，其余多为日本、韩国、德国等所占。在国内，中医已经几乎全部用西方的科学理论来代替中医经典解释了。照此下去，也许不久的将来，国人要想学真正的中医，可能只有到国外去了！国医大师邓铁涛教授说："21 世纪是中华文化的世纪，是中医腾飞的世纪。"看当今中医之现状，21 世纪是中医腾飞的世纪没错，但是否腾飞于中华大地已成悬念。如果我辈再不拯救传统中医，也许，中医会像佛教一样灭之于印度，光大于东土；或像基督教般，源于中东，而弘扬于欧美。果真如此，此乃我辈之罪过，愧对列祖列宗，愧对全人类健康之福祉。

我国不少师徒传承的民间中医不仅治疗水平高，而且成本很低，但是因为西医知识不足而过不了执业中医师考试关。按照《执业医师法》规定，必须有四年以上医学院校学历者，才能参加执业医师资格考试。考试内容近五分之二是西医知识。而民间大半的中医无此学历，不懂西医，不懂外语，虽然医术高明，也拿不到行医资格，行医即属非法。

据张南述，近年来，卫生部门虽支持"师带徒"的中医药传承方法，但规定为师者至少必须具备"执业医师资格"，以及"副主任医师以上专业技术职务或从事临床工作 15 年以上"两项条件。在院校，教授可以同时带一个"班"甚至一个"排"研究生的同时，却规定一个民间中医同时只能带两名徒弟。只要不符合这些标准就不合法。这种"歧视性"规定一来，民间中医传承之路不免狭窄难行，甚至有被阻断之虞。"现状是，现行执业医师制度把一半中医人才关在门外。"中医药国情调研组执行组长、研究员陈其广说，按照"真正使用中医药手段，不入体制内编制，也不以财政或行政组织资助为主要业务收入来源"的界定，民间中医人数应该有 40 万~50 万。其中，中医药知识技能和临床实践经验可以专业行医，但却没有合法行医资格的约 25 万人，这与 2009 年统计的具有执业资格的 27.6 万中医人数接近。

这就是民间中医的现实。

国家中医政策

1998年，《执业医师法》颁布，该法要求必须取得执业医师资格，且有注册单位方可行医。要取得资格，必须通过全国的统一考试，而考试内容涉及大量的西医试题及外语，非科班出身、没有西医化教育的民间人士、祖传医者、师带徒成才者，要想通过考试，太难了！这同民国时期变相限制乃至取消中医的做法，同出一辙。中医讲"悟"，中医是圆融的，西医讲推理逻辑，西医是线性的。以西医的考试标准来选拔中医，其结果可想而知！会看病的没资格，有资格的不会看病。此乃制度对中医人才之扼杀！

据刘芳述，2005年颁布的《医疗机构制剂注册管理办法》规定：医院的自制药必须做药理、毒理实验，必须制定制剂标准及工艺流程，进行稳定性实验及至少60例的临床对照疗效总结，取得省市药品监督管理机构颁予的生产文号才准予生产使用。许多中药制剂已在医院使用了几十年，临床验证疗效确切、安全可靠，但却变成了假药，因为医院受人力、物力、财力所限，没办法给每一产品申报生产文号。中医自古以来医药不分，前院看病，后院中药加工炮制煎煮制剂，两千多年来，此种方式为中华民族之繁衍传宗、健康长寿做出了不可磨灭的贡献，怎么到了近几年就行不通了呢？中医生开处方，病人中药房取药，回家煎煮服用，合法！同样的处方，医院事先做成制剂，经本院中医生辨证使用，就是不合法，是假药?！

向佳认为，药品管理法的立法本意，应该是为了保护广大群众用药安全，有利于中医药的传承和创新，而不是不问效果，刻意压抑中医药的发展。反之，则造成中医药不能姓"中"的现状。仍以中医院制剂室为例，过去能制丸、散、膏、丹、口服液等多种制剂，但突然按照西医那一套标准来改造，好几十万投进去之后，就变成只能制一个胶囊的制剂室。现在别说申请药了，申请一个制剂就得上百万，这让基层中医院如何支持中医药发展创新？要支持和发展中医药，就应放开中医院院内制剂的种种限制，取消审批制，执行"备案制"，放开中药制剂的价格，这样，才能保护中医药的创新能力。不能用制作西药的标准来要求中药，不能把中医师研制的中药制剂"按成本核算"，而不计其知识产权和价值。中药审批限制越多，中医就越难发展起来，应制定一套适应中医发展的中成药审批制度，简化审批手续，降低门槛。审批中药要以临床疗效作为主要标准，而不是以西医的药物成分分析为主要标准。反之，会增加了中药审批难度，使许多民间的好药不能服务于社会、服务于患者。这是时代的悲哀，也已极大地阻碍中医药的发展。

我国目前的中药管理现状为"中药西治"。尽管国务院1988年将国家中医管理局更名为"中医药管理局"，但国家中医药管理局至今仍管不了药，而是由国家食品药品监督管理总局用西药的管理办法来对待中药，导致"中药西治"现状。向佳认为，用管理西药的方法来管理中药，那最后的结局就是无中药可用。例如，马兜铃酸对肾脏有较强的毒性，会损害肾小管功能，导致肾功能衰竭。含马兜铃酸的中药有广防己、细辛、马兜铃、天仙藤、寻骨风等，如按西药标准，这些中药都不能使用。而中药之所以能治病，就是用药之偏性来治疗人之偏性，使人体阴阳恢复平衡而达到治病目的；处方之中药物之间的相互作用，各药物成分在人体里相互的增效减毒作用，已远远不同于单一成分的功效。这实为制度性对中医药之扼杀！

国家中医药管理局设在国家卫生部之下，而卫生部主要领导大多是西医出身，处理事务都会按西医药的思路办，所以，国家中医局办事十分为难。宪法第二十一条明确规定，中西医并重。将中医局设在卫生部，由卫生部管辖，本身就是重西轻中的表现。"在西医为主的卫生部下设中医局"应该是欧美国家的体制，作为中医原创国，至少应该单独设立中医卫生部，与西医卫生部的地位并重才对。

何凯认为，目前，中医局区区几个人只能服从卫生部的西医思路，中医的从业人数越来越少，医疗质量越管越差，背离中医学特色越来越远。卫生部部务会上也是一个管中医的副部长面对诸多部长、副部长，到省部级卫生厅更是如此。事实证明，卫生部几十年的做法可以说是只发展西医不发展中医，从SARS到艾滋病到"禽流感"，什么时候卫生部相信过中医有效，想到过让中医上一线？何以疾控中心里面没有中医？何以传染病医院没有中医？甘肃卫生厅厅长刘维忠说过，每年甘肃医疗拨款80个亿，其中70多亿是拨发到西医院，而中医院仅能得到四个多亿的资金。很难想象，今后中医局不独立出来，却能够发展中医，振兴中医。因此，应该尽快成立中医部，以便使中医药能够在全面继承的基础上按照自身规律自主发展，结束牧师管和尚的局面。

何凯认为，中药由国家药监局管理，自从药品法出台以来，药监局前后出台了187个管理条例，用的是抽象肯定，具体否定的办法，来扼杀中药。这是典型的按照西药的管理方法和标准来管理中药。中医与中药历来不分家，也绝不能分家。因此，中医药界普遍希望国家将中药的管理、审批权限仍旧收归国家中医局即将来的中医部管理。中药审批权收回后，应允许中医自制丸散膏丹使用，因为这是每一个合格中医必须具备的技能，也是保证疗效的必要手段。中西医是完全不同的两个体系，不能用同一种办法管理。因此，王永炎院士于

2005年6月在天津会议上提出中西医分业管理。也就是说，中医不得开西药，西医不得开中药，各管各的，除非一个人既考了中医执照，又考了西医执照。其实，这已是韩国证明行之有效的做法。

中医近百年日渐衰落，尽管主要是思想认识造成的，但在这种认识下制定的法律起了决定性的作用。所谓：法规政策决定一个学科的存亡，决定一个产业的存亡，甚至决定一种文化、一个民族的存亡。

一个典型例子是，日本明治维新后，宪法中规定西医是日本唯一合法的医疗保健体系。从此，日本中医断线近百年，到20世纪60年代才又开始重新使用中药，近年才开始中医教学。日本的这一错误做法，被留洋"海归"带回，掀起了"废医存药"的恶流。近两年，又出现了要彻底消灭中医的"逆流"。百年来中医日趋式微，是民族虚无主义，以及在其思想指导下制定的政策法规造成的。因此，今天要对中医满怀信心并以此重新制定符合中医发展规律的法规政策，给中医以宽松环境，保障中医药自主发展。

现行的《执业医师法》不适合对中医的管理，那只适合西医。按今天的医师法，考出来的都是"中西医结合"的"西中医"，不是真正的中医，称其为伪中医、伪西医都不错。这样的做法会从内部将中医彻底瓦解消灭光。需要尽快组织制定中医的执业医师法。在经验中医阶段，中医医师法应该承认师承、家传和自学。这是中医的发展规律之一，是几千年证明行之有效的方法，绝非某些人说的是落后的方法。

中医执业医师证的发放权，应该尽快收归国家中医药管理局。何凯认为，中医与西医不同的特点是，中医在民间有很大的有生力量，如果能将这些力量挖掘出来，会对中医事业有很大的促进。但是民间中医最大的问题是，延续师带徒模式教学不被官方所认可。虽然自2007年中医药管理总局推出了中医师承的政策，可是对出身还是要求过于严格。比如，对师傅要求具有医师资格证，并是副高级职称以上或15年临床经验；对师承教育场所规定，必须在有资质的医疗机构；师承教育从拜师到能够考取医师资格证需要9年时间；而确有专长人员考试，就更加不讲逻辑，申请确有专长考试的要依法从事临床实践5年以上，既然没有医师资格证，谈何依法从事临床实践？对现有的政策的建议是开放参加中医执业医师考试的资格限制，但是加大中医医师资格考试的难度。这样既可以使确有专长的人员不会陷入非法行医的窘境，又不会使不学无术之人，即便是正规院校毕业也不能瞒天过海、暗度陈仓。

民间中医未受西化影响，保留了相当一部分中医精华，是振兴中医的主要力量之一。要看疗效而不是看文凭。只要是当地群众认可，当地中医局推荐，就应该给他们发行医证。当然，民间中医所学的理论可能不系统，也可能还有这样那样的缺点，但这是以后应该引导和组织他们进一步学习提高的问题，而不能成为不给他们发证的理由。恰好是给他发了行医证，他就属你管了，你就可以组织他们学习，帮助他们提高。

目前，我国的卫生立法往往是技术型立法，对于理念、路线、方向等宏观方面体现不多。

向佳认为，我国在缺乏《卫生基本法》的情况下，对很多细枝末节的法律进行立法，一旦方向没有选择对，那么技术方面的立法做得越好，在实际效果方面就变得越差。目前的《药品管理法》就存在这样的问题。如以有没有国家批准文号作为中成药是真是假的唯一标准，显然不确切。这首先忽略了一个问题，任何中成药都不可能不通过临床实践变成一种合法的有批准文号的药。中成药自古到今都是在人身上试用的，若按照现行《药品管理法》的逻辑，从试用的第一个病人开始就已经违法了，因为那时候不可能有批准文号。成功、有效的中药不是从天上掉下来的，是必须从临床实践中总结出来，只有用了许多病人以后，才可能申报批准为正式的药。透过倪海清案，中医界注意到，我国虽然制定了《中医药条例》，但如果不肯定中医药服务的特殊规律和有效性，那么，其基本的法律理念就得不到保障。这也就造成了倪海清案的发生，而且还会有很多很多这样的案子，这只是冰山一角。这就是现实中医制度的矛盾性。

中医看一个感冒发烧，开中药方，三天的量，一般也就 10 多元钱；而看西医，不含其他药物，往往单是抗生素，一天的费用就百来元。针灸推拿科收费标准（三级医院）：针刺 15 元/5 个穴位、灸法 20 元/2 个穴位、拔罐疗法 6 元/3 罐、推拿 30~50 元/次，西药最新抗肿瘤药一针就成千上万元，做一个大型检查也是上百千元。故此，很多中医院为了生存和效益，都在要求医生少用中药、中医治疗，多用西药，尤其多用价贵西药针剂，多做检查以创收。此种环境下，中医院不西化都难啊！此乃政策制度对中医生存之扼杀！

从 1921 年北洋政府的"漏列中医案"，到 1929 年全国范围的"中医存废之争"，再到近年兴起的"废除中医"的论调，直至现代，关于中医的争论始终不断。由于各方意见难以统一，自 1984 年至 1986 年间，《中医药法》六易其稿，却最终没有出台。2005 年 3 月，《中医药法》的起草工作被重新启动。2013 年，作为中国新医改的配置文件，《国务院关于扶持和促进中医药事业发展的若干意见》出台，中医药产业上升到了国家战略层面。2015 年，中医立法列入议事日程，由于受到青蒿素获得诺奖事件的推动，2016 年，中国颁布了《中医药发展战略规划纲要（2016—2030）》，明确了未来 15 年中国中医药发展方向和工作重点。直至 2016 年底通过《中医药法》，明确《中医药法》在 2017 年 7 月将施行。由此，中国将诞生第一部为传统中医药振兴而制定的国家法律。

这部《中医药法》在管理体制建设、人才培养模式、中医医师资格考试、中药材质量监管、中医知识产权、中医理论研究原则等内容方面做了很多定性。

陈竺认为，这部《中医药法》强调了要着力推动中医药振兴发展，坚持中西医并重，推动中医药和西医药相互补充、协调发展，努力实现中医药健康养生文化的创造性转化、创新性发展。强调要实施中医药传承创新工程，推动中医药生产现代化，打造中国标准和中国品牌，要引导和支持健康产业加快发展，尤其要促进与养老、旅游、互联网、健身休闲、食品的五大融合。可以看出，这部法律只是给予中医一个法律地位和平台，对于中医的继承与研究发展、理论与临床等方面，只是给予了方向性、原则性的指导，但最终还是要靠广大中医人自己的努力与自强，去实践中医的科学性与权威性。如果中医自身不努力、不自强，外部因素再扶持也是徒劳。中国有句老话，烂泥扶不上墙，就是这个道理。但是，现代中医界自身的境遇实在难堪，直到目前为止，现代中医界还在讨论中医生存权的合理性问题，还在讨论中医理论与临床的科学性问题，还在讨论中医是不是迷信的问题，还在讨论中医的学术定性问题。作为一个具有5000年历史的非物质文化遗产，作为一个马上就要拥有基本国家法律地位的学科体系，作为一个全世界都在肯定而只有我们自己还在不断怀疑和否定的文化现象，现代中医界的现实与法律地位实在是不配。

南京中医药大学校长胡刚在《中国卫生》2016年第4期发文《用法律确保中医药可持续发展》认为："中西医并重"作为我国卫生工作的方针之一，是由我国健康卫生事业的发展历史、中医药的特点、现实国情决定的。

但是，在政策和制度层面上落实"中西医并重"的方针，还不尽如人意，主要表现在以下几个方面。

一是认识不到位，对于中医药的理论基础、实际贡献、科学价值、推广意义认识模糊，认为中医药在当代只不过是补充医学、替代医学，导致发展中医药两头（政府和民众）热中间冷，说起来重要、做起来次要，"中西医并重"又沦为一个听上去很美的概念的危险。

二是政策不配套，中医药与西医药在实践中并没有被摆到平等地位，存在以经济效益为指挥棒的短视行为，在宏观政策、经费投入、评价体系等方面，还没有很好地发挥激励、导向、扶持作用。

三是制度不落实，近年来，国家层面有关中医药立法、规划、文件等频出，发展中医药的利好消息不可谓不多，但在制度的推进落实上却不尽如人意，有些好的计划、措施仍停留在纸面上，有关政府部门的执行力、督查督办的力度严重不足。

落实"中西医并重"方针必须保持制度刚性。"中西医结合"与"中西医并重"不可等量齐观,前者主要是方法论,后者体现价值观。"中西医并重"不是拉拉扯扯做个盆景,美之名曰"重视""结合""并重"了,甚至也不是比例多一点或少一点,其根本是要从制度上保证党和国家卫生工作方针的严肃性。同时,振兴中医药要抓住教育和人才这个根本。人才是立业之本,高水平的中医医疗保健养生、高水平的中医药学术研究,离不开高水平的中医药教育。目前,国家和地方政府特别是业务主管部门在发展中医药方面,均存在比较严重的重中医医疗、轻中医教育的倾向,条块分割、政策不能打通,落实医教协同存在壁垒。评价一流大学和一流学科,要遵循中医药学科建设规律,不能只重"世界一流""国际标准",忽视"中国特色""学科特点",用统一、单一标准评价所有大学和学科,貌似公平,实则不公。确实,现代中医让人诟病的并不是中医临床,而是中医理论的不确定性和模糊性、臆测性,毫无严密逻辑可言,想怎么说怎么说,现代中医总是不断地自创一些中医逻辑里没有的概念和名词,信手拈来,信口胡说,怎么说都有道理,实际就是没有道理。所以,所谓的中西医结合也好,中西医并重也罢,确实没有可结合、可并重的东西。

中国政法大学的解志勇也在《中国卫生》2016年第4期撰文认为,中医药千百年来的继承并未发生显著的创新和根本性的发展,在现代医疗体系日益完善的时代,西医日益科技化、精细化,相比之下,中医药行业乱象丛生:中医从业者鱼龙混杂,中医师人才缺乏;中药标准缺失,临床用药中超剂量和乱用药现象严重,冲剂、饮片等新型中药更是缺少临床治疗的科学标准;中医药治疗难以通过科学的检测和实验进行临床验证,药材品质不一的情况下,很难合理用药,缺少临床依据而导致的医疗事故也难以追责。

总之,中医与中药独特的治疗方式与理念,很难通过技术和数据来明确标准,目前,中医行业乱象多而监管难,对中医药行业的改革又涉及多方利益主体,更与社会大众的生命健康息息相关,因此,对中医药行业进行立法尤为艰难。仅仅依靠法律的出台,并不能打开制约中医药发展的桎梏。中医药的困境还需通过行业自律自强,从内部优化结构提高效能,整个行业认识到存在的困境,加强行业组织的建立和规则自律,在法律提供的扶持与规范制度保障之下,通过专业的中医界人士以学术研究和技术创新的手段,推动中医药走出低迷与困境。立法保障和行业自律双轨并行,才是中医药改革的题中应有之义。一些现代中医界的业内专家,尤其是那些老专家们也认为,现代中医药界沉疴已久,病入膏肓。想彻底让中医药走上科学、规范发展之路,远非一部法律所能解决。

归根结底一句话,不是中医不行,不是中医政策不行,是中医人不行!

第二乱 揆 度

第十五式 龙战于野（坤卦上六）《象》曰："龙战于野，其血玄黄。""'龙战于野'，其道穷也。"真气通五枢、维道、足临泣、中封、中都，凝气二间、商阳。左臂右掌，均是可虚可实，非拘一格。用虚实相生，阴阳相参的手法扰乱对方，自己则可以乘虚而入，是一式诱敌策。刚柔并济阴阳相生。

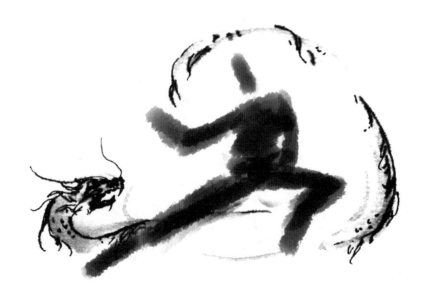

揆度思维方法早在春秋时期应用就颇为广泛。据全敏述,《淮南子·兵略训》说:"能治王官之事者,不可揆度也。"《管子·揆度第七十八》也用到"揆度"一词。东方朔的《非有先生论》亦云:"图画要范,揆度得失。"1973年,长沙马王堆汉墓出土的《经法》《十大经》《称》《道原》四种古佚书,就是《汉书·艺文志》所载的《黄帝四经》四篇,大约成书于战国初、中期。在此四篇书中,"度"也称之为"恒度""尺寸之度""四时之度"等,《经法·道法》说:"变恒过度,以奇相御。"《素问·玉版要论》说:"揆度者,度病之深浅也;奇恒者,言奇病也。"可见,在《黄帝内经》的中医里,揆度的主要意思就是诊断。

在讨论中医诊断的现代化之前,我们有一个概念必须明确。那就是,中医诊断到底是什么?是理论,还是方法论?在传统中医体系里,中医的理法方药、医药、各科都是不分家的。汉唐中医,都是现代中医所谓的"全科医生",遇到女人则为带下医、遇到小儿则为小儿医、遇到外科则为外科医、遇到内科则为内科医……所以你看,古人写的中医书,基本上都是大部头、全科书,治百病的书。当然专科书也有,但在中医古籍中那不是主流,原因就是,中医关注的是医道,不是医术,所以就没有内、外、妇、儿、五官、呼吸、消化、心血管、神经、内分泌、泌尿等这些具体分科。只要医道、病机掌握了,一切内外妇儿都只是表现而已,不需要有那么强的分别心,从根子上解决就可以了。而现代中医的这些具体分科则完全是效仿、模仿西医,因为现代中医没有理解古代中医的精髓,所以,只能鹦鹉学舌了。

不只是在中医的形式上,现代中医有这种不明就里的分别,在中医理论上也同样如此。中医本来是医药不能分家的,医者就是药者,药者就是医者,医生必须亲自去采药、炮制药物、制药等,而现在的中医有很多人都不认识中药,更不用说去采药和制药了,甚至有些草药的名字都没有听过。同样,在中医诊断上也是如此逻辑,在古代中医体系中,本没有什么中医基础理论、中医诊断、中医方剂等等分科说法,你只要通读内难伤寒等中医古籍,一切中医法尽在其中,浑然一体,本来就是一体。而现代中医模仿西医的分科体系,照葫芦画瓢式的就弄出来什么中医基础理论、中医诊断、中药学等说法,硬生生地将古代中医有机和谐的整体给撕裂开,造成逻辑断层、理论断层和传承断层,还美其曰为规范化、现代化、中西医结合。可见,中医诊断的内容是没有错的,中医诊断的逻辑分别是错误的,现代中医的中医诊断概念,其实只是中医方法论层次上的东西,没有中医基础理论等医道层次的学术背景,一切分别都是方法论,都是有为法,对于继承和发展古中医,都是徒劳的。方法论与理论是完全不同的两回事,不在一个平面上,却又不会穿越虫洞,现代中医的诊断就是这样。

自话自说。

医学方法论的意思就是中医有的，西医也有。中医有望闻问切，西医有视触叩听，也叫望触叩听闻。中医有辨证论治，西医有对症治疗。中医有整体观念，西医有分子生物学、组织、器官、神经内分泌等等系统观念。如德国医学界有一本《不需要辅助手段的紧急诊断》的书，深受北京协和医院急诊科首任主任邵孝洪教授的崇拜，就是因为这本书将西医的"望闻问切"，即西医的视触叩听的体格检查写得非常全面和准确。西医的"望"就是通过观察来提示患者是否有某些疾病。例如，黄疸肝炎患者皮肤、眼球巩膜等会部分发黄，如肾性出血热有典型的三红三痛醉酒貌，等等。西医的"触"就是用双手去摸，如腹部触诊等有很大的提示作用，摸周身的动脉可检查血管的病变或心律的变化，等等。西医的"叩"，就是叩诊，手指像小锤子一样叩击，听声音有什么不同。例如，叩击肺部时，清音代表肺部正常，鼓音则可能有气胸，声音很实则可能有炎症胸水占位等。西医的"听"则主要是借助听诊器，听血管杂音、心音、呼吸音、腹部肠鸣音等，也包括听患者的声音变化。西医也有闻患者发出的气味来诊断疾病的闻诊。如苯丙酮酸尿症患者的鼠尿味，严重肝功能损伤患者的肝臭味，糖尿病酮症酸中毒患者的烂苹果味，慢性肾功能不全患者呼出气体的尿臊味，有机磷农药中毒的病人呼出的气体和呕吐物及染有农药的衣物都可散发出大蒜气味儿，急性氰化物中毒时呼气中带有杏仁气味儿，苦杏仁、桃仁、枇杷仁、李子核仁中毒时，亦可在呼气中带有杏仁味儿，三甲胺尿症的臭鱼味，枫糖尿症病人会散发出一种烧焦糖味的气味儿，高甘氨酸血症患者会散发出猫尿味儿，等等。所以，现代中医建议用现代科学技术验证中医理论，确定中医诊疗的标准，以便发展中医精确诊断和技术诊断，研发多种中医诊断设备和技术，使"望闻问切"标准化、程序化、精确化、全面化。而事实上，现代中医的这种做法的实质就是中医西医化，很多方面甚至还不如西医。

普通高校规划教材《中医诊断学》对中医诊断基本原理作了概括性的阐述：司外揣内、见微知著、知常达变。却不知，中医诊断的基本原理是阴阳五行、藏象经络、藏气法时、五运六气、全息互藏等。司外揣内、见微知著、知常达变这三点，不是中医诊断的基本原理和理论，而只是中医诊断的方法论而已，在关于中医的大是大非问题上，现代中医屡屡犯原则性错误，还自我感觉不错，不知所以然，正所谓无知者无畏。而且，西医也有司外揣内、见微知著、知常达变的特点。如，现代医学根据冠心病患者有牙痛、胃痛、后背痛、心前区的症状，就会知道可能是心绞痛的兼症，会进一步做专科检查；根据瞳孔大、小或不等大，就会发现是中毒、脑疝、脑死亡等；根据瞳孔角膜边缘有黄绿色沉淀区，就会联想到肝窦核变性；根据布氏征、克氏征、巴氏征、深浅感觉异常、运动异常、共济失调、膝跳反射强弱变化等等神经病理反射,就会知道是大脑、小脑、脑干哪一部分出现病变;根据视野偏盲的不同区域,就会知道哪一根视神经的哪一部位(视交叉前后左右)出现问题;根据反跳痛,就会知道可能有化脓性炎症;根据典型的三红三痛醉酒貌和发热,就可初步确诊肾性出血热,等等。

很多患者都说,西医免疫科的大夫会"相面",就是因为很多免疫类的疾病都有表面的特征。如年轻女病人的脸上有跨鼻梁、双颧部,不累及鼻唇沟的蝶形红斑,极有可能是红斑狼疮;如果病人的手呈现对称的关节梭形肿胀(中间粗两头细),很可能是类风湿关节炎;还有银屑病性关节炎、强直性脊柱炎,等等。再如,现代医学如发现患者有蓝色巩膜自幼出现,发热时变深,中年后变浅的规律,就会倾向于诊断先天性成骨不全 1 型(17q21.3—21.1)。再如,先天性马蹄内翻足:其临床表现为足内翻,脚底弯曲,跗骨间的关节内收,前足内旋和脚跟倒转。其他还有小腿肌肉萎缩,可伴发先天性髋关节脱位。再如法乐四联征:临床表现为杵状指(趾),指端发绀,呼吸困难,发作性缺氧性昏厥。再如 Down 综合征:即先天 21-三体综合征,面相是眼距宽,外眼角上斜,内眦赘皮,鼻根低平,枕部扁平,腭弓高尖,张嘴舌大外伸(伸舌样),流涎,(典型卑墙基相);其皮纹:通贯掌(猿线),三叉点 t′,足拇趾球区有胫侧弓形纹,第 5 指只有一指有褶纹,第 1,2 趾间距宽等等这些特异性临床表现。这些都是西医的司外揣内、见微知著、知常达变的方法论。

在真正意义上,给传统中医诊断学赋予现代科学意义内涵的相关研究,始自 20 世纪 50 年代,先后开展了中医症候动物模型研究、证本质(或客观化)研究、中医诊法的科学仪器替代研究及病症结合相关研究等,这些研究基本涵盖了中医诊断学诸多方面的内容,期望通过这些研究,能促进中医学临床和科研的进步,中医诊断手段的现代化,以及揭示中医症的微观本质。60 余年过去了,研究的广度不能说不全面(涉及中医诊断学的诊法、断法、证的本质和疾病模型等)、研究的深度不能说不彻底(已然深及分子基因和蛋白质水平),但从总的来看,诸多问题不是愈来愈清晰,而是愈来愈困惑。

中医诊断的客观化研究,是中医现代化研究的内容之一。证是现代中医对患者病状所做出的临床诊断,但由于历史原因,以及前文所述的理论局限,现代中医症的诊断缺乏客观化的标准,这使得经验成了现代中医临床实践中的不确定因素,只能依靠师带徒、医者意会、方证相对等经验思维来揣度,让人难以把握。所以,中医诊断的客观化问题,成了中医学现代化研究的核心项目之一,似乎只要解决了证的客观化问题,中医学就可以从困境中被解救出来。基于这一出发点,60 多年来,众多现代中医学者投身于中医诊断客观化研究工作中，国家中医管理和决策机构，亦在不同层面上向这一方向做过重点导引。可以说，中医诊断的客观化研究构成了 20 世纪中叶之后中医学现代化研究的基调。因此，在证的客观化研究方面获得了大量的资料，就人类认识活动或认识过程而言，这的确是一种广义的象征意义上的进步，但就解决中医诊断客观化这一问题所达到的目标与研究方向和思维逻辑来讲，应该说，这些研究可谓建树甚微。失败的关键在于现代中医的研究思维逻辑与中医自身发展规律的严重分歧，以及一证对应多病，从根本上决定了证的客观化研究，从开始之日起就走了一条绝亡之路。后来多数现代中医学者又认为，彻底打破一证对应多病的现状，重新建立一套"一证对一病"的架构，也就是确立以病统证或以病规范证的范式。以病规范证是在辨病明确之后，再进行辨证分型。基于目前从生化指标来规范中医诊断客观化的困境，现代中医们又从中医学诊断特点出发，运用现代数学和计算机工具，对中医诊断进行数理智能客观化的研究，等等。但是，都没有抓住中医诊断的精髓和主线。

现代中医始终没有明白和定位传统中医学病因病机在中医学中的核心地位。正因为如此，所以现代中医界的西学中专家们就将病因病机与症状混为一谈，衍生出了证（症候、证型、证素）的现代中医概念。而这个证的概念，既不能准确描述病因病机的核心机制，又不能完整说明临床症状的发生机理，成了一锅"夹生饭"。现代中医的"证"因为不能准确描述病因病机的核心机制，所以，现代中医界就来了个证型、证（征、症）候、证素等等新鲜概念的研究；因为不能完整说明临床症状的发生机理，就又来了个"证的规范化研究"。而中医诊断的现代化研究，就是在这一中医现代化研究背景之下的研究。须知方向错了，研究出的花也是朵罂粟花。

中医诊断是中医思维方法的一种方式，而我们在前面已经说了，中医思维方式是以中医基础理论模型为基础的。也就是说，中医诊断是必须以中医基础理论模型为基础的思维模式。无论是望闻问切也好，还是通过现代科学手段提取出一些有用信息也好，都必须要遵循着正统中医的阴阳五行、藏象经络、藏气法时、五运六气、藏象全息等模式。如果不按照传统中医的基础理论模型来进行逻辑推理的话，那种所谓的中医诊断就不是真正的中医诊断，这是从理论逻辑层面来说的。

而现代中医却认为，传统中医诊断方法的"落后"，是制约中医发展的重要因素。传统中医通过四诊这种感官方法，无创性地获取人体病理信息，不依赖仪器及理化检查，但由于个体差异，感官灵敏度等的限制，使得中医诊断方法存在"主观性强""缺乏量化"概念等"缺陷"，"阻碍"了中医诊疗水平的进一步提高。因此，现代中医认为，采用现代医学方法的原理和方法，使中医症候的诊断指标更加标准化和规范化；如采用现代信息技术、现代工程技术、现代生物技术等，使四诊收集的信息更加"客观化"和"微观化"。而且现代中医的"四诊"客观化研究已进行了60余年的研究，如开发了脉诊仪、舌诊仪等几大类量化诊断系统。但是，这些均属于易为传感技术所探测指标的单诊量化系统，仅能检测和量化某些体征信息，尚不能实现对机体功能状态的整体中医逻辑把握。更主要的是，在中医基础理论没有完全继承和研究通透之前，这种简单的机械对应式的中医诊断，就成为无根之木、空中楼阁，存在的不确定性无法想象，严格地说，就是伪科学、伪中医、伪西医。

望诊在传统中医四诊中位列第一。据李水贤述，面诊引入了色度仪和红外成像技术，舌象信息的图像识别分析成为研究的热点，显微镜、裂隙灯等设备延展了人的目力范围，"提高"了望诊的水平；闻诊采用声频频率分析、音调显示，区别健康人与患者由频率、声压、音色组成的声频图的不同；问诊采用数学模型，使中医传统的信息与病症之间建立起量化的关系；切诊是中医诊断中最主要的一个方法，得到医学界和生物医学工程学者的广泛重视，研究历时较长，主要采用脉象仪、脉管扫描器、脉象心电仪、压力传感器、硅胶传感器等进行研究，基本是脉图的描绘。后来逐步发展运用微传感器进行脉象的立体研究和流体力学研究，近来应用超声多普勒和超声心动图进行研究。脉诊的客观化研究最为艰辛，目前的脉象仪尚难以同时准确描绘寸、关、尺三部脉象，难以准确达到"举按寻的轻重取脉"要求。超声多普勒的应用，多局限于心血管循环系统的变化上，难以触及中医的脉象本质。

比如，现代中医们应用光电比色原理、光子学理论、颜色光学理论等，进行面部望诊研究；通过对舌色、舌形、舌尖微循环的舌诊研究；应用显微镜、裂隙灯等设备的五轮学说和八廓学说的目诊研究；运用型声图仪对闻诊的研究；运用模式示意图、波式描记图和声像脉搏图的脉诊研究；等等。这些研究几乎囊括了中医学"四诊"的全部诊法，对中医学"四诊"的替代研究，以及"四诊"的科学内涵进行了全面现代化，一定程度上诠释了中医诊法的现代科学本质。但其设计原理的缺陷性，在实际操作过程中由于诸多因素的干扰所致的难以控制性，模拟"四诊"方法的不彻底、不全面性等等方面，决定了其最终的结果只能局限于一般探索的层面，根本谈不上研究，难以运用于临床实际。

中医人都知道中医望诊包括神、色、形、态，尤其重视神、泽、态的望诊。对于望神，《灵枢·天年篇》中说："失神者死，得神者生。"《景略全书·传忠录·神气存亡论》中也强调："善乎神之为义，此生死之本，不可不察也。"对于望色泽，《望诊遵经》云："光明润泽者，气也，青赤黄白黑者，色也。有气不患无色，有色不可无气也，合而言之，而气色之见不可离，分论之，而气色之辨不可混。"对于望态，《望诊遵经》又说："善诊者，观动静之常，以审动静之变。"这里的神、泽、态不仅适用于整体的望诊，也同样适用于舌象、目的望诊。可见，望神、泽、态的重要性，而目前关于望诊的相关研究，恰恰忽视了此三个方面相关的内容。

关于闻诊的研究，按照现代中医的实证逻辑，尽管通过声音可以对人的健康状况有一定的判定作用，但过于强调其诊断价值，似乎有悖于临床实际。从生理上分析，人的发声是气流通过声带时引起的振动而产生的，故声带的长短、宽窄、松紧和声门裂的大小，均能影响声调高低。尽管影响人声音的因素很多，但主要在于声带本身状态和声门裂的大小。从中医学理论上分析，即便通过仪器的辅助能探测到人不能听到的超声波和次声波，对中医诊断又有多大的价值？因为超声波和次声波在传统中医学"闻诊"中没有相关临床意义的记载，而现代医学又没有成功的经验。如果不按照中医的宫商角徵羽与五运六气、藏象经络对应的中医理论逻辑去应用，那么，现代中医关于闻诊的所有现代研究都会等于零。腥臊焦香腐与藏象经络对应等气味的闻诊，也同样如此，没有中医理论逻辑，现代中医的这些研究就没有任何意义。

现代中医的脉诊研究，试图将中医脉象客观地再现在某种仪器之上，是不现实的，也是不必要的。刘士敬认为，中医的脉象学说是一个复杂的诊疗体系，它的形成基础是医疗实践与中医基础理论（如阴阳学说、五行学说等）相结合的产物，并非医疗实践与实验科学相结合的产物。脉象所反应的对象，本身就是现代医学无法印证的对象，如表证、热证、脾虚、痰饮、湿热，等等。这同西医的心电图有本质区别。心电图反映的是明确的心脏电生理异常，是因果关系的必然再现，如心电图见到肺型 P 波，意味着肺心病的存在，而病理性 Q 波的出现，常常是陈旧性心肌梗死的客观指标。中医的脉象则不然，脉象反映的症候，如：气滞血瘀、湿证、阳衰证、阴虚证，病机本身有着广泛的外延，可涉及到多种病症，因此，脉象要反映的对象，是难以用现代科技手段印证的。再者，脉象不是简单的几种脉象形式，《濒湖脉学》记有 27 种脉象，《诊家正眼》加到 28 种，而寸口脉的寸、关、尺三部又有各自所主的脏腑，每部又有浮、中、沉之分，寸关尺常可见不同的脉象形式，而患者又常常有兼脉形式，有时可兼到 3 种，以其理论看加上 28 种脉象，其排列组合的形式将难以计数。再加上五运六气的时间与空间因素，脉象的沉浮迟数、应与不应等等更加复杂。再者，每一种脉象具体特征，主要是依靠医学家自己的学术悟性及临床实践的心理感应，常常要与其他生命体征相联系而定，脉象的描述，多为医生与脉象结合的反映，每个人对中医理论的领悟力是不一样的，所以很难具备客观化的基础，如：涩脉、伏脉、弱脉之间，以及细脉、虚脉、微脉之间，到底怎样区分，文字尚难表达，而用之于实践，则结论千差万别。

学者曾凤做过这样的试验，同一个患者依先后次序在同日内，请著名老中医7名予以诊脉，共观察52例患者，总结脉象的诊断吻合率（包括兼脉在内），只有31.56%，也就是说，只有三分之一左右的诊脉可以取得共识。既然这样，要验证某种脉象，选择正确的病例及样本就是难点，所选择的对象是否真的属于弦脉或是细脉，不得而知，而用于仪器验证，又要求选择对象必须都具有同样的脉象，如弦脉必须都是弦脉，有兼脉或是有一例不属于弦脉结果均可能不准。说到这里，如果我们已经可以正确地选择各种脉象患者进行实验，符合率达100%，那么还要仪器诊断干什么，那不是多此一举吗？其实，受试的对象极难保证都属弦脉，不同医家对其脉象会有不同的认识，这也是仪器无法得到客观指标的原因之一。

近些年来，有学者应用多普勒超声技术研究脉象，围绕检测桡动脉内径、血流速度等方面搜集脉象客观化指标，而结论是欠一致的。如有人认为，弦脉的脉象以慢心率、低输出量为特征，而有的学者实验结果，则是心输出量增高、血流速度加快为特征，结论相互矛盾。近几年的脉象客观化研究，首选了一些容易感觉的脉象（如弦脉、细脉等），其结论尚难以一致，更不用说，一些易混淆、无明显特征脉象的鉴别诊断了。

中医脉象学说、藏象学说和经络学说一样，是独特的人天合一的中医基础理论的产物，不是实验科学的产物，它的客观存在为中医诊治各种病症提供了重要参考。刘士敬认为，正确的诊法常以四诊合参为基础，正确的脉象是建立在综合判定病症之上，单靠脉象是达不到正确的诊断的。因此，医者观察问题，分析病情，辨证的侧重点不一样，脉象也会有差别，理法方药也会不同，但是，最终都可以成功地诊治患者，这就是中医的特点，也是他的魅力所在，也是为什么一个中医要经历漫长的实践方能成才的原因。要用某种仪器、某几项客观指标来认定某症、某病，再以规定的诊疗规范，遣方用药，这是现代医学诊治的模式，是有悖于中医基本理论和治法准则的。现代严格科学的代表首推物理、化学，而中医科学的核心是其独特的阴阳五行、藏象经络的方法论，它十分精确地阐述和记载目前及将来的病种、症候的"效应"及生命现象，凭这些方法论，中医精确无误地、有效地把握现在和未来。艾滋病一出现，中医便有了相应的认识和对策，不论有什么新的疾病出现，中医都不会感到陌生而束手无策。

鉴于目前对于脉诊的研究主要对脉搏的频率、节律、振幅的图像描记，而中医学异常脉象涵盖脉位、至数、脉长、脉宽、流利度、紧张度、力度、均匀度及运气应与不应等九大要素，而且正常脉象强调有胃、有神、有根，这些因素在现代中医的脉象描记图中如何体现？一切都是不知道。

从上述分析看出，目前中医诊断学"四诊"现代科学意义上的替代研究很不完善，大多数是仅从某一个侧面想要模拟"四诊"的全部特点。这样的做法不能完整地体现中医诊断学"四诊"的本质特征。总体上看，中医学"四诊"主要运用医者的中医理论逻辑系统去体察患者内外的天人变化，而"四诊"的替代研究，从本质上讲，都是运用现代科学仪器模拟人的感觉系统。众所周知，现代科学仪器尽管可以在某些方面比人做得更精细、更准确，但不能替代人脑和人的感觉系统，中医叫人神系统，而且现代中医对中医基础理论逻辑系统还是一头雾水。因此，目前"四诊"的替代研究都不能以中医阴阳五行、藏象经络逻辑来切实准确地应用于临床实践。

而且，现代中医的内、外、妇、儿科的常见病症的辨证，据朱文峰统计，有八百多个症候，可见中医辨证所需的信息量之大，也间接反映出，如若中医诊断仪器只是从单一的某个参数或某几个参数入手，片面地收集信息来辨证，必然得不到好的临床效果。单纯地收集大量的信息，即使在量上达到了所需的要求，在质上也不能达到中医诊断的理论要求。那么，中医诊断学"四诊"仪器的替代研究，究竟该如何设计？这是中医诊断学"四诊"替代研究者们，也就是现代中医们必须认真考虑、难以回避的重要关键问题。

现代中医诊断中的微观辨证诊断，就是利用现代医学的各种理化检测方法诊察人体内部的组织结构，功能代谢等微观变化，并机械套用现代中医自造的理论，分析其西医病理变化，归纳辨别症候。表面上，微观辨证与中医传统仅靠医者直观感觉体察疾病的望、闻、切诊相比，从认识疾病的深度、广度及对治疗的指导和疗效的判定等，好像是有了一个飞跃。如用电子内窥镜、超声波、CT、MRI、PET等，可直接观察内脏组织的色泽，结构或功能变化；用听诊器可闻及心脏跳动、心音、杂音、肺脏呼吸音、干、湿罗音及胃肠蠕动音等；用脉诊仪分析脉图，可对脉象做出更加"客观"的判断；利用某些常规及生化、免疫化验检测，可对血虚、气虚、阴虚、阳虚及某些脏腑功能状态的亢进与不足提供病理依据。但实际上，中医虽然可以改变微观，而中医却是一种超越微观与宏观的时间与空间医学，也就是说，中医的理论逻辑与机制的末端效应器是微观与宏观基础，而其发生器却是天人感应的天人之象。在中医的天人医学体系中，有自己的一些独特的天人医学概念，如天人合一、形神合一、藏象经络、精气神、阴阳五行等。而这些基本的中医概念与基础理论，在现代医学或现代中医还没有完全弄懂之前，其所有的运用现代医学理论去套用中医的做法，就显得那么幼稚和无知，都是一些想当然和自以为是的逻辑。没有任何证据，只有我认为、我以为、我觉得、我分析、可能等等这些模棱两可的词汇，对于科学来说，这是大忌。而在现代中医的所谓研究中，这种想当然的逻辑比比皆是，俯拾即是。

如现代中医认为，增加听诊器等常用查体辅助器械检查，对心肺胃肠的某些生理病理情况就可做出中医诊断，如"呼吸音粗可由外邪犯肺或邪阻肺气所致"，外邪是风寒暑湿燥火哪一淫？邪阻是水、痰、饮、瘀血、湿、寒哪一邪？难倒就不能是火克金、木侮金吗？"湿鸣为肺有痰饮"痰饮是十枣汤证、小青龙汤证，还是大青龙汤证？"肠鸣音增强、亢进多为湿热下注大肠或垂滞肠腑不通"，五更泻、脾虚泄泻可不可以肠鸣音亢进？诸如此类的现代中医诊断逻辑，简直就是在胡说。还有，现代中医认为，增加内窥镜、X线、CT、超声波等影像学检查内容，可分别对脏腑色泽、形态、位置及体内症瘕积聚、痈疡、水液停聚等情况进行直接或间接探查，以弥补由外揣内之不足，为内脏病变提供更加辨证的依据。而实际上，现代中医对于这种所谓微观辨证看到的体内症瘕积聚、痈疡、水液停聚等情况，无非就是软坚散结、清热解毒、峻逐利水，难道这就是传统中医的辩证？这种现代中医逻辑同西医的对症治疗有什么区别？唯一的不同就是中药和西药的不同，而诊断逻辑一模一样。现代中医认为，增加舌诊、脉诊仪检查等内容，可使望舌、切脉更加"客观和标准"，而事实是这样的舌诊、脉诊仪检查能否客观的反映脉象的实质？当然，内窥镜、X线、CT、超声波等影像学检查本身并没有错，中医也可以用。当年《史记·扁鹊传》记载了名医扁鹊得于道人长桑君授之秘法，"以饮上池之水，三十日当知物矣"。凭借一双天眼"视垣一方人，以此视病，尽见五脏症结，特以诊脉为名尔"。李时珍在《奇经八脉考》中也指出："内景隧道，唯返观者能照察之。"可见，怎么看不重要，怎么思维、什么逻辑才最重要。

据周昌乐统计，迄2006年为止，国内有关的中医诊疗信息系统就已有140多个，但离真正的临床要求还有很大差距。

杜含光认为，专家诊断系统还是无法协助临床医生对一些复杂疾病做出相应判断。有关中医信息处理技术的研究目前存在一些重大技术难题，总体进展缓慢。究其原因，主要是没有对中医基础理论的逻辑形式化问题从根本上翻译处理，仅是针对一些专科疾病开发一些小系统，中医诊断的思维过程是在许多不准确或者说，在相互矛盾的条件下，来进行现代中医"辨证论治"的，这无法从中医逻辑的根本上解决问题，因为这不符合古中医的逻辑模型与思维模式。

来自中医药战略研究课题组的调查指出，我国现在的等级中医院几乎没有一家是真正意义上的中医医院。在这些"中医医院"中，查病主要靠西医仪器来检测与化验，断病主要靠化验单数据来判定；处方主要按西医思维与理论来开方治病，抓药则是中药西药并用；验效主要靠西医仪器来检验治疗效果。多数中医已不会用"望、闻、问、切"辨证施治。

现代中医自身的诊断体系也不成熟，也是不断地在变来变去。据阚湘苓统计，如《中医诊断学》的第四、五版教材的"痰湿阻肺症"到六、七版教材变为"痰热壅肺"和"寒痰阻肺"两症；四、五版教材"寒邪客肺症"被变到六、七版教材的"寒痰阻肺症"中，但两个症候的病机不同，表现、治疗都不尽相同；四、五版教材的"痰迷心窍症""痰火扰心症"，到六、七版教材变成"痰蒙心神症"和"痰火扰神症"；四版教材"脾胃气虚"被变到"脾气虚症"中，"脾胃湿热"被变到"湿热蕴脾症"等；四、六、七版教材将"小肠实热症"变到"心火亢盛症"中；四、五版教材的"胃寒症"被六、七版教材变为"寒滞胃肠症"；四、五版教材"食滞胃脘症"被六、七版教材变为"食滞胃肠症"。六、七版教材新增心病辨症的"瘀阻脑络症"，肺病辨症的"风寒束肺症"（六、七版教材称"风寒犯肺症"）、"风热犯肺症""饮停胸胁症""风水相搏症"，肝病辨症的"肝阴虚症"，肾病辨症的"肾虚水泛症"，胃肠病辨症的"胃气虚症""胃阳虚症""饮流胃肠症"（七版教材称"寒饮停胃症"）、"胃肠气滞症""虫积肠道症""肠热腑实症"，五版教材的"肠虚滑泻症"在七版中被删除，脏腑兼病辨证的"心肝血虚症"，等等。

可见，在现代中医的诊断体系中，完全看不到内难的阴阳五行逻辑体系，甚或连现代中医自己的《中医基础理论》教材中的阴阳五行逻辑也难见一斑，更完全看不到仲景六经理论的丝毫踪影。根本看不到现代中医自己所标榜的所谓"整体观念"，完全是模仿西医的病理从实证角度命名病型，如什么"瘀阻脑络症""虫积肠道症"等等，都是西医逻辑。即使是在现代中医的八纲辨证、脏腑辨证中也是错误频频，如按照现代中医自己的分型，胃肠病辨证的"胃气虚症""胃阳虚症""饮流胃肠症"（七版教材称"寒饮停胃症"）、"胃肠气滞症""虫积肠道症""肠热腑实症"，而唯独没有现代中医经常在临床中所说的"胃阴虚""肝气犯胃"等证型，诸如此类的漏洞，实在是不胜枚举。更让人不能理解和接受的，还不是现代中医的诊断学不符合古代中医经典和古代中医逻辑，而是现代中医的诊断学体系，与现代中医自己的《中医基础理论》《中医内科学》教材里的所谓"辨证分型"也不同。

据王玉兴统计，《中医内科学》教材的辨证分型从四版的58个，到五版共59个，再到六版陡增至73个，七版则高达81个。如肺系证型9个：肺热症（包括肺热津伤症和肺热壅盛症）、肺虚症、肺阴虚症（含肺阴亏损、阴虚肺热和虚火灼肺三症）、风寒袭肺症、风热犯肺症、肺气虚症、痰壅盛症、痰湿蕴肺症（或称痰浊阻肺症）及痰瘀阻肺症。心系证型4个：心血瘀阻症、心血虚症、心阳虚症及心阴虚症。脾系证型3个：脾气虚症（含脾气虚症和脾气下陷症）、脾虚湿滞症、脾阳虚症。肝系证型5个：肝火上炎症、肝气郁结症（含肝郁气滞和肝郁化火两症)、肝血虚症、肝阳上亢症及肝阴虚症。肾系证型4个：肾精亏虚症、肾虚症、肾阳虚症及肾阴虚症。胃系证型5个：外邪犯胃症、胃中寒冷症、胃火炽盛症、胃热症及胃阴亏虚症。脏腑兼病证型9个：肝胆湿热症、肝火犯肺症、肝气乘脾症、肝气犯肺症、肝肾阴虚症、脾胃虚弱症、脾胃虚寒症、心脾两虚症及心胆气虚症。可见，现代中医的两个体系的证型分类和证型逻辑，是完全独立和各自为医的，而且根本没有现代中医自己所标榜的"整体观念"逻辑，藏象之间的病机病理变化完全没有体现，病邪的虚实贼微正等邪气之传变，都没有任何体现。

  以脾虚湿滞症为例。据王玉兴统计，四至七版《中医内科学》教材中该症分别见于湿阻、钩虫病和黄疸，而《中医诊断学》教材中胃肠病辨证也有个"虫积肠道症"，到底虫症是在胃肠病中，还是在脾虚湿滞症中？随着《中医内科学》所载病种的逐版递增，某些症型的运用概率也随之增加，但一症多病、一病多症的逻辑关系如何，也不知所云。以心脾两虚症为例，其出现次数分别为四版3次，五版5次，六七版均为8次。其增长缘于教材增添健忘、遗精阳痿、早泄等病症。此外，自六版始痫病新增心脾两虚型。再如，四版和五版心系证型相对较少，六版以后则明显增多，尤以胸痹最为突出。如六版虽然由以往单一的心血瘀阻症变为心气不足、气滞心胸、心血瘀阻和寒凝心脉四症，但现代中医内科学认为，从临床特征看，胸痹主要与西医学冠状动脉粥样硬化性心脏病关系密切，所以认为，无论从病因病理抑或临床治疗验证，心血瘀阻还是胸痹的主要症型。肾系症型在四版教材中多笼统称为肾虚症，五版在四版肾虚基础上变为肾气虚、肾气不固和肾虚不纳三症。肾阴虚、肾阳虚、肾精不足等症型也不知哪里去了。仲景的"知肝传脾，当先实脾"的古中医逻辑，也已经了无踪影。

  再如，六版《中医诊断学》。据赵新广统计，在望诊头面的内容里面有："单见一侧口眼㖞斜而无半身瘫痪，……为风邪中络。若仅口角㖞斜兼半身不遂者，则为中风病，为肝阳上亢，风痰阻闭经络。"此说法不妥，容易让人产生两种误解。第一，是口角㖞斜兼半身不遂者，则为中风病，口眼㖞斜而无半身瘫痪者，则不是中风病，其实，风邪中络也是中风病的范畴。第二，是半身不遂（或半身瘫痪）被作为区别中风与非中风的标志，或半身不遂（或半身瘫痪）作为区别风邪中络与风邪入脏腑的标志（教材有："口角㖞斜兼半身不遂者，则为中风病，为肝阳上亢，风痰阻闭经络。"）。按《中医内科学》讲："中风病可分为风中经络（风邪入络、风邪入经）、风中脏腑两类。风中经络与风中脏腑的最根本的区别就在于，有无神志改变。"因此，应当说风邪中络也是中风病，有无半身不遂（或半身瘫痪）不能作为区别中风与非中风的标志，口角㖞斜兼半身不遂者，只能说明风中经络，病情较重，口眼㖞斜而无半身瘫痪者，只能说明风中经络，病情略轻。诸如此类表述不清，或存在矛盾之处的地方，也是随处可见。如《中医诊断学》舌诊内容有"宋代舌诊专著《敖氏伤寒金镜录》问世"，而在绪论中说："元朝有敖氏者，著《点点金》及《金镜录》乃论舌的第一部专著，后经杜清碧增补为三十六图，即为今所见的敖氏《伤寒金镜录》。"可见，两者对敖氏《伤寒金镜录》的成书年代说法有明显矛盾之处，等等。

再如，六版《中医诊断学》问诊一章提及病名较多。据赵新广统计，如头痛、头晕、胸痹、心悸、肺痨、肺痈、胁痛、胃痛、腹痛、腰痛、痹证、便秘、泄泻、痢疾、淋证、癃闭、水肿、耳鸣、耳聋、失眠、嗜睡等，多达几十种。但可以说，这些病没有一种病是按《中医内科学》或临床所应出现的症型而一一列出的，令医者学完之后，仍是不知临床中该病应有多少症型而去辨证和诊断。既然中医诊断学是基础课，是基础理论与临床各科联系的桥梁，那就应当真正起到桥梁之作用，出现一个中医病名，就应当按中医内科把所有临床症型列出，这样方能让习医者对该病的诊断，具备初步而完整的认识，而事实是《中医诊断学》与《中医内科学》在疾病的诊断和分型上完全分离，各说各话。这主要是因为现代中医体系本身就没有一个系统性，一盘散沙，一片混沌，自话自说。

据王丹芬统计，《中医诊断学》指出："表证是指六淫、疫病、虫毒等邪气经皮毛、口鼻侵入机体，正气抗邪所表现的轻浅阶段的症候。主要见于外感病初期阶段。"常见的表征有风系束表、风湿遏表、暑湿袭表征等类型。而外感病中后期多属于里征范畴。而《中医内科学》第一章外感病证中，称外感病是"感受外邪"，"导致脏腑功能失常所出现的一类病症"。忽略了外感病在初起阶段往往病在皮毛、肌腠，与脏腑关系不密切。又同一章第一节"感冒"一病，下列"症候特征"云："重则高热、咳嗽、胸痛，呈现肺卫症候。"这句话自相矛盾，高热、胸痛显然病位为里（肺脏）无疑，"肺卫"病位较浅，为表。临床上肺热炽盛（里实热证）则高热、胸痛可见，邪在肺卫之症如风寒束肺、风热犯肺则恶寒发热并见咳、咯痰。二者病位浅深轻重有别，不可混淆。同一系列教材，对同一问题认识都不同。

再如，六版规划教材各科之间在"证"的分型方面，也是自话自说。据向群统计，比如，《中医诊断学·脏腑辨证·肾病辨证》设有肾阴虚、肾阳虚、肾气不固、肾不纳气、肾精不足五型，没有肾气虚症。但是，肾气虚症在四诊各章节频频论及，这是中诊教材前后不一致之处。《中医妇科学》有九种病设有肾气虚症，然而同时又有八种病则只辨为"肾虚型"了之，并不指明虚损的性质，这样恐怕不好指导临床治疗。又如《中医诊断学·气血辨证·血病》中，有血寒症、血热症，未分虚实。但是，《中医妇科学·月经病·月经先期》将血热一型又分为阴虚血热、阳盛血热、肝郁血热三种类型。《中医妇科学·月经病·月经后期》将血寒症分为实寒症、虚寒症，较之《中医诊断学》应更切合临床实际。《中医诊断学》血热症、血寒症不分虚实，就太粗略了，这种自相矛盾的学术现象，在全国规划教材中频频出现。

　　六版《中医诊断学》教材中，还存在脉象的重复记录。如"细弱脉"，弱脉形象为沉细无力，加上个"细"字没有必要，《中医内科学》中，至少有十余处细弱脉，其他类似记录还有微细、沉弱、细涩、濡细等，不再赘述。规划教材还有相兼脉的不合理记录，如濡弱，不可能相兼出现，但《中医内科学·呕吐·胆胃虚弱》《方剂学·完带汤》《中医诊断学》，均如此记录。还有如《中医内科学·眩晕·瘀血阻窍》中记脉象"弦涩"、《中医妇科学·妊娠病·过期不产·气滞血瘀型》记录脉象为"弦涩有力"，弦脉形象为端直以长，如按琴弦，涩脉则艰涩如雨沾沙，实为迟、细、短之复合脉，一长一短，不可能相兼出现。

　　再如，六版教材《中医诊断学》。据赵新广述，在第一章望诊有汪宏提出的"望色十法"，其中说："微甚：微是面色浅淡，主虚证；甚是面色深浓，主实证。面色由微转甚，是病因虚致实，由甚转微，是病由实转虚。"此说法也不妥，面色浅淡不一定完全是虚症（如寒邪凝滞、阴寒内盛所致的面色苍白），面色深浓更不可能完全主实症（如心气、心阳虚衰，血行瘀阻而致的面唇青紫）。大凡虚症均应指正气亏虚而邪气不明显，凡是实症均应指邪气较盛而正气不虚。所以虚症与体虚、实症与邪实，均不应混同，其概念是有区别的。教材中说，"面色由微转甚，是病因虚致实"，自然应是不完全正确，尚应有实者更实（如寒邪凝滞、阴寒内盛所致的面色苍白，日久变为青黑）的情况。教材中说："由甚转微，是病由实转虚。"自然更是不完全正确，按编者之意"由实转虚"，即实症转虚。由以上所言，面色深浓不可能完全主实症（如心气、心阳虚衰、血行瘀阻而致的面唇青紫），那么"由甚转微，是病由实转虚"，显然是不成立的。在此必须弄清几个概念，"实症转虚与因实致虚、虚症转实与因虚致实"的内涵，不完全是一回事。实症转虚、虚症转实是症候间的转化关系，因实致虚、因虚致实是症候之间的错杂关系，因实致虚、因虚致实最后导致实中夹虚、虚中夹实，或虚实并重等错杂症候。

　　再以中医学院研究生教材《实用中医内科学》为例。据孙其新述，肝阴虚症见：眩晕头痛、耳鸣、目干、咽干、胁痛隐隐、急躁易怒、舌质干红少苔、脉弦细数为基本症状，或有麻木、震颤，甚至四肢痉挛拘急、雀目，可见面部烘热、午后颧红、少寐多梦等阴虚阳亢的症状。该书把肝阴虚、肝火、肝阳、肝风、肾阴虚的症状混杂在一起，这样一个似是而非的辨证方法，让医生怎么运用呢？教材中的肝脏辨证的重叠现象，比比皆是。其中肝脏辨证包括肝阴虚、肝血虚、肝气郁结、肝火上炎、风阳妄动等 6 种症候，总共 81 个症状，重复的症状 33 个，重复率为 40%。假如这种统计的方法是合理的，其结果是惊人的。《中医内科学》和《中医诊断学》也同样存在着这方面问题。脏腑辨证中的重叠现象，是现代中医"辨证论治"的一大笑话。

在新世纪二版教材《中医诊断学》中，有一些古中医病症名词，有的是过去旧版教材中就有的；有的是新世纪一版教材中新加的，二版又沿用。这些词现在临床很少用，与之配套内、外、妇、儿教材中也未提及，只在《中医诊断学》中孤立存在。据汪青霞统计，如圆翳内障、肠癖、肠结、脂膜痨、风痹、疫斑热、稻瘟病、血溢病、精癃、卑碟、客忤等。在新世纪《中医诊断学》规划教材中，甚至大篇幅地引用了西医体格检查的篇章，还美其名曰为了扩大中医诊法的视野和手段，为中医诊断提供科学的数据。如，听诊呼吸音异常（肺泡音异常、支气管呼吸音异常），肺部啰音（湿性啰音、干性啰音），心音异常（心率、心律异常、心音强度改变、心音性质改变、心音分裂、心脏收缩期杂音、舒张期杂音、心包摩擦音），肠鸣（肠鸣增多、肠鸣稀少）等，充实了胸部按诊、乳房按诊、胁部按诊、脘腹按诊等内容，还有其他一些西医的望诊、闻诊、切诊内容。可见一斑，现代中医基本上已经失去了古代中医辨病辨机的必要能力，只能依靠现代医学的一些诊断技术，去苟延古代中医之残喘了。

《中医诊断学》历经数十年的发展，现已出版了多版教材，7 版教材、21 世纪规划教材也已问世，甚至还有函授教材、自考教材、学历文凭教材、研究生教材等，可以说，称得上教材的市面就达数十种，教材之多，难以计数，但每一版教材都存在上述原则性问题。这说明了什么？别的不想多说，只想说，对于中医的继承还任重道远啊！继承得都远远不够，还谈什么研究与发展呢？

第三乱 君 臣

第十六式 履霜冰至（坤卦初六）履霜，坚冰至。《象》曰："'履霜，坚冰'，阴始凝也。驯致其道，至'坚冰'也。"肘往上微抬，右拳左掌，直击横推，一快一慢地打出去。掌法之中刚柔并济，正反相成，实是妙用无穷，为"降龙十八掌"中较为阴柔的一技。

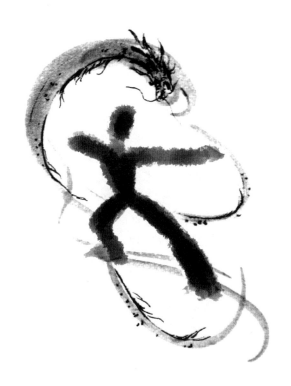

《中医方剂学》《中药学》同《中医诊断学》一样，都是属于中医思维方法学的范畴，即方法论层面的东西，不是中医基础理论层面的东西。也就是说，没有中医的医道医法，即中医的阴阳五行、藏气法时、五运六气、司岁备物、性味归经等基础理论的指引和规范，一切都如梦幻泡影，一散俱散。为什么说，现代中医的中药研究不是中医中药，就是因为现代中药的研究，根本就不是在中医基础理论指导下的研究，所以青蒿素、砒霜砷剂获得宇宙大奖又如何？不过是现代医学逻辑内对中医的一个点赞而已，中医自身的理论逻辑体系拯救了数以亿万计的人命，又有谁能感同身受？又岂是一个小奖能包容得了的？

　　然而，自从轴心时代的历史人物芟减了上古史以来，传下来的佛经、道藏、儒典、医学内外经，甚至其他人种的经典，都是上古时代文明的芟减版和残卷而已。六经皆史，佛经道藏儒典圣经皆史。古中医既是如此命运不堪，历经天毉时代、巫毉时代、方仙毉时代、道毉时代、丹毉时代、走方毉时代、儒医时代、传统中医时代、国医时代，终于堕落到现代中医时代。其表现就是一切以经验为主，基础理论可有可无，或叶公好龙，用时拉来做大旗，不用时扔一边当裹脚布。

　　在中医中药这块，就出现了经方与时方的说法。其实，什么叫经方？什么叫时方？很多人也说不明白，以为经方就是经法方、仲景方、伤寒方、金匮方而已，这不能算错，因为仲景方本身确实是经方，但经方不能这样理解。凡是按照阴阳五行、五运六气、司岁备物、四性五味法则来配伍中药的方剂，都叫经方。按照经验式，如清热解毒、活血化瘀、化痰散结等等这些想当然的经验配伍的中药方子，就是时方。

　　中医方剂最基本的组方原则是君臣佐使。在道的层次上，君臣佐使有两种意思：

　　一是在修道修身逻辑内，按照所含天地人气之多少而分君臣佐使，如道家"君、臣、佐、使"最早见于《神农本草经》，《本经》云："上药 120 种为君，主养命以应天，无毒，多服久服不伤人，欲轻身益气不老延年者，本上经"；"中药 120 种为臣，主养性以应人，无毒有毒斟酌其宜，欲遏病补虚羸者，本中经"；"下药 125 种为佐使，主治病以应地，多毒，不可久服，欲除寒热邪气，破积聚，愈疾者，本下经"。陶弘景在《辅行诀》中说的"欲求永年，先须祛疾"即是此意。

　　二是在医道范围内，具体中药组方的基本原则是，按照年月日时的五运六气结构，根据司天在泉、胜复郁发的时间、空间结构来布局中药。这种中药的时空布局最早见于《汤液经法》，虽然经法早已失传，但还有《辅行诀》存世，经法图也没有失传，只是现代中医界解读还存在障碍。医道的"君、臣、佐、使"的概念最早载于《素问·至真要大论篇》之"主病之谓君，佐君之谓臣，应臣之谓使，非上中下三品之谓也"。这里并没有说明君臣佐使是按照时间结构布局。但是，《素问·至真要大论篇》本是运气九篇的总结篇和用药篇。所以，古中医的君臣佐使必然与五运六气的时间结构与空间结构有直接关系，包括病机十九条皆是如此，可惜现代中医界还没有认识到这一重要的关键点。何谓"主病"？乃主病机者，非主要病症也。在《伤寒钤法》中，这一按照五运六气结构运用君臣佐使的组方原则，却如实传承下来。如君药为中运之年药，臣药为司天司地之月药，佐药为日司天之药，使药为时干支之药。具体请见《古中医藏象学·不朽之身》和《古中医内算学·伤寒之术》。

在《素问·至真要大论》中，有这样一段论述："帝曰：气有多少，病有盛衰，治有缓急，方有大小，愿闻其约奈何？岐伯曰：气有高下，病有远近，证有中外，治有轻重，适其至所为故也。《大要》曰：'君一臣二，奇之制也；君二臣四，偶之制也；君二臣三，奇之制也；君二臣六，偶之制也。'故曰：近者奇之，远者偶之，汗者不以奇，下者不以偶，补上治上制以缓，补下治下制以急，急则气味厚，缓则气味薄，适其至所，此之谓也。病所远而中道气味之者，食而过之，无越其制度也。是故平气之道，近而奇偶，制小其服也。远而奇偶，制大其服也。大则数少，小则数多。多则九之，少则二之。奇之不去则偶之，是谓重方。偶之不去，则反佐以取之，所谓寒热温凉，反从其病也。"

所谓"气有高下，病有远近，证有中外，治有轻重，适其至所为故也"，就是指司天之气有高下之分，病有长短之时，症状有内外之位，故治疗就有轻重之别，这取决于五运六气之至与不至的太过不及、胜复郁发。所以《大要》就说了，君药根据中运、主运客运的生克可取一味或两味，臣药根据六步之气（司天、在泉、四间气之标本中气）可取二、三、四、六味药之多。病程近者奇方，病程长者偶方，发汗不用奇方，下者不要偶方，根据方剂毒性，又分为大小方，等等。这是在五运六气的语境下的解读。

但后世医家并未理解《黄帝内经》医道之"君、臣、佐、使"的原意，而且还肆意曲解。如唐代王冰在《素问·至真要大论篇》中注曰："上药为君，中药为臣，下药为佐使，所以异善恶之名位，服饵之道，当从此为法，治病之道，不必皆然，以主病者为君，佐君者为臣，应臣之用者为使，皆所以赞成方用也。"金代张元素在《医学启源·用药各定分两》中指出："为君最多，臣次之，佐使又次之。药之于证，所主停者，则各等分也。"元代李杲在《脾胃论》中再次强调："君药，分量最多，臣药次之，使药又次之，不可令臣过于君，君臣有序，相与宣摄，则可以御邪除病矣。"明代何伯斋进一步经验化了"君、臣、佐、使"的含义，谓："大抵药之治病，各有所主，主治者君也，辅治者臣也，与君相反而相助者佐也，引经及治病之药至病所者，使也。"清代吴仪洛在《成方切用》中也说："主病者，对证之要药也，故谓之君，君者，味数少而分量重，赖之以为主也。佐君者谓之臣，味数稍多，而分量稍轻，所以匡君之不逮也。应臣者谓之使，数可出入，而分量更轻，所以备通行向导之使也。此则君臣佐使之义也。"如果按照后世医家定义的君臣佐使来组方的话，则往往浮于表面症状，而忽略了引起症状的根本原因——病机。这也是仲景炙甘草之所以叫炙甘草汤，而量大之药却是生地的原因了。

据刘兴隆述，如独参汤仅一味人参组成，并不是按后世以症状主次定"君、臣、佐、使"，但其大补元气之功，对症属元气亡脱的危重病人，往往屡建奇功。丹溪制二妙散以黄檗清热燥湿为君，臣以苍术，辛散苦燥，健脾燥湿，标本兼顾，入姜汁调服，辛散以助药力，增强通络止痛之功，为主治湿热下注症候的基础名方，而方中未配"应臣之使"。本方药虽少，但切中病机，临床只要辨机准确则如有的之矢，无不灵验。

再如，治六郁证的越鞠丸，费伯雄在《医方论》卷二中论述："此方注云：统治六郁。岂有一时而六郁并集者乎？须知古人立方，不过昭示大法。气郁者，香附为君；湿郁者，苍术为君；血郁者，川芎为君；食郁者，神曲为君；火郁者，栀子为君。相其病在何处，酌量加减，方能得古人之意，而不泥古人之方。"汪讱庵解释六味地黄丸的君臣定位谓："血虚阴衰，熟地为君；精滑头昏，山萸为君；小便或多或少、或赤或白，茯苓为君；小便淋沥，泽泻为君；心虚火盛及有瘀血，丹皮为君；脾胃虚弱，皮肤干涩，山药为君。"而且"治未病"本就没有主症，又如何参照主症？可见，方中"君、臣、佐、使"的地位都是可随病机变化而改变的，并非按照症状定君臣。根据病机变化而酌定"君、臣、佐、使"以遣药组方，恰好是中医辨机论治、各司其属在方药遴选中的具体体现，如此才能切中肯綮。

也就是说，组方的基本原则不能按照症状主次布局，而必须要按照病机主次布局，这一点也是运气九篇中病机十九条反复在说五运六气致病的原因。可是，现代中医界还有谁会去按照病机组方呢？大家都在按照症状的主次去随意编造自己的秘方、神方，歪打正着地也能撞上病机，但这要靠经验和悟性，而不是方剂组方的根本机制和原理。

按照病机十九条的原理来说，生机是五运六气的常数，病机就是五运六气的变数，但无论病机如何变，都逃不出阴阳五行、五运六气之升降出入和的规律，这也是后天赤道八卦的基本规律。《伤寒论》是仲景留给后人的一部不朽巨著，其方源于《汤液经法》。其中，五味经法图明确了五行五味体用的药理关系。所以书中的许多留传至今的名方虽药味寥寥，但用之于临床效如桴鼓，细琢磨之，经方精妙之处根源于五行的生克制化、胜复郁发，体现在"着眼于寒热同治，用心于气机升降，留意于正邪强弱，落脚于阴阳自和"等诸方面，充分体现了五行的胜复三传的基本规律，如寒热法、收散法、升降法、表里法、太极法配伍布局等。

寒热法，火胜水复局。因其寒热夹杂之部位各异，故其症有上热下寒、上寒下热、外寒内热等不同，其组方亦不尽相同，如栀子干姜汤，以栀子之苦寒清泄上焦之郁火，用干姜之辛温温散中焦之寒，二药一寒一热，寒热并用，以治伤寒大泻之后，损及脾胃而见中焦虚寒、上焦浮热之上热下寒症。又如大青龙汤用麻黄之辛温以散表寒，石膏之辛寒以清里热，因麻黄得石膏则散表寒而不助里热，石膏得麻黄则清里热而不遏表寒，二者合用，共奏解表清里之效。又如治疗少阴热化证之黄连阿胶汤，就是取芩、连刚烈之苦以清泄，用芍药、阿胶、鸡子黄阴柔之性而潜阳敛阴，共奏水升火降、心肾相交之功。又如，伤寒发汗后营卫俱虚之芍药甘草附子汤，既以阳刚之附子回阳，而用阴柔之白芍敛阴，刚柔相济，营卫相得，而病愈也。

收散法，木胜金复局。收，收涩固脱、收敛气血，多为酸味药，以收其正气；散，指发散、宣散，多为辛味药以散其邪气。大凡邪气郁而不散，以致正气涣散不收者，仲景每以收散性能相反的药物组合成方，以期达到散邪而不伤正，敛而不固邪的目的。例如，桂枝配芍药，以桂枝之辛温发散风寒、温通血脉、解肌发表；芍药之酸寒调和血脉，敛营缓急，二药合用，桂枝得芍药，虽辛散而无伤阴之弊；芍药得桂枝，虽敛营而无遏邪之害，其代表方如桂枝汤，用于表征可调和营卫，解肌发表，用于杂证可温经和营，通络止痛。再如，柴胡配芍药，取芍药酸敛养血，敛阴止痛，配柴胡疏肝解郁、通络止痛，一敛一疏，调和肝脾，枢转气机，是调和肝脾的主要组合方式，以四逆散为代表方。其他如细辛与五味子同用，五味子与干姜合用，桂枝配龙骨牡蛎等均属此类。

升降法，木胜金复局。升者，升其清阳；降者，降其浊阴。将升降相反作用的药物共组合于一方，以辛温通阳开结之品与苦寒降逆泄热之药合理搭配，用以调理中焦脾胃升降失调之清阳不升、浊阴不降之证。代表方如黄连汤，方用干姜之辛热散寒开结，伍黄连之苦寒泄热降痞，取辛开苦降合用，以治热邪在肠，寒邪在胃，阴阳之气不和，升降失常而见胸中热，腹痛欲呕者。又如，半夏泻心汤用芩连之苦寒下降以泄其满，姜夏之辛温上升以化痰降逆，寓开于泄，寒热并用，升降同施，能通能降，使药物的升降作用与脏腑升降失调的病理相协调，则疾病自愈。再如，旋复代赭汤，主用于伤寒汗后伤中，痰涎内生，胃失和降，虚气上逆所致心下痞硬、噫气不除之症（166条）。方中以旋复花、代赭石行气消痰、镇中降逆；并行人参、甘草以补中益气、升提中气。此升中

有降，降中寓升，使痰涎得消，

逆气得平，中虚得复，则心下痞硬除而噫气自止。比如，桂枝去芍药加蜀漆牡蛎龙骨救逆汤，主治伤寒误用火法强出其汗，以致心阳虚而惊狂症（115条）。方中既用桂枝、炙草发越心阳，又重用牡蛎、龙骨潜镇心神。一升一降，两擅其长。使心阳既复，则心神得安。

表里法，木胜金复局。对既有表征又兼有里征者，仅解表则邪不去，只攻里则外邪不解，甚或导致表邪内陷，仲景则用表里双解双向配伍法。

例如，麻黄附子细辛汤治伤寒太少两感症。尤在泾曰："此寒中少阳之经，而复外连太阳之证，以少阴与太阳为表里，其气相通故也……故以附子细辛温少阴之径，麻黄兼发太阳之表，乃少阴经温经散寒、表里兼治之法也。"

又如，小青龙汤治表有寒邪、里有水饮而见发热干呕而喘咳之表里同病诸症，即陈蔚所指"寒伤太阳之表不解，动其里水也，麻桂从太阳以祛表邪，细辛入少阴而行里水……凡无形之邪气从肌表出，有形之水饮从水道出"之症。故柯韵伯有"制小青龙以两解表里之邪"之论。

太极法，对于病情复杂或顽固者，即火胜水复、土胜木复、金胜火复、水胜土复、木胜金复间杂或二或三，可以按照阴阳相推、升降相因、寒热相对、攻补相用、表里相守的原则，甚至三经以上乃至四经、五经、六经相合亦如此。

对虚实夹杂者，单攻之则伤正气，纯补之则碍邪，故仲景用补泻兼施法，使正复则邪自去，邪去则正自安。如十枣汤以芫花、甘遂、大戟峻泻逐水，方用大枣以摄持胃津，并缓芫花、甘遂、大戟攻泻之峻毒，攻中寓补。如厚朴生姜半夏甘草人参汤以人参补气固本为君，厚朴下气散结消胀为臣，二者合用，以治中焦气虚腹胀者，可收腹中气，有腹胀自除之效。如当归四逆汤治疗阳气外虚不温四末，阴血内弱，脉行不利之证，既以归芍补血和营，又以细辛通草通和血脉，此乃通补太极配伍法。

对临床上出现寒热夹杂、升降失调、虚实互见之厥阴层次杂合症者，仲景则每用多组太极法组方。例如，六经并病的乌梅丸既用姜辛附等大辛大热药以治其寒，又伍连柏等大苦大寒药以清其热；既用人参当归以补正，又用桂辛连柏以攻邪；既有桂枝细辛之辛散，又有乌梅白芍之酸收。全方取寒热并用、攻补兼施、收散相合等多层太极组合法集于一炉。他如黄连汤、半夏泻心汤等方，亦是取寒热太极、升降太极、攻补等太极诸法集合于一方的组方方式。

再如，除少阴经外五经并病的麻黄升麻汤。其中，蕴含了越婢汤、白虎汤、黄芩汤、升麻鳖甲汤、理中汤、苓桂术甘汤等经方，集宣、散、清、温、补、泻之品于一方，以对应寒热混杂、升降乖戾之病机。即为寒热同调、升降同气、表里同和，本症因表邪未解而贸然攻下，必致正气大伤，病不得愈，反使表邪内陷，阳气郁遏，伤阴损阳而发生肺热脾寒、寒热错杂等一系列变症，症属正虚而阳郁不伸，寒热错杂，虚实互见，故治以麻黄升麻汤发越郁阳，兼以清上温下，滋阴和阳。方中既用知母、芍药、黄芩、石膏、葳蕤、天冬等滋阴清热润肺而除上热，又用白术、干姜、茯苓、甘草等温阳健脾，以除下寒；诸药相合，集温、清二法于一体，共奏其功。本方又重用麻黄、升麻刚健之药为君以发越郁阳，郁阳得伸则邪能外达以知母、芍药、黄芩、石膏、葳蕤、天冬等阴柔之品滋阴清热润肺而除上热，又用苦甘微温之当归，且用量较大，意在与芍药配伍而补虚行血诸药相合，共奏发越郁阳、滋阴和阳之功。

又方中石膏与升麻的配伍即属此例。刘敏认为，盖石膏性寒泻火，味辛气浮解肌肤邪热，为清解气分实热的要药；升麻甘辛微寒，轻清升散，既能疏散肌表风热、透疹解毒，又能泄阳明胃火，二药升降配对，相辅相助，石膏得升麻之引上达头面，清头面阳明经之火，以疗头面诸疾，升麻可透疹解毒，得石膏之助则清透之力明显增强，后世王熹《外台秘要》之升麻汤，即以升麻与石膏、牡丹皮、甘草合用，治疗咽喉生疮。又如《医宗金鉴》之蓝叶散，以升麻、石膏与蓝叶（大青叶）、栀子、赤芍等合用，治火丹毒，形如云片游走。再如，《审视瑶函》之清脾散，以石膏与升麻、赤芍、栀子同用，治疗针眼肿痛等，皆属石膏、升麻升降配伍的拓展应用，足资借鉴。此外，麻黄升麻汤还体现了收散兼顾的配伍原则，一方面收敛正气，一方面解散邪气，同时并进，取相反相成之意，以治正虚邪恋的病症的一种配伍形式，当患者素体亏虚或病程中正气已伤，复感外邪时，单纯使用辛散苦泄之品祛邪，则有耗散阳气与阴液之弊，邪去正愈伤，只宜散敛同用，方可中病之的，本方以麻黄、升麻为君，二药用量最大，发越郁阳；又以天冬、玉竹、当归、芍药清金润肺、滋阴养血为佐，白术、茯苓、炙甘草健脾益气为使，两组药物配伍严谨，组合有度，具有发越郁阳、祛邪扶正、收散兼顾的综合作用。总之，凡临床见到肝热脾寒，或上热下寒，寒是真寒，热是真热，又迥非少阴之格阳、戴阳可比，皆应归属于厥阴病而从麻黄升麻汤证中求其治法。

又如，章次公喜用的全真一气汤，为明清医学大家冯兆张《冯氏锦囊秘录》中的著名方剂，由熟地黄、白术、人参、麦冬、五味子、附子、牛膝组成。

冯氏于书中写了"全真一气汤按"，称该方"活人甚众，见功甚速，取用甚多，去病甚稳"，并列举了诸多病案"以证其验"。本方之所以名"全真一气汤"者，冯氏说："凡初病轻病，或一脏或一腑受伤，久病重病必脏腑牵连俱困。脏为阴，可胜纯阳之药；腑为阳，必加阴药制其潜热。务使五脏调和，互为灌溉，脏腑气血自生，脏腑有邪难匿，根本之处得力，树叶之所自荣，邪不待攻而解矣。"又说："脾肾阴阳两虚，上焦火多，下焦火少，脾阴不足，肾阴虚损。盖少阴脏中，重在真阴，阳不回则邪不去。厥阴脏中，脏司藏血，血不养则脉不起。故用此方以使火降，水土健运如常，精气一复，百邪外御，俾火生土，土生金，一气化源，全此一点真阴真阳，镇纳丹田，以为保生之计而已，即名之曰全真一气汤。"

冯氏创立该方，对久病重病出现的脾肾阴阳俱虚、症候错杂者很有实用临床意义。冯氏创立全真一气汤，实际是对赵养葵、薛立斋、张景岳诸医家"阴阳互根，水火同源，脾肾为先后天之本"理论的创造性应用。

冯氏阐述该方时说："熟地、白术专补脾肾，乃先后之本首以重之，但一润一燥，何能逐队，水土忌克，难成一家，用炒麦冬和之，俾土生金，金生水，水生木，化源有自，既相克所以相成，复相生所以相继；再入牛膝、五味，则更得纳气藏源，澄清降浊。但诸药和缓，大功难建，虽调营卫，经络难通，更入乌附，既助药力复可行经，且使真阳交于下，真阴自布于上，既济之象一得燥润，偏枯之势自和；复入人参以驾驭药力，补助真元，火与元气势不两立，元气生而火自息矣。"此乃"水中补火之法，土内藏阳之义，为土金水一气化源之药也"。全真一气汤实为升降出入和的太极之法。

这种中药配伍的太极之法，在中医体系中就表现为两味的阴阳药对、三味的五行药局，或全方的升降出入和之法。药对是方剂中常常同时并用的两味药，是用药规律的一个重要组成部分。药对多数是根据药性配对，药物间或相辅相成，或相反相成，从阴阳、升降、寒热、表里、虚实、收散等等方面达到一气太极的效果。如半夏、生姜、甘草三泻心汤皆治脾胃虚弱，寒热错杂所致的呕利之痞。半夏泻心汤以痞满而呕，肠鸣下利为主；生姜泻心汤兼有水饮食滞，以心下痞，干噫食臭，腹中雷鸣下利为主；而甘草泻心汤则因反复误下，脾胃虚弱较甚，以痞利俱甚，谷不化，干呕心烦不得安为主。此三方均由黄芩、黄连、半夏、人参、甘草、大枣、干姜（生姜）这七味药组成，其中有黄芩与半夏、黄连与半夏、半夏与干姜（生姜）、人参与甘草四个药对，这是以上三方的基本药物组成，也是其发挥基本药效的主要部分。这种配伍作用往往针对病症的核心病机。

如太阳中风，桂枝与白芍，一散一收，解肌祛风，调和营卫；太阳伤寒，麻黄与桂枝，辛温发汗，解表散寒；阳明热症，石膏与知母，辛寒甘润，泄火滋燥；阳明实症，大黄与芒硝，攻下里实，通腑泄热；少阳经症，柴胡与黄芩，和解少阳，斡旋枢机；太阴为病，白术与干姜，温中散寒，健脾除湿；少阴虚寒，附子与干姜，温补脾肾，回阳救逆；厥阴为病，黄连与附子，阴阳互济，寒热并施等。如辛开苦降、升降相因之气机逆乱，升降失常之寒热阻结，中焦痞满之症，药用半夏配黄芩（半夏泻心汤、黄连汤），寒热并施，阴阳互调，辛开苦降，升清降浊。如安内攘外、表里兼治之太阳误下，表征未罢，腐秽积肠之大实痛兼有表征,药用桂枝配大黄(桂枝加大黄汤),发表攻里,散邪通腑;若但少腹急结,小便自利而外征已除者,桂枝、大黄相伍则宣阳行气,通经活血(桃核承气汤)。如寒热共济、阴阳并调之以黄连、附子为对,针对病入厥阴,寒热错杂,阴阳逆乱之症,寒热兼施,阴阳并调(乌梅丸);若汗后阴阳两虚,症见恶寒,脉微细,脚挛急,则用附子配白芍扶阳益阴,阴阳双补(芍药甘草附子汤)。

如温阳和阴、消除药弊之"发热,心下悸,头眩,身瞤动,振振欲擗地"的少阴病阳虚水泛症和"身体痛,手足寒,骨节痛,脉沉"之少阴阳虚寒湿身痛症,附子伍白芍(真武汤和附子汤),附子辛热补肾壮阳,芍药既可敛阴和营,又可制约附子刚燥伤阴之性。如调和营卫、缓急止痛之太阳误下,腹满时痛,桂枝配芍药和脾缓急止痛(桂枝加芍药汤);若脉浮取而涩,沉取而弦,心悸而烦,腹中急痛者,为脾胃虚寒,气血不足,少阳邪乘,上药又可辛温通阳,养营益血,缓和急迫。如外散表邪、内清郁热之表邪未解,邪热内蕴之表里俱实之症(大青龙汤证),或汗下之后,表邪未解,邪热壅肺之汗出而喘(麻杏石甘汤证),麻黄与石膏为伍,发汗散邪,清泄里热。二者皆为外有表寒,内有郁热,所不同的是,大青龙汤是外寒重而里热轻,故重用麻黄六两,且配桂枝,而石膏仅用鸡子大一枚,要在峻发其汗而兼清内热;麻杏石甘汤则是肺热重而外邪轻,所以麻黄仅用四两,且不配桂枝,而石膏则用至半斤,重在清泄肺热而兼达肌表,故大青龙汤一定用于不出汗而烦躁者始为对症,而麻杏石甘汤则不必限于汗出,只要是肺热喘咳,外邪不甚,不问其有汗无汗,皆可用本方治疗。

表13 《伤寒论》8 种类方药对及功能表

	方数	基本方	药对	功能
桂枝汤类方	21	桂枝汤	桂枝、白芍	调和营卫、解肌祛风
麻黄汤类方	8	麻黄汤	麻黄、桂枝	发散风寒
泻心汤类方	6	半夏泻心汤	半夏、黄芩	辛开苦降、消痞散结
大承气汤类方	6	大承气汤	大黄、芒硝	泻热通腑
苓桂术某汤类方	6	苓桂术甘汤	茯苓、桂枝	健脾除湿、化气利水
栀子豉汤类方	7	栀子豉汤	栀子、豆豉	清宣郁热
小柴胡汤类方	6	小柴胡汤	柴胡、黄芩	和解少阴
四逆汤类方	8	四逆汤	附子、干姜	回阳救逆

注:本表引用耿建国制表。

实际上药对、药局就是一个个的中药小太极，是经方的基本组成单元。即可直接组成方剂，如温中复阳的甘草干姜汤、酸甘化阴的芍药甘草汤、急救回阳的干姜附子汤、清宣郁热的栀子豉汤等，均是由药对直接组成方剂，这些药对的功效即整个方剂的功效。也可每首方剂由一个或几个太极药对配伍组成，一个或更多的太极药对有规律地定向搭配，就形成了方剂。如四逆汤回阳救逆的功效和通脉四逆汤破阴回阳、通达内外的功效，就是由附子、干姜这一药对所代表和体现的。麻黄汤中有麻黄、杏仁与桂枝、甘草两个药对；小青龙汤有麻黄、桂枝，细辛、五味子，干姜、半夏，白芍、甘草四个药对。这些药对功能的有机结合，较好地体现整个方剂的功效。再如桂枝汤是桂枝、芍药，桂枝、甘草，芍药、甘草三个药对组成。桂枝与芍药，寒温并用，是调和营卫之要药，体现了桂枝汤解肌发表，调和营卫，滋阴和阳的基本作用。

现代中医的方剂学教材体系，基本是以清代医家汪昂所著《医家集解》为样本演化而来。李家发认为，从第一版至21世纪（或称新世纪）多版教材，虽然内容逐渐丰富，条理愈益清晰，具有一定的时代经验要求等，但总的体系无实质性的改变。

汪昂根据当时学者跟师学艺，在老师的口传心授下，边学理论，通过大量的临床实践和解惑释疑中，逐步理解方剂的配伍，组方规律，主治等，达到掌握方剂学的有关理论和灵活运用方剂的目的。为了使学者适应当时社会需求，汪氏依己之见，将历代较为常用的300余首正方及有关附方进行比较详尽的分析等，该书适应了当时学习方剂的初学者的经验需要。

但是，从中医史上来看，中医药的理论体系与逻辑却不是汪昂《医家集解》所能统括得了的。按照现在发掘和发现的中医古籍来看，中医药体系应该是按照《神农本草经》《黄帝内经》《辅行诀》《伤寒杂病论》中方剂组方原则、理论、结构来架构。而这些中医古籍中中药组方理论就是阴阳五行、五运六气、司岁备物、性味归经等，如《辅行诀》中透露出的《汤液经法》的性味体用经法图，正是仲景《伤寒杂病论》的基本组方原理。而这一切又岂是汪昂《医家集解》所能取代的？又岂是现代中医《方剂学》教材所能洞解的？

君臣佐使的理论最早见于《黄帝内经·素问》，间由宋代成无己引入对《伤寒论》方药进行配伍解说，经后世历代医家不断发挥，逐渐成为认识或解说方剂的重要理论工具。么元超认为，第六版方剂学教材之前，多版教材均是将"君臣佐使"按"组方原则"述及的，第七版的两个版本则均从"方剂结构"立论，将"君臣佐使"作为典型方剂的一种结构及反映方中药味配伍关系的一种规则来认识，其作为中医阐发制方原理的一种理论模式在方解中的地位进一步得以明确，但是，为什么是这样一种组方原理与结构，却不得而知。知其然，不知其所以然也。

现代中医历版方剂学教材中的方解模式经历了一个演变过程和认识理解过程。据么元超述，第一版的按语中几无君臣佐使的提及，叙述简单。第二版与第一版相近，仅在个别方的方解中出现按君臣佐使类述药群功用，也没有药物之间关系的叙述，如白虎汤方解："方中石膏清阳明经热，除热盛之烦躁，为本方君药。知母清热养阴，以治胃热消渴，为本方臣药。甘草、粳米和胃养阴，为本方使药。药虽四味，清热、除烦、止渴之功却很显著。"第三、第四版将"君臣佐使"易为"主辅佐使"，用于部分方剂的方解，并开始注意对药物配伍主次关系的叙述。第五版开始恢复"君臣佐使"并用于大部分方剂的方解，第六、第七版则广泛用于几乎全部方剂的解说，并重视对方内各部配伍关系的论述。由此可以看出，"君臣佐使"虽较早出现于古代方论中，但其作为现代方解的一种理论工具，经历了一个渐进的发展过程，在学科中理论地位的确立还是比较晚近的事。这样一个基础性的理论问题，在现代中医体系中还没有完全认识清楚。可见，在中医组方其他方面的解读，也就仅仅限于经验层次而已了。

君臣佐使的界定对方中药物配伍角色的划分是方解中的重要环节，也是解析方剂结构及配伍理论的前提。么元超认为，考察现代中医历版方中君臣佐使的药物，你会发现多版教材中内容彼此相左，甚为普遍。不仅不少方中的臣药、佐使药，甚至个别方中的君药确定都有不同。仅以炙甘草汤为例，如第三版和第四版均以炙甘草为君，其中前者将臣佐合述，以清酒为使；后者臣佐分述，即以生地、党参、大枣、麦冬、麻仁、阿胶为臣，以桂枝、生姜为佐，无使药；第五版则回避按君臣佐使叙述。之后的各版均以地黄为君，以炙甘草等为臣，其中第六版无使药，《新世纪教材·方剂学》以清酒为使，《21世纪课程教材·方剂学》以麻仁、阿胶、桂枝、生姜为佐，清酒为使。从目前现代中医诸版中有关"君臣佐使"划分来看，尽管总论中对"君臣佐使"各部均有明确界定，但在具体方药分析中则是见仁见智，尚存争议，反映了"君臣佐使"作为一种理论工具在具体运用中尚缺乏统一的规则。

君药理论的研究一直是现代中医方剂学的热点研究领域之一。据刘春慧述，君药的定性，一直是现代中医探寻的热点，争论也多。在现代中医的教材中，持君药是针对主病或主症起主要治疗作用的药物的含义是一致的观点。例如21世纪高职高专教材《方剂学》、全国中医药高职高专卫生部规划教材《方剂学》、全国高等学校中医药对外教育规划教材《方剂学》。持君药组方原则论，例如，普通高等教育中医药类规划教材。持君药组方结构论，例如，普通高等教育"十五"国家级规划教材，君药组方原理论，等等。现代实验研究君药定位，主要可以概括为药效学研究君药法、药动学研究君药法、药剂学研究君药法，等等。这些现代中医的君药理论都没有明确提出、提到君药病机论。归根结底，就是按照疾病主要症状来安排君臣佐使。但是症状一样，其背后的病机并不一样。如有学者对古代400余个方剂、验案及现代300余篇临床报道中的治疗哮喘的方剂中的药物类型、构成比、主要药物及其出现频率进行了系统分析，结果发现哮喘方涉及中药16类，主要是化痰、解表、理气、清热、温里、祛湿、收敛、活血、泻下、熄风类药物，等等。不同功效药物都能治疗哮喘，这恰恰说明了哮喘的症状是不可靠的，只有其导致哮喘的病机，才是决定君臣佐使的唯一因素。

而且，在现代中医的段富津主编的第六版《方剂学》教材中，也是君臣混乱，病机不明，主要表现在用药量上。董良杰经过统计发现，六版《方剂学》中共选方356首，其中正方208首，附方148首，其中含《伤寒论》和《金匮要略》的仲景经方共86首。仅这86首经方，就发现存在剂量问题的竟占57首。可分为不按换算标准定剂量和计量方法不统一两个方面。

不按换算标准定剂量。由于古今衡量不等，必然存在换算问题。这一点六版《方剂学》是做了明确说明的：汉之一两，可用3克。古方容量引宋《重修政和本草》"凡云半夏一升者，洗毕称五两为正；蜀椒一升者，三两为正；吴茱萸一升者，五两为正"。根据国务院指示：从1979年1月，中药处方药物计量单位一律采用"克"为单位的公制。十六两进制与公制计量单位换算，一钱等于3.125克，一两等于31.25克，一斤（16两）等于500克。六版教材《方剂学》是明确这种换算方法的，并且也强调了剂量对方剂效果的重要性。但是，据董良杰统计，不按换算标准定剂量的现象，在教材中屡见不鲜的。如：细辛，在射干麻黄汤和当归四逆汤中原用量为3两，如按一两3克计，尚应该用9克，而教材中却仅用了3克，少用了6克。少用了2/3的剂量，该对方剂疗效产生什么样的影响，令人难以设想。麻黄，在大青龙汤和越婢汤中原用量为六两，以一两3克为计，应该用18克，而教材中却仅用了12克和9克，少用了6克和9克，少用了1/3和1/2的剂量。生姜，与原方剂量差别更为悬殊。在小半夏汤和橘皮竹茹汤中，生姜俱用半斤，以一两3克计量换算，也该用24克，而教材却分别用10克和9克，少用了一多半剂量。

据董良杰统计，教材中不按3克一两换算的仲景方有39首，占近一半，剂量差别较大。如教材明确说过半夏、吴茱萸以一升五两为正，但是，实际却没有这样执行。半夏，小陷胸汤、半夏泻心汤原方俱用半升，在麦门冬汤、半夏厚朴汤则俱用一升，而教材却分别用了12克、12克和10克、12克，如果依半夏一升以五两为正换算，则当换算成 7.5 克、7.5 克和 15 克、15 克，而教材在前两首方剂中却分别多用了 4.5 克，而在后二首方中又分别少用了 5 克、3 克。吴茱萸，吴茱萸汤中原方剂量为一升，按上述换算应为 15 克，而教材却只用了 9 克，少用了 6 克。芒硝，在大黄牡丹皮汤中用三合，在调胃承气汤中用半升，从药物质地和密度而言，芒硝肯定比半夏重，即便与半夏同重，一升以五两为计，则为 15 克。古方容量，十合为一升，芒硝一合为 1.5 克，三合为 4.5 克，半升则为 7.5 克。所以，芒硝在前方中当用 4.5 克，在后方中当用 7.5 克。但教材却不遵这种换算，明知故犯地在大黄牡丹汤中多用了 4.5 克，在调胃承气汤中多用了 2.5 克。其他如射干麻黄汤之五味子，炙甘草汤之麦冬，栝蒌薤白白酒汤之薤白，皆是如此类似。教材是教学标准，出现这些混乱君臣佐使的不标准问题，是不应该的。

　　计量方法不统一。这方面的现象较之前一种似乎更为突出。据董良杰统计，同一方中存在两种以上计量方法，有的按一两 3 克计，有的则不遵此换算标准。如：葛根芩连汤、大柴胡汤、越婢汤中，其他药物均按一两 3 克计算，唯独三方之君药不按此计。葛根半斤成了 15 克，柴胡半斤成了 12 克，麻黄六两成了 9 克。苓甘五味姜辛汤中诸药皆按一两 3 克计，唯独细辛三两仅为 5 克。麻杏薏甘汤中甘草一两用 3 克，而麻黄半两却用 6 克，薏苡仁半两又用了 12 克。一两反不如半两，这令人很难理解。再如：射干麻黄汤中射干三两以 9 克，而细辛三两却仅以 3 克，何以厚此薄彼；冬花、紫苑各三两，各用 6 克；干姜、麻黄四两而均用 9 克，又何以如此偏爱不等。更有甚者，桃花汤中赤石脂、粳米各一斤用 25 克，干姜一两用 6 克，剂量大而用量反小，剂量小者反用大量，也不知有何根据，是何道理，很使人迷惑。

　　同一方内计量标准不一，已是很大的混乱了，但在不同方中，这种情况又更普遍一些。据董良杰统计，桂枝汤等方以一两 3 克计算，而猪苓汤却一两 9 克计算。麻黄，在麻黄汤中三两计为 9 克，射干麻黄汤中四两也计为 9 克，越婢汤中六两还计为 9 克。不知为什么，古方的量差在教材中莫名其妙地被取消了。对研究古方配伍十分不利。比如：橘皮竹茹汤中生姜半斤用 9 克，小半夏汤中的生姜半斤则用 10 克；大柴胡汤中的柴胡半斤用 12 克，葛根芩连汤中的葛根半斤却为 15 克，越婢汤、麻杏石甘汤中的石膏半斤用 18 克，小柴胡汤中的柴胡半斤却用 24 克，而黄土汤中灶心黄土半斤则用 30 克。同是半斤，在教材中已不再等量。

　　同一计数，多少不一，同一容量，轻重不等。据董良杰统计：大枣，在桂枝汤中 12 枚用 3 枚，射干麻黄汤中 7 枚也用 3 枚；甘麦大枣汤中 10 枚只用 5 枚，橘皮竹茹汤中 30 枚也用 5 枚；十枣汤中的 10 枚则用 10 枚，而葶苈大枣泻肺汤的12枚却仅用5枚。改变古方用量，只要有道理本无不可，但是不遵计数标准就未免有些太随意了。再如：同是半升半夏，温经汤用6克，小柴胡汤、生姜泻心汤却用9克，而小陷胸汤、半夏泻心汤则用12克；同是一升半夏，麦门冬汤用10克，半夏厚朴汤却用12克，小半夏汤则用15克；同是半升薤白，枳实薤白桂枝汤用6克，栝蒌薤白半夏汤则用12克；同是半升五味子，射干麻黄汤用3克，小青龙汤则用6克；同为麦冬，半升在炙甘草汤中用10克，而一升却在温经汤中仅用9克，而七升在麦门冬汤中才用70克。同一药物，半升与一升相近，而半升与半升则多少悬殊，一升与一升又轻重剂量不等。如此计量，就会给学中医者留下很多疑团。不论怎样，总应遵照原方君臣佐使标准，否则，学习《方剂学》与《伤寒论》《金匮要略》，研究书中药物剂量时该如何遵从？以哪一家为准？中医药的系列教材，应有一个协调一致的统一标准，不应各自有一套剂量。六版《方剂学》教材的剂量问题，如果详细列析，还远不止如此。这还只是粗略分析了仲景的86首经方，就占了57首，其余的方剂还不知被改变了多少呢！究其深层次原因，就是因为不懂中医的病机、不懂中药方剂的君臣佐使。

再如，"十五"《方剂学》教材在君臣佐使、药量方面也是非常不规范的。这只能说明，现代中医对于方剂学的基本组方原理和机制根本就不明白，可以随心所欲的意淫和自以为是。在教材第六章"方剂的服法"中有"历代衡量与称的对照表"，所有药物用量是以"古时一两，今用一钱"换算。但是，本教材收录的仲景方中以个、升、枚为单位的药物非常不规范，并且其方在临床使用频率非常高，给学中医者是一种误导和无可适从之感。

据王俩宜统计，在含有杏仁方中，麻黄汤其杏仁用量是70个，现代用量是6克；麻杏苡甘汤杏仁用量是10个，现代用量也是6克；大青龙汤中杏仁用40个，现代用量也是6克；麻杏石甘汤中，杏仁是50个，现代用量是9克。在含有半夏的系列方，原方有用半升和一升的量。半夏泻心汤中半夏是用半升，现代参考量是12克；半夏厚朴汤中半夏是一升，现代参考量也是12克；小半夏汤中半夏一升，现代参考量竟然是20克；麦门冬汤半夏用一升，现代参考量又变成6克。再如，桃仁在大黄牡丹汤用50个，现代参考量为9克；桃仁承气汤桃仁用50个，现代参考量为12克；下瘀血汤中桃仁是20个，现代参考量为12克。附子系列方中用量也同样悬殊。如大黄附子汤中，附子用3枚参考量是12克；麻黄附子细辛汤、麻黄附子甘草汤、真武汤各用附子1枚，参考量为9克；四逆汤四逆加人参汤、白通汤用附子各1枚，参考量为15克；附子汤用附子2枚，参考量为15克，等等。

方源出自同一本书中，各方之间换算悬殊如此之大，对学者来说是一种误导。中医的生命力在于疗效。在中医的临床疗效中，药物的质量、用量、使用方法及诊断水平又是互相依赖的。某个环节出现错误，就会影响疗效；而现代中医们不尊重历史，不尊重原著，实际上就是不尊重中医。历代医家都视《伤寒杂病论》为方书之祖，组方制方的圭臬，认真研读后可成为医林大家。作为现代中医教材却视之如儿戏，想当然地随意改动经方药量，体现出现代中医对于中医方剂君臣佐使的无知与无畏。

胡浩认为，现代中医们忽视方剂原创者的学术思想和学术观点问题，十分严重。现行《方剂学》教材中选取的是历代著名中医学家的经典名方，可以称为"中医各家学派代表方述要"。以新世纪教材《方剂学》为例，该书收载正方182首，涵盖不同医家及其专著共59种。其中，《伤寒论》与《金匮要略》方共48首，占26.37%；金元四大家及张元素方25首，占13.74%；《太平惠民和剂局方》19首，占10.44%；《温病条辨》12首，占6.59%；《景岳全书》6首，占3.29%；《医学心悟》5首，占2.74%；其他医家及其代表方67首，占36.81%。若按照各家学派的角度统计，则可分得更多更细。中医各家学术流派的学术思想、学术观点当然不尽相同，奇怪的是，从五版到七版的《方剂学》教材都在不同程度地置方剂原创者的学术思想和观点于不顾，过多地采用现代中医编者自己的理解。

可以看出来，现代中医在中医方剂学的继承与研究中，无论是组方理论上，还是方剂学的整体结构与历史数据上，至今都没有一个系统的科学化的标准，完全是一盘散沙状态，各说各话。甚至在最基本的方面也是如此。如目前不同《方剂学》教材对《伤寒杂病论》中的方剂数目就没有统一数字，邓中甲主编的《方剂学》认为《伤寒杂病论》中方剂是323首，而谢鸣主编的《方剂学》与高汉森主编的《方剂学》则认为《伤寒杂病论》中方剂是314首，另有孙广仁主编的供中医药类专业用《中医基础理论》认为，《伤寒杂病论》中方剂是269首，还有专门研究《伤寒杂病论》的著作统计数目是260首，等等。

历代医家呕心沥血总结出来的方剂功效，在现代中医那里完全变成了儿戏。据王付述，如麻杏石甘汤，邓中甲《方剂学》归在解表剂中，主治"外感风邪，邪热壅肺症"，即麻杏石甘汤不是单一的解表剂而是表里双解剂；谢鸣《方剂学》归在解表剂中，主治"肺热壅盛证"，高汉森《方剂学》归在解表剂中，主治"肺热喘咳证"，即麻杏石甘汤主治是肺热症而非表证。又如止嗽散，邓中甲《方剂学》归在解表剂中，主治"风邪犯肺症"，即病变部位在肺，谢鸣《方剂学》归在祛痰剂中，主治"风痰咳嗽症"，而高汉森《方剂学》归在祛痰剂中，主治"风邪犯肺咳嗽症"。再如邓中甲《方剂学》认为，肾气丸主治肾阳不足证，方中附子、桂枝是主药，高汉森《方剂学》认为，肾气丸主治肾阳不足证，干地黄是方中主药，而谢鸣《方剂学》认为，肾气丸主治肾阳不足证，重点阐述附子、桂枝、干地黄在方中的作用特点。再如炙甘草汤，邓中甲《方剂学》与高汉森《方剂学》均认为，方中生地黄是主药，而谢鸣《方剂学》则认为，炙甘草是方中主药等等，不一而足，诸如此类的互相矛盾之处，在现代中医的方剂学教材中比比皆是。不再罗列了。

现代中医界有一句话，说的是中医的特点，即中医是"个体化治疗的医学"。这句话什么意思？现代中医们就认为是辨证论治，等等。其实，所谓"个体化治疗"指的是同病异治和异病同治，为什么会这样？就是因为是辨机论治，而不是辨证论治。现代中医认为，中医还有一个特点，即传统中医有"双相治疗作用"，同一种中药，不同剂量、不同君臣佐使，就具有截然不同、甚至相反的两种作用，这实际上也是辩机论治的体现，而不是辨证论治的逻辑。从春秋战国时期的方书《五十二病方》载方300首左右，到《汤液经法》的360首，再到张仲景的《伤寒杂病论》载方314首、唐代孙思邈的《备急千金方》载方5300首、宋代王怀隐等人的《太平圣惠方》载方16834首、明代朱棣的《普济方》载方51739首，等等。可以看到，如果按照症状去组方君臣佐使的话，也就那么几张方剂，而事实却是随着时间推移，方剂数量巨量增加。一种症状、一种疾病可以有无数种治疗方剂，其原因就是古代中医是按照病机组方君臣佐使，以不变应万变，只要病机确定，可以组成无数张方剂。但到了现代中医这里，就变成了组方主症论了，这不仅是中医的一种倒退，更是现代中医的无知。

中药方剂功效不是凭空产生的，而方剂功效所反映的中医逻辑，正是中医病机。一首方剂往往由几味药物组成，每味药物都有自身的特定功效，组成方剂后，并不代表每味药物的功效都在配方中体现出来，也就是说方剂的功效不等于组成药物之功效的总和，而是通过君臣佐使配伍使其按照五行病机产生以偏纠偏的临床效应。徐灵胎曰："方之与药，似合而实离也……故方之既成，能使药各全其性，亦能使药各失其性"，正是说明了病机与病症之间的标本关系所在。

现代中医往往套用西医诊断，以某病用某药，对号入座，忽视了辨机论治之本。如感冒即用所谓抗病毒的板蓝根、大青叶等，而不辨其属寒属热、表实表虚、四时节气，分别从麻黄汤、桂枝汤、银翘散之意化裁组方。又如治痈疽即用所谓抗菌药物，如银花、连翘、黄连、黄檗、蒲公英、紫花地丁等，组方中不辨阴症、阳症、虚症、实症而分别采用消、补、托之法。再如治疗高血压即用所谓降压的天麻、钩藤、石决明、决明子、夏枯草等组方，而不辨其是阴虚所致，或痰瘀所致，或血虚所致。总之，现代中医临床中药运用大致有辨证用药、辨病用药、辨证用药、辨体用药、辨痼疾用药、辨时用药、辨地域用药、辨中药药理作用用药等八种常用方法，就是没有辨机用药。

刘庆林认为，现代中药学研究热衷于从西医药理学角度出发，于是出现了参照、兼容中药现代药理的组方思维方式。一种情况是以辨证组方为主，配伍具有现代药理作用的中药，如葶苈子，过去一般认为其苦泄之力较峻烈，只宜于实症，对肺虚喘促、脾虚肿满等症则非所宜，但现代中医药理研究发现，葶苈子具有强心甙样作用，临床上单用研末服或配伍附子、黄芪等温阳益气扶正的药物，用治肺心病、心力衰竭、小便不利、面目浮肿喘满。另一种情况是将中药按药理作用机理组方。如治疗慢性迁延型肝炎或慢性活动型肝炎谷丙转氨酶长期增高者，根据黄芪、白术、茯苓能抑制乙肝表面抗原；茯苓促进抗体生成、稳定内环境、增加适应力，并可影响肝细胞及乙肝病毒；贯众、七叶一枝花、地耳草有抑制乙肝表面抗原的作用；丹参活血化瘀，改善微循环，促进肝细胞恢复的机理，并加忍冬藤、半枝莲共同组成通阳解毒汤，降酶可用野葡萄根、水杨梅根、匐伏堇；球蛋白高加卫茅、龙葵进行治疗；等等。

从目前现代中药新药的研发现状来看，由于现代中药复方新药按照现代中医所谓"辨证论治"（实际上就是西医的对症治疗）的特点，与国际上新药研发的"鸡尾酒疗法"或"固定剂量组合"的研发趋势一致，导致现代中医界又错误地以为现代中医药研究与国际接轨就是中医药研究的唯一方向，实际上与前文所说的"现代中药学研究热衷于从西医药理学角度出发，于是出现了参照、兼容中药现代药理的组方思维方式"如出一辙。2008年，国家食品药品监督管理局（SFDA）颁发的《中药注册管理补充规定》第5条规定：中药复方制剂应在中医药理论指导下组方，其处方组成包括中药饮片（药材）、提取物、有效部位及有效成分。因此，中药复方新药的关键是组方，即如何在中医药理论指导下，组成一个有效、安全、质量可控的复方，则成为中药复方新药研发的关键科学问题。表面上，这话说得滴水不漏，但实际上，你问一下现代中医们，什么是中医药理论？什么是有效部位及有效成分？什么是中药复方组方的关键？他们就会不知所云了。

第418次香山科学会议"组分中药研讨会"上，对组分中药的定义是：组分中药是指以"中医药理论"为基础，遵循"现代中药方剂的配伍理论与原则"，由"有效组分"或"有效部位"配伍而成的"现代中药"。可以是单味药的组分，也可以是复方的组分。复方组分中药，则是将两种或多种中药材的有效组分提取出来，将这些"有效组分"组方配伍并制备成复方中药制剂。由于组分中药的"药效成分"基本明确，"作用机制"相对清楚，临床适应证比较确切，成为现代中药复方新药的一个新的研究方向。现代中药药效循证的中药组方"优化"随着中药药理学研究的不断发展，通过正交设计、均匀设计等数理方法，以药效学指标为评价标准的中药组方优化的研究，已成现代中医界的"共识"。此种研究技术以单一或多目标的西医药理学指标为标准，完全无视中医药的理论特征，筛选优化的中药新药复方在动物实验中具有非常好的药效，但在临床试验中往往没有理想的结果。

现代中医药生物信息学的中药组方优化生物信息学技术的快速发展使传统中医药学君臣佐使理论的继承与发展，以人不像人、鬼不像鬼的转基因模式彻底进入"一个新的时期"。现代中医药以历代中医文献数据库、当代临床数据库、现代生物信息数据库等为症状数据源，采用关联规则、复杂网络、复杂系统熵聚类等数据挖掘技术，研究中医组方用药规律、中药组方组效关系，开展中药组方"优化"研究，这已经成为目前中药新药研究的大数据模式。先不说此类方法最大的缺点是虚拟技术，必须与临床、实验紧密结合，才能获得验证，同时，此类研究技术获得的组方太宽泛，目标性不强。单单从继承中医理论来说，完全不考虑中医认识疾病的逻辑与模式，只是从海量经验方中进行大数据式的淘宝，以统计学定量模式计算正统中医的天人逻辑，其结果还是一堆经验方而已，已经没有一丝一毫的古代中医的痕迹了。

临床上，现代中医的自拟方立法多违古训，方剂的药味甚多，倘病情复杂，方小恐病重药轻，而投以大方重剂，然尽管如此，亦应辨明病机及标本缓急，治疗亦应分先后主次，随机更方，循序渐进。如此则无须守一呆滞大方。临症往往精简之小方，如轻舟快帆，直达病所，奏效甚捷。方药繁杂的根本原因，乃辨机欠明，治疗无定数，恐有遗漏，而采取"广泛撒网"策略，由于"面面俱到"，一方即出，拘泥不变，而成刻板。殊不知药物合用，有互相协同而增效者，有互相牵制而降效者，后者乃制方之忌。多用补药、不分君臣佐使等等现象，于现代中医的组方之中，皆是常见之弊。

现代中医界有一本杂志叫作《中国实验方剂学杂志》，就是西学中的现代中医明目张胆地在实验室彻底西化和转基因中医药的阵地。看到这里的时候，读者们心里应该彻底明白了现代中医药配伍的君臣佐使的真实面目了。现代中医药所谓的方剂组方原则，无非就是按照西医药理（他们自称的现代中药的药理，即他们所理解的现代中医的病理），按照症状主次去按部就班地排列组合罢了。至于阴阳五行、五运六气、司岁备物、升降出入、性味归经等等古代中医药理论，通通都去见鬼吧。

第四乱　术　乱

第十七式　羝羊触藩（大壮卦上六）《象》曰："羝羊触藩，羸其角""羝羊触藩，不能退，不能遂。"原文仅说，双手连剑带掌，意欲以掌力内功和着全身的体重，以快速的步伐，让敌人避无可避、射无可射，其姿态就如一只受到刺激的羊一样，不顾一切地想冲出栅栏，威力相当惊人。

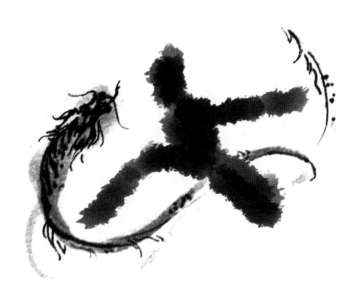

常存库在《中医药科研问题的学术透视》一文中，透彻地指出了现代中医的伪善嘴脸，现全文引述如下。其中有一些学术观点，我不敢苟同，但作者关于现代中医研究思维与学术逻辑荒谬性的定性，是十分中肯与准确的。

大约自20世纪80年代中期以来，中医药的科学研究就得到了国家和地方政府的支持，每年都要投入大量科研经费，每年都有大批国家级和部、省级课题立项，每年也都有相应的国家级和部、省级科研成果被评审出来。这本来是件大好事，对促进中医药事业发展，应该产生积极的意义。然而，事实却与预想相差甚远，大量的课题与成果不是空洞的形式，便是充满编造和虚构。经费消耗掉了，荣誉和职位得到了，很多人得到了名与利的实惠，而国家和社会却没有得到应有的回报。现实的基本状态是：中医学基础理论研究没有使理论有丝毫改变；临床研究既未得出可供推广的诊治方案，也没有使诊治效果得到有效的提高；而产品开发研究则充满了假冒伪劣。学术态度浮躁，学术作风浮夸，学术思想肤浅，学术方法虚假，已是突出的问题。30多年的中医药科研竟是如此结果，对此应该进行怎样的反思？谁又应该对此负责呢？造成此种现状的原因很多也很复杂，我们首先进行学术的分析。学术方面的主要问题可以表现为三方面：

基本的学术认识不清。

中医药理论范畴在很大程度上是古代哲学性质的，并没有今天严格意义的科学内涵。比如，元气、阴阳、五行、性味、归经、病因、病机、治则、脏腑、经络等等，都是从古代哲学引进或与外部现象类比的概念，没有具体确定的和可实证测量的对象内容，从原则上讲，都不属于科学研究的命题。因此，也就不可以针对这样的命题进行科学研究（由于常存库的认识存在理论盲区，所以，这一点笔者不能苟同，详见《古中医天文学·无极之镜》。但鉴于目前现代中医的理论水平有限，常存库的观点仍有实际意义）。可是，几十年的中医科研立项中却恰恰充斥着这样的课题。如"中医肾本质的研究"（项目编号：8770539）；"针灸效应的基本定律——阴阳信息调衡律的探讨"（项目编号：8770565）；"血瘀病理模型探讨（二）"（项目编号：38870901）；"经络生理实质的研究"（项目编号：38970881）；"经络的生物化学实质研究"（项目编号：38970883）；"寒体与热体研究"（项目编号：38970912）；"目与相关经脉特殊联系的热像图显示研究"（项目编号：39000114）；"中医脉象运动机理的实验研究"（项目编号：39070964）；"人体能场穿壁效应的实验研究"（项目编号：39070976）；"中分子物质与中医辨证论治"（项目编号：39170884）；"人体经络体表循行线二氧化碳呼出量特性的研究"（项目编号：39100141）；"湿邪致病机理的实验研究"（项目编号：39270818）；"脉诊位、数、形、势形成机理的实验研究"（项目编号：39270819）；"藏象学说中肺气虚本质与肺泡巨噬细胞功能之间联系的研究"（项目编号：39200158）；"中医调整理论的中枢机制和虚热证中枢兴奋物质的研究"（项目编号：39370862）；"肾应冬生理机制的研究——松果体在冬夏对性腺的调节"（批准号：39770888）；"脉诊位数形势属性的客观指标探讨"（批准号：39970884）；"肾为先天之本行为遗传的基因表达研究"（批准号：90209022）；"可拓方法等对外感病因因素的层次化和量化研究"（批准号：39700184）；等等，甚至还有数十项的气功外气的实验研究课题。这样的课题，从其要探究的对象而言，都是不确定、不具体和不可实证检测的。不论具体实验操作得出什么结果，都与立项目标没有必然联系，无法说明其意义。所以，这类研究课题虽然层出不穷，但是岁月只能无奈地把它们送入学术的垃圾堆。

基本的学术判断不准。

中医诊治疾病是辨证论治，依据疾病的症候表现确定治法和方药。然而任何症候都是疾病的症候，不能脱离疾病而独立存在。从病症关系而论，症候并没有独立于疾病之外的本质，因此脱离疾病的症候研究缺少客观依据。鉴于此要对症候展开研究，首要的前提是要准确判断病证关系，可是病症之间的关系是不对应的，同病可有不同的症候，某一症候又不是某种疾病所专有。所以病症关系判断不准，症候研究的课题就一定无法得出必然的结论，就无法说明问题。可是这样的课题立项也是大量存在的。如"肝风证本质研究"（项目编号：38870900）；"中医虚证的自由基理论初探"（项目编号：38970870）；"血瘀证病机研究——血瘀与肾虚关系探讨（一）"（项目编号：39270814）；"大脑与穴位信息的时间结构、空间结构和功能结构"（项目编号：39270836）；"虚寒症候的基因组研究及数学分析"（批准号：90209013）"脾虚模型行为与中枢脑肠肽变化相关机理的研究"（批准号：30171188）；"中医痰湿体质基因表达谱的研究"（批准号：30271563）；"基于宏观表象与微观指标相结合的肝郁脾虚症基本特征的研究"（30472120）；"心气虚症细胞模型的构建及其评价体系的探索"（批准号：90209021）；"不同恶性肿瘤HSP70基因表达的差异与热症的关系探讨"（批准号：39770889）；"血虚症视功能和视网膜血循环的研究"（39770923），等等。这类研究因为没有确定病症之间的关系，所以得出的结果，既不能说明该症候与所得结果是否具有特异性，因为该症候不是某病特有的，不能保证其他疾病的此症候也能得出同样结果，异病同症之间的差异会自然否定所得结果的症候意义；另一方面，因为某种疾病并不会仅有所研究的单一症候，还会有其他症候，不能保证该病的其他症候不出现相同的检测结果，同病异症之间的同一也会否定所得结果的症候意义。这类课题也是几十年不断，但是，既没有在提高诊断治疗水平上发挥出价值，更没有得出基础理论的意义，此类研究几近花费巨资，有众多人物表演的巨大规模的学术杂耍。

基本的科研设计不通。

科学研究在具体操作过程中，必然要有科学的方法。方法不科学，结论就不可能真实可靠。为了保症科学研究达到预期目标，所以科学研究立项之初，就必须对科研过程和具体环节给出严格的设计，并对这一设计方案进行周密的论症，对科研过程中的各操作步骤的意义价值给出说明。如果论症说明不成立，或有明显的遗漏缺失，在执行中就必然得不出预期结果。可是，几十年的中医药科研课题，在科研中却存在大量逻辑不通和明显的不能成立的设计错误。如"辛温归脾胃经中药药性理论实验研究"（项目编号：39370838）；"益气活血治法机理研究"（项目编号：38970876）；"温病气营两燔症的本质和清气凉营法的作用原理研究"（项目编号：38670696）；"脾虚泄泻的本质的研究"（项目编号：38870928）；"脾虚症的实验研究——胰腺外分泌及肌肉功能的研究"（项目编号：39270816）；"脾虚症免疫和免疫——神经内分泌环路的研究"（项目编号：39270864）；"泻肺行水法作用机理研究"（项目编号：39200159）；"养阴生津法对热毒血瘀作用机理的研究"（项目编号：39370824）；"骨痹发生机理的实验研究"（项目编号：39300149）；"劳倦过度、房事不节肾阳虚模型及相关基因的研究"（批准号：90209014）；"五脏精气生理性节律变化的非线性动力学特征"（批准号：30271564）；等等。这些课题的设计都存在观测指标与所要达到的科研目的缺少必然联系的致命缺陷，都存在无法解释的大量例外，所测指标的意义和价值无法确定。有的干脆就是根本无法操作的。如"辛温归脾胃经中药药性理论实验研究"，设计方案是分为辛温归脾胃经、辛温不归脾胃经、不辛温归脾胃经、不辛温不归脾胃经四组，想通过四组药理作用差异的对比，从而确定辛温归脾胃经药的药理作用。可是，不辛温和不归脾胃经的药物有几十类数万种，几乎是天文数量，怎样能一一对比完呢？不辛温药有辛凉、苦寒、苦温、咸寒、咸温、甘寒、甘温、酸寒、酸温、多味平性药；不归脾胃经药有归其他十经的大量药物，辛温归脾胃经药与如此多药物之间的异同都做过比较吗？在未进行充分比较的情况下，确定辛温归脾胃经药的药理作用可信吗？再如，"劳倦过度、房事不节肾阳虚模型及相关基因的研究"：动物的性活动依赖激素周期调节，怎样令其劳倦过度、房事不节而且还必须出现肾阳虚症候？能否也会出现别的症候？小动物的症候性质依据何种临床表现确定的呢？所测的相关基因在劳倦过度、房事不节的其他症候中是否也会存在呢？益气活血治法包括大量不同的方剂，不同方剂药物不同，作用一定不会完全同一，实验穷尽所有的益气活血方剂了吗？个别的方剂作用能代表整个治法作用吗？五脏精气的实质是什么？其生理性节律又是什么？依据什么确定的？非线性动力学特征是客观存在的还是虚构的？脾虚症完全可以胰腺外分泌正常，这样的胰腺外分泌正常的脾虚症与所检测的指标毫无关系，那么，胰腺外分泌及肌肉功能的指标意义何在？如此之类的课题设计，经不起推敲，漏洞百出，根本无法实现研究目的。

　　以上说明，中医药的科研存在着严重的学术缺陷，课题研究者欠缺基本研究能力，缺乏基本的科学素质和修养，然而这样的课题却堂而皇之地得到了国家级立项，有的甚至还会获得重大级别的成果奖。名和利的实惠得到了，可中医药的学术在科学精神、科学态度和科学方法诸方面却受到了严重的伤害。这样的课题何以能通过立项审查？又何以能评上成果奖呢？除学术原因之外，还应该进行哪些反思呢？

　　现代中医的科研如此，现代中医的临床亦如此。

　　关于中医药学的继承，基本上谈不上继承。对于中医药系统来说，看看现代中医教材就知道，理论继承基本等于零，在经验、验方上能继承50%就已经不错了。除了少数的老专家有丰富的临床经验，能熟练地运用中医药学理论指导临床实践，收到比较好的疗效外，而在中、青年两代中医药学人员中，大多数人现代科学知识比老中医专家多得多，但传统的中医药理论、辨病论治的水平，却望尘莫及。临床上，中医药的疗效不高，只好中药、西药一同用，有时中药还处于次要地位或形同虚设。一年一度的职称考试，既不是考《内经》，亦不考《伤寒论》《金匮要略》等经典著作，而是考外语，根本起不到督促提高中医理论水平的作用。可以说，很多人对《黄帝内经》《伤寒论》《金匮要略》等经典著作，因长年得不到复习，剩下的只是模糊的概念。只是在写总结、作文章时，才去翻书本，装点几句"经云""仲景曰"而已。再谈到而今的中医药学大学生、研究生们，虽然都学了一些中医的基础知识，但由于各种各样的课程很多，几乎是学完一门，考试一门，然后放弃一门。到毕业时，所学的内容几乎都忘得差不多了。许多中医学生连常用的方剂都背不出几个。有相当部分的同学为了通过英语四级、六级考试或研究生外语考试，花了大量的时间学习外语，到头来，英语四级、六级考试都通过了，而所学过的《内经》《伤寒论》《金匮要略》中的重要条文，却都忘到脑后了。

　　《中医内科》教材混乱。疾病的发生发展是一个动态的系统过程，是天地人合一的过程，而且疾病的传变是按照五行生克乘侮的关系发生，五行辩机是根本识病的法度，而《中医内科教材》中疾病的所谓分型完全是自顾自藏，不问传变，只有一藏的阴阳虚实表里而已，而且不顾天文地理的影响。还有现代中医五脏疾病的治法，心肝脾肺肾，基本上完全按照西医思路在走，中医诊断只是一个陪衬，方药只是一个敷衍而已。课本上总结归纳出来的疾病症状，居然在现实中找不到，几乎没有哪一例完全合乎被标准化了的课本陈述。这对西医来说，实际上也是存在的，但西医有各种各样的检测仪器和实验学的方法来辅助医生诊断，错误自然要少很多，更何况诊断手段相对单一的中医呢？

来自中医药战略研究课题组的调查指出，我国现在的等级中医院几乎没有一家是真正意义上的中医医院。在这些"中医医院"中，查病主要靠西医仪器来检测与化验，断病主要靠化验单数据来判定；处方主要按西医思维与理论来开方治病，抓药则是中药西药并用；验效主要靠西医仪器来检验治疗效果。多数中医已不会用"望、闻、问、切"辨症施治。目前，全国2800多家等级中医院，没有一家是真正的传统中医医院，几乎都是中西医"结合"医院。尽管中医院也一直在强调提高中药使用率，但在"生存与发展"的压力下，中医院普遍大量使用西药与西医医疗设备，这些都致使中医医术退化萎缩。

现在绝不可能找到一家纯粹的中医医院。比如，某中医医院，其科室就完全按照西医医院细分，它向病人介绍各科室医疗服务时，也以西医设备为荣，如核磁共振、256排螺旋CT、干细胞移植、透析机、冠脉造影、各种术式，等等。这哪还像中医医院呢？所以无论你去西医院还是中医院都跟进了迷宫一样，首先你自己得有足够的西医知识以分清自己得的病属于哪个科，稍有不济，就发现自己被各科室踢来踢去，尤其是当你的病症不清，或者你的症状"跨科"的时候。就算你是老病号，从排队挂号到化验、缴费、取药，也充满无数的等待和迷惘，没有过人的精力和耐心很难应付。再说中医院校及其附属医院，也已经完全西化。既然人才培养和实习都西化了，中医就已经从根上被西化了。以下是我直接抄录的某省中医药大学的招聘广告，兹录如下：

为了加快我校学科和师资队伍建设，提高我校办学水平和学术竞争实力，拟在全国范围，以及出国留学人员中招聘学科带头人和教学科研人员。具体专业及名额：

西医内科学2名　西医外科学2名

影像专业2名　口腔专业2名

病原微生物专业1名　人身解剖学专业1名

病理学专业1名　生理学专业1名

组织胚胎学专业1名　管理学专业1名

英语专业2名　市场营销专业1名

要求：西医硕士研究生以上学历、主任医师，或医学博士、副主任医师，年龄在45岁以下，在综合性三甲医院从事本专业10年以上。

某省中医药大学附属第二医院的招聘启事，兹录如下：

专业要求：

妇产科（西）45岁以下，本科以上学历，正高职称、掌握腔镜手术

麻醉科45岁以下，本科以上学历，副高以上职称，麻醉专业

泌尿专科（西）45岁以下，本科以上学历，正高职称

微创大肠外科（西）45岁以下，本科以上学历，正高职称

从以上描述中，哪里还能看到一点中医的影子呢？就这样，中医院校和中医医院大摇大摆、堂而皇之地从形式到内容都西化了。既已西化，中医还有什么前途呢？中医基本上已被"西式中医"替代。这种中医，假如你叫他新医学医院、结合医学医院、自然医学医院等等都可以，但千万不要扯上中医的名字，以免玷污了中医的名声。但事实恰恰相反，他们不但冠上"中医"的名号，而且还弄虚作假地说自己用的是什么纯中医、纯中药手段。他们通常文凭足够，医术和爱心欠缺，只能依赖机器诊断，所以很自然地把病人当没有情感的物体折腾。望闻问切、草木药香、药方等荡然无存。真正的中医院没了，是因为真正的中医没了。而真中医的消亡，与中医院的消亡原因相同，都是逼迫中医西化的结果。如果从教育体制和内容上，就开始逼中医西化，岂不从根上把中医灭了？可是西化体制培养的学生还以为西化的中医更加"科学"了，于是问题就更盘根错节了，堕落的新一代"中医"占据了中医管理、教学、临床的全部岗位，便更加卖力地用它们从教科书上学到的"科学标准"去考核那些疗法各具特色的民间中医。一群不信中医、不懂中医的人，在管理和培养中医，何等荒唐？中医药管理局的一位占据重要岗位的处长就亲口说过，《黄帝内经》中有糟粕，不可全信。其实，他所说的"糟粕"正是中医的精华。教中医的教授和学中医的学生不相信中医的就更多了。问其为何学中医，答曰："为拿学位，评职称呗！"中医自古以来就分不同流派、理论，充满个性，虽有共同的道，但决无统一的法，因为法无定法。可惜现在中医药大学的毕业生基本上都是一个模子里培养的"人才"，他们还在用这个模子去框住所有的中医，尤其是民间中医，荒唐事就越来越多了。

真正的传统中医看病比西医简单许多，但简单并非意味着无效。相反，通常会更有效，至少在还有传统中医的时代如此。如果生了病去找中医，他们通过当场望闻问切来诊断、治疗，一条龙搞定。好的中医看病手到病除，决非神话。可是这样的传统中医越来越少，因为师带徒出来的老一辈中医基本上去世了，而中医学院培养出来的中医大多跟西医一样，思维方式西化，只会用西医设备和西药，于是简单有效的诊疗传统逐渐消失。所以，人们骂中医无能，其实不无道理，因为学院培养的是不中不西的怪物！长此以往，中医就真的没了。

不仅如此，中医的地位也因为中医的整体西化而日益降低，以至于没有几

个中学的高才生立志去考中医学院。所以我们经常听说：今年高考没考好，填志愿就填中医学院算了！中医学院的学生质量就可想而知。"至精至微之学，传之于至俗至下之人，岂不绝哉以为幸乎？"而现在中医的状况正好如此！一个在哈佛大学学医学的韩国学生，有人问他，为什么不学中医？他说，我不够格啊！那人问，你连哈佛都考上了，还不够格吗？他真诚地说，在我们韩国，只有智慧和德行一流的人，才能学习中医。那个韩国学生补充说，"这是真的！学中医的智慧绝不是学西医智力可以想象的！"难道这还不足以让现代中医们深思与反省吗？

那么，现在的中医药大学是怎样培养学生的呢？说和缓一点：中医教育是荒谬的！说严重一点，可引用一句著名老中医的名言：现在中医学院培养的基本上是中医的掘墓人！听起来很极端，其实，这句话真是一语道破天机。首先，西方教学制度硬套于中医教学，导致中医师带徒的传统消失，随着新中国成立前师傅带徒出来的老教授们相继去世，中医大学的校长、教授，中医院的院长、主任医师，以及从中央到地方的医政管理人员，基本上全是从这个西化体系中培养出来的人了。如果说，传统中医还有点残余的根脉，那就是民间中医，可他们又被归为非法行医；其次，教学内容严重西化，五年制中医本科专业内容，真正传统中医内容不到一半，过半课程是西医或者与中医无关的课，《黄帝内经》和《伤寒论》这样的经典成了选修课，在有些中医院校里干脆取消了。

为了适应西医，中医内容也像西医那样被分拆为不同的科，而且新编课程对经典多有曲解、误解；所有的研究生考试和晋级考试，都要考大量西医内容和英语，学中医经典所必需的古文反而不用考。这种考试选拔制度对整个中医的打击是毁灭性的，"空前"不敢说，可谓"绝后"。中医药大学的许多本科生、研究生自己都不相信中医，学习中医既无热情又无动力，只是为了文凭和职称，毕业时间越久，改行的人越多，真正以传统中医方式治病的人不足毕业生的10%。一方面，大量科班出身的合法中医师不会看病，他们既不相信也不热爱中医；另一方面，无数热爱中医并在民间以师带徒的传承方式学会中医的人，却只能非法行医。无论他们治病的本事多大，就是不许他们行医。如果他们没有中医学院的文凭，连考医生执照的资格都没有。现在，据说政策松动了，苦笑，这所谓的松动，就是仅仅给了他们考试的资格。如果考试内容依旧，那么具有40年临床经验的人绝对考不过毫无临床经验的在校学生！考题中有一大堆西医内容，民间中医既没学过也没用过，当然考不过。现在，一些外国中医专家就不承认国内中医的权威，因为他们认为中国的中医正在西化，越来越不伦不类，远离了真正传统的中医。

何谓大师？大者，传道也；师者，授业解惑也，此为大师矣。传道者，传天人之道，传释儒道之道，传古浑盖宣之道，此为天人终极之道，古中医为医道之一端耳。授业解惑者，道之流衍也，世间各种分业的理术之流，医术为百业之一技耳。通天人之道，晓百业之术，悟人天之感应，此方为大师矣。反观世间，动辄以各种"大师"相称，这些"大师"们是否有自知之明，你有多少仁德可配称此名？

这是一个没有大师的年代，又是"大师"们像雨后蘑菇一样冒出又纷纷倒下的年代。无论是学术，是中医，是文化，是匠人，还是养生，皆是如此。

如今到处都是"中医大师"，只要花钱就能买到"中医大师"的荣誉症书，那些中医学院的"教授""专家"等等，在国家中医药管理局、卫生部的西医评定机制下，一个一个的也是空前绝后的"大师级"中医人物，入选中国工程院的也大有人在，仿佛中医的春天已经来了，可是，却迟迟不见中医的春暖花开，这些"大师级"中医人物治病也不过如此，甚至还要求助于西医，处处唯西医之马首是瞻。有的民间中医人甚至自己伪造一个莫须有的宇宙级医学机构，然后自封一个名贯宇宙、语不惊人死不休的"大师级"绰号，实则就是为了招摇撞骗，大肆敛财，最后锒铛入狱，胡万林、天津治癌症高手不都是如此嘛！在网络上也是如此，治好几个小病，就自鸣得意、扬扬自得、飘飘然了，似乎天下唯我独大、傲视群侪，再加上几个捧臭脚的马甲，于是网络的"中医大师"就诞生了，一个小病治它个一年半载，还美其名曰按疗程治疗，患者被忽悠得天天过"愚人节"。

那么，什么样的中医人物才能名副其实地称之为"中医大师"呢？中医大师有什么样的标准呢？

中医学之所以称之为中医学，是因为中医符合真正的科学体系标准，既有自己的理论内核，又有自己的技术外延。理论内核是阴阳五行、五运六气、藏象经络、性味归经、君臣佐使，技术外延是中医的内外妇儿、针药灸祝。如同现代科学的科学理论是内核，科学技术是外延一样，在现代科学中的科学大师，例如，爱因斯坦、牛顿、普朗克、麦克斯韦、笛卡尔等，他们都是在理论内核的层次做出了开创性的贡献。所以，才产生了日新月异的技术发展。

中医同样如此。只有在理论内核层次上有开创性建树的中医大家，才能称之为中医大师，如岐黄卢扁等等；那些在一己之临床领域有一点小小经验的科班中医、民间中医，只能算是一个匠。鲁班是建筑大师，因为他不仅精通建筑工程，更精通建筑理论，看看《鲁班书》就知道了，而后世那些建筑师，却只能叫作木匠、泥瓦匠、工匠等。为什么，因为这些匠们只会鲁班传下来的实践而已，对他们来说，这些东西都是一种经验而已，与鲁班的层次差距有壤霄之别。

中医何尝不是如此？中医的大师级人物，我们屈指可数的有内经、外经、难经、伤寒论等这些医圣人。除此以外，还有能振聋发聩的中医理论吗?! 后世的所有中医，尤其汉唐以后的中医，什么金元四大家诸如此类的中医门派，不都是在这内、难、神农、伤寒的圈中顺逆流吗？抓住一点有所思有所悟，就不计其余，自创一派，以为得天机了，秘不示人，或炫耀一时，以为得中医真机、得岐黄卢扁真传了，其实不过沧海一粟、医道一家而已。那些自诩或被徒子徒孙们捧为"中医大师"的现代中医们，充其量不过一个医匠而已。经曰："智者察同，愚者察异。"他们，于中医理论变异之，于中医研究西方科学化之，于中医实践经验之，于中医传承西化之。中医现在的状况，与这些"中医大师"们有着必然的联系！没有拿出正统中医体系，就是助纣为虐。经曰：正气存内，邪不可干。现在的中医界一片乌烟瘴气、一盘散沙、一片名利，试问现代中医的"中医大师"们，你们的中医正气在哪里！

现代中医追逐名利60年，造就无数中医掘墓人！现代中医没有大师，不要再玷污"中医大师"的神圣称谓了！

我们的中医怎么了，国家搭了台，戏却唱不起来；有了政策，却没有了对策！到头来，还是依赖于实验室里的小白鼠，依赖于各种走秀式的评奖，自以为手里的所谓"中医科研项目"得到了国家的承认与褒奖，就是获得了中医老祖宗的承认与褒奖，仔细想来，多么幼稚、可笑的逻辑！要知道，方向反了，走得越远，错得越大！现代科学的"伟大成功"改变了人类生活的每一方面，使人们对科学产生一种近乎宗教般的痴迷与崇信，似乎舍科学而外无真理，舍现代科学而外无科学。其后的以"实验研究"为主的中医硕士、博士们，则是"现代之体渐强，中医之用勿论"。"异化"的轨迹清晰可辨。导致"异化"的原因，是在观念上隐含的"科学一元论"，否认传统科学之"体"，进而在教学与研究，甚至在临床上用西医的理论和方法规范中医（试看中医学院历版教材，其修订轨迹就是越新越远离传统）。于是培养的学生就"不会号脉"（甚至根本就不信、不愿、不屑号脉），或者学日本"小柴胡冲剂治乙肝"的思路，西医诊断中医用药，"以牛之体，致马之用"。因此，今天的中医队伍在学术上已发生"畸变"，非牛非马，何以致用？这就是传统文化与现代文化的冲突在当代中医教育中所表现出来的胜负强弱之势。

说得严重一点、极端一点，现代中医就是转基因的中医！就是"金玉其外，败絮其中"！就是纸老虎！能空说的很多，可实用的太少！现代中医盲目地向西医学习，搞科研不重视临床研究，只重视实验研究。不重视临床实际疗效，只重视空洞数据，这更是典型的理论与实践脱节的现象，在中医界所拿到的科研项目，所获得的科研奖项简直堆积如山，可是有几项能真正转化为生产力，取得社会效益的？要说效益，只有那些获得科研课题的人，他们既得到了经济利益，又顺理成章地晋升了职称，可谓名利双收。

中医的生命力在于临床，更在于阴阳五行！这绝不是什么哲学的唯心论，也不是什么简单的循环论，更不是什么可有可无的经验论，而是有其实实在在的天文学背景与机制机理，有她独特的定性、定量的内算原理与物理的实用价值。涉浅水者得鱼，涉深水者得蛟龙！

尔曹身与名俱灭，不废江河万古流。

第五乱　魑　魅

第十八式　鱼跃于渊出处：《诗·大雅·旱麓》："鸢飞戾天，鱼跃于渊。"平凡的一跃，犹如龙腾九霄，有着强大的爆发力。

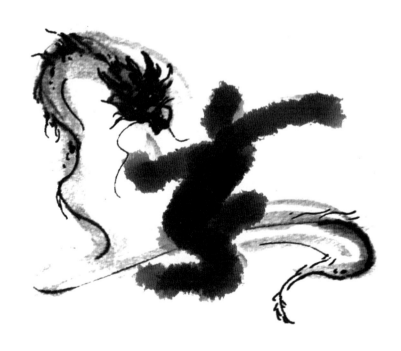

何谓大师？大者，传道也；师者，授业解惑也，此为大师矣。传道者，传天人之道，传释儒道之道，传古浑盖宣之道，此为天人终极之道，古中医为医道之一端耳。授业解惑者，道之流衍也，世间各种分业的理术之流，医术为百业之一技耳。通天人之道，晓百业之术，悟人天之感应，此方为大师矣。反观世间，动辄以各种"大师"相称，这些"大师"们是否有自知之明，你有多少仁德可配称此名？

这是一个没有大师的年代，又是"大师"们像雨后蘑菇一样冒出又纷纷倒下的年代。无论是学术、是中医、是文化、是匠人、还是养生，皆是如此。

以下文字截取于报纸杂志，嬉笑怒骂，权当鸡汤蘸料，点赞也好，吐槽也罢，一笑而过即是。某些人若登高而歌、弃衣而走、搓空理线、循衣摸床、呼啸哭号、指桑骂槐、嘿嘿不欲饮食、寒热往来、如鬼神纳呆状就不必了，弄个肝阳上亢、心肾不交、阴阳离绝，实在不值当。玩笑过后，当是深思。在这场全民皆养生的时代中，"大师"们的小丑伎俩自是不堪一笑，但中医界的专家教授们，你们就没有任何责任与义务去发挥一下专业余热吗？这场魑魅魍魉的现演中，你们就没有一点歉疚与不安吗？又何止中医养生，老祖宗正统中医的继承与发扬，你们又在哪里？

在老百姓看来，中医养生成本低廉、简单易学，且副作用小。作为一系列养生偶像的代表，"食疗第一人"张悟本的突然土崩瓦解耐人寻味：风光无限之际，其"中医世家""卫生部首批营养专家"的名号及学医经历幌子忽被戳破，其绿豆汤、长茄子加苦瓜的理论遭到正统中医界质疑与批判，雄踞收视率高位的节目被停播，狂销300万册的《把吃出来的病吃回去》下架，而其高价坐诊的据点"悟本堂"，亦被作为违章建筑最终拆除。一些患糖尿病等慢性疾病而悲观绝望的人，尤其倾向于相信那些能给自己带来希望的"大师"承诺。一时之间，中医突然焕发出了异样的光彩，百姓也完成了从西医治病向中医防病思维的转变，将"大师"们的保健指南奉为"圣经"。注意观察一下我们四周，你的街坊可能曾尝试生吃茄子来降血脂，却搞坏了胃，生吃泥鳅却感染上了寄生虫；你的朋友可能每天都在半生不熟地煮大把绿豆，豆汤灌进杯中当水喝；也许你的家人正对"排毒养生餐"着迷，被形形色色的"能量水""信息茶""理疗床"蛊惑着掏空钱包和健康。一旦有人领头开始"尝试"，很快就会有人跟风效仿，忽略其不合理性而集中在正面个案上，并积极推荐给别人，以证明自己眼光独到，使其以大火之势传播开来。绿豆前所未有地涨价，张氏"绿豆疗法"被怀疑有推波助澜功效；而"红薯王子"林光常当年长沙讲座后，竟也带动了当地红薯价格上扬。

渴求之下，必陷盲目，甚至连一些荒谬手段也一并笃信不移，如吃绿豆、喝"还阳水"、打鸡血和甩手疗法。恰如《卖拐》中的赵本山忽悠范伟团团乱转,范伟反倒感恩戴德,不知不觉挂上了"大师"们递来的双拐。台湾曾大流行过一阵"尿疗法",许多人起床第一件事,就是喝杯自己当天解出的第一泡尿。养生潮中参与者的身心投入达到亢奋不已的地步,可用社会学术语中的"时狂"来形容。理性上明知健康保养需注意方方面面,却仍迷信大喝绿豆汤就能把吃出来的病全吃回去,恰如在一夜暴富的香饵之下,如醉如痴狂涌进股市,全民套牢。

养生界时兴的"食疗",有其历史渊源,并非空穴来风。药王孙思邈在《千金方》中强调,"以食治之,食乃不愈,然后命药"。大师们的书和讲座里,通常都会采用一些中医基础理论,为自己的学说增强可信度和权威性,引得观众卸下怀疑,心悦诚服。傍着中医这棵大树,在此基础上剑走偏锋,恣意发挥,不知不觉中"捆绑"售出了其他的忽悠成分。如张悟本的《把吃出来的病吃回去》中,就引用了中医"药食同源"理论,以及对子午流注与人体五脏关系的分析,而在发挥时则异想天开地得出"肺癌由吃辣引起"和"茄子吸油因而生吃降脂"这样的荒谬结论。他的撒手锏在于:看中了养生平民化的走向。在过去,养生保健非平民所能奢望。现在不一样了,人人都在乎养生和益寿延年。但现今,医院已经不是印象中给人健康的场所,而成了悲苦之地和吸金怪兽。一本畅销书的书名,《求医不如求己》,就很好地概括了百姓的对应心态。于是,"大师"恰逢其时地提出,"药店就是菜市场,医院就是厨房,药方离不开五谷杂粮",将原本高昂的付费服务变为家中的 DIY 服务。原本因人而异、辨症论治的养生,变成了"一刀切"的"一方医千病"。刘太医的牛筋汤、台湾林光常鼓吹的红薯、中里巴人极力推崇的山药薏米,都属于这一类。

材料与手段,通常是易寻的食材或无害简易的运动,吃吃饭,喝喝水,揉揉穴位拍拍手,利用了医学上的"安慰剂效应"。临床统计中,约三成病人因心理调节,即使服用没有任何治疗效用的安慰剂,也会发现症状缓解。养生节目中,通常会有或演员或真人现身说法,又会引发更多只重视成功个例的人群追随。而其实,人体并非机器,不可能按红黄蓝白黑统一配送,张悟本鼓吹的绿豆,其实性凉为寒物,对体质虚寒的人如果多用,只会加重病情。养生神话固然有媒体炒作,但也与"大师"们个人魅力不可分离。他们的水平在专业人士看来最多算个票友,但大多有相声和传销的口才,不像真正专家那样一脸严肃,而是像表演脱口秀的说书艺人,凭其如簧巧舌,引经据典,诙谐幽默,深入浅出,把人们眼中高深莫测的中医理论翻成"白话文",让观众们从"听不懂"到"听得懂"到"喜欢听",慢慢入套,追随不止——道士李一的追随者中不乏明星大腕、商业巨子,而张悟本身陷囹圄之后,有狂热粉丝甚至想要为他在迪拜租得黄金地段开诊所，给全世界高官显贵看病。

大师背后产业链，包括媒体、文化公司、保健品商，以及诊所等，环环相扣。媒体有播出平台，文化公司有选题策划，保健品商希望搭车销售，诊所则收取高昂诊断费用，各方各取所需，纠结一处。从林光常到张悟本，大师们及其团队发迹敛财的路数如出一辙，其通常"策略"为：购买媒体节目时段或报道，宣讲传播知名度；杜撰个人经历，增强权威性；出堂坐诊，收取高额诊费；搭车贩卖保健产品；等。电视是"大师"团队的主战场，只要以高收视率为基础，很快就会成倍地收回成本。对于普通百姓而言，电视上说的东西，往往就是至理名言。因此，"大师"未成名时，团队不惜以10万、20万一期节目的价格向电视台付费，将其包装成被热捧的超女快男。从央视到地方台，国内的养生类节目已超过上百档，涵盖晚8点黄金档在内的各个时段。央视尚且曾被张悟本蒙混过关，更遑论那些缺乏专家资源的地方台了，对于他们来说，节目的存亡取决于收视率，只管火不火，不管对不对，根本不会深把关。再加上正规专家过于严肃，没有轰动效应，他们更愿意选择剑走偏锋的"民间医学家"。

这些医学家需要一些名号、传奇经历为其撑腰，于是包装团队会为其编撰"西太平洋大学"式的学历、中医世家的身世、为名人服务的经历等等，挟古人与权威自重。如台湾的林光常被扳倒后，媒体发现其诸多光环均系伪造。例如，自称是台湾癌症基金会顾问，结果查无此人；自称是美国环球大学东方医学博士，结果发现是"野鸡大学"。而张悟本的13个头衔，除了"悟本堂"主人为真，其余如雷贯耳的名号，全部是造假。

除了书籍，还有各种养生产品，其背后隐藏着更大的利益链条。比如，张悟本除了便宜的绿豆、茄子之外，还会向病人推销几百块钱一盒的补钙产品。"张悟本钙"每罐售价280元。"排毒教父"林光常鼓吹大家吃素，可农药残留怎么办？林博士的果蔬解毒机就会派上用场。号称治愈无数癌症病人的刘太医、靠掌纹诊病的王晨霞等，都属于边谈养生边卖药的典型。在讲座、坐诊和训练营方面，"大师"也毫不客气，张悟本2000多元一位的特需咨询号供不应求，讲座出场费更是涨到了20万一场，而道士李一的"黄帝内经与养生修炼特训营"，短短几天时间就需要近2万的费用，仍然应者云集。最终"大师"、媒体、策划公司、保健厂商皆大欢喜，而为之虔诚埋单的都是老百姓。

伪养生理论被传播的背后，媒体也有不可推卸的责任。无论是电视台、还是电台，他们都有凭借手中媒体资源逐利的本性，往往一心吸引眼球售出广告时段或卖音像制品，因而缺少内容审核的动力，也表示无力审查。这就需要上级宣传主管部门对媒体做硬性规范，同时督促其自我约束，肃清伪养生理论的影响。几年前，台湾的林光常鼓吹"健康饮食"，扬言："只要食用健康排毒餐，可以不治疗癌症。"导致有患者放弃化疗从而癌症加重。2008年，林光常因涉嫌欺诈在台湾获刑。多数大师们打的是"养生咨询"与行医的擦边球。用"牛筋汤"给人治病的刘太医刘弘章，于2008年被刑事拘留，但至今未宣判，因为其行为在法律上难以定罪。张悟本的"悟本堂"被拆除，也只不过是以"违章建筑"的名义。张悟本是以咨询师的名义接受患者的咨询，这种非医疗场所的咨询师的行为如何规范，需要监管部门进一步地着手研究。没有了"张悟本"，"李悟本""刘悟本"照样会滋生不息。只有根除其土壤，从源头监管好，方能杜绝伪养生理论谬种生长流传。

真正的养生，实际上包括三部分，养胃、养心、养神。胃气在中医理论中是一个很重要的概念，中医摸脉的时候一定要有胃神根，人体脾胃为后天之本，胃为谷海，气血之源，等等。这些都是说，的胃气是中医人体的后天之本。心气在中医理论中也是一个基本概念，"心者，五脏六腑之大主"，"心者，君主之官，神明藏焉"等等，都是说心脏在中医人体中的根本地位。养心，可清静无为，令五脏六腑的升降出入达到"和"的状态，从而保持中医人体"正气存内，邪不可干"。中医认为，中医人体是形神合一、天人合一的生命体，神在中医人体中是主管形体生化的动力源头，是天人的真正身体，养神已经涉及释儒道家的内症功夫了，道家的神气、儒家的浩然正气、释家的慈悲之气等等，都是养神的不同境界。养胃只是养生的入门初阶，养心是养生的中级阶段，养神才是养生的高级阶段。养胃、养心、养神三位一体，则形神合一、天人合一，最后，就可以达到《素问·上古天真论》中所说的"上古有真人者，提挈天地，把握阴阳，呼吸精气，独立守神，肌肉若一，故能寿敝天地，无有终时，此其道生。中古之时有至人者，淳德全道，和于阴阳，调于四时，去世离俗，积精全神，游行天地之间，视听八达之外，此盖益其寿命而强者也。亦归于真人。其次有圣人者，处天地之和，从八风之理，适嗜欲，于世俗之间，无恚嗔之心，行不欲离于世，被服章，举不欲观于俗，外不劳形于事，内无思想之患，以恬愉为务，以自得为功，形体不敝，精神不散，亦可以百数。其次有贤人者，法则天地，像似日月，辨列星辰，逆从阴阳，分别四时，将从上古合同于道，亦可使益寿而有极时"的状态了。

在中医养生江湖一片鱼虾之时，那些中医药大学的专家们，却没有出来以正视听，甚至更有些中医药大学的专家们亲自上阵鼓吹那些莫须有的养生理论，这正是中医养生江湖魑魅魍魉四处横行的根本原因。

跋：降龙十八掌

高中时代，一直痴迷于金庸、梁羽生、诸葛青云、古龙、温瑞安这五位大侠的武侠世界，各有新意，路数不同，行文迥异，意境千秋，或飘逸，或玄幻，或厚重，或入胜，或快意。其中，最得意的还是金庸与梁羽生两位大家，读罢有一种现实感、历史感与责任感。

金庸的降龙十八掌是武侠小说《天龙八部》《射雕英雄传》《神雕侠侣》和《倚天屠龙记》中丐帮两大护帮神功之一，招式名称取自《周易》。降龙十八掌讲究刚柔并济，当刚则刚，当柔则柔，轻重刚柔，随心所欲，刚劲柔劲，混而为一，劲力忽强忽弱，忽吞忽吐，从至刚之中生出至柔，天下阳刚第一，掌法之妙，天下无双，招招须用真力，说是外门武学中的巅峰绝诣，动作虽似简单无奇，但掌掌现神龙，招招威力无穷，招式简明而劲力精深，其精要之处，全在于运劲发力，全凭劲强力猛取胜，当真是无坚不摧、无固不破，虽招数有限，但是，每出一掌，均有龙吟虎啸之势；每出一招，均威力无穷。

降龙掌原为"降龙二十八掌"，招意对应天上二十八星宿。从创帮之主传承至乔峰时，因为后十招过于烦琐，且威力却远不如前十八掌，经虚竹和乔峰删除重复后，威力更胜一筹，在乔峰死后，由虚竹把降龙十八掌代传下任帮主，又辗转授至洪七公之手。由于降龙十八掌并非只传帮主继承人，所以洪七公也教给了郭靖和立有大功的黎生一招"神龙摆尾"，甚至郭靖也曾传授给武敦儒、武修文兄弟，在第一版的《倚天屠龙记》中，武家后人武烈也有降龙十八掌的部分秘籍，谢逊也曾教给张无忌些许降龙十八掌的招式，但是，在后来的改版中，这些内容都删去。当郭靖女婿耶律齐接任丐帮帮主后，郭靖亦授他降龙十八掌，但因为襄阳被攻陷时，郭家众人多殉国身亡，耶律齐后任的帮主并没学全，只练成其中十四掌，后来传到史火龙时只剩十二掌，在他被成昆杀害后，这门掌法似乎便告失传，但郭靖临死之前，把其全套秘籍收藏于倚天剑和屠龙刀中，最终由张无忌获得。

降龙十八掌的大部分招式的名字由《易经》而来，如见龙在田、飞龙在天、鸿渐于陆、潜龙勿用、利涉大川、时乘六龙、龙战在野、履霜冰至、亢龙有悔等等。此龙本为二十八宿之角亢氏房心尾箕的青龙之宿，无论是二月二的龙抬头，还是"七月流火"的心宿二，说的都是这条青龙。而金庸的降龙十八掌所降服之龙，正是此天象东方七宿之龙，所以降龙十八掌的原始招数是降龙二十八掌，以对应二十八宿，后简化为十八掌，与北冥神功、九阳真经、九阴真经同为金庸江湖的四大神功。除恶扬善、降龙伏虎、镇匪平乱。而本书所述之十八乱，何尝不是中医江湖之乱？十八掌降魔十八乱，亦是中医一趣事耳。

本书实为《古中医史·天瘛之门》第九章最后一节。现代中医，黑铁时代，少阴病，少阴症，戴阳症，为阅者不令逻辑混沌，独立成书以省心澄志，为看透现代中医一百年学术史之怪现象、怪状况，故另立一册，曰《中医难》以飨大家。为什么取消现代中医的声音，此起彼伏，屡断不绝？虽《中医法》已立丁酉，但那只是国家政策面的肯定和定性，并不一定让国人心服口服。所谓以德服人，德在何处？所谓以理服人，理在哪方？所谓以术服人，术何以服人？西医固然可吐槽，现代中医未尝不可吐槽。一丘之貉，何须泾渭？现代中医，又何止少阴病入膏肓，六经合病。此书，乃现代中医界的一剂釜底抽薪之大承气汤，也是一剂除热安凉之白虎汤，更是一剂回阳救逆之四逆汤，以期达到提壶揭盖、逆流挽舟、三焦承气、水火既济、阴平阳秘，以期达到胃气因和，三焦得通，身热漐然汗出而解。不知现代中医界同人们有无勇气与胆识，去喝下这碗是非汤、真假药。良药苦口利于病，忠言逆耳利于行。贻笑大方，亦不过如此。涅槃一次，又何妨！欣然面对，是学术自信；恼羞成怒，是学术自卑。方向错了，就会渐行渐远，就永远找不到回家的路。《中医难》不是否定中医，而是在还原中医原始之路上之先破执、之后立命。一切不以发展中医为目的地批评中医，都是耍流氓。中医乱，中医不乱。不置死地，不能后生。关于这本书，读者的评价并不重要，历史会有一个公正、客观的定论。勿失言，勿失人。惑而不惑，不惑而惑，是谓惑矣；不惑而惑，惑而不惑，是谓不惑矣。抑或，惑非惑，不惑非不惑；抑或，惑非不惑，不惑非惑也。惑矣？不惑矣？呜呼！

由于本书主要是一百年来的现代中医学术史之现状调查，所以，书中有大量现代中医的学术观点和论述，有的作为正面理据，有的作为反面理据。原创的、关键的理据均注明作者，一些中医药界业内具有共识性的、科学常识性的、反复相互引用及变相说法的理据，由于篇幅所限，就不一一注明作者了。在此，对所有在学术上给予我启发与灵感的现代中医界同人们谨表衷心感谢，没有你们"摸着石头过河"的学术经历，也就没有这本《中医难》的成书。

我注重的是中医思维与逻辑，有的人注重的是表面的文字形式。同样一堆建材，由于思维逻辑和顶层设计思路的迥异，有的人只能盖出一间为秋风所破的茅屋，有的人却能盖出一幢雄浑伟岸的大厦，《中医难》就是这样一间大茅屋。现代中医界人士虽然星星点点的，也从不同角度、不同高度、不同的点认识到现代中医的种种误区，但是，都是以点带面、管中窥豹、盲人摸象，只见树木不见森林。这种没有高度、没有广度、没有深度的反思中医，只有态度是不够的。《中医难》第一次从至高、至真、至广、至全的全方位角度去彻底扫描现代中医的种种嚼蜡、篇篇口实与事事诉病。希望读书的人，不要读死书、死读书，否则，最后就真的只有读书死了。也就是说，读书不要咬文嚼字、一叶障目，要看文字、篇章背后所要表述的基本逻辑思维。形散而神不散。

但同时，我也知道，《中医难》这本书出版以后，一定会遭到现代中医界的讨伐与封杀。大概理由如下：离经叛道、数典忘祖、痴人说梦、居心叵测，云云。但是，本书中许多论据都是历年中医出版物中曾公开发表的观点和论述。我只是从更高的高度重新解读一下而已。

宝剑锋从磨砺出，梅花香自苦寒来。

对于现代中医界，痛定思痛，方能浴火重生，沾沾自喜，只能井底看天、故步自封。降龙十八掌固然能降龙伏虎，但那毕竟是小说中虚构的武功，哈哈一笑也就成了过眼云烟。而现代中医学术史之十八乱的思痛，却是实实在在的痛，即使沧海一声笑，滔滔两岸潮，也不能洗脱了我和你这浸淫一世身心的振兴中医之责任！

问渠那得清如许，为有源头活水来。穷本究源，终需我辈。

路　辉

丙申年丙申月辛未日丙申时